NEIKE
XINYISHI SHOUCE

# 内科
# 新医师手册 第四版

岳桂华　杨瑞霞　钱虹利　主编

 化学工业出版社
·北京·

## 内容简介

本书为第四版，在第三版的基础上补充了多个病种，并根据最新发布的诊疗指南、诊治规范和医学进展对疾病的诊断标准、分型、治疗原则、药物治疗、新的治疗方法进行了补充和更新。本书内容包括呼吸系统、循环系统、消化系统、泌尿系统、血液系统、内分泌系统、神经内科系统常见病以及代谢疾病、营养疾病、免疫性疾病、传染性疾病的问诊要点、查体要点、实验室检查和辅助检查、诊断、鉴别诊断和治疗等内容；在治疗部分采用处方的形式列出不同的药物治疗方案，并对药物使用做了详细说明。本书适合内科临床医师、全科医师、社区医师及医学临床专业研究生、实习生参考阅读。

**图书在版编目（CIP）数据**

内科新医师手册 / 岳桂华，杨瑞霞，钱虹利主编．
4版．-- 北京：化学工业出版社，2025．2．-- ISBN
978-7-122-46720-1

Ⅰ．R5-62

中国国家版本馆 CIP 数据核字第 2024U51B05 号

---

责任编辑：赵兰江　　　　　　　　　　文字编辑：何　芳
责任校对：张茜越　　　　　　　　　　装帧设计：张　辉

---

出版发行：化学工业出版社（北京市东城区青年湖南街13号　邮政编码100011）
印　　装：北京云浩印刷有限责任公司
850mm×1168mm　1/32　印张23$\frac{1}{2}$　字数578千字　2025年4月北京第4版第1次印刷

---

购书咨询：010-64518888　　　　　　　　售后服务：010-64518899
网　　址：http://www.cip.com.cn
凡购买本书，如有缺损质量问题，本社销售中心负责调换。

---

定　　价：98.00元

# 编写人员名单

主　编　　岳桂华　杨瑞霞　钱虹利

副主编　　张安东　舒莉莉　周建龙

　　　　　廖　威　李芳艳

编　者　　岳桂华　杨瑞霞　钱虹利

　　　　　张安东　舒莉莉　周建龙

　　　　　廖　威　李芳艳　刘伟锋

　　　　　李曼菲　梅小平　姜益宏

　　　　　农阳灿　玉光耀　方承隆

　　　　　俞剑伟

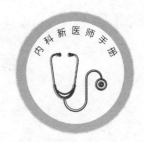

# 第四版·前言

《内科新医师手册》第三版出版已 7 年时间，受到读者喜爱，近年来新的病种、新的治疗理念、新的诊断和治疗技术、新的药物不断出现，应出版社邀请，我们组织专家对第三版进行了修订，增加了内科部分病种，如弥散性血管内凝血、白细胞减少及粒细胞缺乏、吉兰-巴雷综合征、视神经脊髓炎谱系疾病等。重点增加和更新了内科学常见疾病的新的诊断和分类、新的药物治疗、新的辅助检查和实验室检查，以便读者更好地了解疾病的诊断，对常见内科疾病的治疗也有清晰的了解，方便在临床参考使用，特别适合内科临床医师、全科医师、社区医师及医学临床专业研究生、实习生参考使用。

第四版书稿完成后，编写人员多次对书稿进行了校对和修改，但患者情况各异，医院的医疗条件和医疗水平参差不齐，参考该书诊疗方案时，一定要结合患者的具体情况及医院的医疗条件。同时由于我们掌握的资料有限，水平有限，书中疏漏和不妥之处在所难免，望同道在使用过程中多提宝贵意见，不吝赐教，以便再版改进。

编者

2024 年 4 月

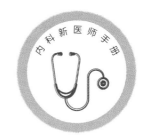
内科新医师手册

# 第一版·前言

　　随着人们生活水平的提高，人民群众对健康的需求越来越高，对医师的要求也越来越高。然而医学的基础及临床研究日新月异，各种新概念、新理论、新治疗观念不断出现，且内科疾病病种多，病情复杂，如何全面、准确掌握内科常见病、多发病诊疗常规是内科新医师面临的挑战。对刚刚进入医院的新医师来说，他们是一组特殊群体，如何尽快从一名医学生转变为内科医生？虽然他们经过系统的基础及临床培养训练，各有所长，但他们面临新的工作环境、工作压力，迫切需要一本内容丰富、资料新颖、便于查阅、贴近临床的内科参考书。为使他们尽快熟悉内科工作常规，本书编者在长期的内科实践中，查阅相关内科学进展，编成这本深入浅出、通俗易懂的手册。

　　本书所述均为内科常见病、多发病，内容实用、简明，包括问诊的要点、查体要点、诊断的标准、辅助检查的项目及治疗，治疗方面重点说明了药物治疗的处方形式、用法、用量、使用的注意事项，可以使新医师对常见内科疾病的诊治有大致的了解，便于临床查阅使用。同时，本书对临床新医师常见的临床操作、实验室检查也做了清晰的编写，便于查阅。该书不仅适合于新的住院医生，而且适合广大基层医生参考。

　　本书中所介绍的诊疗方法是编者根据当前的观点和临床经验编写，但医学发展迅速，加上患者自身情况各不相同，各医院的医疗条件水平参差不齐，临床医师参考本书诊疗方案时，一定要结合患者的具体情况及医院的医疗条件。我们在编写过程中力求本书内容实用、新颖、全面及阐述简明准确，但疏漏和不妥之处在所难免，望同仁不吝赐教，以资修订。

编者
2008 年 6 月

# 目录

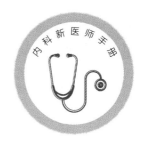

| 第一章 | 呼吸系统疾病 | 1 |
| --- | --- | --- |

第一节　急性上呼吸道感染 ……………………………………1

第二节　急性气管 – 支气管炎 ………………………………5

第三节　细菌性肺炎 …………………………………………9

第四节　支原体肺炎 …………………………………………17

第五节　病毒性肺炎 …………………………………………20

第六节　肺脓肿 ………………………………………………23

第七节　支气管扩张症 ………………………………………28

第八节　肺结核 ………………………………………………33

第九节　慢性支气管炎 ………………………………………40

第十节　支气管哮喘 …………………………………………45

第十一节　呼吸衰竭 …………………………………………53

第十二节　气胸 ………………………………………………58

第十三节　原发性支气管肺癌 ………………………………63

## 第二章　循环系统疾病　　83

第一节　高血压……………………………………………83

第二节　血脂异常…………………………………………96

第三节　慢性心肌缺血综合征……………………………104

第四节　急性冠脉综合征…………………………………114

第五节　心力衰竭…………………………………………132

第六节　常见的心律失常…………………………………153

第七节　心脏瓣膜病………………………………………175

第八节　病毒性心肌炎……………………………………192

第九节　心肌病……………………………………………198

第十节　心包炎……………………………………………213

第十一节　感染性心内膜炎………………………………219

第十二节　慢性肺源性心脏病……………………………229

第十三节　肺栓塞…………………………………………233

第十四节　心肺脑复苏……………………………………243

## 第三章　消化系统疾病　　251

第一节　胃食管反流病……………………………………251

第二节　食管癌……………………………………………256

第三节　慢性胃炎…………………………………………264

第四节　急性胃炎…………………………………………267

第五节　消化性溃疡 …………………………………271

第六节　胃癌 …………………………………………276

第七节　慢性胆囊炎 …………………………………283

第八节　急性胰腺炎 …………………………………287

第九节　溃疡性结肠炎 ………………………………293

第十节　肠易激综合征 ………………………………298

第十一节　功能性消化不良 …………………………304

第十二节　功能性便秘 ………………………………308

第十三节　非酒精性脂肪肝 …………………………312

第十四节　酒精性肝病 ………………………………315

第十五节　肝硬化 ……………………………………319

第十六节　原发性肝癌 ………………………………325

第十七节　上消化道出血 ……………………………335

## 第四章　泌尿系统疾病　　342

第一节　肾病综合征 …………………………………342

第二节　急性肾小球肾炎 ……………………………351

第三节　隐匿性肾小球肾炎 …………………………356

第四节　IgA 肾病 ……………………………………358

第五节　急性肾小管间质性肾炎 ……………………361

第六节　良性小动脉性肾硬化症 ……………………363

第七节　尿路感染……………………………366

第八节　泌尿系统结石……………………369

第九节　慢性肾衰竭………………………373

## 第五章　血液系统疾病　384

第一节　急性白血病………………………384

第二节　慢性淋巴细胞白血病……………396

第三节　慢性粒细胞白血病………………400

第四节　多发性骨髓瘤……………………403

第五节　再生障碍性贫血…………………408

第六节　缺铁性贫血………………………410

第七节　淋巴瘤……………………………413

第八节　过敏性紫癜………………………418

第九节　原发免疫性血小板减少症………422

第十节　弥散性血管内凝血………………424

第十一节　白细胞减少及粒细胞缺乏……427

## 第六章　内分泌系统疾病　430

第一节　尿崩症……………………………430

第二节　甲状腺功能亢进症………………435

第三节　甲状腺功能减退症………………447

第四节　甲状腺结节………………………453

第五节　原发性慢性肾上腺皮质功能减退症 ············457

第六节　皮质醇增多症 ············460

第七节　嗜铬细胞瘤 ············466

第八节　原发性醛固酮增多症 ············472

第九节　围绝经期综合征 ············478


**第七章　代谢疾病和营养疾病**　　483

第一节　糖尿病 ············483

附1　糖尿病酮症酸中毒 ············499

附2　高渗性非酮症糖尿病昏迷 ············503

第二节　低血糖症 ············507

第三节　高尿酸血症和痛风 ············513

第四节　原发性骨质疏松症 ············521

第五节　肥胖症 ············526

第六节　水钠潴留 ············532

第七节　低钾血症 ············535

第八节　高钾血症 ············538

第九节　代谢性酸中毒 ············541


**第八章　免疫性疾病**　　547

第一节　类风湿关节炎 ············547

第二节　系统性红斑狼疮⋯⋯⋯⋯⋯⋯⋯⋯⋯554

第三节　干燥综合征⋯⋯⋯⋯⋯⋯⋯⋯⋯⋯560

第四节　强直性脊柱炎⋯⋯⋯⋯⋯⋯⋯⋯⋯564

## 第九章　神经系统疾病　　570

第一节　短暂性脑缺血发作⋯⋯⋯⋯⋯⋯⋯570

第二节　大动脉粥样硬化性脑梗死⋯⋯⋯⋯574

第三节　脑出血⋯⋯⋯⋯⋯⋯⋯⋯⋯⋯⋯⋯585

第四节　蛛网膜下腔出血⋯⋯⋯⋯⋯⋯⋯⋯593

第五节　癫痫⋯⋯⋯⋯⋯⋯⋯⋯⋯⋯⋯⋯⋯598

第六节　病毒性脑膜炎⋯⋯⋯⋯⋯⋯⋯⋯⋯609

第七节　吉兰－巴雷综合征⋯⋯⋯⋯⋯⋯⋯611

第八节　帕金森病⋯⋯⋯⋯⋯⋯⋯⋯⋯⋯⋯615

第九节　偏头痛⋯⋯⋯⋯⋯⋯⋯⋯⋯⋯⋯⋯620

第十节　三叉神经痛⋯⋯⋯⋯⋯⋯⋯⋯⋯⋯626

第十一节　特发性面神经麻痹⋯⋯⋯⋯⋯⋯630

第十二节　重症肌无力⋯⋯⋯⋯⋯⋯⋯⋯⋯634

第十三节　视神经脊髓炎谱系疾病⋯⋯⋯⋯641

第十四节　周期性瘫痪⋯⋯⋯⋯⋯⋯⋯⋯⋯646

第十五节　失眠症⋯⋯⋯⋯⋯⋯⋯⋯⋯⋯⋯650

## 第十章　传染性疾病　655

第一节　病毒性肝炎 ································································ 655

第二节　带状疱疹 ···································································· 670

第三节　流行性出血热 ···························································· 674

第四节　水痘 ·········································································· 678

第五节　流行性腮腺炎 ···························································· 681

第六节　麻疹 ·········································································· 685

第七节　艾滋病 ······································································ 690

第八节　伤寒与副伤寒 ···························································· 694

第九节　细菌性痢疾 ································································ 699

第十节　霍乱 ·········································································· 704

第十一节　梅毒 ······································································ 707

第十二节　疟疾 ······································································ 714

第十三节　血吸虫病 ································································ 718

第十四节　蛔虫病 ··································································· 721

## 参考文献　725

# 第一章
# 呼吸系统疾病

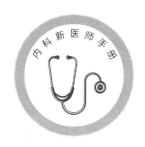

## 第一节　急性上呼吸道感染

急性上呼吸道感染是鼻腔、咽或者喉部急性炎症的概称。常见的病原体为病毒，其次是细菌。大部分患者临床症状轻微，且有自限性，但某些较重的患者也很危急。

### 一、问诊要点

临床表现个体差异大。应注意询问患者是否急性起病，有无喷嚏、鼻塞、流清水样鼻涕等卡他症状。有无咽痛、咽痒、烧灼感或声嘶的表现，有无畏寒和高热。发病前有无诱发因素，如受凉、淋雨、疲劳过度等。有无头痛、耳痛、听力下降、游走性关节疼痛等伴随症状。有无心悸、气短、呼吸困难、心前区闷痛及心律失常且活动后加剧等。有无肺结核、肺气肿、支气管扩张症等病史。有无吸烟史，如有，应询问吸烟的每日支数及吸烟年数。

### 二、查体要点

（1）可见鼻腔黏膜、咽部充血，甚至有喉头水肿。

（2）可有扁桃体肿大、充血甚至化脓。有时发现颌下淋巴结肿大、压痛。

（3）有时咽部、软腭及扁桃体表面可有灰白色疱疹及浅表溃疡。

（4）肺部有无异常体征。

## 三、实验室检查

（1）外周血象病毒性感染时白细胞计数正常或偏低，淋巴细胞比例升高。细菌性感染时，白细胞总数和中性粒细胞比例可增高，可出现核左移现象。

（2）病原学检查一般情况下可不做。必要时可用免疫荧光法、酶联免疫吸附检测法、血清学诊断法或病毒分离和鉴定方法确定病毒的类型。细菌培养和药物敏感试验有助于细菌感染的诊断和治疗。

## 四、诊断和鉴别诊断

### 1. 诊断

（1）存在受凉、淋雨、过度疲劳等诱因。

（2）症状　上呼吸道症状可有鼻塞、流涕、咽痒、咽痛等。全身症状可有畏寒、发热、全身酸痛、乏力、头晕、头痛、便秘、腹泻等。部分患者可伴发单纯性疱疹。

（3）查体　咽部充血，咽后壁有滤泡增生，双侧扁桃体可有肿大或有脓点。胸部听诊无呼吸音减低、支气管呼吸音、胸膜摩擦音和湿啰音等。

（4）血常规　病毒感染时白细胞计数正常或偏低，淋巴细胞比例升高；细菌感染时白细胞计数常增多，有中性粒细胞增多和核左移现象。

（5）鼻咽渗出物涂片镜检有助于细菌感染和过敏反应的鉴别。病毒感染早期阶段，鼻咽部分泌物可做病毒学鉴定。血清学检查可证实特异性感染。

### 2. 鉴别诊断

（1）过敏性鼻炎　临床症状与本病相似，易于混淆。过敏性鼻炎与本病不同之处包括：① 起病急骤，可在数分钟内突然发生，亦可在数分钟至 2h 内症状消失；② 鼻腔发痒、频繁喷嚏、流出多量清水样鼻涕；③ 发作与气温突变或与接触周围环境中的变应原有关；④ 鼻腔黏膜苍白、水肿，鼻分泌物涂片可见多量嗜酸性粒细胞。

（2）流行性感冒　患者可有上呼吸道感染表现，但具有下列特点：① 传染性强，常有较大范围的流行；② 起病急，全身症状较重，有高热、全身酸痛和眼结膜炎；③ 鼻咽部炎症症状和体征较轻；④ 致病原是流感病毒，患者鼻洗液中黏膜上皮细胞的涂片标本、经过荧光标记的流感病毒免疫血清染色检查、核酸或病毒分离等可明确诊断。近年来有快速血清 PCR 方法检查病毒，可供鉴别。

（3）急性传染病　麻疹、脊髓灰质炎、脑炎等急性传染病的早期常有鼻塞、发热、头痛等上呼吸道症状，易与本病混淆。对于在上述传染病流行季节和流行地区有上呼吸道感染症状的患者，应密切观察病情变化，进行必要的实验室检查。

（4）急性气管 - 支气管炎　以急性咳嗽、咳痰为主要表现，上呼吸道症状轻，血象见白细胞、中性粒细胞升高，X 线胸片可见肺纹理增强。

**3. 分型**

分为普通感冒、病毒性咽 - 喉炎、疱疹性咽峡炎、咽眼结膜热、细菌性咽 - 扁桃体炎。

# 五、治疗

**1. 一般治疗**

注意休息，多饮水，吃富含维生素的食物，保持室内空气流通。

**2. 药物治疗**

（1）发热的处理

处方一　布洛芬 0.2g　po　prn

处方二　对乙酰氨基酚 0.5g　po　prn

处方三　复方氨林巴比妥注射液 2mL　im　prn

【说明】以上药物用于发热且体温超过 38.5℃的患者。消化性溃疡患者慎用。

（2）咽痛的处理

处方一　银黄含化片 1 片　含服　qid

处方二　西瓜霜润喉片 1 片　含服　qid

处方三　西瓜霜喷剂 2 喷　喷咽喉　qid

（3）鼻部充血、鼻塞流涕的处理

可用 1% 麻黄碱滴鼻。

【说明】高血压病、甲状腺功能亢进症慎用。

（4）复方制剂

处方一　氨酚伪麻美芬片 / 氨麻苯美片（白加黑）1 片
　　　　po　bid

处方二　氨咖黄敏胶囊 1 片　po　tid

处方三　新康泰克胶囊 1 片　po　bid

【说明】以上处方药由多种药物复合制成，用于局部卡他症状及全身症状均有的感冒患者。

（5）抗病毒治疗

处方一　吗啉胍 0.2g　po　tid

处方二　利巴韦林 0.1g　po　tid

处方三　金刚乙胺 0.1g　po　bid

处方四　5% 葡萄糖 250mL　┐
　　　　　　　　　　　　　│iv drip　qd
　　　　利巴韦林 0.3～0.5g┘

　　　　或　5% 葡萄糖 250mL　┐
　　　　　　　　　　　　　　　│iv drip　qd
　　　　阿昔洛韦 0.5g　　　　┘

【说明】口服或静脉用药根据患者病情使用。因可影响早期胎儿的发育，故孕妇禁用。

（6）中药对治疗普通感冒有一定疗效。

处方一　感冒冲剂 1 袋　po　tid

处方二　板蓝根冲剂 1 袋　po　tid

处方三　银翘解毒片 3 片　po　tid

处方四　连花清瘟颗粒 1 袋　po　tid

（7）抗细菌治疗

处方一　阿莫西林 0.5g　po　tid

处方二　头孢拉定 0.5g　po　tid

处方三　罗红霉素 0.15g　po　bid

处方四　左氧氟沙星 0.5g　po　qd

处方五　生理盐水 100mL

　　　　青霉素 320 万～400 万 U ｜iv drip　bid～tid　AST 后

处方六　生理盐水 100mL ｜iv drip　bid　AST 后

　　　　头孢呋辛 1.5～3.0g

处方七　5% 葡萄糖 500mL ｜iv drip　qd

　　　　阿奇霉素 0.5g

【说明】当急性上呼吸道感染由细菌引起时，如细菌性咽炎、扁桃体炎及并发细菌性鼻窦炎、中耳炎、气管 - 支气管炎时，表现有高热，见脓性分泌物、脓痰等。必须用抗菌药物治疗，轻症口服，重症宜静脉滴注。

# 第二节　急性气管 - 支气管炎

急性气管 - 支气管炎是病毒或细菌感染、物理、化学性刺激或过敏因素等对气管 - 支气管黏膜所造成的急性炎症，是一种自限性的下呼吸道疾病。多散发，无流行倾向，年老体弱者易感。症状主要为咳嗽和咳痰，常发生于寒冷季节或气候突变时，也可由急性上呼吸道感染迁延不愈所致。

# 一、问诊要点

患者就诊时，应询问患者咳嗽、咳痰的时间，咳嗽的声音，是否伴有声音嘶哑等。询问患者痰液的量、颜色，痰中是否带有血丝。询问有无鼻塞、咽痛、流涕等上呼吸道感染的前驱症状。有无乏力、畏寒、发热和肌肉酸痛等症状。是否伴有胸闷、哮鸣、气急的症状。咳嗽剧烈时有无恶心、呕吐、胸部、腹部肌肉疼痛。有无肺结核、支气管扩张症的病史。是否有吸烟史，如有，应询问吸烟的每日支数及吸烟年数。

# 二、查体要点

（1）部分患者双肺呼吸音正常。

（2）少数患者可在双肺听到干啰音，咳嗽后消失；部位不固定；肺底部偶可听到湿啰音，伴有支气管痉挛时，可听到哮鸣音。

# 三、实验室检查和辅助检查

1. 血液检查：多数患者的白细胞计数和分类无异常，细菌感染时白细胞总数和中性粒细胞可增多。

2. 痰液检查：痰涂片和培养可发现致病菌。

3. 胸部 X 线：多数表现为肺纹理增粗，少数病例无异常。

# 四、诊断和鉴别诊断

## 1. 诊断

（1）起病急，常先有鼻塞、流涕、咽痛、自觉咽喉部发痒、头痛、发热等上呼吸道感染症状。

（2）白细胞计数及分类可升高。痰培养或涂片、血清学检查等有时能发现病原体。X 线胸片大多正常或见肺纹理增粗。

（3）主要症状为咳嗽、咳痰。开始时为干咳，1～2 天后开始有痰，初为黏液性痰，渐演变为黏液脓性痰。可有胸骨后疼痛感。

（4）肺部多无阳性体征，部分可有双肺呼吸音粗，散在干湿啰音，啰音部位不固定。

**2. 鉴别诊断**

（1）流行性感冒　但前者常呈规模不一的流行性暴发，起病急骤，全身症状明显，有高热、头痛和全身肌肉酸痛，依据流感病毒核酸咽拭子检测可确诊。

（2）急性上呼吸道感染　鼻咽部症状明显；一般无显著的咳嗽咳痰；肺部无异常体征；胸部 X 线未见异常。

（3）其他疾病　需与许多严重的下呼吸道疾病如肺结核、肺脓肿、支原体肺炎相鉴别。

# 五、治疗

**1. 一般治疗**

休息，多饮水，补充足够的热量。注意保暖。吸烟者应戒烟。

**2. 药物治疗处方**

（1）抗细菌药物治疗

处方一　阿莫西林 0.5g　po　tid

处方二　头孢拉定 0.5g　po　tid

处方三　罗红霉素 0.15g　po　bid

处方四　左氧氟沙星 0.5g　po　qd

处方五　生理盐水 100mL

　　　　青霉素 320 万～400 万 U　｜ iv drip　bid～tid AST 后

处方六　生理盐水 100mL

　　　　头孢呋辛 1.5～3.0g　｜ iv drip　bid AST 后

处方七　5% 葡萄糖 500mL ｜ iv drip　qd
　　　　　阿奇霉素 0.5g

处方八　生理盐水 100mL ｜ iv drip　bid
　　　　　左氧氟沙星 0.2g

【说明】急性气管 - 支气管炎由细菌引起时可根据经验使用以上抗菌药物治疗，当有病原菌阳性结果时再根据病原菌药物敏感试验结果适当调整。轻症一般口服用药，病情较重时以静脉滴注用药为宜。孕妇及未成年人忌用喹诺酮类药物。判断为细菌或支原体感染时可使用抗生素。

（2）化痰止咳

处方一　肺力咳合剂 20mL　po　tid

处方二　复方甘草合剂 10mL　po　tid

处方三　盐酸氨溴索口服液 10mL　po　tid

处方四　氢溴酸右美沙芬口服液 10mL　po　tid

处方五　5% 葡萄糖 100mL ｜ iv drip　bid
　　　　　盐酸氨溴索 30mg

【说明】以上药物用于痰多或痰不易咳出的患者。

（3）伴有气喘的治疗

处方一　氨茶碱 0.1～0.2g　po　tid

处方二　茶碱缓释片 0.1～0.2g　po　bid

处方三　特布他林 2.5mg　po　tid

处方四　丙卡特罗 25～50μg　po　bid

处方五　吸入用布地奈德混悬液 1mg ｜ 雾化吸入　bid
　　　　　吸入用异丙托溴铵 0.5mg

【说明】以上药物用于气喘、双肺听诊有哮鸣音的患者。轻症一般口服用药，病情较重时以静脉滴注用药为宜。氨茶碱静注过快会引起心跳骤停，所以氨茶碱静脉用药时宜静脉滴注。氨茶碱成人用量一般不超过 1.0g/d（包括口服和静脉用药）。

（4）对久咳不愈的患者可适当应用镇咳药物

处方一　喷托维林（咳必清）25～50mg　po　tid

处方二　可待因 10～30mg　po　tid

【说明】用于干咳无痰或少痰患者。痰多患者忌用，严重者可用可待因缓解症状。

# 第三节　细菌性肺炎

细菌性肺炎常见的病原体有肺炎链球菌、金黄色葡萄球菌、流感嗜血杆菌、肺炎军团菌、革兰氏阴性菌、厌氧菌等。

## 肺炎链球菌肺炎

肺炎链球菌肺炎是由肺炎链球菌或称肺炎球菌所引起的肺炎，约占社区获得性肺炎的半数。通常起病急骤，以高热、寒战、咳嗽、血痰及胸痛为特征。因抗菌药物的广泛使用，使本病的起病方式、症状及 X 线影像改变均不典型。

### （一）问诊要点

询问患者有无发热、畏寒，发热的时间和程度。有无咳嗽、咳痰，并询问咳嗽的性质，咳痰的量、颜色及性状。应询问有无呼吸困难和胸痛，是否放射到肩部、腹部等。是否伴随头痛、恶心、呕吐、食欲下降等。是否急性起病，有无疲劳、淋雨、喝酒、精神刺激等。询问有无慢性疾病如慢性阻塞性肺病、支气管扩张症、充血性心力衰竭、免疫缺陷病等病史。

### （二）查体要点

（1）患者多呈急性病容，体温 39～39.5℃。

（2）呼吸浅促，鼻翼扇动，少数有口唇周围单纯性疱疹，口唇发绀。

（3）患侧肺部呼吸幅度减低，局部触觉语颤增强，叩诊呈浊音，有叩击痛，呼吸音减低，或呈支气管肺泡呼吸音，吸气相湿啰音。

（4）如有上腹部压痛，可能由于炎症累及膈胸膜，应注意与腹部疾病的鉴别。

## （三）实验室检查和辅助检查

（1）血液检查　白细胞总数增高，中性粒细胞可达80%以上，伴明显的中性粒细胞核左移。老年人及免疫力低下者则白细胞增高不明显，但分类中性仍占80%以上。

（2）痰液、血液培养检查　外观可见血痰或铁锈色痰，黏液脓性痰涂片染色革兰氏阳性球菌阳性。培养可分离出肺炎链球菌。

（3）影像学检查　早期纹理增粗或受累的肺段、肺叶稍模糊，随着病情的发展，表现为大片炎症浸润阴影。在实变的阴影中可见支气管充气征，少数患者肋膈角可见少量积液。消散期炎症逐渐吸收，可有片状区域吸收较快，呈现"假空洞"征。阴影完全消散需2～3周。老年人病灶吸收较慢，容易出现吸收不完全而成为机化性肺炎。

## （四）诊断和鉴别诊断

### 1. 诊断

① 病前常有受凉淋雨、疲劳、醉酒、病毒感染等诱因。

② 起病多急骤，有稽留热、痰带血或呈铁锈色、胸痛等典型症状。

③ 有叩诊呈浊音、触觉语颤增强及支气管呼吸音等典型肺实变体征。

④ 痰涂片或痰培养等病原菌检测是确诊本病的主要依据。

⑤ X线检查显示有肺纹理增粗、片状实变阴影、支气管气道

征，或者出现胸腔积液，但脓胸和空洞不多见。

**2. 鉴别诊断**

（1）与肺结核鉴别　肺结核多有全身中毒症状，如午后低热、盗汗、疲乏无力、体重减轻、失眠、心悸等。X 线胸片见病变多在肺尖或锁骨上下，密度不匀，消散缓慢，且可形成空洞或肺内播散。痰中可找到结核分枝杆菌。一般抗菌药物治疗无效。

（2）与急性肺脓肿鉴别　早期临床表现与肺炎链球菌肺炎相似。但随着病程进展，咳出大量脓臭痰为肺脓肿的特征。X 线片显示脓腔及气液平，易与肺炎相鉴别。

（3）与肺癌鉴别　多无急性感染中毒症状，有时痰中带血丝。血白细胞计数不高，若痰中发现癌细胞可以确诊。肺癌可伴发阻塞性肺炎，经抗生素治疗后肺炎症不易消散，或可见肺门淋巴结肿大，有时出现肺不张。若经过抗生素治疗后肺部炎症不易消散，或暂时消散后于同一部位再出现肺炎，应密切随访，尤其是有吸烟史及年龄较大的患者，更需加以注意，必要时进一步做 CT、MRI、纤维支气管镜和痰脱落细胞等检查，以免贻误诊断。

## （五）治疗

**1. 一般治疗**

休息，多饮水，进易消化食物。患者如有发展为休克、急性呼吸窘迫综合征的危险，应及时入院，密切观察病情，监测生命体征，严重病例收进 ICU。有呼吸衰竭病例经治疗无改善者应行机械通气。

**2. 药物治疗**

（1）抗生素治疗

处方一　青霉素 80 万 U　im　tid（轻症患者）

　　　　生理盐水 100mL 　 ┃ iv drip　q6h

　　　　青霉素 320 万～480 万 U ┃（重症患者）

处方二　5% 葡萄糖 250mL ｜ iv drip　bid
　　　　克林霉素 0.6g

处方三　5% 葡萄糖 250mL ｜ iv drip　qd
　　　　阿奇霉素 0.5g

【说明】肺炎球菌肺炎首选青霉素，用量及用药途径视病情而定。青霉素用药前需做皮试。滴注时每次量尽可能在 1h 内滴完。大剂量青霉素可发生抽搐等神经系统反应。罗红霉素、克林霉素、阿奇霉素的不良反应与红霉素相同，但较轻。

处方四　生理盐水 100mL ｜ iv drip　bid　AST 后
　　　　头孢唑林钠 2.0g

处方五　左氧氟沙星 0.5g　iv drip　qd

处方六　莫西沙星氯化钠注射液 0.4g　iv drip　qd

处方七　生理盐水 100mL ｜ iv drip　qd
　　　　头孢曲松钠 2.0～4.0g

处方八　生理盐水 100mL ｜ iv drip　q8h
　　　　头孢噻肟钠 1.0～2.0g

【说明】左氧氟沙星的不良反应为恶心、呕吐等胃肠道不适，皮疹，肝功能异常。妊娠及哺乳期妇女、癫痫患者及 16 岁以下儿童禁用。对青霉素过敏者慎用头孢菌素类抗生素。

处方九　生理盐水 250mL ｜ iv drip　q12h
　　　　万古霉素 0.5g

【说明】对于青霉素耐药的肺炎链球菌，建议使用头孢噻肟钠或者头孢曲松。对于青霉素高耐药肺炎链球菌，推荐使用万古霉素或喹诺酮类（如左氧氟沙星、莫西沙星等）。抗菌药物的疗程通常为 7～14 天，或在退热后 3 天停药，或由静脉用药改为口服，维持数日。

（2）降温治疗

可冰敷大动脉（如额部、颈部、腋窝、腹股沟）物理降温，酒精擦浴物理降温。

处方一　对乙酰氨基酚 0.5g　po　prn

处方二　布洛芬片 0.2g　po　prn

处方三　复方氨林巴比妥 2mL　im　st

【说明】以上处方用于发热而且体温超过 38.5℃的患者。

（3）中药治疗

处方　5% 葡萄糖 250mL ｜ iv drip　bid
　　　清开灵 20～30mL ｜

# 葡萄球菌肺炎

葡萄球菌肺炎是由致病性葡萄球菌引起的急性肺化脓性炎症。临床病情较重，细菌耐药率高，预后多较凶险。金黄色葡萄球菌是葡萄球菌属中最重要的致病菌，致病力极强，死亡率高。

## （一）问诊要点

应注意询问患者发热的时间、热型，是否有高热、寒战；询问咳嗽、咳痰的性状以及痰量，有无痰中带血或脓血痰或粉红色乳样痰，有无臭味；有无胸痛、呼吸困难；有无皮肤感染灶如痈、疖、毛囊炎、蜂窝织炎等；有无流感病史；发病后是否诊治，如有，应询问诊断、治疗过程和疗效情况。应注意询问有无糖尿病、肝病营养不良及免疫功能低下或缺陷等基础疾病史。

## （二）查体要点

（1）起病急骤，体温高达 39～40℃，呈稽留热型，有畏寒、寒战。

（2）有显著的毒血症症状，如出汗、食欲缺乏、乏力。少数体质衰弱者可出现精神萎靡，甚至神志模糊。

（3）呼吸困难，发绀，起病数天后双肺听诊可有散在湿性啰音，并发脓气胸可有相应的体征。

（4）注意腹部体征，尤其是肝脏有无触痛、叩击痛等。

（5）皮肤特别是下肢是否有破损和感染灶存在，如有这些体征，肺炎则由血行播散所引起。

## （三）实验室检查和辅助检查

（1）血液检查　血常规白细胞总数增高，伴明显的中性粒细胞核左移。重症患者不升高反而降低。C反应蛋白（CRP）可升高。

（2）痰液、血液培养检查　细菌学检查是确诊葡萄球菌肺炎的依据。痰液涂片革兰氏染色可见成堆革兰氏染色阳性球菌和成堆脓细胞。如痰涂片上的白细胞内有吞噬的革兰氏染色阳性球菌诊断具有意义。痰液、血培养可呈阳性。胸腔积液、肺穿刺物和血培养分离到葡萄球菌具有肯定的诊断价值，其他标本包括下呼吸道防污染技术所采集到的标本培养到葡萄球菌，其诊断价值需结合临床进行判断。

（3）影像学检查　具有多形性、易变性特征，早期为多发片状阴影，逐渐形成脓肿，脓肿形成空洞并有液平，也可有单个液气囊腔，亦常有脓气胸。炎性浸润、肺脓肿、肺气囊、脓胸或脓气胸四大X线征象，在不同类型和不同病期以不同的组合表现。从临床过程来看，除早期病变发展迅速外，金黄色葡萄球菌肺炎的另一特征为呈迁徙性，当临床表现已明显缓解时，肺气囊肿仍可存在数月，最后可自然痊愈。治疗有效时，病变消散，阴影密度逐渐减低，2～4周后病变完全消失，偶可遗留少许条索状阴影或肺纹理增多等。

### （四）诊断和鉴别诊断

**1. 诊断**

① 病前常有皮肤疖、痈、伤口感染史或基础疾病如糖尿病、血液病、艾滋病、肝病等病史。

② 起病多急骤，发热，寒战，咳嗽，咳脓痰或脓血痰，胸痛及呼吸困难等。老年人多不典型。

③ 体征在早期不明显，有大片支气管肺炎或脓肿时叩诊可呈浊音、实音，触觉语颤增强，听诊可闻及湿啰音。

④ 痰涂片、痰培养或血培养等病原菌检测是确诊本病的主要依据。

⑤ 外周血白细胞可高达 $20×10^9$/L，重症者白细胞可低于正常。

⑥ X线检查可有肺浸润、肺脓肿、肺气囊肿和脓胸、脓气胸等X线征象。

**2. 鉴别诊断**

（1）革兰氏阴性杆菌肺炎　多见于体弱、心肺慢性疾病或免疫缺损患者，常为医院内获得性感染，痰多，呈砖红色胶冻样或灰绿色，X线胸片表现常呈多样性可为大叶实变，好发于右肺上叶、双肺下叶；或多发性蜂窝状肺脓肿、叶间隙下坠。血白细胞正常或增加。痰和（或）血的细菌培养阳性是确诊的依据。

（2）干酪性肺炎　患者常有低热、乏力，痰中容易找到结核菌。X线片显示病变多在肺上部，呈大片浓密阴影，密度不均，历久不消散，且可形成空洞和肺内播散。

（3）急性肺脓肿　早期临床表现与肺炎球菌肺炎相似，但于发病后10～14天咳出大量臭脓痰，X线片显示大片浓密浸润阴影，并有脓腔和液平形成。

（4）肺癌 肺癌可伴阻塞性肺炎，患者一般不发热或仅有低热，血白细胞计数不高，抗生素治疗后炎症吸收缓慢或炎症吸收后出现肿块阴影。对于在有效抗生素治疗下炎症久不消散或消散后又复出现者，尤其是年龄较大的患者，应注意肺癌所致阻塞性肺炎的可能性。

## （五）治疗

### 1. 一般治疗

休息，加强营养，进易消化食物，防止脱水和电解质紊乱，保护重要脏器的功能。

### 2. 药物治疗

主要为抗生素治疗。

处方一　生理盐水 100mL　｜
　　　　苯唑西林钠 3.0g　｜iv drip　bid　AST 后

处方二　生理盐水 100mL　｜
　　　　头孢唑林钠 1.0g　｜iv drip　q8h　AST 后

处方三　生理盐水 100mL　｜
　　　　万古霉素 1.0g　｜iv drip　q12h（缓慢）

处方四　生理盐水 100mL　｜
　　　　去甲万古霉素 0.8g　｜iv drip　q12h（缓慢）

处方五　利奈唑胺 0.6g　iv drip　q12h

【说明】近年来，金黄色葡萄球菌对青霉素的耐药率很高，因此选用耐青霉素酶的半合成青霉素或头孢菌素。如怀疑或经体外药敏试验证明为耐甲氧西林金葡菌（MRSA），首选糖肽类（目前国内应用的有万古霉素、去甲万古霉素、替考拉宁）抗生素，并根据药敏试验结果可加用磷霉素、复方磺胺甲噁唑、利福平等。

万古霉素，其不良反应较大，有耳毒性、肾毒性等。抗菌治疗的疗程视病情而定，一般疗程不少于 3 周，如严重感染或有脓胸等并发症需 4～8 周甚至更长。

**3. 体位引流**

脓（气）胸应及早胸腔置管引流。肺脓肿患者按病变部位和全身情况做适当体位引流。

# 第四节　支原体肺炎

支原体肺炎是由肺炎支原体引起的呼吸道和肺部的急性炎症改变。3 岁以下幼儿以上呼吸道感染多见，5～20 岁年龄的人群主要表现为支气管炎和肺炎。通常预后良好。但老年患者和已有某些慢性疾病或继发其他细菌性肺部感染者，预后差。

## 一、问诊要点

询问起病的急缓程度，有无发热、畏寒、咳嗽、咳痰等症状，有无咳嗽频率和严重程度逐渐加重，痰中是否含有血液。有无乏力、咽痛、食欲缺乏、恶心、呕吐或肌肉疼痛等表现。有无肝炎、肺结核病史。有无吸烟、酗酒史，如有，应询问每日吸烟、饮酒的量和年数。

## 二、查体要点

① 发热，体温常在 37.8～38.5℃。
② 咽部充血、水肿，通常无颈颌下淋巴结肿大。
③ 胸部检查可无明显体征，或仅肺部闻及少量湿啰音。

## 三、实验室检查和辅助检查

（1）血液检查　外周血白细胞可不高。

（2）呼吸道标本的培养　可从咽拭子、痰、气管吸引物、支气管镜标本和肺组织中分离，但由于其培养条件要求较高，标本需迅速送检。菌落特征不明显，需在显微镜下观察，鉴定需用生长抑制试验，生长过程缓慢，需要1～3周才有结果。

（3）血清学试验　血清学试验是目前诊断MP感染的主要手段。其中冷凝集试验是最早用来诊断MP感染的方法，效价1∶32或以上为阳性，但其他疾病也可以引起升高，故需鉴别。

（4）直接检测呼吸道标本中肺炎支原体抗原。

（5）肺部影像学检查　X线表现多样，早期呈间质性改变，随后可呈支气管肺炎改变，偶见肺门淋巴结肿大和少量胸腔积液。

## 四、诊断和鉴别诊断

### 1. 诊断

① 顽固的刺激性干咳，可见少量黏痰或黏液脓性痰。

② 多见于儿童、青少年。

③ 白细胞数大多正常或稍增高。

④ X线表现多样，多数呈不整齐云雾状、网状、粟粒状肺浸润，从肺门向外延至肺野，尤以双肺下叶为常见，少数为大叶性实变影。X线所见远较体征为显著。

⑤ 常规青霉素、头孢菌素类抗生素及磺胺药治疗无效。

⑥ 血清冷凝集试验、血清IgM抗体测定是确诊本病的主要依据。

### 2. 鉴别诊断

（1）军团菌肺炎　患者有前驱症状，如无力、嗜睡等，并出现高热、肌痛、相对缓脉等症状，咳嗽以干咳为主。军团菌肺炎的特征性表现为明显的肺外症状，例如恶心、呕吐、腹泻等消化系统症状，头痛、意识障碍、嗜睡等神经系统症状；心包炎及心内膜炎等心血管系统症状，以及发生肾功能损害甚至肾衰竭。

（2）病毒性肺炎　本病临床表现一般较轻，与支原体肺炎的症状相似。起病缓慢，有头痛、乏力、发热、咳嗽等，并咳少量黏痰。体征往往缺如。X线检查肺部炎症呈斑点状、片状或均匀的阴影。白细胞总数可正常、减少或略增加。

（3）浸润性肺结核　支原体肺炎由支原体引起，症状轻重不一，大多数无症状。当支原体肺炎仅有低热、干咳及肺部有片状阴影时，容易与浸润性肺结核混淆，故应鉴别。①X线检查：支原体肺炎的肺部浸润是从肺门延至肺野，有时很轻，有时却弥漫较广，尤以肺中下叶为常见，少数为大叶性阴影。往往一处已消散而它处又有新的浸润发生。浸润性肺结核病多发生在双肺尖或上部呈毛玻璃样的边缘模糊阴影。② 支原体肺炎体征轻微而X线常有显著病变，这是它的特征之一。③ 支原体肺炎病程为 2～3 周，可不治自愈，但常有复发。而结核性浸润病变吸收较缓慢，必须及时用抗结核药物治疗。④ 冷凝集试验，在支原体肺炎发病 2 周后为阳性（1∶320 以上），结核则为阴性。必要时需做结核菌素试验进行鉴别。

## 五、治疗

**1. 一般治疗**

适当休息，普通饮食。

**2. 药物治疗**

抗生素治疗

处方一　红霉素 0.5g　po　td

处方二　罗红霉素 0.15g　po　bid

处方三　阿奇霉素 0.5g　po　qd

处方四　5% 葡萄糖 250mL ｜ iv drip　qd
　　　　阿奇霉素 0.5g

处方五　左氧氟沙星 0.5g　iv drip　qd

处方六　莫西沙星氯化钠注射液 0.4g　iv drip　qd

【说明】首选大环内酯类或四环素类或喹诺酮类。四环素不宜用于妇女和儿童。妊娠及哺乳期妇女、癫痫患者及 18 岁以下儿童忌用喹诺酮类。疗程 10～14 天。

# 第五节　病毒性肺炎

病毒性肺炎是由病毒侵犯肺实质而引起的肺部炎症，常由上呼吸道病毒感染向下蔓延发展而引起，好发于冬春季节。近年来，新的变异病毒不断出现，并出现暴发流行，如 SARS 冠状病毒，流感病毒 H5N1、H1N1，SARS-CoV-2 等。密切接触的人群或有心肺疾病者容易罹患。

## 一、问诊要点

① 患者发病前是否有咽干、咽痛，继之喷嚏、鼻塞、流涕、头痛、乏力、发热、食欲减退以及全身酸痛等。

② 是否有咳嗽，咳嗽是否以阵发性干咳为主，是否伴有少量黏液痰，气急、胸痛、持续高热。

③ 是否出现呼吸困难、心悸、气急、发绀、神志异常等心力衰竭、急性呼吸窘迫综合征（ARDS）和氮质血症等疾病的表现。

## 二、查体要点

轻中度病毒性肺炎患者病变部位浊音，呼吸音减弱，散在的干湿啰音；重症患者体检可见吸气三凹征和鼻翼扇动，肺部可闻及较为广泛的干湿啰音及哮鸣音；重症可出现 ARDS，可出现休克、心力衰竭、急性肾衰竭等。

## 三、实验室检查和辅助检查

（1）血液检查　外周白细胞一般正常，继发细菌感染时白细胞总数和中性粒细胞比率均增高，血沉、CRP多正常。

（2）呼吸道标本的培养　痰涂片可见白细胞以单核细胞为主，痰培养常无致病菌生长。但若痰白细胞核内出现包涵体，则提示病毒感染。

（3）血清学试验　常用检测方法如补体结合试验、血凝抑制试验、中和试验等均可用于检测。急性期病毒特异性IgM的检测可用于早期诊断。

（4）病毒抗原和核酸的检测　已广泛应用于病毒性肺炎的诊断。下呼吸道标本如经纤支镜肺活检标本、支气管肺泡灌洗液等可用来检测其中的CMV包涵体、抗原、DNA、mRNA，特异性高。

（5）肺部影像学检查　一般以间质性肺炎的改变为主，呈磨玻璃状，肺纹理增多、模糊。严重者双肺中下野可见弥漫性结节性浸润，亦有病灶融合呈大片状改变。而大叶性实变和胸腔积液不多见。

## 四、诊断和鉴别诊断

### 1. 诊断

临床确诊有呼吸系统感染的症状，外周血白细胞正常，胸部X线上有弥漫性间质性改变或散在渗出性病灶，排除细菌性或其他病原体感染的可能，可考虑病毒性肺炎的诊断。特征性皮疹、有某些危险暴露因素、处于病毒感染流行期等对诊断有提示作用。由于各型肺炎间缺乏明显的特异性，最后确诊往往需要借助病原学方面的检查，包括病毒分离、血清学检测以及病毒和病毒抗原、DNA的检测等。

**2. 鉴别诊断**

（1）细菌性肺炎 成人多见，无前驱症状，发病急骤，咳嗽，痰多，为脓性、血性或铁锈色，可有胸痛。肺部体格检查多有明显啰音。X线胸片表现为片状模糊阴影，可大叶实变。血白细胞计数、中性粒细胞比例增高，核左移。痰涂片见大量中性粒细胞，痰涂片及培养检出细菌，对抗菌药物治疗反应敏感。根据上述特点不难鉴别。

（2）支原体肺炎 发热、头痛、咽痛、咳嗽、咳痰等症状与病毒性肺炎相似，应注意鉴别。一般支原体肺炎起病缓慢，以持久的中度或严重刺激性咳嗽为特征，咳痰黏液性或血痰，少数伴广泛性胸痛。胸部体征不明显，而肺部X线改变明显，两者不成比例。特异性抗体和痰液进行支原体分离可助确诊。

（3）急性粟粒型肺结核 可表现发热、咳嗽、气促、发绀等与病毒性肺炎相似的症状，但肺部啰音常不明显。根据有结核病接触史、结核菌素阳性及X线检查肺部呈粟粒状阴影可资鉴别，确诊需病原学检查找到结核分枝杆菌。

# 五、治疗

**1. 一般治疗**

目前对于多数病毒尚缺乏特异性治疗。注意休息、保持室内空气流通，注意隔离消毒，避免交叉感染。进食易消化的营养食物，补充足够的水分，维持水及电解质平衡。

对有呼吸困难缺氧者，给予氧疗。对咳嗽患者，予化痰药，若干咳致呕吐及影响睡眠者可服用右美沙芬糖浆镇咳。对有喘憋者酌情应用氨茶碱、沙丁胺醇、异丙托溴铵等。对有呼吸道梗阻、喘憋严重、中毒症状严重者，可短暂应用糖皮质激素治疗；病情较重患者应加强支持疗法，补充足够的能量，不能进食或进食少者可适当予氨基酸等，注意维持水及电解质平衡。如有合并细菌感染，应选用敏感的抗生素治疗。

**2. 抗病毒治疗**

处方一　利巴韦林注射液 0.5g
　　　　5% 葡萄糖注射液 500mL ｜ iv drip　bid

处方二　阿昔洛韦注射液 10mg/kg
　　　　0.9% 氯化钠注射液 100mL ｜ iv drip　q8h

处方三　金刚烷胺片 100mg　po　bid

处方四　奥司他韦 75mg　po　bid

【说明】利巴韦林为广谱抗病毒药物，相关动物实验提示可致畸胎，故孕妇禁用。阿昔洛韦抑制疱疹病毒 DNA 多聚酶和掺入病毒 DNA 中，抑制病毒 DNA 的合成。阿昔洛韦可引起急性肾衰竭。老年人、孕妇及儿童应慎重使用。金刚烷胺可干扰病毒进入细胞，使病毒早期复制被中断，因此仅用于甲型流感病毒感染的早期预防及治疗。孕妇慎用。奥司他韦用于流行性感冒的治疗。

**3. 免疫治疗**

处方一　干扰素（IFN-α）10 万～100 万 U　im　qd

处方二　白介素 -2 1 万 U　im　qd

【说明】干扰素并不是直接抗病毒，而是抑制细胞增殖、增强免疫活性、增加单核 - 巨噬细胞的功能、特异性细胞毒作用和 NK 细胞的杀伤能力，从而加强抗病毒治疗效果。干扰素也是广谱抗病毒药。白介素 -2 由辅助性 T 细胞（TH）产生，在防御和治疗病毒感染中起着重要作用。糖皮质激素在病毒性肺炎中的使用仍有争议。

# 第六节　肺脓肿

肺脓肿是肺组织坏死形成的脓腔。目前由化脓性细菌引起的肺脓肿已相对减少，大多由厌氧性细菌引起，误吸在厌氧菌引起肺脓肿的病理生理中占有重要地位，特别是有牙周疾病的情况下。根据感染途径，可分为吸入性肺脓肿、继发性肺脓肿、血源性肺脓肿。

## 一、问诊要点

应注意询问发热的特点及时间，有无咳嗽、咳痰，是否咳出大量脓臭痰。有无胸痛、气急等症状。有无咯血及咯血量的多少。有无乏力、低热、盗汗、食欲缺乏、消瘦、贫血等全身症状。发病前有无发病的诱因，如劳累、受惊、神志不清、酗酒或口咽部手术史等。有无胸部外伤史、皮肤感染等病史。有无肺结核病史。有无慢性支气管炎、支气管扩张症病史。有无肝炎、糖尿病等病史。有无长期吸烟史，如有，应询问吸烟的量、吸烟的年数。有无长期接触粉尘或有害气体的病史。

## 二、查体要点

① 可有畏寒、高热，体温可达 $39\sim40℃$。

② 病变范围大时，肺部叩诊可呈浊音或实音，局部语颤增强，听诊呼吸音减弱；有时可闻及湿啰音。

③ 肺脓肿破溃到胸膜腔时有脓气胸的体征。

④ 慢性病例呈现消耗性体质、消瘦，可见杵状指（趾）。

## 三、实验室检查和辅助检查

（1）血常规　血白细胞和中性粒细胞显著升高，核左移，可见中毒颗粒，慢性肺脓肿患者可出现红细胞和血红蛋白减少。

（2）病原学检查　有助于明确致病菌，指导抗菌药物的选用，包括血培养、痰培养、气道分泌物及胸腔积液培养，由于咳出的痰液受口腔定植菌的污染，因此较理想的方法是避开上呼吸道而直接在引流支气管内或肺脓肿部位采样，立即做涂片染色和需氧、厌氧培养。

（3）胸部 CT　早期以叶段分布的大片浓密、边缘模糊的炎性浸润影为主，后出现圆形或不规则透亮区及液平面。对于血源性肺脓肿者，病灶则分布在一侧或两侧肺边缘部，呈多发、散在的小片状炎性阴影或边缘整齐的球形病灶，可见脓腔及液平。

（4）支气管镜检查　可达到病因学诊断和治疗的双重目的。

## 四、诊断和鉴别诊断

### 1. 诊断

① 病前常有如口、鼻、咽的化脓性感染或口咽部手术史、昏迷呕吐或异物吸入史等，及受凉、疲劳、酗酒等诱因。

② 起病多急骤，畏寒、高热、咳嗽或咳大量脓臭痰，有时可出现咯血、胸痛等。

③ 肺部听诊可有湿啰音、支气管呼吸音等。

④ 血常规白细胞总数及中性粒细胞总数显著升高。

⑤ X 线检查显示有浓密边缘模糊浸润阴影，圆形透亮区，内可有液平面或液气平面。肺部 CT 诊断价值较胸部 X 线片好。

### 2. 鉴别诊断

（1）肺结核空洞　肺结核常伴空洞形成，胸部影像学检查空洞壁较厚，合并感染时空洞内可有少量液平，常伴有条索、结节状病灶或肺内其他部位结核播散灶，但整个病程长，起病缓慢，常有慢性咳嗽、午后低热、咯血、盗汗、乏力、食欲减退，痰中可找到结核分枝杆菌，病灶周围可见卫星灶。

（2）癌性空洞　肺鳞癌可发生坏死液化形成空洞，但一般无感染症状，血肿瘤标志物升高，胸部影像呈偏心厚壁不规则形空洞，可有壁结节，空洞周围可有少许炎症浸润，可见肺门淋巴结肿大。

（3）肺囊肿　肺囊肿继发感染时，囊肿内可见气液平面，周围炎症反应轻，无明显中毒症状及脓痰，如有以往的胸部影像学资料，更容易鉴别。

（4）韦格纳肉芽肿（WG）　WG 是一种坏死性肉芽肿性血管炎，主要累及上、下呼吸道和肾脏，cANCA、PR3-ANCA 检测呈阳性，CT 可表现为空洞影，需注意与肺脓肿鉴别。

## 五、治疗

### 1. 一般治疗

保持室内空气流通及口腔清洁，加强营养支持，摄入高热量、高蛋白、易消化食物，纠正贫血及营养不良。

### 2. 药物治疗

药物治疗主要是抗生素治疗。

处方一　生理盐水 100mL | iv drip　q6h　AST 后
　　　　青霉素 240 万～480 万 U |

【说明】吸入性肺脓肿首选青霉素。对青霉素过敏者或脆弱拟杆菌对青霉素不敏感者可选用下列处方药物。

处方二　生理盐水 100mL | iv drip　q8h
　　　　克林霉素 0.6g |

处方三　生理盐水 100mL | iv drip　bid
　　　　头孢西丁钠 2.0g |

处方四　甲硝唑 0.5g　iv drip　bid
　　　　或　替硝唑 0.4g　iv drip　bid

处方五　生理盐水 100mL | iv drip　q8h
　　　　头孢哌酮 - 舒巴坦钠 2g |

处方六　生理盐水 100mL | iv drip　q8h
　　　　万古霉素 0.5g |

**【说明】**如果考虑合并厌氧菌感染者，可选择克林霉素、甲硝唑等；头孢西丁是第二代头孢菌素，抗菌谱包括革兰氏阳性菌、阴性菌和厌氧菌；头孢哌酮-舒巴坦钠为一复合制剂，舒巴坦为广谱抑菌剂，同时具有较弱的抗菌活性，与头孢哌酮联合，对阴性杆菌显示明显的协同抗菌活性，抗菌作用是单用头孢哌酮的4倍。主要用于敏感菌引起的呼吸系统感染的治疗。阿米巴原虫感染引起的肺脓肿首选甲硝唑。万古霉素用于耐甲氧西林的葡萄球菌感染的肺脓肿，其不良反应较大，具有耳毒性、肾毒性、过敏反应等。建议抗生素疗程为6～8周，短疗程方案存在复发风险。对抗生素治疗不敏感时，应考虑存在无菌性肺空洞如肺癌、肺栓塞或韦格纳肉芽肿的可能。

**3. 脓液引流**

① 痰液黏稠不易咳出者可用祛痰药或雾化吸入生理盐水。

② 体位引流排脓：身体状况较好者可采取体位引流排脓，引流的体位应使脓肿处于最高位，2～3次/日，每次10～15min。

③ 经纤维支气管镜冲洗及吸引。

**4. 手术治疗**

急性肺脓肿经有效的抗生素治疗后，大多数肺脓肿均可治愈，部分患者可能遗留纤维化，目前外科手术已明显减少。对于患者疗效不佳，如患者一般情况及肺功能可，可考虑外科手术治疗。手术适应证为：① 慢性肺脓肿经内科治疗3个月以上脓腔仍不缩小，感染不能控制或反复发作；② 并发支气管胸膜瘘或脓胸，经治疗疗效不佳者；③ 大咯血经内科治疗无效或危及生命时；④ 支气管阻塞疑为支气管肺癌致引流不畅的肺脓肿；⑤ 肺脓肿与其他病灶并存或不能完全鉴别，如肺结核、肺癌等。

# 第七节　支气管扩张症

支气管扩张症大多继发于急慢性呼吸道感染和支气管阻塞后，反复发生支气管炎症，致使支气管壁结构破坏，引起支气管异常和持久性扩张。

## 一、问诊要点

应注意询问患者有无咳嗽、咳脓痰，应了解痰液的量、性状（是否分层）、气味（有无恶臭），注意询问患者是否有反复发作史；有无咯血，询问咯血量和血液的颜色，注意询问是否有反复咯血的病史，仔细询问患者咯血的诱因以及与季节变化的关系，询问是否有发热、乏力和体重下降；询问是否有喘息、呼吸困难和发绀。有无反复发作的同一部位的肺部感染史，有无肺结核病史，幼时是否患过呼吸道严重感染，如麻疹、百日咳、支气管肺炎等。询问有无吸烟史，如有，应询问每天吸烟量和吸烟年限。应注意询问有无肺囊性纤维化等疾病的家族史。

## 二、查体要点

① 肺部听诊闻及固定部位的湿啰音，咳嗽后性质不变，这是本病的特征性体征，有时可听到哮鸣音。

② 如肺部闻及粗湿啰音，表明患者存在肺部感染或伴有咯血。

③ 部分患者可有杵状指、发绀。

④ 可能有鼻息肉或慢性鼻窦炎。

⑤ 部分患者后期可出现颈静脉怒张、下肢水肿、肝大等右心

功能不全的表现，提示已有肺心病。

## 三、实验室检查和辅助检查

（1）血炎性指标　血白细胞、中性粒细胞计数、C 反应蛋白（CRP）、血沉（ESR）、降钙素原（PCT）升高时可反映疾病活动及感染加重。PCT 是细菌感染的特异性标志物，对抗生素使用有指导意义。

（2）血气分析　用于评估患者肺功能受损状态，判断有无缺氧和（或）二氧化碳潴留。

（3）痰检　支气管扩张症患者气道内常见流感嗜血杆菌、铜绿假单胞菌等致病性微生物定植，致病菌的培养及药敏试验对抗菌药物的选择具有重要的指导意义，但抗菌药物使用前留痰、合格的深部痰标本、标本及时送检至关重要。

（4）肺功能检查　阻塞性通气功能障碍较为多见，病程较长时因支气管和周围肺组织纤维化，可出现限制性通气功能障碍，伴弥散功能下降，部分患者存在气道高反应性。所有患者均建议完善，且至少每年复查 1 次。

（5）胸部高分辨率 CT 扫描　可确诊支气管扩张症，但对轻度及早期支气管扩张症的诊断作用尚有争议。支气管扩张通常发生于中等大小的支气管，后基底段是病变最常累及的部位。因左侧支气管与气管分叉角度较右侧为大，且左侧支气管较右侧细长，并由于受心脏和大血管的压迫，左肺较右肺好发。结核引起的支气管扩张多分布于上肺尖后段、下叶背段。根据 CT 征象支气管扩张可分为柱状型、囊状型、静脉曲张型及混合型。当扫描层面与支气管垂直时，囊状扩张的管腔旁伴行的肺动脉呈现点状高密度影，状似印戒，称为"印戒征"；当扫描层面与支气管平行时，支气管的管腔增宽，管壁增厚，互相平行的影像形似双轨，称为"轨道征"；当多个囊状扩张的支气管聚集成簇时，可见"蜂窝状"；

ABPA 常表现为中心性支气管扩张。如 CT 显示肺动脉扩张时，提示肺动脉高压，则预后不佳。

## 四、诊断和鉴别诊断

**1. 诊断**

① 患者有慢性咳嗽、咳脓痰，部分患者有咯血，可出现大咯血。

② 肺部听诊有固定部位的细湿啰音，咳嗽后性质不变。

③ 以往可有麻疹、百日咳、支气管肺炎、肺结核等病史。

④ 慢性鼻窦炎或鼻息肉。

⑤ 上述临床表现结合胸部 CT 或支气管造影可以明确诊断。

**2. 鉴别诊断**

（1）慢性阻塞性肺疾病　多有长期吸烟史，中老年发病，症状缓慢进展，活动后气促，反复咯血少见，肺功能表现为不完全可逆的气流受限。

（2）肺结核　常有咳嗽、咳痰、咯血等呼吸道症状和低热、盗汗、纳差、乏力、消瘦等结核中毒症状，血沉、结核抗体、PPD 皮试、TB-SPOT、胸部影像学及痰结核菌检查可协助诊断。

（3）弥漫性泛细支气管炎（DPB）　有持续咳嗽、咳痰及活动时呼吸困难症状，常合并慢性副鼻窦炎或有既往史，胸部听诊断续性湿啰音，血清冷凝集试验效价增高（1∶64 以上），低氧血症（$PaO_2 < 80mmHg$），$FEV_1$ 占预计值的 70% 以下，胸部 CT 见双肺弥漫性小叶中心性颗粒样结节状阴影。

（4）肺脓肿　起病较急，有全身中毒症状，咳大量脓臭痰，胸部影像学可见密度较高的炎症阴影，其中可见伴有气液平面的空洞，通过有效治疗可以完全吸收。

（5）反复咯血需要与支气管肺癌、结核病及循环系统疾病进行鉴别。

# 五、治疗

**1. 一般和排痰治疗**

戒烟，加强营养，纠正贫血。增强体质，避免受凉，预防呼吸道感染。

**2. 药物治疗**

（1）物理排痰　有效排出气道分泌物是支气管扩张症患者长期治疗的重要环节。常用的排痰技术包括：① 体位引流，在饭前或饭后 1～2h 内，采用适当的体位，依靠重力的作用促进肺叶或肺段中分泌物的引流；② 震动拍击，拍击排痰或使用震动排痰机使聚积的分泌物易于咳出；③ 主动呼吸训练，包括深吸气、用力呼吸、呼吸控制三个环节，患者应练习主动呼吸训练促进排痰；④ 辅助排痰技术，如气道湿化、雾化吸入盐水、短时雾化吸入高张盐水、雾化吸入特布他林。

（2）抗生素治疗（选择下列一种或联合应用）

处方一　左氧氟沙星 0.5g　po　qd

处方二　生理盐水 100mL　⎫
　　　　头孢他啶 1～3g　　⎭ iv drip　bid

处方三　生理盐水 100mL　　　　⎫
　　　　头孢哌酮 - 舒巴坦钠 2g　⎭ iv drip　q8h

处方四　生理盐水 100mL　⎫
　　　　左氧氟沙星 0.5g　⎭ iv drip　qd

处方五　生理盐水 100mL　⎫
　　　　克林霉素 0.6g　　⎭ iv drip　bid

处方六　替硝唑 0.4g×100mL　iv drip　bid

处方七　生理盐水 100mL　⎫
　　　　头孢吡肟 1～2g　　⎭ iv drip　bid

处方八　生理盐水 100mL
　　　　亚胺培南 - 西司他丁钠　1g ｜ iv drip　q8h

处方九　生理盐水 100mL
　　　　哌拉西林 - 他唑巴坦钠 3.375g ｜ iv drip　q8h

【说明】应根据患者所在地常见病原菌类型及药物敏感情况选用抗生素治疗。抗生素疗程应持续 1～3 周。轻度可选用口服制剂，重症则静脉用药或联合用药。如有厌氧菌混合感染，加用甲硝唑或替硝唑或克林霉素。铜绿假单胞菌感染者可选择头孢他啶、头孢哌酮 - 舒巴坦钠、头孢吡肟、碳青霉烯类、哌拉西林 - 他唑巴坦等，联合氨基糖苷类或者喹诺酮类。

稳定期重症患者，小剂量治疗 8 周，具有减少痰量、改善肺功能和减少巨噬细胞促黏液分泌因子分泌的作用。

**3. 排痰药物治疗**

处方一　溴己新 8mg　po　tid

处方二　氨溴索 30mg　po　tid

处方三　吸入用乙酰半胱氨酸 3mL　雾化吸入　bid

**4. 咯血的处理**

（1）小量咯血

处方一　卡巴克洛 5mg　po　tid

处方二　云南白药 0.5g　po　tid

处方三　维生素 $K_4$ 4mg　po　tid

（2）中等量以上咯血

处方一　生理盐水 40mL
　　　　垂体后叶素 6U ｜ iv（慢）

　　　继　生理盐水 500mL
　　　　垂体后叶素 12～20U ｜ iv drip（15～30 滴 / 分起，依血压调速）

处方二　生理盐水 250mL ｜ iv drip（15～30 滴 / 分起，
　　　　酚妥拉明 10mg ｜ 依血压调速）

【说明】大咯血必须积极抢救，最重要的环节是防止窒息。应迅速清除呼吸道及口腔积血，保护健侧或头低脚高引流，必要时紧急插管抽排积血。冠心病、高血压、孕妇忌用垂体后叶素。垂体后叶素注射过快可引起恶心、便意、腹痛、心悸、面色苍白等不良反应；酚妥拉明降压效果明显，应从小剂量开始使用，密切观察血压，胃、十二指肠溃疡病及冠心病患者慎用。

**5. 预防支气管扩张急性发作**

每年定期接种流感疫苗和（或）肺炎球菌疫苗，或使用免疫调节药，如卡介苗多糖核酸等。

**6. 手术治疗**

适用于反复呼吸道急性感染或大咯血的患者，病变范围局限在一叶或一侧肺组织，尤以局限性病变反复发生威胁生命的大咯血，经药物治疗不易控制，全身情况良好的患者。可根据病变范围行肺段或肺叶切除术，但在手术前必须明确出血的部位。

# 第八节　肺结核

肺结核是结核分枝杆菌引起的慢性肺部感染性疾病，占各器官结核病总数的 80%～90%，其中痰中排菌者称为传染性肺结核病。随着人类免疫缺陷病毒感染、艾滋病的世界流行和耐药结核病的增加，结核病的控制受到更严重的威胁。

## 一、问诊要点

有无咳嗽、咯血、咳痰、胸痛等症状，如有，应询问咳嗽的性质、咯血的量、是否为痰中带血。注意询问患者有无午后低热、乏力、盗汗、体重下降等全身症状。女性患者有无月经不调甚至闭经。有无肺结核病史，如有，应注意询问诊治经过；有无与肺结核患者的密切接触史。有无糖尿病、免疫缺陷性疾病和糖皮质激素和（或）免疫抑制药长期应用等病史。

## 二、查体要点

① 鉴于肺结核好发于肺上叶尖后段及下叶背段，故锁骨上下、肩胛间区叩诊浊音。

② 咳嗽后肺部偶尔可闻及湿啰音。

③ 患者有发热、消瘦等症状。

## 三、实验室检查和辅助检查

（1）血液检查　白细胞计数一般正常，在结核病的急性进展期可略有增高，并呈核左移现象。在急性粟粒型肺结核白细胞计数可偏低，重症肺结核可出现类白血病样血象。WBC＞$20×10^9$/L提示合并感染。慢性结核病可有正常血红蛋白正常红细胞性贫血。

（2）结核菌素皮肤试验　我国推广的方法是国际通用的皮内注射法，将结核菌素纯蛋白衍生物（PPD）5IU（0.1mL）注入左前臂内侧上中 1/3 交界处皮内，使局部形成皮丘。48～96h（一般为 72h）观察局部硬结大小。判断标准：硬结直径＜5mm 为阴性反应，5～9mm 为一般阳性反应，10～19mm 为中度阳性反应，≥20mm 或不足 20mm 但有水疱或坏死为强阳性反应。

（3）γ- 干扰素释放试验　诊断结核感染的特异性明显高于PPD。

（4）病原学检查　痰中找到结核分枝杆菌是确诊肺结核的主要依据。检查方法可用涂片法、集菌法、培养法及荧光染色法等。抗酸染色不能区分结核杆菌和非结核分枝杆菌，但在我国非结核分枝杆菌相对较少，涂片找到抗酸杆菌绝大多数为结核分枝杆菌，可以提示诊断。结核菌的培养具有敏感性、特异性。传统方法至少需要 1 个月，近年应用 BactecTB 系统进行培养和早期鉴定，可以缩短至 2 周左右。培养后可进行药敏试验，药敏试验通常在培养阳性后的 4～6 天即可完成。近年来，分子生物学成为重要的检测手段。

（5）纤维支气管镜 经纤维支气管镜检可极大地提高肺结核确诊率，除直接刷检涂片外，还可以从支气管冲洗液及活检标本中找抗酸杆菌。以及 X-pert 等分子检测学。因此纤维支气管镜检查对于痰菌阴性而疑诊肺结核的病例有重要的诊断及鉴别诊断价值。

（6）影像学检查 不同性质及类型的肺结核可有不同的 X 线特征。

① 原发型肺结核：X 线表现为肺门外哑铃状病灶。由肺门原发灶、淋巴管炎和肿大的淋巴结组成。病灶位于上肺叶下部或下肺叶上部近胸膜处。呈渗出性絮状模糊阴影，伴同侧肺门或纵隔淋巴结肿大。

② 血行播散型肺结核：分为急性、亚急性、慢性血行播散型肺结核，分别表现如下：急性血行播散型体征为双侧肺野均匀分布和大小相近的粟粒状结节阴影（三均匀），但在病程早期 X 线胸片（起病初 4 周），病灶往往太小而不被发现；亚急性和慢性血行播散型肺结核为肺内有大小不等、密度不一的点片或斑点状阴影，分布不均，常位于双肺上部或一侧肺偏多。

③ 浸润型肺结核：特征为多样性，呈云絮片状或斑片状、结节状，球形阴影。可出现多种形态的空洞，液平面极少见，洞壁较光整。病变好发于上肺叶尖段、后段和下肺叶背段。

a. 干酪性肺炎：是以干酪性病变为主的肺结核。X 线表现为大叶或肺段分布的密度较高、不均匀的阴影，边缘模糊，其中有单个或多个不规则透亮区或空洞形成，常发生于右上肺叶，同侧或双侧肺下部常有小叶分布的高密度絮团块状阴影的支气管播散灶。

b.结核球：是球形干酪性病灶，X线表现为圆形、卵圆形的病灶，边缘清晰，直径大于1.5cm，极少超过5cm。其中央部位形成空洞，病灶中还可见斑点状钙化。

④ 慢性纤维空洞型肺结核：多有长期肺结核病史，病变为广泛纤维组织增生伴空洞。X线表现为肺上部单侧或双侧密度增高阴影，有不规则的透亮区，明显的纤维条索阴影或大片纤维化收缩致肺叶体积缩小而上移，病变中可见支气管扩张的透亮区，肺门上移，下肺血管呈垂柳状，未累及的肺组织发生代偿性肺气肿。肺纤维化与胸膜肥厚致胸廓下陷，肋间隙变窄，气管和纵隔向患侧移位。

⑤ 结核性胸膜炎：可见患侧肺野外高内低的大片弧形阴影，气管及纵隔向健侧移位。

## 四、诊断、鉴别诊断、分型

### 1. 诊断

① 有与肺结核患者密切接触史。

② 具有以潮热、盗汗、咳嗽、咯血、倦怠乏力、身体逐渐消瘦为特征的临床表现。

③ 结核菌素皮肤试验：对接种卡介苗者，阳性的意义不大，但对未接种卡介苗者，阳性则提示已受结核菌感染或体内有活动性结核病；当呈强阳性时表示机体处于超敏状态，发病概率高，可作为临床诊断结核病的参考指征。

④ 直接痰涂片：镜检抗酸杆菌阳性2次；或阳性1次，且胸部X线片显示活动性肺结核病变；或阳性1次加结核分枝杆菌培养阳性1次。

⑤ 肺部影像学显示云絮状或斑片点状阴影。

**2. 鉴别诊断**

（1）肺炎需与浸润型肺结核相鉴别，对于一时不能鉴别的病例，可暂不行抗结核治疗。支原体肺炎的病灶可在2~3周内消散。过敏性肺炎血中嗜酸性粒细胞增多，且肺内病灶呈游走性。细菌性肺炎需与干酪性肺炎相鉴别，前者起病急，全身和呼吸道症状明显，肺炎球菌等病原菌阳性，在有效抗生素治疗下，肺部炎症一般可在3周左右完全消散。

（2）肺癌　中央型肺癌常有痰中带血，肺门附近有阴影。与肺门淋巴结结核相似，周围型肺癌呈球形、分叶状块影，需与结核球相鉴别。肺癌多发生在40岁以上男性，常无毒性症状，而有刺激性咳嗽、明显胸痛和进行性消瘦。X线检查提示，结核球周围可有卫星病灶、钙化。而支气管镜检查和活检有助于鉴别诊断。结核菌素皮试在结核病患者中多为阳性，PCR、Bactec等实验室检查也有助于二者的鉴别。临床还应注意二者并存的可能性。对于不能除外的应尽早考虑手术治疗。

（3）慢性支气管炎　症状似慢性纤维空洞型肺结核，后者X线可显示肺结核病灶，痰结核菌阳性。

（4）其他　发热性疾病伤寒、败血症、白血病、纵隔淋巴瘤，结节病，多种全身性、发热性疾病需与结核病相鉴别。痰结核菌和脱落细胞检查、胸部X线影像学检查及纤维支气管镜检查和活检以及多种实验室检查可有助于鉴别诊断。

**3. 分型**

（1）原发型肺结核　为原发结核感染所致的临床病症，包括原发复合征及胸内淋巴结结核。

（2）血行播散型肺结核　包括慢性血行播散型肺结核、急性血行播散型肺结核（急性粟粒型肺结核）以及亚急性血行播散型肺结核。

（3）继发性肺结核　是肺结核中的一个主要类型，包括纤维、空洞、干酪及浸润性肺炎、结核球等。

（4）结核性胸膜炎　包括结核性渗出性胸膜炎、结核性干性胸膜炎和结核性脓胸。

（5）其他肺外结核　按部位及脏器命名，如结核性脑膜炎、骨关节结核、肾结核以及肠结核等。

## 五、治疗

### 1. 化疗的基本原则

肺结核化疗应达到早期杀菌、预防耐药性的产生及最终灭菌的目的。在治疗过程中应遵循早期、联合、规律、适量、全程的原则。

① 早期：早期结核分枝杆菌正处于生长繁殖、代谢旺盛期，结核分枝杆菌对抗结核药物较敏感，其病灶局部血供丰富，血药浓度较高，抗结核药物可以最大限度地发挥其杀菌或抑菌作用。痰菌阴转快，病灶吸收迅速，停药后无复发或复发率低。因此结核病的早期发现、早期治疗十分关键，一旦确诊就要抓紧治疗。

② 联合：在抗结核化疗中常规采用2种或2种以上的抗结核药物同时应用，可增加药物的协同作用，增强疗效，并可减少继发性耐药性的产生，疗效较单药为佳。

③ 规律：即用药依从性，患者必须有规律地在规定时间内坚持用药，这是化疗成功的关键措施。患者遗漏、医患随意更改或中断用药都会影响疗效，并易导致结核分枝杆菌产生耐药性，使治疗失败。

④ 全程：抗结核药物使用必须按抗结核化疗方案规定的疗程、方法用药。疗程不足是治疗失败及复发的重要原因。

⑤ 适量：即不能滥用，随意加大或缩小用药量，用药量过大易产生药物不良反应而停药。剂量过小，组织内药物不能达到有效血浓度，影响疗效，而且易使结核分枝杆菌产生继发性耐药。

因此必须按抗结核化疗方案规定的药物剂量用药，使每一种药物都发挥最大疗效。

**2. 药物治疗**

（1）初治　痰涂片阳性肺结核常用方案（下列药物联合用药）　每日用药方案：① 强化期，异烟肼、利福平、吡嗪酰胺、乙胺丁醇，顿服，2 个月。② 巩固期，异烟肼、利福平，顿服，4 个月。

处方一　异烟肼（H）0.3g　po　qd

处方二　利福平（R）0.45g　po　qd

处方三　吡嗪酰胺（Z）0.5g　po　tid

处方四　乙胺丁醇（E）0.75g　po　qd

处方五　链霉素注射液（S）0.75g　im　qd

【说明】2 个月强化治疗用，4 个月巩固治疗。抗结核药物使用需要注意其不良反应：异烟肼的不良反应有肝毒性反应、末梢神经炎、中枢神经系统症状；利福平不良反应包括肝毒性反应、过敏反应、胃肠道反应；乙胺丁醇不良反应较少，有视神经损害，其他偶见不良反应包括胃肠道不适、肝功能损害、白细胞降低和皮疹等；吡嗪酰胺主要不良反应为肝毒性及胃肠道反应，关节痛伴血清尿酸增高；链霉素最常见的副作用为第Ⅷ对脑神经损害、肾功能损害、过敏反应。

（2）复治　涂阳肺结核治疗方案　复治涂阳肺结核患者强烈推荐进行药物敏感性试验，敏感者按下列方案治疗。耐药者纳入耐药方案治疗。

复治涂阳敏感者用药方案：① 强化期，异烟肼、利福平、吡嗪酰胺、链霉素和乙胺丁醇，每日一次，2 个月。② 巩固期，异烟肼、利福平和乙胺丁醇，每日一次，6～10 个月。巩固期治疗 4 个月时，痰菌未转阴，可继续延长治疗期 6～10 个月。

**3. 并发症咯血的处理**

参照支气管扩张症。

**4. 手术指征**

化疗尤其是经过规则的强有力化疗药物治疗 9～12 个月，痰菌仍阳性的干酪样病灶、厚壁空洞、阻塞性空洞；一侧毁损肺、支气管结核管腔狭窄伴远端肺不张或肺化脓症；结核脓胸或伴支气管胸膜瘘；不能控制的大咯血；疑似肺癌或并发肺癌可能。这些患者大多数病情较重、有过反复播散、病变范围广泛，因此是否适宜手术尚需参考心肺功能、播散灶控制与否等，就手术效果、风险程度及康复诸方面全面衡量，以作出合理选择。

## 六、随访

① 详细交代抗结核药物的用法、不良反应。

② 嘱患者定期复查肝功能及胸片。

# 第九节　慢性支气管炎

慢性支气管炎（简称慢支）是指气管、支气管黏膜及其周围组织的慢性非特异性炎症。临床上指除外慢性咳嗽的其他各种原因后，患者每年慢性咳嗽、咳痰至少 3 个月，并连续 2 年以上。

## 一、问诊要点

① 咳嗽有无规律，有无晨起重、白天轻的特点；有无季节性发病的特点。

② 应注意询问咳嗽时间的长短，反复发作了多少年。

③ 注意询问有无咳痰症状、痰量多少、痰的颜色。

④ 有无喘息症状，喘息是否呈进行性加重，有无活动后喘息

加重。

⑤ 既往治疗情况和检查情况如何。

## 二、查体要点

① 肺部有无散在的干湿啰音，有无双肺呼吸音减弱。

② 有无胸廓前后径增大、触觉语颤减弱、叩诊呈过清音、心浊音界缩小。

## 三、实验室检查和辅助检查

（1）X 线检查　早期可无异常表现。随病情的反复，可见双肺纹理增粗、紊乱，呈网状或条索状、斑点状阴影，或出现双轨征和袖套征，以双下肺野较为明显。

（2）呼吸功能检查　早期无异常。如有小气道阻塞时，最大呼气流速 - 容量曲线（MEFV 曲线）在末期容量时流量明显降低，闭合气量和闭合容量明显增高。发展成 COPD 时，就可出现第 1 秒呼气量占用力肺活量的比值减少、最大通气量减少、MEFV 曲线降低更明显等典型的阻塞性通气功能障碍的表现。

（3）血液检查　慢支急性发作期或并发肺部感染时，可见白细胞计数及中性粒细胞增多。喘息型慢支患者还可见嗜酸性粒细胞增多。缓解期白细胞多无明显变化。

（4）痰液检查　痰涂片可见革兰氏阳性菌和阴性菌，痰培养可见病原菌生长，如肺炎链球菌、流感嗜血杆菌等。痰涂片中可见大量中性粒细胞，喘息型患者可见较多嗜酸性粒细胞。

## 四、诊断、分型、分期及鉴别诊断

### 1. 诊断

（1）以慢性咳嗽、咳痰为主要症状或伴有喘息，每年咳嗽、咳痰至少 3 个月，并延续 2 年以上。

（2）排除具有咳嗽、咳痰、喘息症状的其他疾病，如肺结核、肺尘埃沉着病、肺脓肿、心脏病、心功能不全、支气管扩张症、支气管哮喘、慢性鼻咽疾病等。

**2. 分型**

（1）单纯型以反复咳嗽、咳痰为主要表现。

（2）喘息型在慢性咳嗽、咳痰的基础上伴有喘息，并经常或多次听到哮鸣音。

**3. 分期**

（1）急性发作期 近1周内有呼吸道感染，痰量增多，出现黏液脓痰或症状明显加重。

（2）慢性迁延期 咳嗽、咳痰、喘息迁延达1个月以上。

（3）临床缓解期 症状基本消失并保持2个月以上。

**4. 鉴别诊断**

（1）支气管哮喘 单纯型慢支与支气管哮喘的鉴别较容易。典型的支气管哮喘特点较鲜明：常于幼年和青年突然起病，一般无慢性咳嗽咳痰病史，喘息呈阵发性，发作时双肺满布哮鸣音，缓解后症状消失，常有家族史或过敏史等，故不难与慢支相区别。但喘息型慢支与气道阻塞已经一定程度不可逆的支气管哮喘鉴别时有一定困难，但其实此时两者在治疗上亦有许多相同之处。

（2）支气管扩张症 与慢支相似，也有慢性反复咳嗽、咳痰，但痰量常较慢支多，痰性质多为脓痰，合并感染时可有发热、大量脓痰，常反复咯血。肺部听诊以湿啰音为主，部位与病灶位置相吻合，较固定。病程长的患者可见消瘦、杵状指。X线检查常见病变部位纹理粗乱，严重者呈卷发状或蜂窝状，受累肺叶常见容积缩小，易合并肺炎。胸部CT检查多可明确诊断。

（3）肺结核 肺结核患者多有发热、乏力、盗汗及消瘦、咯血等症状，X线胸片发现肺部病灶，其表现明显不同于慢支的X线胸片表现。痰抗酸杆菌阳性或结核分枝杆菌培养阳性者可确诊。

# 五、治疗

### 1. 一般治疗

戒烟，避免受凉。增强体质，提高抗病能力，预防复发。

### 2. 药物治疗

（1）急性发作期控制感染的治疗参见急性支气管炎。

【说明】抗生素参考痰细菌培养及药敏试验结果选择。无培养结果前，根据感染的环境及痰涂片革兰氏染色选用抗菌药物。抗生素用量及用药途径据病情而定，轻症可选用口服制剂，感染严重者则静脉用药或联合用药。对青霉素过敏者慎用头孢菌素类抗生素。用青霉素和头孢菌素类抗生素时注意观察有无斑丘疹、荨麻疹等过敏反应。克林霉素有胃肠道不良反应如恶心、呕吐，甚至引起肝脏损害、皮疹，妊娠及哺乳期妇女慎用。左氧氟沙星的不良反应为恶心、呕吐等胃肠道不适，皮疹，肝功能异常；妊娠及哺乳期妇女、癫痫患者及 18 岁以下儿童忌用。

（2）祛痰、止咳参见急性支气管炎。

（3）解痉、平喘

① 参见急性支气管炎。

② $\beta_2$ 受体激动药

处方一　特布他林 2.5mg　po　tid

处方二　丙卡特罗 25μg　bid

处方三　沙丁胺醇气雾剂 100～200μg（1～2 喷）　喷吸
　　　　　q4h～q6h

【说明】此类药物不良反应有肌肉震颤和心悸。高血压病、甲状腺功能亢进症禁用。沙丁胺醇气雾剂起效快速，疗效持续 4～6h，每 24h 使用不超过 8～12 喷。病情严重者用沙丁胺醇溶液氧气射流雾化吸入。如长期应用 $\beta_2$ 受体激动药，其支气管舒张作用可下降。

③ 抗胆碱能药

处方　异丙托溴铵气雾剂　40μg（每喷 20μg）　喷吸　qid

【说明】异丙托溴铵气雾剂为短效抗胆碱能药。不良反应为加重或诱发前列腺增生症患者的排尿困难症状，加重青光眼，心功能不全、高血压患者慎用，妊娠头 3 个月慎用。

（4）缓解期治疗

① 戒烟。

② 增强体质，预防感冒。

③ 反复呼吸道感染者可使用免疫调节剂或中医中药，如流感疫苗、肺炎疫苗、卡介菌多糖核酸、胸腺肽等。

【说明】缓解期治疗以提高机体免疫能力和预防复发为主。核酸酪素能增强机体非特异性免疫功能，从而提高人体的抗病能力。在发病季节前提早应用效果更佳。胸腺素具有调节和增强人体细胞免疫功能的作用。

（5）中药

处方一　肺力咳 20mL　po　tid

处方二　复方鲜竹沥液 20mL　po　tid

处方三　祛痰止咳颗粒 6g　po　bid

【说明】属于痰热者选用肺力咳或先声咳喘宁液，痰湿者用祛痰止咳颗粒。

**3. 康复治疗**

帮助患者咳嗽，用力呼气以促进分泌物清除；缩唇呼吸锻炼；进行步行、登楼、踏车等全身运动及腹式呼吸锻炼。

# 六、防护

① 戒烟。

② 避免或减少有害粉尘、烟雾等气体吸入。

③ 注意防寒保暖，避免雨淋、疲劳等。

④ 加强体育及耐寒锻炼，提高机体抗病能力。

# 第十节　支气管哮喘

支气管哮喘是由多种细胞（如嗜酸性粒细胞、肥大细胞、T淋巴细胞、中性粒细胞、气道上皮细胞等）和细胞组分参与的气道慢性炎症性疾病。这种慢性炎症导致气道高反应性的增加，通常出现广泛多变的可逆性气流受限，并引起反复发作性的喘息、气急、胸闷或咳嗽等症状，常在夜间和（或）清晨发作、加剧，多数患者可自行缓解或经治疗缓解。

## 一、问诊要点

应注意询问是否为反复发作的喘息、呼吸困难、胸闷或咳嗽。其发作的程度及时间如何，有无发病诱因，发作是否与接触或吸入某些刺激物、变应原或运动有关。应仔细询问以往的发病过程及诊疗经过，是否长期服药，如有，应询问服用药物的剂量、时间等。是否为幼年发病。有无肝炎、肺结核病史，注意询问有无高血压、心脏病史。是否有烧心、返酸等症状，是否曾行胃镜证实有无胃食管反流病。

## 二、查体要点

① 患者呈急性病容，呼吸频率加快，以呼气性呼吸困难为主。

② 查体要点可发现双肺弥漫性哮鸣音，呼气相延长，心率加快。

③ 并发肺部感染时可闻及湿性啰音。

④ 严重者端坐位，张口呼吸，发绀，心率＞120/分。

## 三、实验室检查和辅助检查

（1）血液常规检查　过敏性哮喘患者可有嗜酸性粒细胞增高，如并发感染可有白细胞总数和中性粒细胞增高。

（2）痰液检查　痰涂片染色镜检可见较多嗜酸性粒细胞，也可见尖棱结晶、黏液栓和透明的哮喘珠。如并发呼吸道细菌感染，痰涂片革兰氏染色、细菌培养及药物敏感试验有助于病原菌的诊断。

（3）肺功能检查　在哮喘急性发作时，有关呼气流速的全部指标均显著下降，第一秒用力呼气量（$FEV_1$）、$FFV_1$ 占预计值的百分率（$FEV_1\%$）、$FEV_1$ 占用力肺活量（FVC）比值（$FEV_1/FVC\%$）、最大呼气中期流速（MMFR）、25% 与 50% 肺活量时的最大呼气流量（MEF25% 与 MEF50%）、呼气流量峰值（PFF）、肺总阻力（RL）以及比气道传导率（sGaw）均减小。缓解期上述指标可全部或部分恢复。对于肺功能基本正常的患者，如果吸入组胺、乙酰甲胆碱或者低渗盐水后 $FEV_1$ 下降＞20%，则称为支气管激发试验阳性，有助于支气管哮喘的诊断。对于通气功能低于正常的患者，如果吸入支气管扩张药后 $FEV_1$ 测定值增加≥12%，且 $FEV_1$ 增加绝对值≥200mL，则为支气管舒张试验阳性，也有助于哮喘的诊断。支气管激发试验：如 $FEV_1$ 下降 20%，判定结果为阳性，提示存在气道高反应性。

（4）过敏原检测　过敏原皮试和血清特异性 IgE 测定，有助于了解与哮喘有关的过敏原种类，也可帮助制订特异性免疫治疗方案。

（5）胸部 X 线检查　在哮喘发作早期可见双肺透亮度增加，呈过度充气状态；在缓解期多无明显异常。如并发呼吸道感染可见肺纹理增多及炎性浸润影。同时应注意肺不张、气胸或纵隔气肿等并发症的存在。

（6）动脉血气分析　轻度哮喘发作时 $PO_2$ 和 $PCO_2$ 正常或轻度下降；中度哮喘发作时 $PO_2$ 下降而 $PCO_2$ 正常；重度哮喘发作时 $PO_2$ 明显下降而 $PCO_2$ 超过正常，可出现呼吸性酸中毒和（或）代谢性酸中毒。

## 四、诊断和鉴别诊断、分期等

### 1. 诊断

（1）反复发作喘息、气急、胸闷或咳嗽，多与接触变应原、冷空气、物理、化学性刺激、病毒性上呼吸道感染、运动等有关。

（2）发作时在双肺可闻及散在或弥漫性、以呼气相为主的哮鸣音，呼气相延长。

（3）上述症状可经治疗缓解或自行缓解。

（4）除外其他疾病所引起的喘息、气急、胸闷和咳嗽。

（5）临床表现不典型者（如无明显喘息或体征）应至少具备以下一项试验阳性。

① 支气管激发试验或运动试验阳性。

② 支气管舒张试验阳性［第 1 秒用力呼气容积（$FEV_1$）增加 15% 以上，且 $FEV_1$ 增加绝对值＞200mL］。

③ 最大呼气流量（PEF）日内变异率或昼夜波动率≥20%。

符合（1）～（4）条或（4）、（5）条者，可以诊断为支气管哮喘。

### 2. 分级

哮喘急性发作时病情严重程度的分级见表 1-1。

### 3. 分期

（1）急性发作期　是指气促、咳嗽、胸闷等症状突然发生或加剧，常有呼吸困难。

（2）慢性持续期　指相当长的时间内有不同频度和（或）不同程度的症状（喘息、咳嗽、胸闷等）。

表 1-1 哮喘急性发作时病情严重程度的分级

| 临床特点 | 轻度 | 中度 | 重度 | 危重 |
|---|---|---|---|---|
| 气短 | 步行、上楼时 | 稍事活动 | 休息时 | 休息时，明显 |
| 体位 | 可平卧 | 喜坐位 | 端坐呼吸 | 端坐呼吸或平卧 |
| 讲话方式 | 连续成句 | 单句 | 单词 | 不能讲话 |
| 精神状态 | 可有焦虑，尚安静 | 时有焦虑或烦躁 | 常有焦虑、烦躁 | 嗜睡或意识模糊 |
| 出汗 | 无 | 有 | 大汗淋漓 | 大汗淋漓 |
| 呼吸频率 | 轻度增加 | 增加 | 常 > 30 次 / 分 | > 30 次 / 分 |
| 辅助呼吸肌活动及三凹征 | 常无 | 可有 | 常有 | 胸腹矛盾呼吸 |
| 哮鸣音 | 散在，呼吸末期 | 响亮、弥散 | 响亮、弥散 | 减弱，乃至无 |
| 脉率 /（次 / 分） | < 100 | 100 ～ 120 | > 120 | 脉率变慢或不规则 |
| 奇脉 | 无，< 10mmHg | 可有，10 ～ 25mmHg | 常有，10 ～ 25mmHg（成人） | 无，提示呼吸肌疲劳 |
| 最初支气管扩张药治疗后 PEF 占预计值 % 或个人最佳值 % | > 80% | 60% ～ 80% | < 60% 或 100L/min 或作用时间 < 2h | 无法完成检测 |
| $PaO_2$（吸空气）/mmHg | 正常 | ≥ 60 | < 60 | < 60 |
| $PaCO_2$/mmHg | < 45 | ≤ 45 | > 45 | > 45 |
| $SaO_2$（吸空气）/% | > 95 | 91 ～ 95 | ≤ 90 | ≤ 90 |
| pH 值 | 正常 | 正常 | 正常或降低 | 降低 |

（3）缓解期 指经治疗或未经治疗症状、体征消失，肺功能恢复到急性发作前水平，并维持 4 周以上。

**4. 鉴别诊断**

（1）心源性哮喘 心源性哮喘常见于左心衰。发作时的症状与哮喘相似，但心源性哮喘多有高血压病、冠心病、风心病二尖瓣狭窄等病史和体征，典型症状有咳粉红色泡沫样痰，双肺可闻及广泛的湿啰音和哮鸣音，左心界扩大，心率快，心尖部可闻奔马律。胸部 X 线检查可见心脏增大，肺淤血征。

（2）慢性喘息型支气管炎 慢性喘息型支气管炎多见于老年人，伴有慢性咳嗽、咳痰史，喘息常年存在，有加重期。双肺常可闻及湿啰音；部分喘息型慢性支气管炎和支气管哮喘难以鉴别。

（3）支气管肺癌 中央型肺癌导致支气管狭窄，或者伴有感染或类癌综合征时，可出现喘鸣音或哮喘样呼吸困难，肺部可闻及哮鸣音。但肺癌的呼吸困难及喘鸣症状进行性加重常无诱因，咳嗽可痰中带血，且痰中可找到癌细胞，胸部 X 线片、CT、MRI 检查或纤维支气管镜检查常可明确诊断。有时大气道内的良性肿瘤也需与本病鉴别。

（4）嗜酸性粒细胞肺浸润症 嗜酸性粒细胞肺浸润症的发生多有致病原因，如寄生虫、原虫、花粉、真菌、化学药品、职业粉尘等的接触史，发病症状较轻，患者常有发热，胸部 X 线检查可见多发性、此起彼伏的淡薄斑片浸润影，可自行消失或再发。肺组织活检有助于鉴别诊断。

## 五、急性发作期的治疗

**1. 一般治疗**

脱离变应原，避免和控制哮喘诱发因素，减少复发。哮喘急性发作期应根据病情严重程度分级表进行分度，中度及重度患者需住院观察治疗，病情重、生命体征不平稳者需行多参数监护仪监测心率、血氧饱和度、血压、呼吸。危重度患者须立即住院抢救治疗，除以上处理措施外，根据病情行气管插管，呼吸机辅助呼吸，尽快纠正缺氧。

**2. 药物治疗处方**

（1）支气管扩张药

① $\beta_2$ 受体激动药

处方一　生理盐水 2mL　　　　　　　　　┃氧射流雾化吸入

　　　　0.5% 沙丁胺醇雾化吸入液 3mL┃q4h～q6h

处方二　沙丁胺醇气雾剂 100～200μg　喷吸　q4h～q6h

处方三　特布他林（喘康速）气雾剂 0.25～0.5mg　喷吸和

　　　　（或）特布他林 2.5mg　po　tid

**【说明】** 以上为临床常用的短效 $\beta_2$ 受体激动药，哮喘急性发作期轻中度患者首选气雾剂吸入治疗，对于吸入配合不佳的患者可加用贮雾瓶，其次可选用口服片剂。经上述处理后哮喘不能缓解的患者以及重度、危重度患者需住院，选用氧射流雾化吸入方法治疗。选用药物原则：首选吸入，其次口服。此类药物常见的不良反应为心悸、肌颤。高血压病、心肌梗死、甲亢、糖尿病、孕妇等慎用。

② 抗胆碱能药

处方一　生理盐水 3mL　　　　　　　　　　┃氧气射流雾化

　　　　异丙托溴铵雾化吸入液 250～500μg┃吸入　q4h～q6h

处方二　异丙托溴铵气雾剂 40～60μg　喷吸　tid 或　qid

　　　　或　噻托溴铵胶囊 18μg　喷吸　qd

**【说明】** 异丙托溴铵溶液为短效抗胆碱能药，临床常与 0.5% 硫酸沙丁胺醇（万托林）溶液 1～2mL 联合氧气射流雾化吸入，抢救治疗中度以上支气管哮喘急性发作期患者。噻托溴铵（思力华）胶囊为长效抗胆碱能药，作用更强，持续时间可达 24h。

③ 茶碱类

处方一　5% 葫萄糖 100mL ┐
　　　　氨茶碱 0.25g　　 ┘ iv drip　bid 或　tid

　　　　或　生理盐水 50mL ┐ 微泵注入
　　　　　　　氨茶碱 0.25g　┘ ［0.6～0.8mg/（kg・h）］

处方二　氨茶碱 0.1～0.2g　po　tid

处方三　生理盐水 100mL ┐
　　　　多索茶碱 0.2g　 ┘ iv drip　bid

【说明】氨茶碱注射液静滴用于中度及重度支气管哮喘急性发作期患者，氨茶碱注射液微泵泵入用于重度及危重度支气管哮喘急性发作期患者。氨茶碱口服用于轻中度哮喘，夜间哮喘用茶碱缓释片效果更佳。一日总量一般不超过 1.0g。不良反应有恶心、呕吐、心律失常、多尿。与喹诺酮类、大环内酯类、西咪替丁等合用，可使茶碱排泄减慢，应减少用药量。

（2）糖皮质激素

处方一　5% 葫萄糖 100mL ┐
　　　　甲泼尼龙 40～80mg ┘ iv drip　bid

处方二　5% 葫萄糖 100mL ┐
　　　　琥珀酸氢化可的松 100～200mg ┘ iv drip　bid

处方三　5% 葫萄糖 100mL ┐
　　　　地塞米松 5～10mg ┘ iv drip　bid 或　tid

【说明】静脉用药用于重度及危重度支气管哮喘急性发作期患者，症状缓解后逐渐减量，然后改口服和吸入制剂维持。

处方四　沙美特罗氟替卡松的复方制剂（舒利迭）吸入剂
　　　　50/250g/ 吸　1～2 吸　q12h

处方五　布地奈德气雾剂 200μg　吸入　bid

处方六　布地奈德和福莫特罗粉吸入剂（信必可都保）
　　　　160μg/4.5μg/ 吸　1～2 吸　q12h

【说明】此类药物用于支气管哮喘急性发作期经抢救后进入慢性持续期的患者，规律吸入糖皮质激素需 1 周以上方能生效，故临床上静脉用激素与吸入激素交替期需重叠数天，待吸入激素起效后才撤静脉用激素。皮质激素与长效 $\beta_2$ 受体激动药联合应用，可产生互补的作用，皮质激素增加 $\beta_2$ 受体的合成，减少受体的不敏感性，而长效 $\beta_2$ 受体激动药则通过修饰皮质激素受体，使受体依赖皮质激素的激活更为敏感。这些相互作用表现为抗炎症活动的增强及对气道结构重塑的逆转。轻度持续 200～500μg/d，中度持续 500～1000μg/d，重度持续＞1000μg/d（不宜超过 2000μg/d）。不良反应：口咽念珠菌感染，声音嘶哑，呼吸道不适；长期大剂量（＞1000μg/d）吸入可有肾上腺皮质功能抑制、骨质疏松。注意，吸药后用清水漱口。

（3）控制感染　参照慢性阻塞性肺疾病章节。

（4）补液　哮喘患者无禁忌证应补充足够的水分 2000～2500mL/d，以利于痰液引流。

（5）维持电解质及酸碱平衡　根据血气及电解质的情况补充电解质及纠正酸碱平衡失调。

（6）机械通气　哮喘患者急性重度发作，经支气管扩张药、激素、抗感染、补液等积极治疗，发生危重急性呼吸衰竭时，及时采用机械通气。机械通气的指征是：① 呼吸、心跳骤停；② 严重低氧血症，$PaO_2$＜7.98kPa（60mmHg）；③ $PaCO_2$＞6.67kPa（50mmHg）；④ 重度呼吸性酸中毒，动脉血 pH＜7.25；⑤ 严重意识障碍、谵妄或昏迷；⑥ 呼吸浅而快，每分钟超过 30 次，哮鸣音由强变弱或消失，呼吸肌疲劳明显。

## 六、脱敏疗法

这是特异性脱敏疗法的简称，即用变应原制成的提取液定期给相应变应原皮肤试验阳性的患者进行注射，以刺激体内产生封闭抗体，其具有识别变应原的功能。一般经脱敏疗法后，哮喘病情减轻，发作次数减少，平喘药物用量减少。但脱敏疗法有一定的局限性，因此各国学者对其评价不尽相同。

## 七、防护

① 出院带药物应视病情而定，包括糖皮质激素和支气管扩张药，对于正在口服泼尼松的患者应制订一份书面的逐渐减量的计划。

② 应约定出院哮喘患者定期在门诊随访。

③ 应教会哮喘患者正确应用吸入制剂。

④ 出院后注意休息，加强体育锻炼，劳逸结合，生活规律，避免接触上呼吸道感染患者。

# 第十一节 呼吸衰竭

呼吸衰竭是指各种原因引起的肺通气和（或）换气功能严重障碍，以致在静息状态下亦不能维持足够的气体交换，导致低氧血症伴或不伴高碳酸血症，进而引起一系列病理生理改变和相应临床表现的综合征。按照发病缓急分类，分为急性呼吸衰竭、慢性呼吸衰竭；本节主要叙述慢性呼吸衰竭。

## 一、问诊要点

应注意询问是否有呼吸困难，有无呼吸频率、节律和幅度的改变；有无精神神经症状，如失眠、烦躁、躁动、夜间失眠而白天嗜睡；重者甚至出现神志淡漠，昏睡，昏迷，肌肉震颤，抽搐等；有无发绀；有无头痛。询问有无既往发作史，是否有 COPD，严重肺结核，肺间质纤维化，胸廓和神经肌肉病变如胸部手术、外伤、广泛胸膜增厚、胸廓畸形、脊髓侧索硬化症等疾病。

## 二、查体要点

① 是否有辅助呼吸肌活动加强，如三凹征；呼吸节律改变，如陈 - 施呼吸。

② 口唇、指甲是否出现发绀。

③ 肺性脑病时，查体可出现腱反射减弱或消失，锥体束征阳性。慢性呼吸衰竭伴 $CO_2$ 潴留时，随着 $PaCO_2$ 升高可表现为先兴奋后抑制现象。兴奋症状包括失眠、烦躁、躁动、夜间失眠而白天嗜睡等。

④ 循环系统表现，有无外周体表静脉充盈、皮肤充血、温暖多汗，血压升高，脉搏洪大，心率增快。

## 三、实验室检查和辅助检查

（1）动脉血气分析呼吸衰竭的诊断基本依据血气分析的结果。如诊断标准中所述，且常伴有酸碱失衡。

（2）胸部影像学检查可根据胸部 CT、X 线等了解心脏及气管情况、气胸或胸腔积液的存在，以及有无肺炎、肺水肿、肺不张、肺实变等病变。

（3）血液检查注意完善血常规、尿常规、电解质、肝肾功能等检查，了解有无电解质紊乱及肝肾功能损害等。

（4）肺功能检查可通过肺功能的检查判断通气功能障碍的性质。

## 四、诊断和鉴别诊断

### 1. 诊断

① 呼吸衰竭病因不同，病史、症状、体征和实验室检查结果都不尽相同。除原发病和低氧血症导致的临床表现外，呼吸衰竭

的诊断主要依靠动脉血气分析，单纯 $PaO_2 < 60mmHg$ 为 I 型呼吸衰竭，若伴有 $PaCO_2 > 50mmHg$ 则为 II 型呼吸衰竭。

② 肺功能检测。

③ 胸部影像学检查。

**2. 鉴别诊断**

（1）心源性呼吸困难　心源性呼吸困难是由左心衰竭引起肺循环淤血的结果。表现为劳力性呼吸困难、端坐呼吸、阵发性夜间呼吸困难、心源性哮喘和急性肺水肿。可伴有咳嗽、咳痰等症状，因心排血量降低，故伴有疲乏无力、头昏、面色苍白、心动过速等症状。查体心脏增大，心率快，心尖区可闻及舒张期奔马律。急性肺水肿时，咳粉红色泡沫样痰，双肺可闻及湿啰音。呼吸衰竭引起的呼吸困难，特别是 COPD 引起的呼吸困难，患者由平卧位坐起后，呼吸困难并无明显改善，心率可以不快，双肺多可闻及干湿啰音，心电图可有肺心病的相应变化，血气分析提示有低氧和（或）$CO_2$ 潴留。

（2）重症自发性气胸　继发于基础肺部病变，尤其 COPD 患者，亦可见到呼吸困难、胸闷，甚至心率快、心律失常、发绀、大汗、意识不清等表现，但气胸患者多为突然发作，伴一侧胸痛，查体可见胸部隆起，呼吸运动和语颤减弱，叩诊呈鼓音，听诊患侧呼吸音减弱或消失。X 线显示气胸征是确诊依据。

（3）重症代谢性酸中毒　重症代谢性酸中毒，出现深大呼吸，应与呼吸衰竭引起的呼吸困难鉴别。患者可有恶心呕吐、食欲缺乏、烦躁不安甚至精神恍惚、嗜睡、昏迷等表现。且常常伴有原发病的表现，如糖尿病酮症酸中毒呼气有烂苹果味，尿毒症者有尿味，失水者皮肤黏膜干燥等。根据血气分析、尿常规结果可确诊。

# 五、治疗

## 1. 保持呼吸道通畅

对任何类型的呼吸衰竭，保持呼吸道通畅是最基本、最重要的治疗措施。主要方法如下。

① 若患者昏迷应使其处于仰卧位，头后仰，托起下颌并将口打开。

② 清除气道内分泌物及异物。

以上方法若不能奏效，必要时建立人工气道。人工气道有三种方法，即简易人工气道、气管插管及气管切开。

③ 若患者有支气管痉挛，需积极使用支气管扩张药物，可选用肾上腺素受体激动药、抗胆碱药、糖皮质激素或茶碱类药物等。参见有关章节。

**2. 氧疗**

（1）吸氧浓度 COPD 是导致慢性呼吸衰竭的常见呼吸系统疾病，患者常伴有 $CO_2$ 潴留，注意保持低浓度吸氧，防止血氧含量过高，抑制患者呼吸，造成通气状况恶化，严重时陷入 $CO_2$ 麻醉状态。

（2）吸氧装置

① 鼻导管或鼻塞：优点是简单、方便；不影响咳痰、进食。缺点是氧浓度不稳定，易受患者呼吸影响。

② 面罩：主要包括简单面罩、带储气囊无重复呼吸面罩和文丘里面罩。优点是吸氧浓度稳定，可按需调节，对鼻黏膜刺激小。缺点是在一定程度上影响患者咳痰、进食。

**3. 机械通气**

根据病情选用无创机械通气或有创机械通气。机械通气过程中应根据血气分析和临床资料调整呼吸机参数。机械通气的主要并发症为通气过度，造成呼吸性碱中毒；通气不足，加重原有的呼吸性酸中毒和低氧血症；出现血压下降、心排血量下降、脉率增快等循环功能障碍；气道压力过高可致气压伤，如气胸、纵隔气肿或间质性肺气肿；有创人工气道长期存在，可并发呼吸机相关肺炎。无创正压通气（NIPPV）为经鼻 / 面罩行无创正压通气，无需建立有创人工气道，严重并发症发生率低。

患者应具备的基本条件：① 清醒，能够合作；② 血流动力学稳定；③ 不需要气管插管保护（即患者无误吸、严重消化道出血、气道分泌物过多且排痰不利等情况）；④ 无影响使用鼻/面罩的面部创伤；⑤ 能够耐受鼻/面罩。

经鼻高流量氧疗（high-flow nasal cannula oxygen therapy，HFNC）是一种通过无需密封的导管经鼻输入经过加温湿化的高流量混合气体的呼吸治疗方法。大量研究表明 HFNC 可有效缓解呼吸困难，对轻中度呼吸衰竭患者有良好的临床疗效，且操作简便，具有良好的患者耐受性，临床应用越来越广泛。

**4. 抗感染**

慢性呼吸衰竭急性加重的常见诱因是感染，非感染因素诱发的呼吸衰竭也容易继发感染。抗生素的选择可参考有关章节。

**5. 呼吸兴奋药的使用**

呼吸兴奋剂的使用原则：必须保持气道通畅，否则会引发呼吸肌疲劳，加重 $CO_2$ 潴留。主要适用于以中枢抑制为主、通气量不足引起的呼吸衰竭，不宜用于以肺换气功能障碍为主所导致的呼吸衰竭。

慢性呼吸衰竭患者可服用阿米三嗪 50～100mg，每日 2 次。该药通过刺激颈动脉体和主动脉体的化学感受器兴奋呼吸中枢，增加通气量。

**6. 一般支持治疗**

① 纠正电解质紊乱和酸碱平衡失调：慢性呼吸衰竭常有 $CO_2$ 潴留，导致呼吸性酸中毒。当以机械通气等方法较为迅速地纠正呼吸性酸中毒时，原已增加的碱储备会使 pH 升高，对机体造成严重危害，应当注意同时纠正潜在的代谢性碱中毒，通常给予盐酸精氨酸和补充氯化钾。

② 对重症患者常需转入 ICU 积极抢救。监测血压、心率，记

录液体出入量。

③ 采取各种对症治疗，预防肺源性心脏病、肺性脑病、肾功能不全和消化道功能障碍。特别注意多器官功能障碍综合征。

# 第十二节　气胸

气体进入胸膜腔称为气胸。气胸可分自发性、创伤性气胸。自发性气胸（spontanus pneumothorax）是由于肺部疾病使肺组织和脏胸膜破裂，或由于靠近肺表面的微小泡和肺大疱破裂，肺和支气管内空气进入胸膜腔所致；自发性气胸又可分为原发性和继发性两种，本节主要叙述自发性气胸。

## 一、问诊要点

应注意询问是否为突发胸闷、气急、胸痛，注意询问胸痛的部位、性质，有无诱因，如持重物、屏气、剧烈体力活动、外伤等；有无刺激性干咳；如有剧烈胸痛，要注意询问有无出汗、心悸等提示存在血气胸的症状。老年继发性气胸患者，可能胸痛症状不明显，但要注意询问有无突发加重的胸闷、气急。应注意询问以往有无气胸的发作史，如有，应询问以往的诊治经过。有无肺结核、慢性阻塞性肺病等慢性肺部疾病史。

## 二、查体要点

① 大量气胸时患侧胸廓饱满，肋间隙增宽，运动减弱，叩诊呈鼓音，呼吸音及语颤减弱或消失。

② 部分患者胸壁见有外伤体征，部分患者触之有皮下气肿。

③ 气管、纵隔向健侧移位。部分患者可有呼吸增快、发绀的表现。

④ 小量积气（100～200mL）仅有患侧呼吸音减低。

## 三、辅助检查

影像学表现为诊断气胸最可靠的方法。可显示肺压缩的程度，肺部情况，有无胸膜粘连、胸腔积液以及纵隔移位等。

典型 X 线表现为外凸弧形的细线条形阴影，系肺组织和胸膜腔内气体的交界线，线内为压缩的肺组织，线外见不到肺纹理，透亮度明显增加。气胸延及下部则肋膈角显示锐利。少量气体往往局限于肺尖部，常被骨骼掩盖。深呼气时，使萎缩的肺更为缩小，密度增高，与外带积气透光区呈更鲜明对比，从而显示气胸带。局限性气胸在后前位 X 线检查时易遗漏，透视下转动体位方能见到气胸。大量气胸时，肺被压缩聚集在肺门区呈圆球形阴影。若肺内有病变或胸膜粘连时，则呈分叶状或不规则阴影。大量气胸或张力性气胸显示纵隔和心脏移向健侧。气胸合并胸腔积液时，则见液气平面。若围绕心缘旁有透光带，应考虑有纵隔气肿。X 线胸片大致可计算气胸后肺脏受压萎陷的程度，这对临床处理有一定的意义。

CT 表现为胸膜腔内出现极低密度的气体影，伴有肺组织不同程度的压缩萎陷改变。含极少量气体的气胸和主要位于前中胸膜腔的局限性气胸的诊断，X 线平片可漏诊，而 CT 上则无影像重叠的缺点，诊断非常容易。多数学者认为，对外伤患者，尤其是进行机械呼吸器通气者，进行 CT 扫描时，应对上腹部、下胸部的 CT 图像进行肺窗观察，以便发现隐匿型少量气胸；CT 还可鉴别位于纵隔旁的气胸与纵隔气肿以及肺气囊，对有广泛皮下气肿存在的患者，CT 检查常可发现 X 线平片阴性的气胸存在。

## 四、诊断、鉴别诊断、分型

### 1. 诊断

（1）有引起气胸的肺部基础疾病。部分患者发病前可有剧烈咳嗽、持重物、屏气或剧烈运动等诱因。

（2）胸痛　突然发生患侧胸痛，伴刺激性干咳，呼吸困难，呼吸急促，不能平卧。发病缓慢者胸痛、咳嗽症状不明显，甚至无自觉症状。

（3）体征　少量气胸可无明显体征。气体量多时患侧胸廓饱满，呼吸运动减弱，触觉语颤减弱或消失，叩诊呈鼓音，听诊呼吸音减弱或消失。大量气胸时气管、心脏向健侧移位。

（4）X线及肺部CT　是确诊依据。

（5）心电图　左侧气胸可出现电轴右偏、左心室导联低电压。

**2. 鉴别诊断**

（1）支气管哮喘急性发作　哮喘急性发作时可有呼吸困难，叩诊时可有过度充气体征，易与自发性气胸相混淆。但经详细询问病史，仔细体检及X线检查可以鉴别。但有时严重哮喘患者可并发自发性气胸。

（2）慢性阻塞性肺疾病　患者有活动后气短加重的病史，急性感染后呼吸困难可进一步加重，易与自发性气胸相混淆。仔细地了解病史，认真体检，特别是X线检查，有助于鉴别。

（3）急性心肌梗死　患者可有急性发作的剧烈胸骨后疼痛，呼吸困难，循环衰竭，与自发性气胸颇为相似，但急性心肌梗死患者常有高血压、动脉粥样硬化、冠心病史、心电图、胸部X线、酶学检查有助于鉴别诊断。

（4）肺栓塞　可有胸痛、呼吸困难、发绀等类似自发性气胸的临床表现，但患者可有低热、咯血、下肢或盆腔栓塞性静脉炎、骨折、心脏病特别是心房纤颤和感染性细菌性心内膜炎、长期卧床史，体检、X线胸片、肺通气/灌注扫描有助于鉴别。

**3. 分型**

（1）闭合性（单纯性）气胸　胸膜脏层裂口较小，随肺萎缩而闭合，空气不再进入胸膜腔，胸膜腔内气体不多，早期胸膜腔内压力接近或稍高于大气压，抽气后胸膜腔内压力很快变为负压，并不再升高，表明其破裂口不再漏气。

（2）交通性（开放性）气胸　胸膜裂口较大或因两层胸膜间有粘连或牵拉，使裂口持续开放，呼吸时气体可经裂口自由进出胸膜腔，胸膜腔内压力在 $0cmH_2O$ 上下波动，抽气后压力无变化。

（3）张力性（高压性）气胸　胸膜破裂口呈单向活瓣或活塞作用，吸气时裂口张开，空气进入胸膜腔，呼气时裂口关闭，气体不能排出，导致胸膜腔积气增加，使胸膜腔内压力不断升高，胸膜腔内压力测定常超过 $10cmH_2O$，甚至高达 $20cmH_2O$，抽气后胸膜腔内压可下降，但又迅速复升，对机体呼吸循环功能的影响最大，必须紧急抢救处理。

## 五、治疗

**1. 常规医嘱**

卧床休息，吸氧（浓度 40% 以下）。必要时给予呼吸、血压、脉搏、心电、血氧饱和度监测。

**2. 排气治疗方法**

适用于呼吸困难明显、肺压缩程度较重的患者，尤其是张力性气胸需要紧急排气者。肺萎缩程度小于 20%，如不伴有呼吸困难者可以不排气，气体可在 2～4 周内自行吸收。

（1）胸膜腔穿刺抽气法　用气胸针在患侧锁骨中线第 2 前肋间或腋下区第 4、第 5 或第 6 肋间于皮肤消毒后直接穿刺入胸膜腔，随后连接 50mL 或 100mL 注射器，或人工气胸机抽气并测压，直至患者呼吸困难缓解为止。一般一次抽气不宜超过 1000mL，每日或隔日抽气 1 次。如属张力性气胸，病情紧急，又无其他抽气设备时，为了抢救患者生命，可用粗针头迅速刺入胸膜腔以达到暂时减压的目的。

（2）胸腔闭式引流术　单纯气胸者通常选择第 2 前肋间插入

引流管；局限性气胸或有胸膜粘连者，应 X 线透视定位插管；液气胸需排气排液者，多选择上胸部插管引流，有时需置上、下两根引流管。将引流管连接于床旁的单瓶水封正压连续排气装置。本法适用于各种类型的气胸，尤其是张力性气胸。如单次引流肺不能复张，可考虑持续负压引流，或将引流管连接于集水封调压为一体的单瓶便携式气胸引流装置。

【说明】稳定型小量气胸（闭合性气胸肺萎陷小于20%）可采取保守治疗（卧床休息、镇静、镇痛、止咳、吸氧），此外还应及时排气，使肺及早复张。排气引流治疗过程中的注意事项：水封瓶一定置于低于患者胸腔的地方，以免瓶内的水反流入胸腔；每天应更换引流瓶中的水，防止胸膜腔继发感染；经常检查引流管是否通畅，如水封瓶内液面波动突然消失，患者有气急加重，患处呼吸音减低，提示引流导管阻塞，应及时进行相应处理。拔管时机为萎陷肺完全复张后维持较低的负压水平，继续吸引 1～2 日，夹住引流管停止负压吸引，观察 2～3 日，如气胸不再复发即可拔管。

**3. 药物治疗处方**

（1）镇静、止痛治疗

处方一　曲马多 0.1g　im　prn

处方二　地西泮 2.5～5mg　po　bid

（2）镇咳治疗　参见急性支气管炎。

**4. 其他治疗方式的选择**

（1）胸腔镜诊治　是寻找气胸病因、进行合理治疗的理想方法。可直视下进行肺大疱结扎或切除；或以 $CO_2$ 激光封闭漏口；或对粘连带熔断；对复发性胸膜下疱采用喷撒滑石粉或涂快速医用 ZT 胶等，可迅速使肺复张和防止复发。辅助胸腔镜手术具有微创、安全等优点，对肺功能减退不能耐受手术的气胸患者，采用电视胸腔镜治疗更为适合。

（2）手术治疗　主要适用于张力性气胸，严重的交通性气胸，双侧气胸，COPD 及弥漫性肺间质纤维化并发气胸。

（3）胸膜粘连术　生理盐水 100mL 加灭菌滑石粉 1～2g，或生理盐水 100mL 加四环素 15～20mg/kg，胸腔导管注入。

**【说明】**由于气胸复发率高，为了防止复发，可向胸腔内注入粘连剂如四环素、滑石粉，产生无菌性胸膜炎，使脏层和壁层粘连，从而消灭胸膜间隙。主要适用于拒绝手术的下列患者：① 持续性或复发性气胸；② 双侧气胸；③ 合并肺大疱；④ 肺功能不全，不能耐受手术者。常见副作用为胸痛、发热，滑石粉可引起急性呼吸窘迫综合征，应用时应予注意。

**5. 原发病治疗**

针对病因进行治疗。

**6. 并发症治疗**

（1）纵隔气肿和皮下气肿的治疗　一般无需特殊处理，如纵隔气肿张力过高，可在胸骨上窝穿刺或皮肤切开排气。

（2）血气胸的治疗　气胸出血系胸膜粘连带内的血管被撕断所致。肺复张后出血多能自行停止。如持续出血不止，排气、止血、输血等处理无效，应开胸手术。手术指征：① 短期内胸膜腔引流量＞1L/d，或每小时持续引流量＞100mL，无出血停止倾向；② 补足血容量后休克仍难以纠正；③ 持续胸膜腔引流后仍有胸膜腔积液征象；④ 疑有胸膜腔内血液凝固，胸膜腔内积血难以吸引出来。

# 第十三节　原发性支气管肺癌

原发性支气管肺癌简称肺癌，为起源于支气管黏膜或腺体的恶性肿瘤。从病理和治疗角度，肺癌大致可以分为非小细胞肺癌

（NSCLC）和小细胞肺癌（SCLC）两大类，NSCLC 占 80%～85%，包括腺癌、鳞癌等。是我国及世界各国发病率和死亡率较高的恶性肿瘤之一。2022 年中国的所有恶性肿瘤新发病例中肺癌排名第 1 位，占 18.06%，而肺癌死亡人数占中国恶性肿瘤死亡总数的 23.9%，排名第 1 位。早期肺癌多无明显症状，临床上多数患者出现症状就诊时已属晚期，晚期肺癌患者 5 年生存率在 20% 左右。

## 一、问诊要点

① 应注意询问患者是否有咳嗽，注意询问咳嗽的时间、性质（本病多为刺激性，有时带有金属声，无节律）；有无咳痰中带血甚至咯血。

② 有无胸痛、乏力、消瘦、喘鸣、发热、咯血、声音嘶哑等。

③ 有无慢性支气管炎、慢性阻塞性肺病、肺结核等病史。有无糖尿病、重症肌无力等。

④ 应注意询问有无吸烟史，包括长期被动吸烟史，并记录吸烟的每日支数及吸烟年数。

⑤ 还应注意询问职业状况，如是否从事与煤烟、石棉、煤焦油等有关的工作；有无放射性物质接触史等。

## 二、查体要点

① 颈部和锁骨上淋巴结可有肿大。

② 肺部听诊常可闻及局限性喘鸣音、局部呼吸音减弱、干湿啰音等。

③ 侵犯至胸膜者出现相应的积液体征，如胸闷、气促、气管移位等。

④ 晚期患者可见肺外体征，如消瘦、杵状指（趾）、转移部位的异常表现等。

⑤ 上腔静脉综合征：上腔静脉被肿大淋巴结压迫或右上肺原发性肺癌侵犯，或静脉内癌栓阻塞静脉引起。表现为头面部和上半身淤血水肿，颈部肿胀，颈静脉扩张等。

⑥ Horner 综合征：肺尖部肺癌易压迫颈部交感神经，引起瞳孔缩小，但对光反应正常，病侧眼球内陷、上睑下垂及患侧面部少或无汗等表现。

⑦ 胸外转移引起的症状和体征。

⑧ 胸外表现：如肥大性肺性骨关节病、异位促性腺激素、分泌促肾上腺皮质激素样物、分泌抗利尿激素、高钙血症、类癌综合征。

## 三、实验室检查和辅助检查

### 1. 胸部 X 线检查

在我国，X 线胸片正、侧位常是基层医院发现肺部病变的基本影像检查方法，对早期肺癌的诊断价值有限，一旦 X 线胸片怀疑肺癌应及时行胸部 CT 检查。

### 2. 胸部 CT

（1）中央型肺癌　中央型肺癌多数为鳞癌、小细胞癌，近年来腺癌表现为中央型肺癌者也有所增多。早期中央型肺癌表现为支气管壁局限性增厚、内壁不规则、管腔狭窄，肺动脉伴行的支气管内条状或点状（轴位观）密度增高影，通常无阻塞性改变。影像表现有时以阻塞性肺炎为主，在抗感染治疗后炎症消散，但仍需注意近段支气管壁是否增厚。中晚期中央型肺癌以中央型肿物和阻塞性改变为主要表现，阻塞性改变最早为阻塞性肺气肿，再进一步发展为阻塞性肺炎和肺不张。阻塞肺的近端常因肿瘤而外突，形成横 "S" 征。支气管不完全阻塞时 CT 可见支气管充气征。增强 CT 常可以看到扩张、充满黏液的支气管。少部分中央型肺癌可以表现为沿段及亚段支气管铸型的分支状改变。CT 薄层（重建层厚 1～1.25mm）增强扫描及多平面重组（multiplanar reformation，MPR）在中央型肺癌术前评估中有重要的价值，应常规应用。如无禁忌证，应行增强扫描。中央型肺癌伴肺不张时，MRI 对于区分肿瘤与肺不张有一定帮助，T2WI 肺不张的信号高于肿瘤，T1WI 增强扫描肺不张强化程度高于肿瘤。

（2）周围型肺癌　通常将肺内直径≤1cm 的局限病变称为小结节，1cm＜直径≤3cm 的局限病变称为结节，而直径＞3cm 者称为肿物。分析影像表现时，结节或肿物的大小、形态、密度、内部结构、瘤 - 肺界面及体积倍增时间是最重要的诊断指征。观察结节 / 肿物的特征时，应常规应用薄层 CT（层厚 1～1.25mm），MPR 可在各方向观察结节的形态，有助于定性诊断。对于实性结节，鉴别诊断时可以根据情况选择增强扫描、双期增强扫描和动态增强扫描。肺内亚实性结节特别是纯磨玻璃结节，建议只使用薄层平扫。

### 3. 磁共振成像（MRI）

MRI 检查在胸部可选择性地用于以下情况：判定胸壁或纵隔是否受侵；显示肺上沟瘤与臂丛神经及血管的关系；区分肺门肿块与肺不张、阻塞性肺炎的界限；对禁忌注射碘对比剂的患者，是观察纵隔、肺门大血管受侵情况及淋巴结肿大的首选检查方法；对鉴别放疗后纤维化与肿瘤复发亦有一定价值。MRI 特别适用于判定脑、脊髓有无转移，脑增强 MRI 应作为肺癌术前常规分期检查。MRI 对骨髓腔转移敏感度和特异度均很高，可根据临床需求选用。

### 4. 正电子发射计算机体层显像（PET）

PET 是肺癌诊断、分期与再分期、疗效评价和预后评估的最佳方法，根据 NCCN 肿瘤学临床实践指南、美国胸科医师协会临床实践指南以及国内专家共识，对于下列情况，有条件者推荐使用 PET：① 孤立肺结节的诊断与鉴别诊断（≥8mm 的实性结节、部分实性结节持续存在且内部实性成分≥6mm）；② 肺癌治疗前分期，PET 对于淋巴结转移和胸腔外转移（脑转移除外）有更好的诊断效能；③ 肺癌放疗定位及靶区勾画；④ 辅助鉴别常规 CT 无法判断的肿瘤术后瘢痕与肿瘤复发，如 PET 摄取增高，需活检证实；⑤ 辅助鉴别常规 CT 无法判断的肿瘤放疗后纤维化与肿瘤残存 / 复发，如 PET 摄取，需活检证实；⑥ 辅助评价肺癌疗效（尤其是分子靶向治疗）。

**5. 超声检查**

由于肺内气体及肋骨、胸骨的遮挡，超声通常并不能显示肺内病灶，肺癌患者的超声检查主要应用于锁骨上区淋巴结、肝脏、肾上腺、肾脏等部位及脏器转移瘤的观察，为肿瘤分期提供信息。超声还可用于对于胸腔、心包积液的检查及抽液体前的定位。超声引导下穿刺可对胸膜下肺肿瘤、锁骨上淋巴结、实质脏器的转移瘤进行穿刺活检获得标本进行组织学检查。

**6. 骨核素扫描**

用于判断肺癌骨转移的常规检查。当骨扫描检查提示骨可疑转移时，对可疑部位进行 MRI、CT 或 PET 等检查验证；术前 PET 检查可以替代骨扫描。

**7. 内镜及其他检查**

（1）支气管镜检查和超声支气管穿刺活检术　支气管镜检查对于肿瘤的定位诊断和获取组织学诊断具有重要价值。对于中央型肺癌，支气管镜检查可以直接窥及病变，95% 以上可以通过细胞学刷检和组织学活检获得明确病理诊断。通过超声支气管镜还可以对邻近支气管的肺门和纵隔淋巴结进行穿刺活检，用于肺癌的定性诊断和纵隔淋巴结分期诊断。目前已经有多种导航技术用于周围型肺癌进行穿刺活检术。

（2）纵隔镜检查　通过标准的和扩大的纵隔镜检查术，可以获取 2R、2L、4R、4L、5、6、7、10 区淋巴结，用于肺癌的定性诊断和区域淋巴结分期诊断，以往作为评判纵隔淋巴结转移的金标准。由于纵隔镜检查术需要全身麻醉，加之经超声支气管镜和食管镜穿刺活检技术的成熟，纵隔镜检查在肺癌诊断和分期中的应用有减少的趋势。

（3）胸腔镜或开胸肺活检　对于影像学发现的肺部病变，虽经痰细胞学检查、支气管镜检查和各种方法穿刺、活检检查仍未能获取组织学和细胞学明确诊断者，临床上高度怀疑肺癌或经短期观察后不能除外肺癌可能者，胸腔镜甚至开胸肺活检是肺癌定性诊断的方法之一。

（4）痰脱落细胞学检查　痰脱落细胞学检查简单、无创，易于为患者接受，是肺癌定性诊断简便有效的方法之一，也可以作为肺癌高危人群的筛查手段。痰脱落细胞学检查的阳性率与痰液标本的收集方法、细胞学涂片的制备方法、细胞学家的诊断水平、肿瘤的部位和病理类型有关。

### 8. 肿瘤标志物的检测

目前尚无任何一种血清肿瘤标志物对诊断肺癌具有理想的特异性。目前临床上用于 NSCLC 诊断的癌标志物包括癌胚抗原（CEA）、组织多肽抗原（TPA）、鳞癌抗原（Scc-Ag）和细胞角蛋白 19 片段抗原（CYFRA21-I）等；用于 SCLC 诊断的癌标志物包括神经元特异性烯醇化酶（NSE）、蛙皮素（BN）、肌酸磷酸同工酶 BB（CPK-BB）和胃泌肽（GRP）等。

## 四、诊断、分型、分期和鉴别诊断

### 1. 诊断

对于下列情况之一的人群（特别是 40 岁以上男性长期或重度

吸烟者）应提高警惕，及时进行排癌检查：① 刺激性咳嗽 2～3周而抗感染、镇咳治疗无效；② 原有慢性呼吸道疾病，近来咳嗽性质改变者；③ 近 2～3 个月持续痰中带血而无其他原因可以解释者；④ 同一部位、反复发作的肺炎；⑤ 原因不明的肺脓肿，无毒性症状，无大量脓痰，无异物吸入史，且抗感染治疗疗效不佳者；⑥ 原因不明的四肢关节疼痛及杵状指（趾）；⑦ X 线显示局限性肺气肿或段叶性肺不张；⑧ 肺部孤立性网形病灶和单侧性肺门阴影增大者；⑨ 原有肺结核病灶已稳定，而其他部位又出现新增大的病灶者；⑩ 无中毒症状，而血性、进行性增多的胸腔积液患者等。

活检组织标本肺癌病理诊断主要明确有无肿瘤。晚期不能手术的患者，病理诊断应尽可能进行亚型分类，对于形态学不典型的病例需结合免疫组化染色。尽量避免使用"非特指型"的诊断。晚期 NSCLC 患者的活检标本还应兼顾分子病理检测，尤其是腺癌患者。手术切除大标本肺癌组织学类型应根据最新 WHO 肺癌分类标准版本。原位腺癌、微小浸润性腺癌和大细胞癌的病理诊断不能在小活检标本、术中冰冻标本中完成，须手术切除肿瘤全部或充分取材后方可明确诊断。

**2. 分型**

（1）按解剖学部位分类

① 中央型肺癌：发生于段支气管以上的癌称为中央型，约占3/4，以鳞状细胞癌和小细胞癌多见。

② 周围型肺癌：发生于段以下的癌称为周围型，约占 1/4，以腺癌多见。

（2）组织学分型　世界卫生组织 2021 年肺癌组织学分型标准见表 1-2。

表 1-2　世界卫生组织 2021 年肺癌组织学分型标准

| 组织学分型和亚型 | 组织学分型和亚型 |
| --- | --- |
| 上皮性肿瘤 | 大细胞癌 |
| 乳头状瘤 | 腺鳞癌 |
| 　支气管乳头状瘤 | 　腺鳞癌 |
| 腺瘤 | 肉瘤样癌 |
| 　硬化性肺细胞瘤 | 　多形性癌 |
| 　肺泡性腺瘤 | 　肺母细胞瘤 |
| 　乳头状腺瘤 | 　癌肉瘤 |
| 　细支气管腺瘤 / 纤毛黏液结节性 | 其他上皮肿瘤 |
| 　　乳头状肿瘤 | 　肺部 NUT 癌 |
| 　黏液性囊腺瘤 | 　胸部 SMARCA4 缺陷的未分化肿瘤 |
| 　黏液腺腺瘤 | |
| 腺体前驱病变 | 涎腺型肿瘤 |
| 　非典型腺瘤样增生 | 　多形性腺瘤 |
| 　原位腺癌 | 　腺样囊性癌 |
| 腺癌 | 　上皮 - 肌上皮癌 |
| 　微浸润性腺癌 | 　黏液表皮样癌 |
| 　浸润性非黏液腺癌 | 　玻璃样变的透明细胞癌 |
| 　浸润性黏液腺癌 | 　肌上皮瘤和肌上皮癌 |
| 　胶样腺癌 | 肺神经内分泌肿瘤 |
| 　胎儿型腺癌 | 前驱病变 |
| 　肠型腺癌 | 　弥漫性特发性肺神经内分泌细胞增生 |
| 鳞状细胞前驱病变 | 神经内分泌肿瘤 |
| 　鳞状细胞不典型增生和原位癌 | 　类癌 / 神经内分泌肿瘤 |
| 鳞癌 | 神经内分泌癌 |
| 　鳞癌 | 　小细胞肺癌 |
| 　淋巴上皮样癌 | 　大细胞神经内分泌癌 |

## 3. 分期

（1）AJCC 第九版肺癌的 TNM 分期见表 1-3。

表 1-3 AJCC 第九版肺癌的 TNM 分期

| 原发肿瘤（T）分期 | | 区域淋巴结（N）分期 | | 远处转移（M）分期 | |
| --- | --- | --- | --- | --- | --- |
| Tx | 原发肿瘤大小无法测量；或痰脱落细胞、支气管冲洗液中找到癌细胞，但影像学检查和支气管镜检查未发现原发肿瘤 | Nx | 淋巴结转移情况无法判断 | Mx | 无法评价有无远处转移 |
| T0 | 没有原发肿瘤的证据 | N0 | 无区域淋巴结转移 | M0 | 无远处转移 |
| Tis | 原位癌 | | | | |
| T1a | 原发肿瘤最大径≤1cm，局限于肺和脏层胸膜内，未累及主支气管；或局限于管壁的肿瘤，不论大小 | N1 | 同侧支气管或肺门淋巴结转移 | M1a | 单发转移灶原发肿瘤对侧肺叶出现卫星结节；胸膜播散（恶性胸腔积液、心包积液或胸膜结节） |
| T1b | 原发肿瘤最大径＞1cm 且≤2cm，其他同 T1a | | | M1b | 有远处转移（肺/胸膜外） |
| T1c | 原发肿瘤最大径＞2cm 且≤3cm | | | M1c | M1C1：多处胸腔外器官转移但局限于单个器官系统。M1C2：多处胸腔外器官转移且存在于多个器官系统 |
| T2a | 原发肿瘤最大径＞3cm 且≤4cm；或具有以下任一种情况：累及主支气管但未及隆突；累及脏层胸膜；伴有部分或全肺的阻塞性肺炎或肺不张 | N2a | 单站淋巴结转移 | | |

| 原发肿瘤（T）分期 | | 区域淋巴结（N）分期 | | 远处转移（M）分期 |
|---|---|---|---|---|
| T2b | 肿瘤最大径＞4cm且≤5cm；其他同 T2a | N2b | 多站淋巴结转移 | |
| T3 | 肿瘤最大径＞5cm且≤7cm，或具有以下任一种情况：累及胸壁（包括壁层胸膜和肺上沟瘤）、膈神经、心包壁；原发肿瘤同一肺叶出现卫星结节 | N3 | 对侧纵隔和（或）对侧肺门和（或）同侧或对侧前斜角肌或锁骨上区淋巴结转移 | |
| T4 | 肿瘤最大径＞7cm，或侵犯下列结构之一：横膈膜、纵隔、心脏、大血管、气管、喉返神经、食管、隆突或椎体；原发肿瘤同侧不同肺叶出现卫星结节 | | | |

（2）肺癌的 TNM 分期见表 1-4。

表 1-4  AJCC 第九版肺癌 TNM 分期

| 分期 | | N0 | N1 | N2 | | N3 |
|---|---|---|---|---|---|---|
| | | | | N2a | N2b | |
| T1a | | ⅠA1 | ⅡB | ⅡB | ⅢA | ⅢB |
| T1b | | ⅠA2 | ⅡB | ⅡB | ⅢA | ⅢB |
| T1c | | ⅠA3 | ⅡB | ⅡB | ⅢA | ⅢB |
| T2a | | ⅠB | ⅡB | ⅢA | ⅢB | ⅢB |
| T2b | | ⅡA | ⅡB | ⅢA | ⅢB | ⅢB |
| T3 | | ⅡB | ⅢA | ⅢB | ⅢB | ⅢC |
| T4 | | ⅢA | ⅢA | ⅢB | ⅢB | ⅢC |
| M1a | | ⅣA | ⅣA | ⅣA | ⅣA | ⅣA |
| M1b | | ⅣA | ⅣA | ⅣA | ⅣA | ⅣA |
| M1c | M1c1 | ⅣB | ⅣB | ⅣB | ⅣB | ⅣB |
| | M1c2 | ⅣB | ⅣB | ⅣB | ⅣB | ⅣB |

**4. 鉴别诊断**

（1）肺结核　肺癌和肺结核的许多临床表现相似，易混淆。肺门淋巴结结核易与中心型肺癌相混淆，多见于青少年，常伴有低热、盗汗等结核中毒症状，结核菌素试验多为强阳性，抗结核治疗有效。结核球需与周围型肺癌相鉴别，鉴别要点见表1-5。

表1-5　结核球与周围型肺癌的鉴别要点

| 鉴别要点 | 结核球 | 周围型肺癌 |
|---|---|---|
| 分叶特征 | 略呈波浪状分叶，但分叶较浅，无明显切迹 | 分叶有3个弧度以上，并有明显切迹，典型者呈脐样切（肿瘤向肺门的凹陷） |
| 边缘毛刺 | 边缘光滑，少有毛刺 | 周边轮廓模糊毛糙，伴有1～3mm长的短毛刺，有时呈放射冠状 |
| 肿块大小 | < 3cm，有完整纤维包膜 | > 5cm |
| 部位 | 上叶尖后段、下叶背段 | 部位不定，可发生于任何部位 |
| 密度 | 较高，不均匀，可有钙化 | 不如结核球，密度比较均匀 |
| 洞壁 | 较厚（2～5mm），内壁光滑，空洞外壁清楚、光滑 | 洞壁厚薄不一、凹凸不平，有癌嵴 |
| 空泡征 | 少见 | 见于局限性肺泡细胞癌 |
| 胸膜牵拉征 | 少见 | 有，伴胸膜肥厚 |
| 周围卫星灶 | 常有（78%～91%） | 常无 |

（2）急性粟粒型肺结核　急性粟粒型肺结核需与弥漫性细支气管肺泡癌相鉴别。粟粒型肺结核的胸片特征为病灶大小相等和分布均匀的粟粒结节，常伴有发热等全身中毒症状，而肺泡癌在胸片上表现为双肺大小不等、分布不均的结节状播散病灶，且有进行性呼吸困难。

（3）肺炎　癌性阻塞性肺炎表现常与肺炎相似。但一般肺炎抗菌药物治疗多有效，而癌性阻塞性肺炎吸收较慢，或炎症吸收后出现块状阴影，可通过纤支镜检查和痰脱落细胞学检查等进一步明确诊断。

（4）肺脓肿　原发性肺脓肿起病急，全身中毒症状明显。胸片表现为壁厚空洞，内有液平。癌性空洞多无明显中毒症状，胸片表现为厚壁的偏心性空洞，内壁凹凸不平，纤支镜检查和痰脱落细胞检查有助于鉴别。

# 五、治疗

**1. 一般治疗**

高蛋白、低脂、半流质饮食或普通饮食。平卧位或半卧位。必要时吸氧。必要时测呼吸、血压、脉搏，每2～4h 1次。

**2. 治疗原则**

（1）手术治疗　单从肺癌角度考虑，肺癌外科手术的绝对适应证也即目前比较一致的手术适应证是T1～3N0～1M0期的病变；肺癌的相对适应证也即目前为多数人接受的手术适应证是部分T4N0～1M0期的病变；肺癌争议比较大的手术适应证是T1～3N2M0期的病变；肺癌探索性手术适应证包括部分孤立性转移的T1～3N0～1M1期病变。

（2）放疗　肺癌放疗包括根治性放疗、姑息放疗、辅助放疗和预防性放疗等。根治性放疗对于年老体弱、病灶局限、因解剖原因不便手术或不愿手术者，辅助以化疗，可提高疗效。姑息性放疗适用于晚期不能手术者，可阻止肿瘤的发展和缓解症状，如肿瘤浸润或转移引起的咯血、肺不张、上腔静脉综合征、骨转移和神经侵犯引起的剧痛，颅内转移所致颅内压增高等，经放疗后常可使症状减轻或缓解。

（3）化学药物治疗　非小细胞肺癌Ⅰ期和Ⅱ期、Ⅰ期小细胞肺癌患者手术后应进行化疗，有助于防止局部复发和远距离转移。非小细胞肺癌Ⅲa期、Ⅱ期及Ⅲ期小细胞肺癌均应在化疗后争取手术治疗或放疗，此后再进行化疗。Ⅲb期及Ⅳ期患者化疗后有助于延长生存期。

（4）介入治疗　① 支气管动脉灌注化疗：适用于失去手术指征、全身化疗无效的晚期肺癌者，其局部化疗毒副作用小，可缓解症状。② 经纤维支气管镜进行 YAG 激光、腔内放疗、局部肿瘤内注射抗肿瘤药物。

（5）免疫治疗　干扰素、白介素、肿瘤坏死因子、集落刺激因子等在肺癌的治疗中能增加机体对化疗和放疗的耐受性，提高疗效。

**3. 药物治疗方案**

肺癌的药物治疗包括化疗、分子靶向治疗以及免疫治疗。化疗分为新辅助化疗、辅助化疗、姑息化疗，应当严格掌握临床适应证，并在肿瘤内科医师的指导下施行。化疗应当充分考虑患者病期、体力状况、不良反应、生活质量及患者意愿，避免治疗过度或治疗不足。

（1）小细胞肺癌（SCLC）

处方一　EP 方案

生理盐水 250mL
依托泊苷（VP16）100mg/m$^2$ ｜ iv drip　第 1～3 天

生理盐水 500mL
顺铂（DDP）25mg/m$^2$ ｜ iv drip　第 1～3 天

或　生理盐水 250mL
　　依托泊苷（VP16）100mg/m$^2$ ｜ iv drip　第 1～3 天

生理盐水 500mL
顺铂（DDP）75mg/m$^2$ ｜ iv drip　第 1 天

【说明】每 21 天重复，3～4 个周期为一个疗程，适用于 SCLC。VP16 是鬼臼毒素的半合成衍生物，属细胞周期特异性药物，主要作用于 S 期和 G2 期，其除常见化疗药物毒副作用外，在快速滴注时可发生直立性低血压，应嘱患者卧床，不要骤然起立、站立，并监测血压。DDP（顺铂）为无机铂的金属络合物，类似于双功能烷化剂，可与 DNA 形成链内和链间交叉联结，破坏 DNA 功能，阻止 DNA 复制，为细胞周期非特异性药物。DDP 是目前致吐性最强的化疗药之一，耳、肾毒性亦是其最严重的毒性反应，大剂量应用时应注意水化、利尿，并预防性应用强止吐药。

处方二　EC 方案

生理盐水 250mL
依托泊苷（VP16）$100mg/m^2$ ｜ iv drip　第 1～3 天

生理盐水 250mL
卡铂 AUC = 5～6 ｜ iv drip　第 1 天

处方三　IP 方案

生理盐水 250mL
伊立替康 $60mg/m^2$ ｜ iv drip　第 1 天

生理盐水 500mL
顺铂（DDP）$75mg/m^2$ ｜ iv drip　第 1 天

处方四

生理盐水 100mL
拓普替康 $1.25mg/m^2$ ｜ iv drip　第 1～5 天

【说明】每 21 天重复，3～4 个周期为一个疗程，复发 SLCL 的治疗推荐。

处方五　免疫治疗

生理盐水 100mL
阿替利珠单抗 1200mg ｜ iv drip　第 1 天

生理盐水 100mL
度伐利尤单抗 1500mg ｜ iv drip　第 1 天

【说明】PD-L1 抑制剂在广泛期 SCLC 的应用中，和 EP 或 EC 方案联合使用，结束化疗周期后，仍可维持治疗 q21d，目前已成为小细胞肺癌的一线治疗方案。

（2）非小细胞肺癌（NSCLC） 对于驱动基因阴性的患者，含铂两药方案是标准的一线化疗方案，对于非鳞癌患者可以在化疗基础上联合抗血管治疗，如贝伐珠单抗或血管内皮抑制蛋白。建议可行卡瑞利珠单抗，帕博利珠单抗、替雷利珠单抗，信迪利单抗或阿替利珠单抗联合培美曲塞为基础的含铂两药化疗。对鳞癌建议帕博利珠单抗、替雷利珠单抗联合紫杉醇或信迪利单抗联合吉西他滨含铂两药化疗。若患者 PD-L1 阳性（TPS≥1%），可行帕博利珠单抗单药治疗，其中 PD-L1 高表达（TPS≥50%）的患者免疫治疗获益更加显著。患者 PD-L1 高表达（TC≥50% 或 IC≥10%），亦可接受阿替利珠单抗单药治疗。对于驱动基因阳性的患者，如 EGFR 基因突变（包括 19 外显子缺失、21 外显子 L858R 和 L861Q、18 外显子 G719X 以及 20 外显子 S768I）阳性的患者，可选择表皮生长因子受体酪氨酸激酶抑制剂（epidermal growth factor receptor tyrosine kinase inhibitor，EGFR-TKI）治疗，包括吉非替尼、厄洛替尼、埃克替尼、达可替尼、阿法替尼或奥希替尼。一线给予吉非替尼或厄洛替尼治疗时还可考虑联合化疗，厄洛替尼亦可联合贝伐珠单抗。ALK 融合基因阳性的患者可选择阿来替尼、塞瑞替尼或克唑替尼治疗。ROS1 融合基因阳性的患者，可选择克唑替尼治疗。对于 C-met14 跳跃突变、不能耐受化疗者可以选择赛沃替尼。目前可选用的治疗药物详见表 1-6、表 1-7。

表 1-6 非小细胞肺癌常用的一线化疗及化疗联合免疫治疗方案

| 化疗方案 | 剂量 | 用药时间 | 时间及周期 |
|---|---|---|---|
| NP 方案 | | | |
| 长春瑞滨 | 25mg/m² | 第 1、8 天 | 21 天为 1 个周期，4～6 个周期 |
| 顺铂 | 75mg/m² | 第 1 天 | |

| 化疗方案 | 剂量 | 用药时间 | 时间及周期 |
|---|---|---|---|
| TP 方案 | | | |
| 紫杉醇 | $135 \sim 175mg/m^2$ | 第 1 天 | |
| 顺铂或卡铂 | | | 21 天为 1 个周期,4 ～ 6 个周期 |
| 顺铂 | $75mg/m^2$ | 第 1 天 | |
| 卡铂 | $AUC = 5 \sim 6$ | 第 1 天 | |
| GP 方案 | | | |
| 吉西他滨 | $1000 \sim 1250mg/m^2$ | 第 1、8 天 | |
| 顺铂或卡铂 | | | 21 天为 1 个周期,4 ～ 6 个周期 |
| 顺铂 | $75mg/m^2$ | 分第 1、2 天 | |
| 卡铂 | $AUC = 5 \sim 6$ | 第 1 天 | |
| DP 方案 | | | |
| 多西他赛 | $60 \sim 75mg/m^2$ | 第 1 天 | |
| 顺铂或卡铂 | | | 21 天为 1 个周期,4 ～ 6 个周期 |
| 顺铂 | $75mg/m^2$ | 第 1 天 | |
| 卡铂 | $AUC = 5 \sim 6$ | 第 1 天 | |
| 奈达铂（仅限鳞癌） | $100mg/m^2$ | 第 1 天 | |
| PP 方案 | | | |
| 培美曲塞（非鳞癌） | $500mg/m^2$ | 第 1 天 | |
| 顺铂或卡铂 | | | 21 天为 1 个周期,4 ～ 6 个周期 |
| 顺铂 | $75mg/m^2$ | 第 1 天 | |
| 卡铂 | $AUC = 5 \sim 6$ | 第 1 天 | |

| 化疗方案 | 剂量 | 用药时间 | 时间及周期 |
|---|---|---|---|
| LP 方案 | | | |
| 紫杉醇脂质体 | $135 \sim 175mg/m^2$ | 第 1 天 | 21 天为 1 个周期，4 ~ 6 个周期 |
| 顺铂或卡铂 | | | |
| 顺铂 | $75mg/m^2$ | 第 1 天 | |
| 卡铂 | AUC = 5 ~ 6 | 第 1 天 | |
| 吉西他滨联合多西他赛 | | | |
| 吉西他滨 | $1000 \sim 1250mg/m^2$ | 第 1、8 天 | 21 天为 1 个周期 |
| 多西他赛 | $60 \sim 75mg/m^2$ | 第 1 天 | 4 ~ 6 个周期 |
| 吉西他滨联合长春瑞滨 | | | |
| 吉西他滨 | $1000 \sim 1250mg/m^2$ | 第 1、8 天 | 21 天为 1 个周期 |
| 长春瑞滨 | $25mg/m^2$ | 第 1、8 天 | 4 ~ 6 个周期 |
| 帕博利珠单抗联合含铂双药（鳞癌） | | | |
| 帕博利珠单抗 | 200mg | 第 1 天 | |
| 紫杉醇 / 白蛋白结合型紫杉醇 | | | 21 天为 1 个周期 |
| 紫杉醇 | $200mg/m^2$ | 第 1 天 | 4 个周期 |
| 白蛋白结合型紫杉醇 | $100mg/m^2$ | 第 1、8、15 天 | |
| 卡铂 | AUC = 6 | 第 1 天 | |
| 帕博利珠单抗联合含铂双药（非鳞癌） | | | |
| 帕博利珠单抗 | 200mg | 第 1 天 | 21 天为 1 个周期 |
| 培美曲塞 | $500mg/m^2$ | 第 1 天 | 4 周期 |
| 卡铂 | AUC = 5 | 第 1 天 | |

续表

| 化疗方案 | 剂量 | 用药时间 | 时间及周期 |
|---|---|---|---|
| 替雷利珠单抗联合卡铂及紫杉醇类药物（鳞癌） | | | |
| 替雷利珠单抗 | 200mg | 第 1 天 | 21 天为 1 个周期 |
| 卡铂 | AUC = 5 | 第 1 天 | |
| 紫杉醇或白蛋白结合型紫杉醇 | | | |
| 紫杉醇 | 200mg/m² | 第 1 天 | 4 个周期 |
| 白蛋白结合型紫杉醇 | 100mg/m² | 第 1、8、15 天 | |
| 卡瑞利珠单抗联合培美曲塞及卡铂（非鳞癌） | | | |
| 卡瑞利珠单抗 | 200mg | 第 1 天 | 21 天为 1 个周期 |
| 培美曲塞 | 500mg/m² | 第 1 天 | 4 周期 |
| 卡铂 | AUC = 5 | 第 1 天 | |
| 信迪利单抗联合培美曲塞及铂类（非鳞癌） | | | |
| 信迪利单抗 | 200mg | 第 1 天 | 21 天为 1 个周期 |
| 培美曲塞 | 500mg/m² | 第 1 天 | 4 周期 |
| 顺铂或卡铂 | | | |
| 顺铂 | 75mg/m² | 第 1 天 | |
| 卡铂 | AUC = 5 ~ 6 | 第 1 天 | |
| 阿替利珠单抗联合培美曲塞及铂类（非鳞癌） | | | |
| 阿替利珠单抗 | 1200mg | 第 1 天 | 21 天为一个周期 |
| 培美曲塞 | 500mg/m² | 第 1 天 | 4 周期 |
| 顺铂或卡铂 | | | |
| 顺铂 | 75mg/m² | 第 1 天 | |
| 卡铂 | AUC = 5 ~ 6 | 第 1 天 | |

表 1-7 靶向治疗药物

| 药物 | 剂量 | 用药时间 |
|------|------|----------|
| 抗血管生成药物 | | |
| 血管内皮抑制蛋白 | $7.5mg/m^2$ | 第 1 ～ 14 天，21 天为 1 个周期 |
| 贝伐珠单抗 | 7.5 ～ 15mg/kg | 第 1 天，21 天为 1 个周期 |
| 免疫治疗药物 | | |
| 信迪利单抗 | 200mg | 第 1 天，21 天为 1 个周期 |
| 替雷利珠单抗 | 200mg | 第 1 天，21 天为 1 个周期 |
| 卡瑞利珠单抗（PD-1） | 200mg | 第 1 天，21 天为 1 个周期 |
| 纳武利尤单抗（PD-1） | 3mg/kg | 第 1 天，14 天为一周期 |
| 帕博利珠单抗（PD-1） | 200mg | 第 1 天，21 天为 1 个周期 |
| 阿替利珠单抗（PD-L1） | 1200mg | 第 1 天，21 天为 1 个周期 |
| 度伐利尤单抗（PD-L1） | 10mg/kg | 第 1 天，14 天为 1 个周期 |
| 靶向治疗药物 | | |
| 吉非替尼 | 250mg | 1 次 / 天 |
| 厄洛替尼 | 150mg | 1 次 / 天 |
| 埃克替尼 | 125mg | 3 次 / 天 |
| 达可替尼 | 45mg | 1 次 / 天 |
| 阿法替尼 | 40mg | 1 次 / 天 |
| 奥希替尼 | 80mg | 1 次 / 天 |
| 克唑替尼 | 250mg | 2 次 / 天 |
| 阿来替尼 | 600mg | 2 次 / 天 |
| 塞瑞替尼 | 450mg | 1 次 / 天 |

### 4. 其他治疗方式

随着支气管镜在临床应用的日益普及，对不能手术和放疗的患者，以下局部治疗手段可作为治疗选择：各种支气管镜介导的激光、高频电刀、射频消融、氩等离子体凝固术（APC）、微波、光动力治疗、冷冻、气道支架、球囊扩张、黏膜下或瘤体内药物注射等技术，实施支气管腔内介入治疗必须严格掌握适应证，明确治疗目的，客观评估拟采用的某项治疗技术能否实现预期目标，并在有条件的医院开展治疗。

# 第二章
# 循环系统疾病

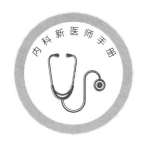

## 第一节　高血压

　　高血压是以体循环动脉血压增高为主要表现的临床综合征。可分为原发性及继发性两大类。高血压患者中 10%～15% 是继发性高血压，而青年顽固性高血压 40% 为继发性高血压。近年来，随着筛查意识的增强、诊疗手段的提高，继发性高血压的检出率逐步提高，对于新诊断的高血压患者应进行常见的继发性高血压筛查，难治性高血压应考虑继发性高血压的可能并进行筛查。

　　高血压是多种心脑血管疾病的重要病因和危险因素，影响重要脏器如心、脑、肾的结构与功能，最终导致这些器官的功能衰竭。高血压迄今仍是心血管疾病死亡的主要原因之一，其防治仍然任重道远。

## 一、问诊要点

　　① 详细询问发现高血压的时间、血压水平。

　　② 有无头晕、头痛、心慌、气短、失眠、肢体麻木等非特异性症状。

　　③ 询问心、脑、肾等靶器官损害的表现。

　　④ 询问有无水肿、消瘦、乏力等以排除继发性高血压。

　　⑤ 询问是否接受抗高血压治疗及其疗效如何。

## 二、查体要点

① 心脏听诊注意有无主动脉瓣第二心音亢进、主动脉收缩早期喷射音、第四心音等左心室肥厚的征象。

② 检查眼底。

## 三、实验室检查和辅助检查

① 常规检查，如尿常规、24 小时尿蛋白定量、电解质、血脂、血糖、肾功能、血尿酸、心电图。

② 心脏超声、动态血压检测。

③ 需要排查继发性高血压者，选择性加做血尿皮质醇、高血压卧立位、24 小时尿电解质、血尿儿茶酚胺、去甲肾上腺素、尿香草扁桃酸、甲状腺或甲状旁腺功能、睡眠呼吸监测、肾上腺 CT、肾动脉彩超或 CTA、肾穿刺病理检查。

## 四、诊断和鉴别诊断

### 1. 诊断

① 在未使用抗高血压药物的情况下，非同日 3 次测量血压，收缩压≥140mmHg 和（或）舒张压≥90mmHg，则可诊断为高血压。患者既往有高血压史，目前正使用抗高血压药物，血压虽低于 140/90mmHg，也应诊断为高血压。收缩压≥140mmHg 和舒张压<90mmHg 为单纯性收缩期高血压。

② 高血压诊断性评估的内容应包括以下三个方面：确定血压水平及其他心血管危险因素；判断高血压的原因，明确有无继发性高血压；寻找靶器官损害以及相关临床表现。从而做出高血压病因的鉴别诊断和评估患者的心血管风险程度，以指导诊断和治疗。

## 2. 高血压分类

血压水平的定义和分类见表 2-1。当患者的收缩压和舒张压分属不同分类时，归入较高的分类。

表 2-1　血压水平的定义和分类

| 类别 | 收缩压 /mmHg | 舒张压 /mmHg |
|---|---|---|
| 正常血压 | < 120 | < 80 |
| 正常高值 | 120 ～ 139 | 80 ～ 90 |
| 高血压 | ≥ 140 | ≥ 90 |
| 1 级高血压（轻度） | 140 ～ 159 | 90 ～ 99 |
| 2 级高血压（中度） | 160 ～ 179 | 100 ～ 109 |
| 3 级高血压（重度） | ≥ 180 | ≥ 110 |
| 单纯收缩期高血压 | ≥ 140 | < 90 |

注：当患者的收缩压和舒张压分属不同分类时，应该用较高的分类。

## 3. 预后危险分层

高血压预后危险分层见表 2-2。

表 2-2　高血压预后危险分层

| 其他危险因素和疾病史 | 血压 /mmHg | | | |
|---|---|---|---|---|
| | 正常高值 | 1 级高血压 | 2 级高血压 | 3 级高血压 |
| 无其他危险因素 | | 低危 | 中危 | 高危 |
| 1 个或 2 个危险因素 | 低危 | 中危 | 中 / 高危 | 很高危 |
| 3 个以上危险因素或靶器官损害或 CKD3 期，无并发症的糖尿病 | 中 / 高危 | 高危 | 高危 | 很高危 |
| 临床并发症，或 CKD ≥ 4 期，有并发症的糖尿病 | 高 / 很高危 | 很高危 | 很高危 | 很高危 |

注：① 危险因素：男性 > 55 岁，女性 > 65 岁；吸烟或被动吸烟；糖耐量受损（2 小时血糖 7.8 ～ 11.0mmol/L）和（或）空腹血糖异常（6.1 ～ 6.9mmol/L）；血脂异常（总胆固醇 ≥ 5.2mmol/L 或低密度脂蛋白 > 3.4mmol/L 或高密度脂蛋白 < 1.0mmol/L）；早发心血管病家族史（一级亲属发病 < 50 岁）；腹型肥胖（腰围：男性 ≥ 90cm，女性 ≥ 85cm）或肥胖（BMI ≥ 28kg/m²）；高同型半胱氨酸血症（≥ 15μmol/L）。高尿

酸血症（男性≥420μmol/L，女性≥360μmol/L）；心率增快（静息心率＞80次/分）。
② 靶器官损害：左心室肥厚；颈动脉超声中内膜厚度≥0.9mm或动脉粥样斑块；颈-股动脉脉搏传导速度（cfPWV）≥10m/s或肱-踝动脉脉搏传导速度（baPWV）≥18m/s，踝/臂血压指数（ABI）＜0.9；估计肾小球滤过率下降[eGFR30～59mL/（min·1.73m$^2$）]或血清肌酐轻度升高（男性115～133μmol/L，女性107～124mol/L）；微量白蛋白尿（30～300mg/24h）或白蛋白/肌酐≥3.5mg/mmol。③ 伴发临床疾病：脑血管疾病（脑出血、脑梗死、短暂脑缺血发作）；心脏疾病（心肌梗死史、心绞痛冠脉血运重建、慢性心力衰竭、心房颤动）；肾脏疾病，包括糖尿病肾病、肾功能受损[eGFR＜30mL/（min·1.73m$^2$），血肌酐升高男性≥133μmol/L、女性≥124mol/L，蛋白尿≥300mg/24h]、外周血管疾病、视网膜病变（出血、渗出、视盘水肿）；糖尿病（新诊断或已治疗但未控制）。④ 危险分层（10年中发生主要心脑血管事件的危险性）：低危组低于15%、中危组15%～20%、高危组20%～30%、很高危组30%以上。

### 4. 鉴别诊断

高血压需要对原发性和继发性进行鉴别，在排除继发性高血压后可诊断为原发性。常见引起继发性高血压的疾病如下。

（1）肾实质疾病　多为急慢性肾小球肾炎、慢性肾盂肾炎及各种疾病肾损害等，常有尿常规、肾功能异常、贫血等。如急性肾小球肾炎，一般起病急骤，血压为一过性升高，青少年多见。发病前1～3周多有链球菌感染史，有发热、水肿、血尿等，尿常规检查可见蛋白、红细胞和管型；而慢性肾小球肾炎患者血压可持续升高，反复出现水肿、明显贫血、血浆蛋白低、氮质血症、蛋白尿等。

（2）库欣综合征　由皮质醇增多引起的以向心性肥胖、高血压、糖代谢异常、低钾血症和骨质疏松为典型表现的综合征，临床还可见满月脸、多毛、紫纹、痤疮等特征，24h 尿 17- 羟类固醇及 17- 酮类固醇增高。

（3）嗜铬细胞瘤 / 副神经节瘤　血压升高是由于肾上腺髓质或肾上腺外交感神经链的嗜铬细胞瘤异常分泌儿茶酚胺导致，可出现阵发性、持续性或阵发加重的血压升高，阵发性血压升高时可伴心动过速、出汗、头痛三联征，可伴有血糖、血脂代谢异常。血、尿儿茶酚胺及其代谢产物（如去甲基肾上腺素、香草扁桃酸等）增高有助于定性诊断，CT、MRI 可有助于定位诊断，不要在

未用 α 受体阻滞药的情况下使用 β 受体阻滞药，反而容易诱发高血压危象。

（4）原发性醛固酮增多症 在高血压人群中占 5%～10%，难治性高血压中约占 20%，以高血压与低钾血症为典型特征，但仅少部分伴有低钾血症，可见血钾偏低及低钾相关症状、尿钾增多，肾素抑制、醛固酮增多导致醛固酮 / 肾素比值（ARR）增高，ARR 异常需要完善确诊试验、肾上腺 CT/MRI，或进一步完善双侧肾上腺静脉采血，但 ARR 的测定因受多种因素（血钾水平、应用抗高血压药等）影响而偏差较大，故应按照规范进行筛查、确诊、分型，如不具备筛查条件，应积极专科会诊或推荐至条件成熟的高血压中心或内分泌科进行筛查。

（5）阻塞性睡眠呼吸暂停综合征（OSAS） 该类患者高血压的发病率为 35%～80%，通常有打鼾，常表现为夜间低氧、呼吸暂停、夜间血压升高，多导睡眠呼吸监测是诊断金标准。

（6）肾动脉狭窄 动脉硬化是最常见病因，约占 82%，故老年人及血管病患者是重点筛查对象；大动脉炎是第二大主因，约占 12%；纤维肌性发育不良（约占 5%）、胡桃夹样病变等是年轻人常见的肾动脉狭窄病因。有类似恶性高血压表现，药物治疗效果差。一般可见舒张压中重度升高，在上腹部或背部肋脊角处可闻及血管杂音。肾动脉彩色超声检查有助于筛查，但阳性率较低。肾动脉 CTA 或造影是金标准。

（7）主动脉狭窄 包括先天性和获得性（常见病因包括大动脉炎、动脉粥样硬化及主动脉夹层剥离等），主要表现为上肢高血压，而下肢脉弱或无脉，双下肢血压明显低于上肢，听诊狭窄血管周围有明显血管杂音。

# 五、治疗

## 1. 治疗的目标和策略

高血压治疗的目的是最大限度地降低发生心、脑、肾及血管并发症和死亡的总危险，将血压控制在理想水平、逆转靶器官的损害、提高生活质量。降压的目标是：普通患者，血压应小于140/90mmHg；年轻或糖尿病、肾病患者，小于130/80mmHg；老年人收缩压降至小于150mmHg，如果能耐受可进一步降低。

高血压治疗的策略：所有患者应进行高血压靶器官损害的评估和心血管风险的评估，进行危险分层，这是高血压治疗方案的重要决策因素。极高危与高危患者，应及时启动抗高血压药物治疗，必须对并存的危险因素及临床情况进行综合治疗；中危患者可先观察其血压及其危险因素数周，评估靶器官损害情况，改善生活方式，如血压仍不达标，则应开始药物治疗；低危患者观察1～3个月，评估靶器官损害情况，改善生活方式，如血压仍不达标，可开始药物治疗。使大多数患者在4～12周内逐步实现血压达标，优先使用长效降压制剂，达到有效、平稳和长期控制血压的目的；根据血压水平、靶器官损害与危险因素，选用单药或联合治疗。

**2. 非药物治疗（生活方式干预）**

健康的生活方式，在任何时候，对任何高血压患者都是有效的治疗方法，可降低血压、控制危险因素和改善临床情况。

（1）减少钠盐摄入　每天钠盐摄入应低于6g，增加钾盐摄入。主要措施如下：尽量减少烹调用盐；减少味精、酱油等含钠盐的调味品用量；少食或不食含钠盐量较高的各类加工类食品；多食蔬菜和水果；肾功能好的患者食用含钾的烹调用盐。

（2）控制体重：使BMI＜24；腰围男性＜90cm，女性＜85cm；最有效的控制体重的措施是控制能量摄入、增加体力活动。饮食方面应平衡膳食，控制高热量食品摄入，适当控制主食（碳水化合物）的摄入量。运动方面应有规律地进行中等强度的有氧运动。重度肥胖患者可适当使用减肥药物（如GLP-1受体激动剂利拉鲁肽等）。

（3）戒烟限酒　戒烟的益处是肯定的，而且是任何年龄戒烟均能获益。同时避免被动吸烟。限制饮酒可显著降低高血压的发病风险，不提倡高血压患者饮酒，如饮酒应少量，男性每日酒精摄入量应低于 25g，女性不应超过 15g。

（4）适当锻炼　定期的体育锻炼可降低血压，改善血糖代谢，建议中等强度的锻炼，每周 4～7 次，每次持续 30～60 分钟，如步行、慢跑、骑自行车、游泳、中医导引等。

（5）减轻精神压力　保持心理平衡。帮助患者预防和缓解精神压力，纠正和治疗病态心理，必要时采用专业心理辅导和治疗。

### 3. 药物治疗

（1）利尿药

处方一　吲达帕胺 0.625～2.5mg　po　qd

　　　　或　吲达帕胺缓释片 1.5mg　po　qd

处方二　氢氯噻嗪 12.5～25mg　po　qd

处方三　螺内酯 20mg　po　qd～tid

【说明】吲达帕胺具有利尿作用和钙拮抗作用，降压作用肯定，主要是使血管扩张引起降压，利尿作用较弱，并可逆转左心室肥厚，适用于轻中度高血压，特别是老年高血压以及伴有糖尿病、血脂代谢异常与心功能不全的患者。对磺胺过敏、严重肾功能不全、肝性脑病、低钾血症者禁用。氢氯噻嗪主要适用于轻中度高血压、收缩性高血压、高血压合并心力衰竭的患者。痛风者禁用，肝肾功能衰竭者慎用，孕妇及哺乳期妇女不宜使用。常见的不良反应有低钾血症、高血糖及高尿酸血症、氮质血症等。醛固酮受体拮抗剂（螺内酯等）是原发性醛固酮增多症药物治疗的首选，不良反应主要有高钾血症、男性乳房发育。

（2）β受体阻滞药

处方一　酒石酸美托洛尔 25～100mg　po　bid

　　　　或　美托洛尔缓释片 47.5～190mg　po　qd

处方二　比索洛尔 2.5～10mg　po　qd

【说明】适用于青年或合并心绞痛、心肌梗死后、心力衰竭、高动力性高血压，或伴有偏头痛、青光眼、窦性心动过速者。临床上哮喘、肺气肿、过敏性鼻炎慎用妊娠、2度以上房室传导阻滞者禁用。长期应用者突然停药可出现反跳现象。

（3）钙通道阻滞剂（CCB）

处方一　硝苯地平控释片 30～60mg　po　qd

　　　　或　硝苯地平缓释片 10～40mg　po　bid

处方二　苯磺酸氨氯地平 2.5～10mg　po　qd

　　　　或　苯磺酸左旋氨氯地平 2.5～5mg　po　qd

处方三　非洛地平缓释片 2.5～10mg　po　qd

处方四　拉西地平 4～8mg　po　qd

处方五　贝尼地平 4～8mg　po　qd

处方六　维拉帕米 40～160mg　po　bid～tid

处方七　地尔硫䓬胶囊 30～180mg　po　qd～bid

【说明】CCB 适用于各种类型的高血压，尤其是老年以及合并冠心病与外周血管疾病者，高血压合并糖耐量异常及肾病者，高血压并有脑卒中者的二级预防。特别是在降低高血压脑卒中的死亡率与发生率方面，优于其他一线抗高血压药物。但短效制剂不作为常规抗高血压药物。二氢吡啶类的主要副作用为心动过速、下肢水肿、头昏、面潮红、心悸不适等。其他副作用有便秘、厌食、牙龈增生、视觉异常等。非二氢吡啶类主要副作用是房室传导阻滞和心功能抑制。

（4）血管紧张素转换酶抑制药（ACEI）

处方一　卡托普利 12.5～50mg　po　bid～tid

处方二　贝那普利 5～20mg　po　qd

处方三　培哚普利 4～8mg　po　qd

处方四　福辛普利 10～40mg　po　qd

处方五　依那普利 2.5～20mg　po　bid

【说明】ACEI 具有改善胰岛素抵抗和减少尿蛋白作用，对肥胖、糖尿病和心脏、肾脏靶器官受损的高血压患者具有相对较好的疗效，特别适用于伴有心力衰竭、心肌梗死后、糖耐量减低或糖尿病肾病的高血压患者。不良反应主要是刺激性干咳和血管性水肿。干咳发生率为 10%～20%，停用后可消失。高钾血症、妊娠、双侧肾动脉狭窄、严重肾功能衰竭者（肌酐＞265mmol/L）禁用。

（5）血管紧张素受体阻滞药（ARB）

处方一　缬沙坦 80～160mg　po　qd

处方二　氯沙坦 50～100mg　po　qd

处方三　坎地沙坦 4～32mg　po　qd

处方四　厄贝沙坦 150～300mg　po　qd

处方五　奥美沙坦 20～40mg　po　qd

处方六　替米沙坦 20～80mg　po　qd

【说明】该类药物降压作用起效缓慢，但持久而平稳，一般在 6～8 周时才达最大作用，作用持续时间能达到 24h 以上。多数 ARB 随剂量增大降压作用增强，治疗剂量窗较宽。最大的特点是直接与药物有关的不良反应很少，不引起刺激性干咳，持续治疗的依从性高。高钾血症、妊娠妇女、双侧肾动脉狭窄、严重肾功能衰竭者（肌酐＞265mmol/L）禁用。ACEI 和 ARB 不应联合用药。

（6）α受体阻滞药

处方一　哌唑嗪 1～5mg　po　tid

处方二　特拉唑嗪 1～10mg　po　qd～bid

【说明】α受体阻滞药不作为高血压治疗的首选药，适用于高血压伴前列腺增生患者，用于难治性高血压患者的治疗在开始给药时应在入睡前用，以预防直立性低血压的发生。

（7）单片复方制剂

处方一　氯沙坦钾（50～100mg）/ 氢氯噻嗪（12.5～25mg）
　　　　1 片　po　qd

处方二　缬沙坦（80mg）/ 氢氯噻嗪（12.5mg）1～2 片
　　　　po　qd

处方三　厄贝沙坦（150mg）/ 氢氯噻嗪（12.5mg）1～2 片
　　　　po　qd

处方四　替米沙坦（40～80mg）/ 氢氯噻嗪（12.5mg）1 片
　　　　po　qd

处方五　奥美沙坦（20mg）/ 氢氯噻嗪（12.5mg）1～2 片
　　　　po　qd

处方六　复方依那普利片（依那普利 5mg/ 氢氯噻嗪 12.5mg）
　　　　1～2 片　po　qd

处方七　贝那普利（10mg）/ 氢氯噻嗪（12.5mg）1 片　po　qd

处方八　培哚普利（4mg）/ 吲达帕胺（1.25mg）1～2 片
　　　　po　qd

处方九　培哚普利（10mg）/ 氨氯地平（5mg）1 片　po　qd

处方十　氨氯地平（2.5～5mg）/ 贝那普利（10mg）1 片
　　　　po　qd

处方十一　氨氯地平（5mg）/ 缬沙坦（80mg）1 片　po　qd

处方十二　氨氯地平（5mg）/ 替米沙坦（80mg）1 片　po　qd

处方十三　比索洛尔（5mg）/ 氨氯地平（5mg）1～2 片
　　　　po　qd

处方十四　沙库巴曲 / 缬沙坦 200～400mg　po　qd

【说明】联合用药可以使疗效相加、用药剂量减少和减轻不良反应。联合用药的原则：选择药代动力学和药效学可以互补的药物；避免联合使用降压原理相近的药物，如 ACEI 与 β 受体阻滞药；较单药治疗提高疗效，加强靶器官保护；减少不良反应；长效和长效联用。单片复方制剂是常用的一组高血压联合治疗药物。通常由不同作用机制的两种或两种以上的抗高血压药组成，其优点是使用方便，可改善治疗的依从性及疗效，是联合治疗的新趋势。

**4. 继发性高血压的治疗**

继发性高血压危害程度较原发性高血压更大，早期识别、早期治疗尤为重要。继发性高血压以病因及原发病治疗为主，在此基础上选择有针对性的降压方案。

（1）肾实质性高血压　目标血压 130/80mmHg；有蛋白尿的患者首选 ACEI 或 ARB；长效 CCB、利尿药、β 受体阻滞药、α 受体阻滞药可作为联合治疗药物。

（2）库欣综合征　库欣综合征的定性、定位诊断及治疗比较复杂，建议积极与高血压专科或内分泌科的医生沟通和协作，首选 ACEI 或 ARB 类，合并低钾血症者可选用螺内酯。

（3）嗜铬细胞瘤 / 副神经节瘤　手术切除肿瘤是重要的治疗方法。术前可先服用 α 受体阻滞药。不要在未用 α 受体阻滞药的情况下使用 β 受体阻滞药，否则有可能导致嗜铬细胞瘤危象。

（4）原发性醛固酮增多症　小于 35 岁并单侧腺瘤或大结节（＞1cm）者或经双侧深静脉采血确诊单侧优势分泌的腺瘤或结节采取手术治疗。无手术适应证、无手术意愿或不能耐受手术治疗者采取药物治疗。一线用药为盐皮质激素受体拮抗药，国内用药首选螺内酯。

（5）OSAS　生活方式改良是治疗的基础，包括减重、适当运动、戒烟限酒、侧卧睡眠等；对轻度 OSAS 患者，建议行口腔矫正器治疗；中重度患者建议无创通气治疗。

（6）肾动脉狭窄　首选 CCB，ACEI、ARB 禁用于肾动脉重度狭窄者。严重肾动脉狭窄（直径狭窄＞70%），如出现血压控制不良、肾萎缩或肾功能减退，建议行血管重建治疗。

（7）主动脉狭窄　以开放或介入手术治疗为主，活动期大动脉炎需给予糖皮质激素及免疫抑制药治疗。

### 5. 高血压急症的治疗

高血压急症的特点是血压严重升高（一般血压＞180/120 mmHg）并伴发进行性靶器官功能衰竭的表现。主要包括高血压脑病、颅内出血、急性心肌梗死、急性心力衰竭、不稳定型心绞痛、主动脉夹层、肾上腺素能危象（嗜铬细胞瘤高血压危象）、子痫等。一部分高血压急症并不伴有特别高的血压值，如并发急性肺水肿、主动脉夹层、心肌梗死者等，而血压仅为中度升高，但对靶器官功能影响重大，也应视为高血压急症。若SBP≥220mmHg 和（或）DBP≥140mmHg，则无论有无症状都应视为高血压急症。

高血压急症需立即进行降压治疗以阻止靶器官进一步损害。降压目标是 1h 使平均动脉血压迅速下降但不超过 25%，在以后的2～6h 内血压降至约 160mmHg。血压过度降低可引起肾、脑或冠脉缺血。如果这样的血压水平可耐受且临床情况稳定，在以后的24～48h 逐步降低血压达到正常水平。急性缺血性卒中准备溶栓者血压应控制在＜180/110mmHg，不溶栓者应谨慎降压；急性脑出血时，收缩压 150～220mmHg 的，数小时内降至 130～140mmHg 是安全的，收缩压＞220mmHg，收缩压目标值为 160mmg 可以作为参考的降压目标值；主动脉夹层应将收缩压迅速降至 100mmHg 左右（如能耐受），心率 50～60 次 / 分。

高血压急症的降压药首选静脉抗高血压药，建议配伍成总量 50mL 微泵泵入，精确控制剂量，无微泵的可配伍成 100mL 或500mL 进行剂量换算后输液泵泵入。

处方一　硝酸甘油注射液 15mg+5% 葡萄糖注射液 45mL ＝300μg/mL；5～100μg/min ＝ 1～20mL/h

处方二　硝普钠粉针剂 50mg+5% 葡萄糖注射液 50mL ＝1000μg/mL；0.25～10μg/（kg·min）≈1～36mL/h（按 60kg 体重计算）

处方三　拉贝洛尔注射液（10mL/50mg 规格）50mg+5% 葡萄糖注射液 40mL ＝ 1mg/mL；20～80mg 静注，然后 0.5～2.0mg/min（30～120mL/h）泵入

处方四　艾司洛尔注射液原液 50mL（10mL/0.1g 规格）＝ 10mg/mL，0.25～0.5mg/kg 静 推 ＝ 1.5～3mL 静 推； 然后 0.05～0.3mg/（kg·min）泵入 ＝ 18～108mL/h（按 60kg 体重计算）

处方五　乌拉地尔注射液 10～50mg+0.9% 氯化钠注射液 10mL 静推； 乌拉地尔注射液（5mL/25mg 规格）25mg+0.9% 氯化钠注射液 45mL ＝ 5mg/mL； 6～24mg/h ＝ 1.2～4.8mL/h

处方六　尼卡地平注射液（1mL/1mg 规格）10mg+0.9% 氯化钠注射液 40mL ＝ 1mg/mL；5～15mg/h ＝ 5～15mL/h

处方七　酚妥拉明注射液（1mL/10mg 规格）10mg+0.9% 氯化钠注射液 9mL ＝ 1mg/mL；2.5～5mg ＝ 2.5～5mL 静推

处方八　硫酸镁注射液（10mL/2.5g）20mL ＝ 5g 静推 5min，然后硫酸镁注射液 40mL ＝ 1g/h，后续 1～2g/h ＝ 1～2mL/h 维持

【说明】急性冠脉综合征推荐硝酸甘油、乌拉地尔、艾司洛尔，不推荐硝普钠，易引起冠脉窃血、心率增快、增加心肌耗氧；急性左心衰推荐硝酸甘油、硝普钠、乌拉地尔；急性脑卒中推荐拉贝洛尔、尼卡地平、乌拉地尔，次选硝普钠；高血压脑病推荐拉贝洛尔、尼卡地平、硝普钠；主动脉夹层首选艾司洛尔，联合尼卡地平、硝普钠、乌拉地尔等；重度先兆子痫或子痫首选硫酸镁、尼卡地平、拉贝洛尔、乌拉地尔；嗜铬细胞瘤危象首选 α 受体阻滞药酚妥拉明、乌拉地尔，也可选择硝苯地平、尼卡地平；

在应用 α 受体阻滞药的情况下，可联合应用 β 受体阻滞药，但应避免单独应用 β 受体阻滞药，单独应用反而容易引起或加重嗜铬细胞瘤危象；不推荐硝苯地平片舌下含服降压，可导致心血管疾病死亡率增加。

# 第二节　血脂异常

临床血脂检查的常规项目包括总胆固醇（TC）、甘油三酯（TG）、低密度脂蛋白（LDL-C）、高密度脂蛋白（HDL-C）、载脂蛋白 A1（ApoA1）、载脂蛋白 B（ApoB）、脂蛋白 a［Lp（a）］，利用 TC 减去 HDL-C 获得非 HDL-C，是临床常用的重要概念。

血脂异常是指血清中 TC 和（或）TG 水平升高，俗称高脂血症。实际上血脂异常也泛指包括低 HDL-C 血症在内的各种血脂异常。血脂异常是导致动脉粥样硬化的首要致病性危险因素、增加心脑血管病的发病率和死亡率，WHO 最新资料显示，全球超过50% 的冠心病与胆固醇水平升高相关。我国成人血脂异常患病率为 35.6%，然而在动脉粥样硬化性心血管疾病（ASCVD，包括冠心病、缺血性脑卒中、短暂性脑缺血发作、周围血管病）的患者中，降脂药物的治疗率仅为 14.5%，达标率仅为 6.8%，血脂治疗仍然面临着严峻的挑战。

## 一、问诊要点

① 初期多数患者没有临床症状，导致动脉硬化后可有头痛、肢体麻木、头晕或肾功能减退、高血压、冠心病、脑梗死等疾病的临床症状，故问诊时多集中于心血管、脑血管、肾脏、周围血管疾病等临床情况。

② 询问患者有无糖尿病、高尿酸血症、甲状腺功能减退、肾

病病史，是否经常服用某些药物如利尿药、激素类，以上疾病或用药均可以导致血脂异常。

③ 是否有长期大量进食含胆固醇多的食物史，是否经常进食肥肉、猪油、动物内脏、贝壳类海鲜等食物。

④ 详细询问家族中有无高脂血症、动脉粥样硬化史。高脂血症与家族遗传有关。

## 二、查体要点

有些高血脂没有明显的体征，必须提高对高血脂的认识，仔细检查。常见的是黄色瘤，在肌腱、手掌及手指间皱褶处，身体关节伸侧以及髋、踝、臀等部位，眼睑周围有异常的局限性皮肤隆起，其颜色可为黄色、橘黄色或棕黄色，多呈结节、斑块或丘疹形状，边界清楚，质地柔软；角膜弓（或称老年环）；眼底改变（如脂质性视网膜炎）；或有反复发生的胰腺炎；肝脾大；或伴有肥胖、高尿酸血症、糖尿病等。

## 三、实验室检查

《健康体检基本项目专家共识（2022）》建议将血脂作为常规体检项目。20～40 岁成年人至少每 5 年监测 1 次，40 岁以上男性或绝经后女性每年监测 1 次，ASCVD 患者及其高危人群应每 3～6 个月监测 1 次。药物开始治疗后 4～6 周复查血脂、肝功能、肌酸激酶，控制达标可每 6～12 个月复查 1 次，长期达标者每年复查 1 次。

## 四、诊断和分类

### 1. 血脂合适的参考水平

由于 ASCVD 不同风险人群的血脂合适水平和升高的判断标准并不相同，因此目前监测的参考范围仅以 ASCVD 低危人群为对象（表 2-3），低于此参考水平的并不代表该患者不需要降脂治疗，而是应根据 ASCVD 的风险确定其合适水平从而决定是否启动降脂治疗，相关内容将在治疗中详述。

表 2-3　ASCVD 低危人群主要血脂指标参考标准

| 分类 | TC/<br>(mmol/L) | LDL-C/<br>(mmol/L) | HDL-C/<br>(mmol/L) | TG/<br>(mmol/L) | 非 HDL-C/<br>(mmol/L) | Lp(a)/<br>(mg/L) |
|---|---|---|---|---|---|---|
| 理想水平 | — | < 2.6 | — | — | < 3.4 | — |
| 合适水平 | < 5.2 | < 3.4 | — | < 1.7 | < 4.1 | < 300 |
| 边缘升高 | 5.2 ～ 6.2 | 3.4 ～ 4.1 | — | 1.7 ～ 2.3 | 4.1 ～ 4.9 | — |
| 升高 | ≥ 6.2 | ≥ 4.1 | — | ≥ 2.3 | ≥ 4.9 | ≥ 300 |
| 降低 | — | — | < 1.6 | — | — | — |

**2. 分类**

高脂血症分为高胆固醇血症、高甘油三酯血症、混合性高脂血症和低高密度脂蛋白胆固醇血症。

# 五、降脂目标的确定

**1. 干预靶点及不同人群的降脂目标**

（1）LDL-C 作为首要干预靶点　LDL-C 每降低 1mmol/L，ASCVD 风险下降约 20%，因此 LDL-C 作为降脂治疗的首要干预靶点，不同 ASCVD 风险人群 LDL-C 的目标值见表 2-4。

表 2-4　不同 ASCVD 风险人群 LDL-C 的目标值

| 危险分层 | LDL-C 目标值 |
|---|---|
| 超高危 | < 1.4mmol/L 且降幅 ≥ 50% |
| 极高危 | < 1.8mmol/L 且降幅 ≥ 50% |
| 高危 | < 2.6mmol/L |
| 中危 | < 2.6mmol/L |
| 低危 | < 3.4mmol/L |

（2）非 HDL-C 可作为次要干预靶点　对于高 TG 血症、糖尿

病、代谢综合征、肥胖等患者，仅考虑 LDL-C 存在一定局限性，而非 HDL-C 代表全部致动脉粥样硬化脂蛋白颗粒中的胆固醇，受 TG 影响的波动较小，检测结果稳定，可作为 ASCVD 人群的次要干预靶点，其目标值见表 2-5。

**表 2-5　不同 ASCVD 风险人群非 HDL-C 的目标值**

| 危险分层 | 非 HDL-C 目标值 |
|---|---|
| 超高危 | ＜ 2.2mmol/L 且降幅≥ 50% |
| 极高危 | ＜ 2.6mmol/L 且降幅≥ 50% |
| 高危 | ＜ 3.4mmol/L |
| 中危 | ＜ 3.4mmol/L |
| 低危 | ＜ 4.2mmol/L |

### 2. 不同 ASCVD 风险的分类标准

（1）将 ASCVD 患者分为超高危和极高危

① 超高危人群：发生过≥2 次严重 ASCVD 事件。

严重 ASCVD 事件包括：a. 近期急性冠脉综合征（ACS）病史（＜1 年）；b. 既往心肌梗死病史（除上述 ACS 以外）；c. 缺血性脑卒中史；d. 有症状的周围血管病变，既往接受过血运重建或截肢］或发生过 1 次严重 ASCVD 事件，且合并≥2 个高危险因素［高危险因素包括：a.LDL-C＜1.8mmol/L，再次发生严重 ASCVD 事件；b. 早发冠心病（男性＜55 岁，女性＜65 岁）；c. 家族性高胆固醇血症或 LDL-C≥4.9mmol/L；d. 既往冠脉搭桥（CABG）或介入（PCI）治疗史；e. 糖尿病；f. 高血压；g. 慢性肾脏病（CKD）3～4 期；h. 吸烟］。

② 极高危人群：不符合超高危的其他 ASCVD 人群。

（2）无 ASCVD 患者的危险分层评估

① 符合以下任意条件的，直接列为高危人群。

a.LDL-C≥4.9mmol/L 或 TC≥7.2mmol/L。b. 糖尿病患者（≥

40 岁）。c.CKD 3～4 期。

② 不符合上述条件者，进行 10 年 ASCVD 发病风险评估，见表 2-6。

表 2-6　10 年 ASCVD 发病风险

| 危险因素[①]/个 | | 胆固醇水平分层 /（mmol/L） | | |
|---|---|---|---|---|
| | | 3.1 ≤ TC < 4.1 或 1.8 ≤ LDL-C < 2.6 | 4.1 ≤ TC < 5.2 或 2.6 ≤ LDL-C < 3.4 | 5.2 ≤ TC < 7.2 或 3.4 ≤ LDL-C < 4.9 |
| 无高血压 | 0～1 | 低危 | 低危 | 低危 |
| | 2 | 低危 | 低危 | 中危 |
| | 3 | 低危 | 中危 | 中危 |
| 有高血压 | 0 | 低危 | 低危 | 低危 |
| | 1 | 低危 | 中危 | 中危 |
| | 2 | 中危 | 高危 | 高危 |
| | 3 | 高危 | 高危 | 高危 |

① 危险因素包括：吸烟、低 HDL-C、年龄 ≥ 45/55 岁（男 / 女）。

③ 10 年 ASCVD 发病风险中危且年龄＜55 岁者，评估余生危险，具备以下任意 2 个及以上危险因素者，定义为 ASCVD 高危人群。

a. 收缩压≥160mmHg 或舒张压≥100mmHg。

b. 非 HDL-C≥5.2mmol/L。

c.HDL-C＜1.0mmol/L。

d. 体质指数（BMI）≥28kg/m$^2$。

e. 吸烟。

**3. 特殊人群的降脂目标**

糖尿病患者推荐 LDL-C 和非 HDL-C 同时作为降脂目标，≥40 岁以上的糖尿病患者均为高危，1 型糖尿病≥20 年作为高危，＜40 岁的糖尿病患者≥3 个以上危险因素或合并靶器官损害，也视为 ASCVD 高危。

① 糖尿病合并 ASCVD 患者 LDL-C＜1.4mmol/L。

② ACSVD 高危的糖尿病患者 LDL-C＜1.8mmol/L。

③ ASCVD 为低中危的糖尿病患者 LDL-C＜2.6mmol/L。

④ 非 HDL-C 为次要目标，目标值为 LDL-C 目标值 +0.8mmol/L。

## 六、治疗

### 1. 生活方式干预

生活方式干预是降脂治疗的基础，包括合理膳食、适度增加身体活动（每周 5~7 次，每次 30min 中等强度运动）、控制体重（BMI 在 20~23.9kg/m$^2$）、戒烟、限制饮酒等。

膳食治疗推荐：

① 应限制油脂摄入总量，每日 20~25g，采用不饱和脂肪酸（植物油）替代饱和脂肪酸（动物油、棕榈油等）；

② 避免摄入反式脂肪（氢化植物油），增加全谷、薯类、膳食纤维（25~40g/d）及鱼类摄入；

③ ASCVD 中危以上人群或合并高胆固醇血症患者考虑降低食物胆固醇摄入（＜300mg/d）。

### 2. 药物治疗

（1）主要降胆固醇药物

① 他汀类药物

a. 高等强度

处方一　阿托伐他汀 40~80mg　po　qn

处方二　瑞舒伐他汀 20mg　po　qn

b. 中等强度

处方一　阿托伐他汀 10~20mg　po　qn

处方二　瑞舒伐他汀 5~10mg　po　qn

处方三　氟伐他汀 80mg　po　qn

处方四　洛伐他汀 40mg　po　qn

处方五　匹伐他汀 1～4mg　po　qn

处方六　普伐他汀 40mg　po　qn

处方七　辛伐他汀 20～40mg　po　qn

【说明】他汀类药物是血脂异常治疗的基石，绝大多数患者耐受性好。其剂量翻倍，LDL-C 降幅仅增加 6%，但其副作用呈剂量依赖性。我国人群对高等强度他汀类药物的耐受性较差，建议采用中等强度他汀类药物治疗。主要不良反应为肝功能异常、肌肉不良反应（肌痛、肌炎、横纹肌溶解）、新发糖尿病、认知功能减退，建议有适应证的患者长期坚持服用，如出现不良反应，可减量或换用另一种他汀类药物，或联合其他降脂药以达到治疗目标。他汀类药物尚可降低 TG 水平 7%～30%，HDL-C 升高 5%～15%。他汀类药物可在任何时间段每日服用 1 次，夜间服用 LDL-C 降幅可稍增加。

②胆固醇吸收抑制药

处方一　依折麦布 10mg　po　qd

处方二　海博麦布 10～20mg　po　qd

【说明】安全性和耐受性较好，轻度肝功能不全或轻至重度肾功能不全患者无须调整用量。

③前蛋白转化酶枯草溶菌素 9（PCSK9）抑制药

处方一　阿利西尤单抗 75～150mg　ih　q2w

处方二　依洛尤单抗 140mg　ih　q2w

【说明】PCSK9 抑制剂能降低平均 LDL-C 水平达 50%～70%，安全性和耐受性好，长期应用（中位随访 5 年时间）严重不良事件、肌肉相关事件、新发糖尿病、出血性脑卒中和认知障碍未见增加。目前相关小干扰 RNA 药物如 Inclisiran 已陆续上市，仅需半年注射一次，大大提高了患者的依从性。

④ 胆酸螯合药

处方一　考来烯胺 5g　po　tid

处方二　考来替泊 5g　po　tid

处方三　考来维仑 1.875g　po　bid

【说明】与他汀类药物联用，可明显提高降脂疗效，常见不良反应有胃肠道不适、便秘、影响某些药物吸收，绝对禁忌证为异常 β 脂蛋白血症和 TG＞4.5mmol/L。

⑤ 中成药

处方一　血脂康胶囊 0.6g　po　bid

处方二　脂必妥胶囊 0.24～0.48g　po　bid

【说明】血脂康降脂机制与他汀类药物类似，由特制红曲加入稻米生物发酵制成，脂必泰是红曲与中药山楂、泽泻、白术的复合制剂，不良反应较他汀类少。

⑥ 其他

处方　普罗布考 0.5g　po　qd

【说明】主要适用于家族高胆固醇血症（HF）患者，尤其是纯合子 HF 及黄色瘤患者。

（2）主要降甘油三酯药物

① 贝特类药物

处方一　非诺贝特 0.1g　po　tid

处方二　苯扎贝特 0.2g　po　tid

处方三　吉非贝特 0.6g　po　bid

【说明】TG＞5.6mmol/L 时应立即启动贝特类降脂药治疗，预防急性胰腺炎。常见不良反应与他汀类药物类似。贝特类的缓释剂型可每日一次给药。

② 烟酸类

处方一　烟酸 100mg　po　tid（逐渐增至 1～3g/d）

处方二　烟酸肌醇酯 200～600mg　po　tid

【说明】主要副作用为面部潮红、瘙痒和胃肠道症状，偶见肝功能损害，慢性活动性肝病、活动性消化性溃疡和严重痛风者禁用，相关研究未显示心血管获益。

③ ω-3 脂肪酸制剂

处方一　ω-3 脂肪酸乙酯（EPA+DHA）2～4g　po　qd

处方二　二十碳五烯酸乙酯（IPE）2g　po　bid

处方三　ω-3 羧酸 4g　po　qd

【说明】ω-3 脂肪酸制剂分为非处方鱼油产品和处方 ω-3 脂肪酸产品，因成分、纯度、剂量差异，非处方鱼油产品归类为膳食补充剂，不能替代处方药物。以上三种药物均被批准用于严重高 TG（≥5.6mmol/L）成人患者，但其降低 ASCVD 风险的获益结果不一致，目前仅 IPE 被推荐用于在接受严格生活方式干预及他汀类药物治疗基础上，如 TG 仍＞1.5mmol/L 的 ASCVD 高危 / 极高危患者。

（3）降脂药物的联合应用

处方一　他汀类药物 + 胆固醇吸收抑制药

处方二　他汀类药物 + 胆固醇吸收抑制药 +PCSK9 抑制药

处方三　他汀类药物 +PCSK9 抑制药

处方四　他汀类药物 + 中成药

处方五　他汀类药物 + 贝特类药物

处方六　他汀类药物 + 高纯度 ω-3 脂肪酸制剂

【说明】中成药可作为他汀不耐受的替代药物，也可联合他汀类药物应用；他汀 + 贝特类要严密监测肝功能和肌肉相关事件。针对严重高 TG 血症，经生活方式及单一药物控制不佳，可考虑贝特类药物 + 烟酸类 + 高纯度 ω-3 脂肪酸两种或两种以上的组合。

# 第三节　慢性心肌缺血综合征

冠状动脉供应心脏自身血液，冠状动脉发生粥样硬化，使冠状动脉狭窄或闭塞和（或）痉挛，导致心肌缺血或坏死而引起的心脏病，统称冠状动脉粥样硬化性心脏病，简称冠心病。2020 年中国城市居民冠心病死亡率为 126.91/10 万，农村为 135.88/10 万，农村地区已超过城市水平。

近年来，为适应冠心病诊疗理念的更新、便于治疗策略的制订，将冠心病分为两大类，慢性心肌缺血综合征（CIS）和急性冠脉综合征（ACS）。前者包括稳定型心绞痛、隐匿性冠心病、缺血性心肌病。

# 稳定型心绞痛

稳定型心绞痛亦称劳力性心绞痛，是在冠状动脉固定性严重狭窄的基础上，由于心肌负荷的增加引起心肌急剧的、暂时的缺血与缺氧的临床综合征。本症患者男性多于女性，多数患者年龄在 40 岁以上，但发病有年轻化趋势。

其临床表现在 1~3 个月内相对稳定，即每日和每周疼痛发作次数大致相同，诱发疼痛的劳力和情绪激动程度相同，每次发作疼痛的性质和疼痛部位无改变，疼痛时限相仿，服用硝酸甘油等后也在相近时间内产生疗效。一旦上述稳定条件发生变化，要考虑 ACS 转变可能。

## （一）问诊要点

（1）部位　主要在胸骨体中段或上段之后可波及心前区，有手掌大小范围，甚至横贯前胸，界限不很清楚。常放射至左肩、左臂内侧达无名指和小指，或至颈、咽或下颌部，单独表现为这些部位疼痛以上腹痛为表现者也不少见。

（2）性质　胸痛常为压迫、发闷或紧缩性，也可有烧灼感，但不像针刺样或刀扎样锐性痛，偶伴濒死的恐惧感觉。有些患者仅觉胸闷不适不认为有痛。发作时，患者往往被迫停止正在进行的活动，直至症状缓解。

（3）诱因　发作常由体力劳动或情绪激动（如愤怒、焦急、过度兴奋等）所诱发，饱食、寒冷、吸烟、心动过速、休克等亦可诱发。疼痛多发生于劳力或激动的当时，而不是在一天劳累之后。典型的心绞痛常在相似的条件下重复发生，但有时同样的劳力只在早晨而不在下午引起心绞痛，提示与晨间交感神经兴奋性增高等昼夜节律变化有关。

（4）持续时间　疼痛出现后常逐步加重，然后在 3～5min 内渐消失，可数天或数周发作一次，亦可一日内多次发作。

（5）缓解方式　一般在停止原来诱发症状的活动后即可缓解；舌下含用硝酸甘油也能在几分钟内使之缓解。

（6）询问既往史及危险因素（高血压、糖尿病、吸烟、血脂异常、脑卒中或外周血管疾病等），询问家族史。

## （二）查体要点

平时一般无异常体征。心绞痛发作时常见心率增快、血压升高、表情焦虑、皮肤冷或出汗，有时出现第四或第三心音奔马律。可有暂时性心尖部收缩期杂音，是乳头肌缺血以致功能失调引起二尖瓣关闭不全所致。

## （三）辅助检查

（1）常规心电图　所有胸痛患者均应动态检测心电图。首先行 12 导联静息心电图检查，症状缓解后立即复查，若静息时心电图与发作时心电图有动态改变，甚至部分患者静息心电图呈现缺血改变但发作时呈现出假性正常化（相当于 ST 段抬高），则强烈支持冠心病心绞痛的诊断。静息心电图正常不能除外心绞痛可能，对静息心电图无明显异常者可行心电图负荷试验。

（2）24h 动态心电图　扩大了心电图临床运用的范围，发现与症状相一致的 ST-T 改变，对心绞痛诊断有参考价值。

（3）心电图运动负荷试验 通过一定量的运动增加心脏负荷，观察心电图变化，对已知或怀疑患有心血管疾病，尤其是冠心病者进行临床评估的方法。主要适用于诊断冠心病；评定已确诊冠心病的严重程度；预测心血管事件和心源性死亡；评定运动能力和耐量；评定运动相关的症状；评估心率变时性功能、心律失常和对植入性器械治疗的反应；评估对医学介入治疗的反应。

（4）超声心动图或负荷超声心动图 可有助于了解心脏结构和功能，部分可见心室壁活动异常，也可用于排除其他结构性心脏病。负荷超声心动图通过运动或药物负荷等方法增加心肌耗氧，诱发心肌缺血发作，能对冠心病受损心肌的部位、范围、严重程度、存活心肌做出判断，有利于指导治疗和判断预后。

（5）核素心肌显像 可用于冠心病的诊断、危险分层、存活心肌检测、治疗决策确定，疗效评价及预后评估。其中核素心肌灌注显像是诊断冠心病患者心肌缺血准确且循证证据最为充分的无创性方法；核素心肌葡萄糖代谢显像是目前评价存活心肌的"金标准"。

（6）冠脉 CTA 有较高的阴性预测价值，若未见狭窄病变，一般可不进行冠脉造影等有创检查；但对冠脉狭窄程度的判定仍有一定限度，阳性结果必要时需进一步完善冠脉造影检查。

（7）有创检查

① 冠状动脉造影：仍是目前冠心病诊断的"金标准"，可以明确诊断血管病变情况并决定治疗策略及判断预后。有心绞痛发作、需要明确或排除冠心病者推荐行冠脉造影检查。

② 冠脉血流储备分数测定（FFR）：通过测定冠脉狭窄远端和近端的压力比值，反映狭窄冠脉与心肌灌注之间的关系，能较准确地判断出狭窄的冠脉是否引起血流动力学障碍，辅助治疗决策。无功能性狭窄的冠脉，FFR 理论正常值为 1，FFR<0.75

的病变宜行血运重建；FFR>0.80 的病变为药物治疗的指征；FFR0.75~0.80 为"灰区"，术者可综合患者的临床情况及血管供血的重要性，决定是否进行血运重建。

③ 腔内影像学检查：包括血管内超声（IVUS）、光学相干断层显像（OCT），可以明确冠状动脉管腔和管壁的病变形态、性质、病变分布，精确测量狭窄程度、直径、横截面积，指导介入治疗及疗效评价。

## （四）心绞痛分级

心绞痛严重度的分级根据加拿大心血管病学会（CCS）标准分为四级。

Ⅰ级：一般体力活动（如步行和登楼）不受限，仅在强、快或持续用力时发生心绞痛。

Ⅱ级：一般体力活动轻度受限。快步、饭后、寒冷或刮风中、精神应激或醒后数小时内发作心绞痛。一般情况下平地步行 200m 以上或登楼一层以上受限。

Ⅲ级：一般体力活动明显受限，一般情况下平地步行 200m 或登楼一层引起心绞痛。

Ⅳ级：轻微活动或休息时即可发生心绞痛。

## （五）鉴别诊断

（1）不稳定型心绞痛　疼痛部位、性质、发作时心电图改变等与稳定型心绞痛相似，但发作的劳力性诱因不同，常在休息或轻微活动下即可诱发，1~2 个月内新发的心绞痛或在原稳定型心绞痛基础上恶化的心绞痛也属于不稳定型心绞痛。

（2）急性心肌梗死　疼痛性质更剧烈，持续时间多超过 30min，可长达数小时，可伴有心律失常、心力衰竭和（或）休克，含用硝酸甘油多不能使之缓解。心电图、心肌坏死标志物检查可以进一步确诊。

（3）食管疾病　有痛性食管疾病，常见的有食管反流及食管动力异常，这些疾病可以刺激心绞痛发作，也可以与心绞痛并存，经典的食管痛为"烧心"，与体位改变及用餐有关。

（4）颈、胸脊神经根病变　所有累及颈、胸脊神经根病变均可以引起胸痛，其部位和放射范围与心绞痛相似，疼痛的发生常与颈部和脊柱的动作、平卧或提重物有关，此类疾病包括椎间盘病变、颈椎病和胸廓出口综合征。

（5）胸壁神经、软组织来源的疾病　疼痛固定、局部压痛，胸廓运动如深呼吸、咳嗽和举臂，可使疼痛加重。常见的疾病有扭伤、肋间神经炎和肋软骨炎。

（6）其他疾病引起的心绞痛　包括严重的主动脉瓣狭窄或关闭不全、风湿性冠状动脉炎、梅毒性主动脉炎引起冠状动脉口狭窄或闭塞、肥厚型心肌病、X综合征、心肌桥等病均可引起心绞痛，要根据其他临床表现及相应的辅助检查来进行鉴别。

## （六）治疗

稳定型心绞痛的治疗有两个主要目的：一是预防心肌梗死和猝死，提高生活质量；二是减轻症状和减少缺血发作。主要包括改善生活方式治疗和危险因素处理、药物治疗和血运重建治疗。

### 1. 改善生活方式治疗和危险因素处理

① 完善相关检查评估患者的危险性，发现危险因素，以利确定治疗方案。低盐低脂饮食、戒烟及避免被动吸烟、限酒、减轻体重等治疗性生活方式的改变应该是基础治疗措施。

② 吸烟者心肌梗死发生风险较不吸烟者高出 1.5～2.0 倍，所有患者均应进行宣教，劝导不吸烟、彻底戒烟、避免被动吸烟。

③ 运动应成为冠心病患者综合治疗的一部分，稳定型心绞痛患者每日有氧运动 30～60min，每周运动不少于 5 天。

④ 减肥也是冠心病二级预防的重要组成部分，应通过有计划地锻炼、限制热量摄取、日常运动来控制体重，目标体质指数 $18.5\sim24.9kg/m^2$，必要时可使用如利拉鲁肽等药物减重。

⑤ 高血压、血脂异常、糖尿病等危险因素的控制及目标范围参见相关章节。

**2. 药物治疗**

（1）改善缺血治疗

① 发作期治疗

处方一　硝酸甘油 0.25～0.5mg　舌下含化

处方二　硝酸异山梨酯 5～10mg　舌下含化

处方三　速效救心丸 10～15 粒　舌下含化

处方四　丹参滴丸 10 丸　舌下含化

处方五　麝香保心丸 4 丸　舌下含化

【说明】硝酸酯类禁忌证为急性循环衰竭（休克、循环性虚脱），严重低血压（收缩压≤90mmHg），急性心肌梗死伴低充盈压（除非在有持续血流动力学监测的条件下），梗阻性肥厚型心肌病，缩窄性心包炎或心脏压塞，严重贫血，青光眼，颅内压增高，对硝基化物过敏；副作用有头晕、头胀痛、头部跳动感、面红、心悸等，偶有血压下降，因此第一次用药时，患者宜平卧片刻。中成药一般耐受性较好，不良反应较少。

② 缓解期治疗

a.β 受体阻滞药

相关用药参见高血压章节。

【说明】本药与硝酸酯类合用有协同作用，应从小剂量开始应用，逐渐加量至目标心率后维持，目标心率为静息下 55～60 次 / 分；停用本品时应逐步减量，以防停药综合征，低血压、支气管哮喘以及心动过缓、二度或以上房室传导阻滞者不宜应用。

b. 硝酸酯制剂

处方一　硝酸异山梨酯 5～10mg　po　tid

处方二　单硝酸异山梨酯胶囊 20mg　po　bid

处方三　单硝酸异山梨酯缓释胶囊（片）40mg　qd

【说明】适用于预防缺血发作，相关不良反应及禁忌证参见发作期治疗【说明】。

c. 钙通道阻滞剂

相关用药参见高血压章节。

【说明】非二氢吡啶类的地尔硫草和维拉帕米可以减慢心率，从而减少氧耗。长效钙通道阻滞剂能减少心绞痛的发作。其副作用可以引起心动过缓和心脏阻滞（非二氢吡啶类）或心率增快（二氢吡啶类）、心力衰竭、周围水肿、便秘、低血压、面部潮红、头痛等。硝苯地平片不适用于舌下含服控制高血压急症及心绞痛，因其可以导致心脑缺血加重及交感激活而增加心血管疾病的死亡率。

d. 其他药物

处方一　盐酸曲美他嗪 20～60mg　po　tid

处方二　尼可地尔 2mg　po　tid

处方三　盐酸伊伐布雷定 2.5～7.5mg　po　tid

【说明】曲美他嗪一般作为二线用药；尼可地尔可用于心绞痛的预防及长期治疗，并可治疗微血管性心绞痛；伊伐布雷定可减慢心率减轻心肌耗氧，一般用于有 β 受体阻滞药禁忌证或效果不佳时。

（2）改善预后的药物

① 抗血小板治疗

处方一　阿司匹林 75～100mg　po　qd

处方二　氯吡格雷 75mg　po　qd

处方三　吲哚布芬 0.1g　po　bid

处方四　替格瑞洛 90mg　po　bid

【说明】一般稳定型冠心病患者使用单抗血小板治疗，主要是出血风险，阿司匹林不耐受可选择吲哚布芬或氯吡格雷，使用氯吡格雷时如需 PPI 治疗时，应选用不影响其疗效的泮托拉唑、兰索拉唑，若行介入治疗，应维持阿司匹林 / 吲哚布芬 + 氯吡格雷 / 替格瑞洛的双抗策略至少 1～12 个月（视缺血与出血风险决定），替格瑞洛一般不单独应用于稳定型心绞痛患者。

② 降脂治疗

相关用药及目标值参见血脂异常章节。

③ ACEI 或 ARB 类药物

相关用药参见高血压章节。

【说明】所有冠心病患者均能从 ACEI 中获益，但低危患者可能获益更小，对于稳定型心绞痛合并高血压、糖尿病、心力衰竭或左室收缩功能不全、CKD 的患者均应使用 ACEI，不能耐受 ACEI 时可改用 ARB。

**3. 血运重建治疗**

对强化药物治疗下仍有缺血症状及存在较大范围心肌缺血证据的患者，如预判选择介入治疗（PCI）或冠状动脉旁路移植术（CABG）治疗的潜在获益大于风险，可根据病变特点选择相应的治疗策略。对合并左主干和（或）前降支近段病变、多支血管病变患者，根据 SYNTAX 评分和 SYNTAX Ⅱ 评分评估其中、远期风险，选择合适的血运重建策略。对有典型心绞痛症状或无创性检查有心肌缺血证据的患者病变直径狭窄≥90% 时，可直接干预；当病变直径狭窄＜90% 时，建议仅对有相应缺血证据，或 FFR≤0.8 的病变进行干预。

# 隐匿性冠心病

没有心绞痛临床症状，但有心肌缺血的客观证据的冠心病，称为隐匿性冠心病，分为三种类型：① 有心肌缺血证据，但无心绞痛症状；② 既往有心梗病史，有心肌缺血证据，但无心绞痛症状；③ 有心肌缺血发作，有时有症状，有时无症状，此类居多。治疗建议基本同稳定型心绞痛。

## 缺血性心肌病

是指由冠状动脉硬化引起长期心肌缺血，导致心肌弥漫性纤维化，产生与原发性扩张性心肌病类似的临床表现，属冠心病的晚期阶段。主要表现为心脏扩大、心力衰竭。早期预防、早期治疗是避免进展为缺血性心肌病的重要手段，心力衰竭患者的治疗参见心力衰竭章节，血运重建治疗对缺血区域有存活心肌者有益。

## 缺血伴非阻塞性冠状动脉疾病（INOCA）

具有缺血性胸痛症状和心肌缺血客观证据，但 CAG 或 CTA 未发现阻塞性冠状动脉狭窄的疾病，定义为缺血伴非阻塞性冠状动脉疾病（INOCA），主要分为以下两类。

（1）微血管性心绞痛（MVA）　主要由冠状动脉微血管结构重塑和（或）功能障碍导致。

（2）血管痉挛性心绞痛（VSA）　夜间及静息时发生，伴心电图相应导联 ST 段缺血性改变。短暂的血管痉挛可能无症状或出现心绞痛和心电图变化，但痉挛持续不缓解，则可诱发急性心肌梗死、心律失常及猝死。

主要的治疗方式包括改善生活方式、控制危险因素，MVA 患者的降压治疗优选 ACEI，抗心绞痛治疗包括 β 受体阻滞药（MVA 选择）、CCB（VSA 选择非二氢吡啶类 CCB）、硝酸酯类、尼可地尔、曲美他嗪等，对于合并动脉硬化的，需要抗血小板治疗；中药对 MVA 具有较好疗效。

# 第四节　急性冠脉综合征

急性冠脉综合征（ACS）包括非 ST 段抬高型 ACS（NSTE-ACS）和急性 ST 段抬高型心肌梗死（STEMI），NSTE-ACS 包括不稳定心绞痛（UA）和非 ST 段抬高型心肌梗死（NSTEMI）。

## 非 ST 段抬高型急性冠脉综合征

UA 和 NSTEMI 其病因和临床表现相同但程度不同，不稳定型心绞痛是指介于急性心肌梗死和稳定型心绞痛之间的一组心绞痛综合征。根据血中肌钙蛋白是否升高，可以区分 UA 和 NSTEMI。

### （一）问诊要点

①　应仔细询问胸痛的部位、性质、时间、诱因和缓解情况，一般 UA 胸骨后疼痛，可放射至颈部、下颌、牙齿、手臂、背部或上腹部，或有呼吸困难、胸部烧灼感，有些老年人可能有疲劳、出汗、头昏、恶心等，持续时间一般为 15～30min 或者时间更长，发作频繁，易于诱发。一般较稳定型心绞痛发作时间长、程度重、诱因不明显等是其特点。

②　既往有无类似发作史、高血压、糖尿病、血脂异常等病史，若有应询问诊治过程。可以进一步对 NSTE-ACS 的危险分层提供既往资料，以利于确定治疗策略。

③　是否有吸烟、饮酒史，若有应询问量和时间；有无缺乏运动、喜食高脂饮食等其他不良生活。

### （二）查体要点

NSTE-ACS 一般无特异的体征，严重患者会出现休克、心衰症状，所以查体时注意观察有无肺水肿、出汗、低血压等体征。为与心包炎相鉴别，听诊时注意有无心包摩擦音。有时心脏听诊会有第三心音、第四心音或暂时性二尖瓣关闭不全的杂音，发作时有的会出现反常的左心室心尖搏动。

**（三）实验室检查和辅助检查**

（1）三大常规、肝肾功能、电解质、血糖、血脂；必要时检查甲状腺功能；CAG 术前行相关免疫学检查；D- 二聚体、BNP/NT-proBNP。

（2）心电图　ST-T 动态变化是 NSTE-ACS 最可靠的心电图表现，约一半以上的 UA/NSTEMI 患者发生 ST 段压低（或暂时性 ST 段抬高）和 T 波改变。新的 ST 段改变是心肌缺血和预后的一个重要特异性指标。NSTEMI 的心电图 ST 段压低和 T 波倒置比 UA 更明显和持久，并有一系列演变过程，如 T 波倒置逐渐加深，再逐渐变浅。所有急性胸痛患者首次医疗接触 10min 内应完善心电图检查。

（3）心肌损伤标记物　肌钙蛋白（cTn，包括 cTnI、cTnT）是评估 ACS 的主要血清心肌损伤标记物。可以帮助诊断 NSTEMI，并提供有价值的预后信息。在临床症状符合 UA/NSTEMI 的患者中，cTn 增高者可确诊 NSTEMI。同时 cTn 水平与预后密切相关。有条件的首选高敏肌钙蛋白（hs-cTn）检测。由于 cTn 的升高有相应的时间窗，对于怀疑 NST-ACS 的患者应在症状发作后每 1~3 小时复查 1 次心肌坏死标志物，6 小时阴性者方可排除心肌梗死，但同时需要注意不稳定型心绞痛向心肌梗死的进展，病情发生再次变化时，要注意再评估。若不能检测 cTn，应用肌酸激酶同工酶（CK-MB）来替代。

（4）无创影像学检查　对无反复胸痛、心电图正常、cTn 正常但疑似 ACS 或确诊 NST-ACS 但 Grace 评分为低危的患者可行负荷心电图、超声检查或冠脉 CTA 检查。

（5）冠脉造影　针对诊断不明确的可以冠脉造影明确诊断；确诊 NST-ACS 推荐根据 Grace 评分进行危险分层选择造影时机（参见本章节诊断部分）。

## （四）诊断和鉴别诊断

### 1. 不稳定型心绞痛

（1）诊断要点　cTn 阴性，缺血性胸痛，心电图表现为一过性 ST 段压低或 T 波低平、倒置，少见 ST 段抬高（血管痉挛性心绞痛）。

（2）不稳定型心绞痛分型

① 初发型心绞痛：病程在 1～2 个月内新发生的自发或劳力性心绞痛很轻的体力活动可诱发，程度达到 CCS Ⅲ级。

② 恶化型心绞痛：在原为稳定型心绞痛基础上，疼痛发作的频率增加、程度加重、时限延长、诱发因素变化，硝酸类药物缓解作用减弱，CCS 分级至少增加 1 个水平，程度达Ⅲ级以上者。

③ 静息型心绞痛：心绞痛发生在休息或安静状态，发作持续时间通常＞20min。

④ 梗死后心绞痛：指心肌梗死后 1 个月内发生的心绞痛。

### 2. 急性非 ST 段抬高型心肌梗死

cTn 或 CK-MB＞99% 参考值上限并同时伴有下列情况之一或以上者：持续缺血性胸痛；心电图表现为新发的 ST 段压低或 T 波低平、倒置；超声心动图显示节段性室壁活动异常；冠状动脉造影异常。

### 3. 危险评估

推荐应用 Grace 评分进行危险分层，是决定治疗策略的重要依据，见表 2-7。

**表 2-7 NST-ACS 缺血评估——Grace 评分**

（院内评分，入院 24 小时内完成）

| 年龄/岁 | 分值 | 心率/（次/分） | 分值 | 收缩压/mmHg | 分值 | 肌酐/（μmol/L） | 分值 | Killip 分级 | 分值 | 危险因素 | 分值 |
|---|---|---|---|---|---|---|---|---|---|---|---|
| <30 | 0 | <50 | 0 | <80 | 58 | 0~35.3 | 1 | I | 0 | 入院时心脏骤停 | 39 |
| 30~39 | 8 | 50~69 | 3 | 80~99 | 53 | 35.4~70 | 4 | II | 20 | 心电图 ST 段改变 | 28 |
| 40~49 | 25 | 70~89 | 9 | 100~119 | 43 | 71~105 | 7 | III | 39 | 心肌坏死标志物升高 | 14 |
| 50~59 | 41 | 90~109 | 15 | 120~139 | 34 | 106~140 | 10 | IV | 59 | | |
| 60~69 | 58 | 110~149 | 24 | 140~159 | 24 | 141~176 | 13 | | | | |
| 70~79 | 75 | 150~199 | 38 | 160~199 | 10 | 177~353 | 21 | | | | |
| 80~89 | 91 | ≥200 | 46 | ≥200 | 0 | ≥354 | 28 | | | | |
| 得分 | | 得分 | | 得分 | | 得分 | | 得分 | | 得分 | |

得分合计

| 危险级别 | Grace 评分 | 院内死亡风险/% | 患者分级（√） |
|---|---|---|---|
| 低危 | ≤108 | <1 | □ |
| 中危 | 109~140 | 1~3 | □ |
| 高危 | >140 | >3 | □ |

**117**

#### 4. 鉴别诊断

（1）UA 与 NSTEMI 鉴别　主要区别为症状的持续时间以及心脏标志物是否阳性，UA 心脏标志物阴性，但要警惕 UA 向心梗演变，要注意动态评估。

（2）急性主动脉夹层　该病胸痛时间长，程度重，一开始即达高峰，呈撕裂样，常放射到背、肋、腹、腰和下肢，同时伴有双侧非对称性脉搏和血压，可有主动脉瓣关闭不全的表现，主动脉 CTA 是急诊鉴别的主要手段。

（3）急性心包炎　心包炎的疼痛多随呼吸、咳嗽、吞咽和体位改变而改变，心包摩擦音对急性心包炎的诊断意义大，心电图表现为心动过速，除 aVR、$V_1$ 导联 ST 段压低外，其余 ST 段有持续广泛的斜型抬高，无异常 Q 波、P-R 段偏移、QRS 波低电压、电交替等现象，心脏彩超有助于鉴别。

（4）急性肺栓塞　胸痛（为胸膜炎性疼痛）、咯血、呼吸困难和休克。心电图示 I 导联 S 波加深，III 导联 Q 波显著、T 波倒置，胸导联过渡区左移，右胸导联 T 波倒置等改变。

（5）胃肠道引起的疼痛　各种胃肠道疾病临床表现与 NST-ACS 相似，包括食管痉挛、消化性溃疡、食管裂孔疝，上述疾病有相应的病史，消化道内镜检查有助于诊断。

### （五）治疗

#### 1. 一般内科治疗

NSTE-ACS 患者急性期需住院观察，严重者用鼻导管吸氧，及时进行心电监护。

#### 2. 药物治疗

（1）抗血小板治疗

处方一　阿司匹林＋替格瑞洛

处方二　阿司匹林＋氯吡格雷

处方三　吲哚布芬+氯吡格雷

【说明】所有无阿司匹林禁忌证的患者在确诊后均应立即服用阿司匹林（负荷 300mg，继以 75～100mg　qd 维持），不耐受者可予吲哚布芬（负荷 0.2g，继以 0.1g　bid 维持）；同时合用氯吡格雷（负荷量 300～600mg，继以 75mg　qd 维持）或替格瑞洛（负荷量 180mg，继以 90mg　bid 维持），维持双抗的时间一般为6～12 个月。

（2）抗凝治疗

处方一　依诺肝素 1mg/kg　ih　bid

处方二　磺达肝癸钠 2.5mg　ih　qd

【说明】磺达肝癸钠药效及安全性最好，无法获得时，可选择低分子肝素（主要是依诺肝素），最多可用 8 天或用至血运重建前。

（3）降脂治疗

相关用药及血脂控制目标参见血脂异常章节。

（4）硝酸酯类药物

相关用药参见稳定型心绞痛章节。

【说明】推荐舌下或静脉使用硝酸酯类药物缓解心绞痛，如反复心绞痛发作，难以控制的高血压或心力衰竭，推荐静脉使用硝酸酯类药。使用期间密切监测血压，症状控制后则没有必要继续应用，目前没有证据证实该类药可以降低主要心血管事件的发生率。

（5）β 受体阻滞药

相关用药参见高血压章节。

【说明】β 受体阻滞药可以通过负性肌力和负性频率作用降低心肌需氧量和增加冠状动脉灌注时间，有抗心肌缺血作用，使用后可以减少心肌缺血发作的次数，但可使冠状动脉痉挛，故对于变异型心绞痛禁用。该药可以有效改善心梗后心室重塑，减少心律失常发生的风险和降低心肌梗死后死亡率。对无禁忌证患者，推荐早期使用（24h 内）。为快速起效，可在前 3 天应用酒石酸美托洛尔后再桥接成琥珀酸美托洛尔，并建议继续长期使用，争取达到静息目标心率 55～60 次/分。

（6）钙通道阻滞剂

相关用药参见高血压章节。

【说明】不作为一线用药，对缓解冠状动脉痉挛有良好的效果，为变异型心绞痛的首选用药，推荐存在持续或反复缺血症状发作且存在 β 受体阻滞药禁忌证者应用非二氢吡啶类 CCB（地尔硫䓬、维拉帕米），在应用 β 受体阻滞药和硝酸酯类药物后患者仍然存在心绞痛症状或难以控制的高血压，可加用长效二氢吡啶类 CCB，避免应用短效 CCB。

（7）ACEI/ARB

相关用药参见高血压章节。

【说明】所有 AMI 患者无论是否合并高血压，无禁忌证的均应尽早使用 ACEI 以降低心室重塑而引起的 HF 和死亡风险。对不能耐受 ACEI 的患者推荐 ARB，并将 ACEI/ARB 滴定到靶剂量或最大耐受剂量。

（8）醛固酮受体拮抗药

处方　螺内酯 20～40mg　po　qd

【说明】心梗后 LVEF≤40%，有心衰症状或合并糖尿病患者，尽早使用醛固酮受体拮抗药，联合 ACEI/ARB 及 β 受体阻滞药，可降低全因死亡、心血管死亡、猝死和心衰住院率。

### 3. 血运重建治疗

NST-ACS 患者应按照危险分层，对中危以上的患者应考虑血运重建治疗，特别是对极高危的患者，应强调 2h 内紧急侵入性治疗策略，无侵入性治疗能力的接诊机构应实施转运治疗。见表 2-8。

表 2-8　Grace 评分与治疗策略

| 风险分层（√） | 治疗策略 | 指征（至少一种） |
|---|---|---|
| □ 极高危患者 | 2h 内紧急侵入性治疗 | 1. 血流动力学不稳定或心源性休克<br>2. 药物难治或反复的持续性胸痛<br>3. 致命性心律失常或心脏停搏<br>4. 心肌梗死机械并发症<br>5. 伴随顽固性心绞痛或 ST 段改变的急性心衰<br>6. 反复 ST 或 T 波改变，特别伴随间歇性 ST 段抬高 |
| □ 高危患者 | 24h 内早期侵入性治疗 | 无上述各项情况，但存在：<br>1.Grace 积分＞ 140 分<br>2.cTn 一过性变化<br>3.ST 段或 T 波改变（有或无症状） |
| □ 中危患者 | 72h 内侵入性治疗 | 无上述各项情况，但存在：<br>1. 患者有糖尿病<br>2. 肾功能不全，$GFR ＜ 60mL/(min \cdot 1.73m^2)$<br>3. 左心室射血分数＜ 0.4 或充血性心衰<br>4. 早期梗死后心绞痛<br>5. 既往 6 个月内接受过经皮冠脉介入治疗<br>6. 既往接受过外科冠脉旁路手术<br>7.Grace 积分 109 ～ 140，或非侵入检查提示症状或缺血反复发作 |
| □ 低危患者 | 缺血驱动性策略—积极药物干预，首选运动负荷心电图等无创心肌缺血评估。如果有客观缺血证据，可考虑性 CAG | 无以上危险标准，无症状反复发作 |

# 急性 ST 段抬高型心肌梗死

急性 ST 段抬高型心肌梗死（STEMI）通常是在冠状动脉粥样硬化基础上，冠脉不稳定斑块破裂、糜烂导致继发血栓形成，导致冠状动脉一支或多支血管持续、完全闭塞，导致心肌损伤坏死。

## （一）问诊要点

① 症状：疼痛是最先出现的症状，多发生于清晨，疼痛部位和性质与心绞痛相同，但诱因多不明显，程度更重，持续时间长，休息或含服硝酸甘油不能缓解；疼痛可放射至（也可单独出现）下颌、牙齿、咽喉、颈部、背部上方。全身症状有发热、心动过速等。部分患者以胃肠道症状为主要表现，疼痛剧烈时常伴有频繁的恶心、呕吐和上腹胀痛；肠胀气亦不少见；重症者可发生呃逆；以上胃肠道症状可单独出现，特别是下壁心梗时可仅表现为恶心、呕吐，此类患者易被误认为消化系统疾病而延误诊治。可出现室早、室速、室颤、房室传导阻滞（特别是下壁心梗时）等心律失常。还可以合并低血压、晕厥、休克、心力衰竭，一旦出现，提示病情更加危重、预后不良。

② 病史及危险因素：近期有无心绞痛频繁发作史以及高血压、糖尿病、血脂异常等病史，若有应询问诊治过程。有无药物、食物过敏史等。

## （二）查体要点

STEMI 体格检查应重点检查患者的一般生命体征和心血管的阳性体征。小面积 STEMI 患者，心脏检查可无特殊发现。严重的心动过缓见于下后壁伴低血压、房室传导阻滞和迷走神经兴奋者，如果在胸骨左缘 3～4 肋间有收缩期杂音伴震颤，则提示室间隔破裂，心尖部或心前区出现全收缩期杂音伴有震颤，提示乳头肌断裂及二尖瓣反流。几乎所有患者都有血压下降。还应注意有无颈静脉压升高、肝大和双肺湿啰音，以及外周动脉搏动、四肢循环状况和患者的精神状态。

## （三）实验室检查和辅助检查

（1）心电图　心电图改变常有进行性变化，对心肌梗死的诊断、定位、梗死范围、估计病情演变和预后都有意义。但不能仅凭一份心电图就否定心肌梗死的诊断，应定时复查。下壁 STEMI 者，应当加做右胸导联心电图。怀疑急性心梗患者，12 导联的心电图在接诊 10min 内进行，当出现相邻 2 个以上导联 ST 段抬高（新发 J 点 ST 段抬高，伴有切点：在除了 $V_2 \sim V_3$ 导联外的所有导联上 ≥1mm；而在 $V_2 \sim V_3$ 导联使≥40 岁的男性≥2mm；<40 岁的男性≥2.5mm；女性无论年龄≥1.5mm），伴有对应导联的 ST 段压低和 T 波倒置 [新发水平型或下斜型 ST 段压低≥0.5mm 和（或）在有显著 R 波或 R/S 比值>1 的相邻两个导联上，T 波倒置>1mm]，新发的完全性左束支阻滞需考虑 STEMI 可能；当发病早期心电图表现为 T 波高耸时需考虑超急性期 STEMI，大多数 STEMI 患者通过心电图即可明确诊断，STEMI 患者应在完成心电图 10min 内做出心电图诊断，如果首份心电图不能诊断但患者仍有症状，应每隔 5～10min 复查。

（2）超声心动图　根据超声心动图所见的节段性室壁运动异常可对心缺血区域做出判断。同时可帮助除外主动脉夹层，评估心脏整体和局部功能、乳头肌功能不全、室壁瘤和室间隔穿孔等。

（3）实验室检查

① 细胞计数：白细胞计数可增加，血沉可增快，可持续 1～3 周。

② 心脏特异性标志物：cTnT 或 cTnI 是评估 STEMI 患者心肌损伤的最佳生化标记物，对心肌梗死的诊断具有重要意义。肌钙蛋白 I（cTnI）或 T（cTnT）起病 3～4h 后升高，cTnI 于 11～24h 达高峰，7～10 天降至正常，cTnT 于 24～48h 达高峰，10～14 天降至正常。要求在接触患者 10min 内尽量完善心脏损伤标志物抽血，抽血完成后 20min 内获得报告结果。

③ 肌红蛋白：在心梗时出现较 cTn 早，恢复也快，敏感性高，

但缺乏特异性，需与其他指标如肌酸激酶同工酶（CK-MB）、cTn 同时分析才能有助于心肌梗死诊断。

④ 肌酸激酶（CK）：CK 在 4～8h 内升高，其主要缺点是缺乏心脏特异性，CK-MB 主要存在于心肌，具有较高的心肌特异性。

### （四）诊断和鉴别诊断

**1.STEMI 的诊断标准**

cTn 或 CK-MB＞99% 参考值上限，心电图表现为 ST 段弓背向上抬高，伴有下列情况之一或以上者：持续缺血性胸痛；超声心动图显示节段性室壁活动异常；冠状动脉造影异常。

但诊断过程中需要注意 STEMI 是个动态演变过程，超急性期患者心肌标志物可能阴性，ST 段可表现为 T 波高耸，新发完全性左束支传导阻滞等是提示心梗的特殊心电图表现，要注意早期症状和心电图的识别。

**2. 急性心肌梗死并发症**

（1）心力衰竭　是 STEMI 最为常见的并发症，也是最重要的预后不良指标之一。推荐按 Killip 心功能分级进行描述（表 2-9），相关治疗参见心力衰竭章节。

表 2-9　Killip 心功能分级

| 分级 | 症状与体征 |
| --- | --- |
| Ⅰ级 | 无明显心力衰竭 |
| Ⅱ级 | 有左心衰竭，肺部啰音＜50% 肺野，奔马律，窦性心动过速或其他心律失常，静脉压升高，X 线胸片有肺淤血的表现 |
| Ⅲ级 | 肺部啰音＞50% 肺野，可出现急性肺水肿 |
| Ⅳ级 | 心源性休克，有不同阶段和程度的血流动力学障碍 |

（2）心源性休克　STEMI 患者心源性休克的发生率为 6%～10%，可为 STEMI 的首发表现，或发生在急性期的任何阶段，

通常是由于大面积心肌梗死或合并严重的机械并发症所致，是STEMI 患者最主要的死亡原因。需使用升压 / 正性肌力药物（推荐去甲肾上腺素）或机械循环辅助装置（IABP、ECOM、LAVD等）治疗。急诊血运重建可改善远期预后。

（3）心律失常　室性心律失常是 STEMI 最为常见的心律失常，导致血流动力学障碍的室速及室颤发生率占 6%～8%。心房颤动是 STEMI 患者最常见的室上性心律失常，发生率为6%～21%，可诱发或加重心力衰竭；窦性心动过缓多见于下壁心肌梗死患者，通常可自行恢复且不影响预后。伴有血流动力学不稳定的窦性心动过缓或无稳定逸搏心律的高度房室传导阻滞的STEMI 患者，有指征使用正性传导药物，如肾上腺素、阿托品、血管升压素，药物治疗无效时应安装临时起搏器。

（4）机械并发症

① 乳头肌或腱索断裂：乳头肌或腱索断裂导致的急性二尖瓣反流可出现在 STEMI 发病后的 2～7d。表现为突发的急性左心衰竭、血流动力学不稳定、肺水肿甚至心源性休克，可有二尖瓣区新出现收缩期杂音或原有杂音加重，紧急处理以降低左心室后负荷为主，包括利尿、血管扩张以及 IABP，必要时可使用正性肌力药物。宜尽早外科手术治疗。

② 心脏破裂：多见于心肌梗死发病后 24h 内及 1 周左右，发生率在 1% 以下，病死率高达 90% 以上。老年、未及时有效的再灌注治疗以及延迟溶栓治疗是 STEMI 患者游离壁破裂最主要的危险因素，宜尽早外科手术治疗。

③ 室间隔穿孔：最早可以在 STEMI 发病后 24h 内出现，表现为临床情况突然恶化，出现心力衰竭或心源性休克，胸骨左缘第 3～4 肋间新发粗糙的收缩期杂音（90%），约 50% 伴收缩期震颤；伴心源性休克的患者心脏杂音和震颤可不明显，血管扩张药联合 IABP 辅助循环有助于改善症状，宜外科手术治疗。

④ 心包并发症：STEMI 后的心包并发症多与心肌梗死面积大、血运重建失败或延迟相关，包括早期梗死相关心包炎（可在发病后迅速出现但持续时间短）、晚期梗死相关心包炎（Dressler 综合征，多在 STEMI 发病后 1～2 周出现）以及心包积液。优先选用大剂量的阿司匹林，且可考虑合用秋水仙碱。不推荐使用糖皮质激素。极少出现大量心包积液及心脏压塞，绝大多数情况下无需行心包穿刺引流。

（5）栓塞　AMI 后动脉栓塞的发生率为 1%～6%，多在起病后 1～2 周出现。若为左心室附壁血栓脱落，则引起脑、肾、脾或四肢等动脉栓塞。

（6）室壁瘤　主要在左心室，发生率为 5%～20%，心电图呈病理性 Q 波的导联，ST 段持续性抬高，X 线透视、超声心动和左心室造影可见局部心缘突出，搏动减弱或有反常搏动。

**3. 鉴别诊断**

参照非 ST 段抬高型急性冠脉综合征（NST-ACS）章节，需要注意的是主动脉夹层累及窦底冠脉开口者，也可造成冠脉急性闭塞而容易误诊为 STEMI。

## （五）治疗

**1. 院前及急诊处理**

早期、快速并完全地开通梗死相关动脉（infarct related artery，IRA）是改善 STEMI 患者预后的关键。应尽量缩短心肌缺血总时间，包括患者自身延误、院前系统延误和院内救治延误。

（1）通过健康教育和媒体宣传，减少患者自身延误，缩短自发病至首次医疗接触（FMC）的时间。

（2）减少院前系统和院内救治延误，缩短自 FMC 至导丝通过 IRA 的时间。建立区域协同救治网络和规范化胸痛中心是缩短 FMC 至导丝通过 IRA 时间的有效手段，有条件时应尽可能在

FMC 后 10min 内完成首份心电图，提前经远程无线系统或微信等将心电图传送到相关医院，并在 10min 内确诊。

（3）生命体征监测及复苏　所有 STEMI 患者应立即监测心电、血压和血氧饱和度，观察生命体征，及时发现恶性心律失常。院外心搏骤停复苏成功的 STEMI 患者（包括未确诊，但高度怀疑进行性心肌缺血者），均应尽早通过院前急救系统转运到心导管室全天候开放的胸痛中心医院接受治疗。

（4）缓解疼痛、呼吸困难和焦虑　STEMI 伴剧烈胸痛患者可考虑静脉给予阿片类药物缓解疼痛（如静脉注射吗啡 3mg，必要时间隔 5min 重复 1 次，总量不宜超过 15mg），严重焦虑者可考虑给予中效镇静药。

（5）吸氧　高氧状态会导致或加重未合并低氧血症的 STEMI 患者的心肌损伤。动脉血氧饱和度（$SaO_2$）＞90% 的患者不推荐常规吸氧。当患者合并低氧血症，且 $SaO_2$＜90% 或 $PaO_2$＜60mmHg 时应吸氧。

（6）双抗负荷治疗　参照 NST-ACS；推荐一旦确诊优先选择普通肝素 70～100U/kg 静脉推注抗凝；再灌注治疗后可更换为低分子肝素 4000～6000U　ih　q12h，继续治疗 3～8 天。

**2. 再灌注治疗**

在专科、胸痛中心、胸痛救治单元或区域胸痛救治体系的指导下确保救治流程规范，目的是通过选择合适的再灌注策略（PCI、溶栓等）缩短患者的总缺血时间，以确保接受直接 PCI 患者在医疗接触后 2h 内接受再灌注治疗、到达医院大门至导丝通过时间＜90min，经筛查适合或需要溶栓的患者在 30min 内完成溶栓。

（1）溶栓治疗　溶栓治疗应在有效的抗凝基础上进行，建议静脉注射普通肝素 4000U（50～70U/kg），继以 12U/（kg・h）静脉滴注，溶栓过程中及溶栓后应监测 APTT 或 ACT 至对照值的

1.5～2.0 倍（APTT 为 50～70s），通常肝素抗凝需维持 48h 左右。常用的溶栓方案如下。

　处方一　尿激酶 150 万 U+0.9% 氯化钠注射液 100mL　iv drip（半小时内滴入）（只在无特异性纤溶酶原激活剂时选用）

　处方二　尿激酶原 20mg+0.9% 氯化钠注射液 10mL　iv（3min 内注射再进行滴注）

　　　　　尿激酶原 30mg+0.9% 氯化钠注射液 90mL　iv drip（30min 内滴注）

　处方三　瑞替普酶 18mg+ 灭菌注射用水 10mL　iv（>2min，30min 后重复 1 次）

　处方四　阿替普酶（rt-PA）15mg+ 生理盐水 10mL　iv；后续 30min 内以 0.75mg/kg 静脉滴注（最多 50mg），随后 60min 内以 0.5mg/kg 静脉滴注（最多 35mg）

　处方五　替奈普酶 16mg+ 灭菌注射用水 3mL　iv（5～10s 内推注完毕）

【说明】发病 3h 内的患者溶栓与直接 PCI 获益相当，随着发病时间的延长，溶栓获益降低，越应考虑直接 PCI，除非不具备直接 PCI 的条件，溶栓失败的应进行补救性的 PCI 治疗，溶栓成功后在 2～24h 要常规进行冠脉造影。溶栓前均需由专科医师进行适应证和禁忌证筛查。

适应证：两个或两个以上相邻导联 ST 段抬高（胸导联≥0.2mV，肢导联≥0.1mV），或病史提示 AMI 伴左束支传导阻滞，起病时间<12h，患者年龄<75 岁。ST 段显著抬高的 AMI 患者年龄>75 岁，经慎重权衡利弊仍可考虑。STEMI 发病时间已达 12～24h，但如仍有进行性缺血性胸痛，广泛 ST 段抬高者也可考虑。

禁忌证：既往发生过出血性脑卒中，6 个月内发生过缺血性脑卒中或脑血管事件；颅内肿瘤；近期（2～4 周）有活动性内脏出血；未排除主动脉夹层；入院时有严重且未控制的高血压（＞180/110mmHg）或慢性严重高血压病史；目前正在使用治疗剂量的抗凝血药或已知有出血倾向；近期（2～4周）创伤史，包括头部外伤、创伤性心肺复苏或较长时间（＞10min）的心肺复苏；近期（＜3周）外科大手术；近期（＜2周）曾在不能压迫部位的大血管行穿刺术。

（2）经皮冠状动脉介入治疗（PCI） 若患者就诊于无直接PCI条件的医院，如能在首次医疗接触后120min内转运至PCI中心并完成再灌注治疗，则应在30min内将患者转出。患者自行就诊于可行直接PCI的医院，应在首次医疗接触后90min内完成直接PCI治疗；发病3～12h，优选直接PCI。

直接PCI适应证：发病12h内的STEMI患者或新发左束支阻滞的患者；院外心脏骤停复苏成功的STEMI患者；存在提示心肌梗死的进行性心肌缺血症状，但无ST段抬高，出现以下一种情况（血流动力学不稳定或心源性休克；反复或进行性胸痛，保守治疗无效；致命性心律失常或心搏骤停；机械并发症；急性心力衰竭；ST段或T波反复动态改变，尤其是间断性ST段抬高）患者；STEMI发病超过12h，但有临床和（或）心电图进行性缺血证据；伴持续性心肌缺血症状、血流动力学不稳定或致命性心律失常。

禁忌证：发病超过48h，无心肌缺血表现、血流动力学和心电稳定的患者。

**3. 长期药物治疗**

（1）抗血小板治疗 维持药物选择、剂量及持续时间参照NST-ACS章节。

（2）调脂治疗 相关药物处方、降脂目标参照血脂异常章节。

（3）β受体阻滞药 无禁忌证，应在发病24h内开始服用，逐渐调高剂量至静息心室率55～60次/分，相关药物处方及说明参照高血压及NST-ACS章节。

（4）ACEI/ARB　能够抗心室重塑，减少心衰发生，降低死亡率，无禁忌证，发病后 24h 内应用，相关药物处方及说明参照高血压及 NST-ACS 章节。

（5）醛固酮受体拮抗剂　相关药物处方及说明参照 NST-ACS 章节。

（6）硝酸酯类药物　尚无临床随机对照试验显示在 STEMI 患者中应用硝酸酯类药物能改善患者长期预后，STEMI 急性期持续剧烈胸痛、高血压和心力衰竭的患者，如无低血压、右心室梗死或在发病 48h 内使用过 5 型磷酸二酯酶抑制剂，可考虑静脉使用硝酸酯类药物。如患者收缩压小于 90mmHg 或较基础血压降低＞30%、疑诊右心室梗死的 STEMI 患者不应使用硝酸酯类药物。相关药物处方参照 NST-ACS 章节。

（7）CCB 类药物　目前尚无证据提示在 STEMI 急性期使用二氢吡啶类钙通道阻滞剂能改善预后。只在有其他适应证的情况下使用，相关药物处方及说明参照高血压及 NST-ACS 章节。

## （六）预后

预后与梗死范围的大小、侧支循环产生的情况以及治疗是否及时有关。急性期住院死亡率过去一般为 30% 左右，采用监护治疗后降至 15% 左右，采用溶栓治疗后再降至 8% 左右，住院 90min 内实施介入治疗后进一步降低 4% 左右。死亡多发生在第 1 周内，尤其是在数小时内，发生严重心律失常、休克或心力衰竭者的病死率尤高。

# 冠状动脉非阻塞性心肌梗死（MINACO）

## （一）概述

接受冠状动脉造影的 AMI 病人 MINACO 的发病率为 5%～

6%，MINACO 病人的平均年龄更小、女性占比更高，MINACO 病人较少具有传统的冠心病危险因素，如血脂异常、高血压、糖尿病、吸烟、冠心病家族史等，病因主要分为冠状动脉粥样硬化因素造成的心肌坏死（如斑块破裂）和非冠状动脉粥样硬化因素造成的心肌坏死（如心外膜冠状动脉痉挛、冠状动脉微血管功能障碍、冠状动脉血栓/栓塞、自发性冠状动脉夹层、心肌氧供需失衡等）。

## （二）诊断

其诊断标准如下。

（1）急性心肌梗死时，cTn 动态演变且至少 1 次＞99% 参考值上限，且至少明确有一种如下梗死临床证据：

① 心肌缺血症状；

② 新发的缺血性心电图改变；

③ 出现病理性 Q 波；

④ 经过影像学检查证实的缺血原因导致的存活心肌减少或新发室壁运动异常；

⑤ 造影或尸检证实存在冠状动脉内血栓。

（2）造影证实冠状动脉呈非阻塞性病变，定义为造影显示主要心外膜血管无阻塞性病变（即无任何一条主要冠状动脉狭窄＞50%）包括如下几类病人。

① 正常冠状动脉（造影未见狭窄）；

② 轻微冠状动脉管腔不规则（造影可见狭窄＜30%）；

③ 中等程度的冠状动脉粥样硬化病变（30%＜狭窄＜50%）。

（3）对于目前的病情没有其他可替代的诊断，可替代的诊断包括但不限于脓毒血症、肺血栓栓塞症或心肌炎等非缺血性病因。

### （三）治疗

对冠状动脉非阻塞性心肌梗死病人需要进行心血管病二级预防，包括药物治疗［双联抗血小板聚集治疗、降脂治疗、ACEI/ARB、β受体阻滞药（冠状动脉痉挛患者禁用）］、控制危险因素和心脏康复。

# 第五节　心力衰竭

心力衰竭（HF）是各种心脏结构或功能性疾病导致心室充盈和（或）射血能力受损而引起的一组综合征。通常在静脉回流正常的情况下，由于心脏损害而引起心排血量减少，不能满足人体组织代谢需要，器官、组织血液灌注不足，同时出现肺循环和（或）体循环淤血，临床表现主要是呼吸困难和无力而致体力活动受限和水肿。

心衰的常用分类如下。

① 按照发生的位置分为左心衰、右心衰、全心衰；

② 按照发病时间、速度、程度分为慢性心衰、急性心衰；

③ 按照左心射血分数（LVEF）分为射血分数下降型心衰（HFrEF，LVEF<40%）、射血分数中间型心衰（HFmrEF，LVEF 40%～49%）、射血分数保留型心衰（HFpEF，LVEF≥50%）。

## 急性心力衰竭

急性心力衰竭（acute heart failure，AHF）是指继发于心脏功能异常而迅速发生或恶化的症状和体征，并伴有血浆利钠肽水平的升高。常危及生命，需要立即抢救治疗，临床上可以表现为新发的 AHF（左心或右心衰竭）以及急性失代偿心力衰竭（ADHF），其中 ADHF 多见，约占 70%。急性右心衰［常见于急性压力和（或）容量负荷过重如急性肺栓塞、急性肺动脉高压、急性三尖瓣反流等，右心心肌缺血/坏死或心肌炎症等原因]较少见，但近年有增多趋势，常伴有血流动力学不稳定，并且是大面积肺栓塞、右心室心肌梗死和心脏手术后休克患者的主要死因。

新发的AHF最常见的病因包括急性心肌缺血、严重感染、急性中毒等导致急性心肌细胞损伤或坏死，以及急性瓣膜功能不全、急性心包压塞、急性大面积肺栓塞、右心室心梗等；ADHF常由感染、心律失常、未控制的高血压，不恰当停用或调整药物、容量过多过快增多所诱发。

## （一）问诊要点

① 询问患者病史：如有无冠心病、风心病、心梗、高血压病史等。

② 询问发病的诱因及症状：是否出现原因不明的疲乏或运动耐力明显减低以及心率增加。是否出现劳力性呼吸困难、夜间阵发性呼吸困难、睡觉需用枕头抬高头部等；或突发的严重呼吸困难。

## （二）查体要点

（1）急性肺淤血或肺水肿的表现　呼吸频率常达每分钟30～40次，强迫坐位、面色灰白、发绀、大汗、烦躁，咳嗽，咳粉红色泡沫状痰等。发病开始可有一过性血压升高，病情如不缓解，血压可持续下降，直至休克。听诊时双肺满布湿性啰音和哮鸣音，心尖部第一心音减弱，频率快，同时有舒张早期第三心音而构成奔马律，肺动脉瓣第二心音亢进。

（2）急性右心衰竭的表现　水肿，颈静脉充盈、怒张，肝颈静脉反流征阳性，胸腔、腹腔积液的相关体征。

（3）低心排血量及组织灌注不足的表现 低血压、皮肤湿冷、意识模糊。

## （三）实验室检查和辅助检查

（1）心电图 能提供许多重要信息，包括心率、心脏节律、传导以及某些病因依据如心肌缺血性改变、ST段抬高或非ST段抬高心肌梗死以及陈旧性心肌梗死的病理性Q波等。

（2）胸部X线检查 可显示肺淤血的程度和肺水肿，早期肺间质水肿时，上肺静脉充盈、肺门血管影模糊、小叶间隔增厚；肺水肿时表现为蝶形肺门；严重肺水肿时，为弥漫满肺的大片阴影。还可根据心影增大及其形态改变，评估基础的或伴发的心脏和（或）肺部疾病以及气胸等。

（3）超声心动图 可用以了解心脏的结构和功能、心瓣膜状况、是否存在心包病变、急性心肌梗死的机械并发症以及室壁运动失调；可测定左心室射血分数，监测急性心衰时的心脏收缩/舒张功能相关的数据。

（4）动脉血气分析 急性左心衰竭常伴低氧血症，肺淤血明显者可影响肺泡氧气交换。应监测动脉氧分压（$PaO_2$）、二氧化碳分压（$PaCO_2$）和氧饱和度，以评价氧含量（氧合）和肺通气功能。无创测定血氧饱和度可用作长时间、持续和动态监测，由于使用简便，一定程度上可以代替动脉血气分析而得到广泛应用，但不能提供$PaCO_2$和酸碱平衡的信息。

（5）心衰标志物 B型利钠肽（BNP）及其N末端B型利钠肽原（NT-proBNP）的浓度增高已成为公认诊断心衰的客观指标，所有疑似AHF引起的呼吸困难均应进行检测。BNP<100pg/mL、NT-proBNP<300pg/mL基本可排除AHF。诊断界值是BNP>400pg/mL；NT-proBNP：小于50岁>450pg/mL，50～75岁>900pg/mL，75岁以上>1800pg/mL，肾小球滤过率低于60mL/min

者＞1200pg/mL。基于排除标准和诊断界值之间的灰色区间为可疑心衰。

（6）心肌坏死标志物　旨在评价是否存在心肌损伤或坏死及其严重程度。有心肌肌钙蛋白、肌酸激酶同工酶、肌红蛋白等。

（7）血流动力学检查　肺毛细血管楔压（PCWP）≥18mmHg，心脏排血指数≤36.7mL/（s·m²）[≤2.2L/（min·m²）]。

### （四）诊断和鉴别诊断

#### 1.临床分型诊断

根据是否存在肺/体循环淤血（干湿）和组织器官低灌注（暖冷）的临床表现，快速地将 AHF 分为四型，此临床分型与血流动力学分类是相对应的，不仅提供对病情严重程度和危险分层的起始评价并据此提供治疗指导，而且对预后评估有一定价值，暖而干的患者 6 个月病死率为 11%，而冷而湿的患者达 40%，见表 2-10。

表 2-10　AHF 的临床分型

| 分型 | 组织低灌注 | 肺/体循环淤血 |
| --- | --- | --- |
| 暖而干型 | — | — |
| 暖而湿型 | — | + |
| 冷而干型 | + | — |
| 冷而湿型 | + | + |

#### 2.鉴别诊断

（1）急性左心衰竭　应与可引起明显呼吸困难的疾病如支气管哮喘和哮喘持续状态、急性大面积肺栓塞、肺炎、严重的慢性阻塞性肺病尤其伴感染等相鉴别。还应与其他原因所致的非心源性肺水肿（如急性呼吸窘迫综合征）以及非心源性休克等疾病相鉴别。

（2）急性右心衰竭　常伴有血流动力学不稳定，需与其他休克状态相鉴别，特别是由左心衰竭所致的心源性休克。

## （五）急性左心衰的治疗

### 1. 不同临床类型 AHF 的治疗策略选择

对疑似 AHF 的患者，在首次医学接触的紧急阶段（<1h），首要措施是紧急评估循环、呼吸和意识状态，早期识别心源性休克（CS）和急性呼吸衰竭，及时给予循环支持和呼吸支持，同时尽快采取综合评估措施，迅速识别致死性的急性病因和（或）诱因，即 HAMPRICT［包括急性冠状动脉综合征（C：acute coronary syndrome，ACS）、高血压危象（H：hypertensive crisis）、严重心律失常（A：arrhythmia）、急性机械性病因（M：mechanic causes）、急性肺栓塞（P：acute pulmonary embolism）、急性肾功能衰竭（R：acute renal failure）、急性感染（I：acute infection）、急性心肌炎（C：acute myocarditis）及急性心脏压塞（T：acute pericardial tamponade）］，并启动相应的紧急治疗措施，详见图 2-1。

### 2. 一般治疗

（1）体位　患者取坐位，双腿下垂，以减少静脉回流。

（2）吸氧　适用于低氧血症和呼吸困难明显（尤其指端血氧饱和度<90%）的患者。应尽早采用，使患者 $SaO_2 \geqslant 95\%$（伴 COPD 者 $SaO_2 > 90\%$）。可采用不同的方式。

① 鼻导管吸氧：低氧流量（1~2L/min）开始，如仅为低氧血症，动脉血气分析未见 $CO_2$ 潴留，可采用高流量给氧 6~8L/min。

② 面罩吸氧：适用于伴碱中毒者。

③ 常规氧疗不满意的或严重者尽早使用无创呼吸机持续加压或双水平气道正压给氧，特别是对合并 $CO_2$ 潴留的患者。

④ 酒精湿化吸氧可导致支气管和肺泡壁损伤，指南中已不推荐。

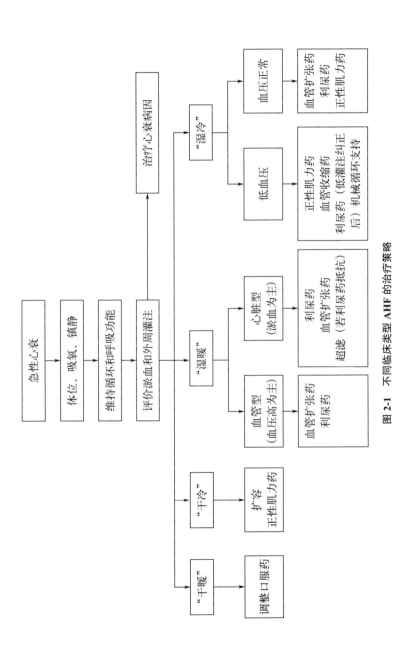

图 2-1　不同临床类型 AHF 的治疗策略

⑤ 对病情特别严重者应采用呼吸机持续加压（CPAP）或双水平气道正压（BiPAP）给氧，使肺泡内压增加，一方面可以使气体交换加强，另一方面可以对抗组织液向肺泡内渗透。

（3）肺淤血、体循环淤血及水肿明显者应严格限制饮水量和静脉输液速度，对无明显低血容量因素（大出血、严重脱水、大汗淋漓等）者的每天摄入液体量一般宜在 1500mL 以内，不要超过 2000mL，保持出入量负平衡（负平衡量一般 500mL/d，严重者 1000~5000mL，先快后慢）3~5d 后或直至干体重（淤血、水肿的症状、体征消失），逐渐过渡到出入平衡。

### 3. 药物治疗

（1）快速利尿

处方一 呋塞米注射液 20~40mg iv st

　　　　或继 呋塞米 60~100mg 泵入（5~40mg/h，总剂量在起初 6h 不超过 80mg，起初 24h 不超过 200mg）

处方二 托拉塞米 10~20mg iv st

【说明】利尿是治疗的基石，目的是快速纠正急性肺水肿的症状，长期口服利尿药者，静脉使用的起始剂量推荐为平时剂量的 2.5 倍；可静推后持续泵入。对有低灌注低血压表现的 AHF，在达到足够的灌注（适当扩容、正性肌力药、纠酸、机械辅助治疗）前，避免使用利尿药；呋塞米不应与葡萄糖溶液配伍，容易导致结晶。

（2）镇静药

处方 吗啡 3~5mg iv

【说明】对烦躁不安的患者，静脉注射不仅可以使患者镇静，减少躁动所带来的额外的心脏负担，同时也具有小血管舒张的功能而减轻心脏的负荷。必要时每间隔 15min 重复 1 次，共 2~3 次。但应用吗啡者机械通气比例增多、在 ICU 时间和住院时间延长及病死率可能更高，吗啡治疗 AHF 的安全性受到质疑，因此不推荐常规使用。老年患者可酌减剂量。伴持续低血压、休克、意识障碍、COPD 等患者禁忌使用。

（3）血管扩张药

处方一　硝酸甘油注射液 15mg+5% 葡萄糖注射液 45mL ＝ 300μg/mL；5～100μg/min ＝ 1～20mL/h

【说明】扩张静脉容量血管，降低回心血量，使左心室舒张末压及肺血管压降低，较大剂量可扩张心脏后负荷，患者对本药的耐受量个体差异很大，一般采用微量泵输注，从 10～20μg/min 开始，以后每 5min 递增 5～10μg/min，直至心衰的症状缓解或收缩压降至 110mmHg 左右，长期应用均可能产生耐药，为避免耐药，可采用偏心给药法。严重心动过缓（＜40 次 / 分）或心动过速（＞120 次 / 分）患者也不宜使用硝酸酯类药物。

处方二　硝普钠粉针剂 50mg+5% 葡萄糖注射液 50mL ＝ 1000μg/mL；0.25～10μg/（kg・min）≈1～36mL/h（按 60kg 体重计算）

【说明】硝普钠为动静脉血管扩张药，静注后 2～5min 起效，起始剂量以 0.3μg/（kg・min）滴入，根据血压逐步增加剂量，最大量可用至 10μg/（kg・min），根据治疗反应以 0.5μg/（kg・min）递增，逐渐调整直至症状缓解、收缩压由原水平下降 30mmHg 或血压降至 110mmHg 左右为止。停药应逐渐减量，以免反跳。通常疗程不超过 72h，长期用药可引起氰化物和硫氰酸盐中毒，合并肾功能不全患者尤其谨慎。静脉输注时需避光。

处方三　重组人脑利钠肽 0.5mg+0.9% 氯化钠 50mL ＝ 10μg/mL，1.5μg/kg 静推后，继以 0.0075～0.01μg/（kg・min）泵入，最大可调整至 0.015～0.02μg/（kg・min）

【说明】本药具有扩张静脉、动脉和冠状动脉作用，降低前、后负荷，增加心排血量，增加钠盐排泄（不影响钾离子），并抑制

肾素 - 血管紧张素系统和交感神经系统。

（4）正性肌力药

处方一　去乙酰毛花苷 0.2～0.4mg+5% 葡萄糖注射液 20mL，
　　　　缓慢静推，2～4h 可重复

【说明】主要适应证是房颤伴快速心室率的急性心衰患者，24h 总量不超过 1.2mg，急性心梗 24h 内避免应用。

处方二　多巴胺注射液（3× 体重）+5% 葡萄糖注射液共
　　　　50mL，1～20μg/（kg·min）= 1～20mL/h

【说明】多巴胺＜3μg/（kg·min），激动多巴胺受体，扩张肾动脉，肾血流量及肾小球滤过率增加，尿量及尿钠排泄增加，可改善利尿药的利尿效果；3～5μg/（kg·min）激动 $\beta_1$ 受体，正性肌力作用，心肌收缩力和心搏量增加，收缩压升高；＞5μg/（kg·min）激动 $\beta_1$ 受体、外周血管 α 受体，肾血流量及尿量减少，收缩压舒张压均升高；＞10μg/（kg·min）外周血管收缩明显，增加脏器缺血风险。

处方三　多巴酚丁胺注射液（3× 体重）+5% 葡萄糖注射液
　　　　共 50mL，2～20μg/（kg·min）= 2～20mL/h

【说明】主要通过激动 $\beta_1$ 受体发挥作用，具有很强的正性肌力效应，在增加心排血量的同时伴有左心室充盈压的下降，且具有剂量依赖性，常用于严重收缩性心衰的治疗。用药 72h 后可出现耐受。正在应用 β 受体阻滞药的患者不宜应用多巴酚丁胺。

处方四　米力农注射液（5mL/5mg 规格）10mg+5% 葡萄糖注
　　　　射液 40mL = 200μg/mL，25～75μg/kg 静推 10min
　　　　以上，0.375～0.75μg/（kg·min）维持，用药 3～5d

【说明】每日最大剂量不超过 1.13mg/kg；低血压、心动过速、心肌梗死患者慎用。

处方五　左西孟旦 12.5mg+5% 葡萄糖注射液 45mL，1.25～
　　　　2.5mL/h，维持 24h

【**说明**】严重肝肾功能不全、严重低血压、心动过速、有尖端扭转型室速的患者禁用；24 小时后余液应丢弃不用。停药后心血管效应可以维持 7～9d。

（5）支气管解痉药

处方一 氨茶碱注射液 0.125～0.25g+5% 葡萄糖注射液 20mL iv 或氨茶碱注射液 0.25～0.5g+5% 葡萄糖注射液 250mL iv drip

处方二 二羟丙茶碱注射液 0.25～0.5g+5% 葡萄糖注射液 20mL iv

【**说明**】茶碱类药物是既往治疗 AHF 的常用药物，可适用于伴有支气管痉挛的 AHF 患者。此外，对于急诊一时难以鉴别的心源性及肺源性呼吸困难，应用茶碱也是有益的，因其增加心肌耗氧量，ACS 患者不宜使用，老年人与肝肾功能不全者用量酌减。严重不良反应包括低血压与休克，甚至室性心律失常而猝死，不推荐在 AHF 患者中常规使用。

**4. 机械呼吸循环支持治疗**

（1）主动脉内球囊反搏（IABP） 临床研究表明，这是一种有效改善心肌灌注同时又降低心肌耗氧量和增加心排血量的治疗手段。

IABP 的适应证：① 急性心肌梗死或严重心肌缺血并发心源性休克，且不能由药物治疗纠正；② 伴血流动力学障碍的严重冠心病（如急性心肌梗死伴机械并发症）；③ 心肌缺血伴顽固性肺水肿。

IABP 的禁忌证：① 存在严重的外周血管疾病；② 主动脉瘤；③ 主动脉瓣关闭不全；④ 活动性出血或其他抗凝禁忌证；⑤ 严重血小板减少。

急性心衰患者的血流动力学稳定后可撤除 IABP。撤除的参考指征为：① 心脏排血指数 >2.5L/（min·m$^2$）；② 尿量 >1mL/（kg·h）；③ 血管活性药物用量逐渐减少，而同时血压恢复较好；

④ 呼吸稳定，动脉血气分析各项指标正常；⑤ 降低反搏频率时，血流动力学参数仍然稳定。

（2）体外膜肺氧合（ECMO） 可部分或全部代替心肺功能，为呼吸和心脏提供支持，已渐成为对标准治疗无反应的心源性休克的一线治疗。

（3）机械通气 急性心衰患者行机械通气的指征：① 出现心跳、呼吸骤停而进行心肺复苏时；② 合并Ⅰ型或Ⅱ型呼吸衰竭。机械通气的方式有下列两种：① 无创呼吸机辅助通气是一种无须气管插管、经口/鼻面罩给患者供氧、由患者自主呼吸触发的机械通气治疗；② 气管插管和人工机械通气应用指征为心肺复苏时、严重呼吸衰竭经常规治疗不能改善者，尤其是出现明显呼吸性或代谢性酸中毒并影响到意识状态的患者。

（4）心室辅助装置 急性心衰经常规药物治疗无明显改善时，有条件的可应用此种技术。此类装置有心室辅助泵（如可置入式电动左心辅助泵、全人工心脏）。根据急性心衰的不同类型，可选择应用心室辅助装置。

### 5. 其他治疗

（1）血液净化治疗 此法不仅可维持水、电解质和酸碱平衡，稳定内环境，还可清除尿毒症毒素（肌酐、尿素、尿酸等）、细胞因子、炎症介质以及心脏抑制因子等。治疗中的物质交换可通过血液滤过（超滤）、血液透析、连续血液净化和血液灌流等来完成。适应证：本法对急性心衰有益，但非常规应用的手段。出现下列情况之一可以考虑采用：① 高容量负荷如肺水肿或严重的外周组织水肿，且对袢利尿药和噻嗪类利尿药抵抗；② 低钠血症（血钠<110mmol/L）且有相应的临床症状如神志障碍、肌张力减退、腱反射减弱或消失、呕吐以及肺水肿等，在上述两种情况时应用单纯血液滤过即可；③ 肾功能进行性减退，血肌酐>500μmol/L 或符合急性血液透析指征的其他情况。

（2）外科手术　冠心病、心瓣膜疾病（除缺血性乳头肌功能不全外）、急性主动脉夹层、其他疾病所致主动脉窦瘤破裂、心脏内肿瘤（如左心房黏液瘤）以及心脏内巨大血栓形成（在左心房或肺动脉）等，若有适应证或手术指征可以手术。

### （六）急性右心衰的治疗

针对急性右心梗死或急性肺栓塞等病因的治疗是急性右心衰治疗的重要环节。若有明显的静脉淤血，利尿药常是治疗的一线选择。正性肌力药和（或）去甲肾上腺素应用于低心排血量和血流动力学不稳定的患者，其中正性肌力药能降低心脏充盈压当是优选，但其可引起低血压，必要时与去甲肾上腺素联用，顽固性休克的患者应机械呼吸循环支持治疗。

（1）右心室梗死伴急性右心衰竭

① 扩容治疗：如存在心源性休克，在监测中心静脉压的基础上首要治疗是大量补液，可应用 706 代血浆、右旋糖酐 40 或 0.9% 氯化钠注射液 20mL/min 静脉滴注。

② 禁用利尿药、吗啡和硝酸甘油等血管扩张药，以免进一步降低右心室充盈压。

（2）急性大面积肺栓塞所致急性右心衰竭

① 止痛：吗啡或哌替啶。

② 吸氧：鼻导管或面罩给氧 6～8L/min。

③ 溶栓或介入治疗：参照肺动脉栓塞相关章节。

## 慢性心力衰竭

慢性心力衰竭（CHF）是指心脏由于收缩和舒张功能严重低下或负荷过重，使泵血明显减少，不能满足全身代谢需要而产生的临床综合征。在原有慢性心脏疾病基础上逐渐出现心衰症状和体征的为慢性心衰。慢性心衰症状、体征稳定 1 个月以上称为稳定性心衰。慢性稳定性心衰恶化称为失代偿性心衰，如失代偿突然发生则称为急性心衰。CHF是心血管疾病终末期表现，也是最主要的死亡原因。冠心病、高血压是最主要的病因。

## （一）问诊要点

① 询问在日常生活中出现的症状、程度和持续时间。

② 询问肺循环淤血及心排血量降低的主要症状：程度不同的呼吸困难，包括劳力性呼吸困难、端坐呼吸、夜间阵发性呼吸困难、急性肺水肿；咳嗽、咳痰、咯血；乏力、疲倦、头晕、心慌；少尿及肾功能损害症状。

③ 询问体循环淤血的症状，如食欲缺乏、尿少、疲劳或肢体沉重等，如有水肿，询问患者水肿的出现时间、减轻的时间等情况。

④ 既往有无高血压、冠心病、心肌炎、心肌病、心包疾病、瓣膜病、先天性心脏病（简称先心病）、肺动脉高压病史。

## （二）查体要点

① 肺循环淤血的体征：有无发绀、交替脉，有无心界扩大、心尖部舒张期奔马律，双肺底有无湿啰音。

② 体循环淤血的体征：有无颈静脉充盈或怒张，有无对称性、凹陷性水肿；有无肝大、肝颈静脉反流征阳性；有无胸腔积液（多位于右侧）和腹腔积液。

## （三）实验室检查和辅助检查

① 做心电图了解是否有心肌的肥厚、心肌劳损等，以及有无心肌缺血、心肌梗死、心律失常等心力衰竭的原因和诱因。

② X线检查：对判断原有的心脏病和心力衰竭的早期诊断和预后都有重要的意义。

③ 心脏彩色超声心动图更能具体反映心脏功能及心脏结构。

④ 有条件可做核素心室造影及核素心肌灌注显像。

⑤ 此外还要检查是否有电解质及酸碱紊乱、血气分析常有低氧血症伴呼吸性碱中毒等。

⑥ BNP/NT-proBNP 有助于心衰筛查、诊断和鉴别诊断、病情程度和预后评估，目前临床应用 NT-proBNP 较多；BNP＜35pg/mL，NT-proBNP＜125pg/mL 通常可排除慢性心衰。

### （四）诊断及鉴别诊断

#### 1. 临床分型诊断

为便于治疗，临床上按照左心射血分数（LVEF）将 CHF 分为：射血分数下降型心衰（HFrEF）、射血分数中间型心衰（HFmrEF）、射血分数保留型心衰（HFpEF）。具体诊断标准见表 2-11。

表 2-11　CHF 的临床分型

| 分型 | 症状和（或）体征 | LVEF/% | 其他 |
| --- | --- | --- | --- |
| HFrEF | 有 | ＜ 40 | — |
| HFmrEF | 有 | 40 ～ 49 | 1. 利钠肽升高[①]；2. 符合以下至少 1 条：（1）左心室肥厚和（或）左心房扩大；（2）心脏舒张功能异常[②] |
| HFpEF | 有 | ≥ 50 | 1. 利钠肽升高[①]；2. 符合以下至少 1 条：（1）左心室肥厚和（或）左心房扩大；（2）心脏舒张功能异常[②] |

① BNP > 35pg/mL 和（或）NT-proBNP > 125pg/mL。

② E/e′ ≥ 13、e′平均值（室间隔和游离壁）＜ 9cm/s。

#### 2. 心功能分级诊断

纽约心脏病协会（NYHA）心功能分级标准见表 2-12。

表 2-12　NYHA 心功能分级

| 分级 | 症状 |
| --- | --- |
| Ⅰ级 | 活动不受限。日常体力活动不引起明显的气促、疲乏或心悸 |
| Ⅱ级 | 活动轻度受限。休息时无症状，日常活动可引起明显的气促、疲乏或心悸 |
| Ⅲ级 | 活动明显受限。休息时可无症状，轻于日常活动即引起显著的气促、疲乏、心悸 |
| Ⅳ级 | 休息时也有症状，任何体力活动均会引起不适。如无需静脉给药，可在室内或床边活动者为Ⅳa级；不能下床并需静脉给药支持者为Ⅳb级 |

### 3. 鉴别诊断

（1）支气管哮喘　该病以年轻者居多，常有多年病史，查体心脏正常，双肺可以闻及哮鸣音，胸部 X 线肺野清晰、心脏正常。

（2）心包积液、缩窄性心包炎所致肝大、下肢水肿　可以根据病史、心脏及周围血管体征及超声心动图鉴别。

（3）肝硬化腹水伴下肢水肿与右心衰竭鉴别　基础病有助于鉴别，且仅有心源性肝硬化才有颈静脉怒张。

## （五）治疗

### 1. 治疗原则和目的

积极治疗原发病，从建立心衰分期的观念出发，心衰的治疗应包括防止和延缓心衰的发生；缓解临床心衰患者的症状，改善其长期预后和降低死亡率。应达到以下目的：提高运动耐量，改善生活质量；阻止或延缓心肌损害进一步加重；降低死亡率。

### 2. 一般治疗

（1）休息　控制体力活动，避免精神刺激，降低心脏的负荷，有利于心功能的恢复。可以根据病情轻重不同，从床边小坐开始逐步增加症状限制性有氧运动，如散步等。

（2）控制钠盐摄入　心衰患者血容量增加，且体内水钠潴留，因此减少钠盐的摄入有利于减轻水肿等症状，但应注意在应用强效排钠利尿药时，过分严格限盐可导致低钠血症。

### 3. 药物治疗

（1）利尿药

处方一　氢氯噻嗪 12.5～25mg　po　qd 或 bid；最大剂量 100mg

处方二　呋塞米 20～40mg　po　qd；最大剂量 120～160mg

处方三　托拉塞米 10mg　po　qd；最大剂量 100mg

处方四　布美他尼 0.5～1mg　po　qd；最大剂量 6～8mg

处方五　托伐普坦 7.5～15mg　po　qd；最大剂量 30mg

【说明】慢性心衰中利尿药的应用原则是以最小维持剂量使患者长期保持干体重状态，并注意依据患者水钠潴留的情况适时调整用药，避免水钠潴留的同时也要注意利尿药使用过量导致的容量不足风险；应用利尿药时要注意监测电解质，特别是血钾水平及肾功能；首选袢利尿药，布美他尼的利尿效果强，其他利尿药效果不佳时可选用，部分患者利尿药之间的相互交替使用可以增强利尿效果、减少利尿药抵抗；托伐普坦适用于利尿效果不佳、低钠血症、肾功能损害倾向的患者，低钠血症是首选适应证，利尿的同时能提高血钠水平，应用时需要停用其他利尿药，初始给药不需要限制饮水量，一般不长期应用。

（2）ARNI/ACEI/ARB

处方一　沙库巴曲 / 缬沙坦（ARNI）50～200mg　bid

处方二　卡托普利 12.5～50mg　po　tid

处方三　依那普利 2.5～10mg　po　qd

处方四　培哚普利 2～12mg　po　qd

处方五　贝那普利 5～20mg　po　qd

处方六　福辛普利 10～40mg　po　qd

处方七　氯沙坦 25～50mg　po　qd

处方八　坎地沙坦 4～16mg　po　qd

处方九　缬沙坦 80～160mg　po　qd

处方十　厄贝沙坦 150～300mg　po　qd

处方十一　奥美沙坦 20～40mg　po　qd

处方十二　替米沙坦 20～80mg　po　qd

【说明】这类药是治疗 HFrEF、改善症状和预后的基石用药，也可用于有症状的 HFmrEF，长期应用能拮抗和延缓心室重塑，以预防和延缓心力衰竭的发生，降低死亡率，除非有禁忌证或不能耐受，不论是否合并高血压均应使用，相关禁忌证或不良反应参照高血压章节。首先选择 ARNI，不可获得或不耐受的情况下可选择 ARB/ACEI，ARNI 与 ARB 相互转换时可直接替换，若与 ACEI 相互转换时，需要停用 36 小时以免增加血管神经性水肿发生的风险；ARNI 应用于单纯高血压每天 1 次给药，而治疗心衰时需要每天 2 次给药，ARNI 能改善 HFpEF 症状和减少再住院，推荐使用；ACEI/ARB 除非合并有其他适应证，不常规推荐应用于 HFpEF。

（3）β 受体阻滞药

处方一　比索洛尔 2.5～10mg　po　qd

处方二　酒石酸美托洛尔 12.5～100mg　po　qd 或 bid

处方三　琥珀酸美托洛尔缓释片 23.75～190mg　po　qd

处方四　卡维地洛尔 3.125～25mg　po　bid

【说明】该类药同样是 HFrEF 长期用药的基石，也可用于有症状的 HFmrEF，能改善症状和生活质量，降低死亡、住院和猝死风险，无禁忌证的患者均应使用（相关禁忌证及不良反应参照高血压章节），应用时从低剂量开始，尽可能选择缓释制剂或长效制剂，每隔 2～4 周剂量加倍，逐渐达到最大耐受目标剂量，使静息心率控制在 60 次/分左右，有液体潴留或曾有液体潴留的需要同时使用利尿药；既往长期应用的，在慢性心衰失代偿期可继续使用，突然停药会导致病情恶化；严重低血压（SBP<85mmHg）、

心动过缓（＜50次/分）时应停药，在出院前应再次启动治疗。首次出现的急性心衰，应在纠正液体潴留后尽早使用。除非合并有其他适应证，不常规推荐应用于 HFpEF。

（4）醛固酮受体拮抗剂（MRA）

处方　螺内酯 10～40mg　po　qd

【说明】该类药同样是 HFrEF 长期用药的基石，也适用于有症状的 HFmrEF，在使用 ARNI/ACEI/ARB+β 受体阻滞药的基础上，能降低死亡率、心衰住院风险，特别是 EF≤35% 或急性心梗后 EF≤40% 有心衰症状或合并糖尿病者，获益更大；也可考虑使用 MRA 降低症状性 HFpEF 住院率。相关禁忌证和不良反应参照高血压章节。

（5）钠-钾葡萄糖协同转运蛋白 2 抑制剂（SGLT2i）

处方一　恩格列净 10mg　po　qd

处方二　达格列净 10mg　po　qd

处方三　卡格列净 100mg　po　qd

处方四　索格列净 200mg　po　qd

处方五　艾托格列净 5mg　po　qd

【说明】β 受体阻滞药 +ARNI/ACEI/ARB+MRA+SGLT2i 称作 HFrEF 长期治疗用药的新四联，已成为 HFrEF 的标准化治疗方案；SGLT2i 是一类降糖药，能通过增加尿糖排泄降低血糖，但不论患者是否合并糖尿病，SGLT2i 在心衰患者中均获益，因此伴或不伴糖尿病的心衰患者，均应使用；而且 SGLT2i 被推荐应用于 HFmrEF、HFpEF 的基础治疗，因为其在任何 EF 数值的心衰患者中均能改善预后，降低死亡率以及心衰再住院；使用过程中要注意尿路感染、生殖器感染、低血压发生的风险，肌酐清除率＜20mL/min 时禁用。

（6）可溶性鸟苷酸环化酶刺激剂

处方　维立西呱 2.5～10mg　po　qd（与食物同服）

【说明】对于有症状（NYHA 心功能分级 Ⅱ～Ⅳ级）、近期发生过心衰加重事件、LVEF＜45% 的心衰患者，推荐在标准治疗基础上尽早加用维立西呱，以降低心血管死亡和心衰住院风险。起始剂量为 2.5mg　qd，每 2 周左右可加倍剂量，依据患者耐受调整至合适维持剂量，常见的不良反应为低血压和贫血。

（7）洋地黄类正性肌力药物

处方　地高辛 0.125～0.25mg　po　qd

【说明】慢性心力衰竭使用的洋地黄类多为地高辛，其是一种有效、安全、方便的治疗药物，能降低 HFrEF 患者的住院率，且不增加心衰患者的死亡率。适用于在充分应用新四联的基础上仍有症状或心室率控制不佳的患者，伴有心房纤颤 / 心房扑动而心室率快速是最佳指征，但此类患者在有适应的情况下应尽可能进行节律控制治疗（参照房颤 / 房扑章节）；对窦房传导阻滞、二度或高度房室传导阻滞无永久性起搏保护患者、预激综合征、梗阻性肥厚型心肌病禁用。

（8）伊伐布雷定

处方　伊伐布雷定 2.5～7.5mg　po　bid

【说明】使用的前提是患者为窦性心律；适用于 EF＜35%、β受体阻滞药已用到最大耐受量或有禁忌证及不能耐受者，但心率仍＞70 次 / 分者。

### 4. 其他治疗方式的选择

（1）心脏再同步化治疗（CRT）　CRT 是在传统起搏基础上增加左心室起搏，以恢复左、右心室间和左心室室内运动的同步性，提高心脏排血效率，长期应用可逆转心肌重构、降低心衰住院率和死亡率。CRT 的方法有双心室起搏和（或）希浦系统起搏（希氏束起搏或左束支区域起搏）。

心脏再同步化治疗的适应证如下。

Ⅰ类适应证：

① 窦性心律、左束支传导阻滞（LBBB），QRS 时限＞150ms，尽管接受指南推荐的优化药物治疗，但 LVEF≤35% 的症状性心衰患者，推荐植入有 / 无 ICD 功能的 CRT。

② 符合常规起搏适应证，预计心室起搏比例＞40%，LVEF＜40% 的收缩功能下降的心衰患者，不论房颤与否，推荐植入 CRT。

Ⅱa 类适应证：

① 窦性心律、LBBB、QRS 时限 130～149ms，尽管接受指南推荐的优化药物治疗，但 LVEF≤35% 的症状性心衰患者，推荐植入有 / 无 ICD 功能的 CRT。

② 窦性心律、非 LBBB、QRS 时限＞150ms，尽管接受指南推荐的优化药物治疗，但 LVEF≤35% 的症状性心衰患者，应该植入有 / 无 ICD 功能的 CRT。

③ 房颤、QRS 时限≥130ms，尽管接受指南推荐的优化药物治疗，但 LVEF≤35% 的症状性心衰患者，若能保证双心室起搏或今后选择恢复窦性心律的治疗策略，应该植入有 / 无 ICD 功能的 CRT。

④ 既往已经植入传统起搏器或者 ICD 的心室起搏比例＞40% 患者，若心功能恶化 LVEF≤35%，可以考虑升级到 CRT。

Ⅱb 类适应证：窦性心律、非 LBBB、130ms≤QRS 时限＜150ms，尽管接受指南推荐的优化药物治疗，但 LVEF≤35% 的症状性心衰患者，可以考虑植入有 / 无 ICD 功能的 CRT。

（2）植入型心律转复除颤器（ICD） ICD 是目前预防心脏性猝死（SCD）最有效的措施，目前有经静脉系统和全皮下（无需心室电极）ICD，对同时有 CRT 治疗指征的患者，应升级为 CRT-D 治疗，对 AMI40 天内患者，NYHA 心功能分级Ⅳ级、伴有严重症状或合并症、对药物治疗反应差、预期寿命不足 1 年的难治性 HFrEF 患者，不推荐植入 ICD。

ICD 在心力衰竭患者中的适应证如下。

Ⅰ类适应证：

① 对于 AMI 至少 40 天接受规范药物治疗后 LVEF≤30%，NYHA 心功能分级Ⅰ级、身体状况良好，预期寿命>1 年患者，推荐植入 ICD 预防 SCD，降低死亡风险。

② 既往发生过恶性室性心律失常伴有血流动力学不稳定或心搏骤停事件，预计生存期>1 年且生活质量良好的 HFrEF 患者，推荐植入 ICD 进行二级预防，降低 SCD 和全因死亡风险。

③ 接受指南推荐的优化药物治疗 3～6 个月后，NYHA 心功能分级Ⅱ～Ⅲ级、LVEF≤35%、预计生存期>1 年且生活质量良好的缺血性病因（急性心肌梗死至少 40d 后）或非缺血性病因的 HFrEF 患者，推荐植入 ICD 进行一级预防，降低全因死亡或 SCD 风险。

Ⅱa类适应证：

① 对于无起搏适应证或经静脉植入 ICD 失败或禁忌患者，应该考虑经皮下植入 ICD。

② 既往接受传统起搏器或 ICD 植入的 HFrEF 患者，发生心衰恶化，接受指南推荐的优化药物治疗不能改善，预计高比例右心室起搏（>40%），应该考虑将起搏器升级为 CRT，或 ICD 升级为 CRT-D。

Ⅱb类适应证：对于短期内 SCD 高危（包括急性心肌梗死后 40 天内或高危非缺血性）的 HFrEF 患者，可以考虑可穿戴式 ICD 作为植入 ICD 的过渡治疗。

（3）心脏收缩力调节器（CCM）　是心衰器械治疗的全新手段，通过微创手术将刺激电极植入患者右心室室间隔部，在心脏收缩的绝对不应期释放强的电刺激，这种电刺激不会改变患者心律，但是可以通过一系列信号通路改善心肌的钙调节状态，在不增加耗能的基础上增强心脏收缩能力，从而改善心衰患者的心功能，改善症状，提高患者的生活质量。

（4）左心室辅助装置（LAVD） LAVD是将人工制造的机械装置植入体内，从左心房或左心室引出血液，通过植入的机械装置升压后将血液泵入主动脉系统，起到部分或全部替代心脏泵血功能，以维持全身组织、器官血液供应；此外LAVD免除左心室负荷，可改善心力衰竭患者症状；同时通过正常化心室压力-容积，使肥大的心室逐渐缩小，发挥逆转左心室重塑、降低病死率的作用。

LAVD适用于：① 心脏手术后心功能不全恢复前辅助治疗；② 心脏移植术前临时支持；③ 终末期心力衰竭长久支持。

（5）其他治疗方式的选择 其他有外科手术、心脏移植等。

对于终末期心衰来说，尽管有最好的药物治疗，仍有患者病情得不到改善且症状反复发作，不能从事日常活动，频繁出现恶病质的证据，需反复或延长住院以加强治疗，此时应予以上治疗。外科治疗直接针对基础病因和发病机制，除血管重建术外，严重心瓣膜病患者在发展到明显左心功能不全前进行手术是十分重要的，心脏移植是终末期心衰的一种治疗方法，能明显增加存活率、运动耐量和改善生活质量。

# 第六节 常见的心律失常

心律失常是指心脏冲动的频率、节律、起搏部位、传导速度或激动的次序异常，按其发生的原理区分为冲动形成和传导异常。按照心律失常发生时心率的快慢，可将其分为快速型心律失常与缓慢型心律失常两大类。心律失常的治疗目的不仅是要消除心律失常，更重要的是挽救患者的生命、降低死亡率、提高生存质量。

## （一）问诊要点

让患者客观描述发生心悸等症状时的感受。病史通常能提供对诊断有用的线索：① 心律失常的存在及其类型；② 心律失常的诱发因素，如烟、酒、咖啡、运动及精神刺激等；③ 心律失常发作的频繁程度、起止方式；④ 心律失常对患者造成的影响，产生症状或存在潜在预后意义；⑤ 心律失常对药物和非药物治疗如体位、呼吸、活动等的反应。

## （二）查体要点

（1）除检查心率与节律外，某些心脏体征有助于心律失常的诊断。

（2）颈动脉窦按摩通过提高迷走神经张力，减慢窦房结冲动发放频率和延长房室结传导时间与不应期，可对某些心律失常的及时终止和诊断提供帮助。

## （三）实验室检查和辅助检查

（1）心电图检查　诊断心律失常最重要的一项无创伤性检查技术，必要时可通过调节心电图走速、记录长单导心电图等方法帮助心律失常的诊断。

（2）动态心电图　即使用一种小型便携式记录器，连续记录患者 24～72h 的心电图，患者日常工作与活动均不受限制。这项检查便于了解心悸与晕厥等症状的发生是否与心律失常有关、明确心律失常或心肌缺血发作与日常活动的关系以及昼夜分布特征、协助评价抗心律失常药物疗效、起搏器或埋藏式心脏复律除颤器的疗效以及是否出现功能障碍。

（3）运动试验　患者在运动时出现心悸症状，可做运动试验协助诊断。但应注意，正常人进行运动试验亦可发生室性期前收缩。运动试验诊断心律失常的敏感性不如动态心电图。

（4）食管心电图　解剖上左心房后壁毗邻食管，因此，插入食管电极导管并置于心房水平时，能记录到清晰的心房电位，并能进行心房快速起搏或程序电刺激。

（5）临床心电生理检查　大多基于以下三个方面的原因。① 诊断性应用：确立心律失常及其类型的诊断，了解心律失常的起源部位与发生机制。② 治疗性应用：以电刺激终止心动过速发作或评价某项治疗措施能否防止电刺激诱发的心动过速；植入性电装置能否正确识别与终止电诱发的心动过速；通过电极导管，以不同种类的能量（射频、冷冻、超声等）消融参与心动过速形成的心肌，以达到治愈心动过速的目的。③ 判断预后：通过电刺激确定患者是否易于诱发室性心动过速、有无发生心脏性猝死的危险。

（6）可穿戴式设备　应用带有心率检测、心电记录功能的手表、手环、背心等智能可穿戴设备，有助于发现阵发性或隐匿性的心律失常。

（7）植入型心电监测仪　又称植入式（埋藏式）心电或心脏事件记录器，是一种植入皮下的心血管电子器械，可较长时间持续监测心电活动，有效地解决了体外心电监测装置监测时间短、监测不连续、依从性不佳等临床问题，具有传统监测手段无可比拟的优势，极大地提高了心律失常相关症状和疾病的诊断能力，对于晕厥、心房颤动、隐源性脑卒中、不明原因心悸等临床问题的早期诊断、早期干预以及优化管理等意义重大。

## 病态窦房结综合征

窦房结本身的病变和（或）窦房结周围组织的病变导致窦房结起搏和（或）窦房传导障碍，产生多种心律失常的综合征称为病态窦房结综合征，简称病窦。

## （一）诊断

### 1.症状

主要表现为与心动过缓相关的心、脑供血不足的症状，如发作性头晕、黑矇、乏力、心绞痛等，严重时出现晕厥，甚至猝死。

### 2.心电图诊断标准

① 非药物引起的持续而显著的窦性心动过缓（<50次/分）。

② 窦性停搏和（或）窦房传导阻滞。

③ 快慢综合征：阵发性心动过速（心房颤动、心房扑动、室上性心动过速）和心动过缓交替出现。

④ 持续心房颤动在电复律后无可维持的窦性心律。

⑤ 持久、缓慢的房室交界性逸搏，部分患者可合并房室传导阻滞和室内传导阻滞。

⑥ 活动后心率不提高或提高不足。

### 3.窦房结功能的评定

① 固有心率测定：阿托品2mg（0.04mg/kg）和普萘洛尔5～10mg（或0.1～0.2mg/kg）混合后静脉注射，3min注射完毕，用药后即刻和每2min记录一次心电图，持续30min，固有心率<118.1-（0.57×年龄）或80次/分为阳性。

② 阿托品试验：快速静推阿托品1.5～2mg即刻、1min、2min、3min、5min、10min、15min、20min分别描记心电图；窦性心律不能增快到90次/分和（或）出现窦房传导阻滞、交界区性心律、室上性心动过速为阳性。

③ 食管调搏：可以检查窦房结的恢复时间、传导时间及窦房结的不应期。

## （二）治疗

大多数引起病窦的原因是慢性且不可逆的，但仍积极寻找并纠正可逆的原因（如心梗、甲减、电解质紊乱、感染、药物等），药物治疗不是病窦的有效治疗手段，不推荐长期口服应用，仅在紧急情况下临时使用，无症状的心动过缓可暂时观察，有症状的应接受起搏器治疗。对于快慢综合征的患者，应用控制心室率的药物可能加重心动过缓，该部分患者植入起搏器后快速心律失常可能被抑制，在起搏器保护下，也可应用抗心律失常药物进行治疗，有适应证的可考虑射频消融治疗快速心律失常。

# 房性早搏

房性早搏指起源于窦房结以外心房的任何部位的期前收缩（早搏）。可见于正常人，各种器质性心脏病均可发生。

## （一）心电图诊断标准

提前出现一个变异的 P' 波，QRS 波一般正常，P'-R＞0.12s，代偿间期常不完全，部分期前收缩 P' 波之后无 QRS 波，且与前面的 T 波相融合而不易辨认，称为房性期前收缩未下传。P'-R 可以较正常的 P-R 间期延长，P' 波后的 QRS 波有时会增宽变形，多似右束支传导阻滞，称为房性期前收缩伴室内差异性传导。

## （二）治疗

处方一　酒石酸美托洛尔 25～50mg　po　bid

处方二　琥珀酸美托洛尔 23.75～190mg　po　qd

处方三　比索洛尔 2.5～10mg　po　qd

处方四　维拉帕米 40～80mg　po　tid

处方五　胺碘酮 0.2g　po　tid；维持 2～4 周后减为 100～200mg　po　qd

处方六　普罗帕酮 100～200mg　po　bid～qid（饭后或与食物同服）

【说明】房早通常无需治疗；当有明显症状及触发室上性心

动过速时，在积极治疗诱因及病因基础上，可给予 β 受体阻滞药，也可以使用非二氢吡啶类钙通道阻滞药、普罗帕酮、胺碘酮等；胺碘酮药物长期应用要权衡其不良反应（甲状腺毒性、肺间质毒性、肝损害、尖端扭转型室速）与获益比，不作为常规推荐，可用于器质性心脏病患者；普罗帕酮禁用于哮喘、严重肝肾功能不全、缺血性心脏病、左心室收缩功能不全患者，因局部麻醉作用，不宜空腹服用。

# 房性心动过速

房性心动过速可见于器质性心脏病者，尤其是心房明显扩大者，也可发生于无器质性心脏病者。

## （一）诊断

房性心动过速节律一般整齐，但短阵发作，持续发作的早期或同时伴有房室不同比例下传时，心律可不规则，听诊心律不齐，易误为心房颤动。心电图发现房性 P 波可证实房性心动过速的诊断。刺激迷走神经不能终止房性心动过速发作，但可减慢心室率，并可能在心电图中暴露房性 P 波，有助于与其他室上性快速心律失常鉴别。阵发性房性心动过速伴房室传导阻滞者应排除洋地黄过量。

## （二）治疗

（1）短阵房性心动过速　如无明显血流动力学影响，可观察。纠正引起房性心动过速的病因和诱因。

（2）持续房性心动过速　可选择药物治疗。终止房性心动过速的药物可用普罗帕酮、胺碘酮，但效果不肯定。当无法终止或有药物禁忌时，可考虑控制心室率，使用洋地黄类药物、β 受体阻滞药、非二氢吡啶类钙通道阻滞剂（维拉帕米 / 地尔硫䓬）。

（3）慢性持续性房性心动过速 是造成心动过速性心肌病的主要原因，凡临床表现和检查酷似扩张型心肌病，伴慢性持续性房性心动过速者首先应考虑心动过速性心肌病。急性处理主要以维持血流动力学稳定，治疗心力衰竭为主。对心律失常本身，可使用洋地黄或胺碘酮控制心室率。胺碘酮也有终止发作的作用，但一般要口服达到一定负荷剂量时才有效。因存在心力衰竭，急诊情况下慎用 β 受体阻滞药，禁用普罗帕酮、索他洛尔或非二氢吡啶类钙通道阻滞剂。心功能稳定后可考虑应用 β 受体阻滞药。建议行射频消融根治房性心动过速。部分患者也可通过心室率控制使心功能好转，心脏结构逆转。

（4）多源性房性心动过速 指体表心电图上 P 波有 3 种或以上形态的快速节律不规则的心律失常，常通过 12 导联心电图确定诊断。在心电图上的心房频率常＞100 次 / 分，且 P 波之间有明确的等电位线，PR 和 RR 间期不等，有时容易误诊为房扑或房颤，成人患者常见于＞65 岁人群，往往与肺部疾病、肺动脉高压、冠心病、瓣膜性心脏病、低镁血症和使用茶碱类药物治疗相关，一线治疗是针对基础病因的治疗，静脉注射镁剂可能也有帮助，抗心律失常的药物治疗在抑制多源性房速的作用相对有限，维拉帕米在没有心室功能减退、窦房结功能低下或房室传导阻滞的多源性房速患者中有一定效果，β 受体阻滞药可谨慎用于治疗未合并呼吸失代偿、窦房结功能低下或房室传导阻滞的多源性房速患者，伊布利特、胺碘酮和伊伐布雷定等也在多源性房速治疗中有一定作用，对于药物难治的症状性多源性房速患者，合并左心室功能减退，可考虑行房室结改良以控制心室率，电复律在多源性房速患者中效果欠佳。

相关药物处方参照本章心房颤动和心房扑动章节。

**159**

# 心房颤动和心房扑动

心房颤动（简称房颤）和心房扑动（简称房扑）是临床上最常见的持续性室上性心律失常；大多发生于器质性心脏病患者，少数患者可无器质性心脏病，但其发生率随年龄增高而增加。房扑和房颤显著增加死亡、脑卒中、心衰、认知功能障碍和痴呆风险，特别是血栓栓塞的风险；主要病因有高血压、瓣膜性心脏病、冠心病、先天性心脏病、心肌病、甲亢、睡眠呼吸暂停综合征、慢阻肺以及不健康的生活方式。

## （一）心电图诊断

（1）房颤心电图特点　① 心电图上 P 波消失，代之以 f 波，频率为 350～600 次 / 分；② R-R 间期极不规则；③ QRS 通常是窄的，如伴有差异性传导、束支传导阻滞或预激综合征（WPW）可增宽，心室率通常在 100～160 次 / 分。

（2）房扑心电图特点　① 没有典型的 P 波，而是表现为形态、方向及大小完全相同，连续形成锯齿状的房扑波（F 波），在 Ⅱ、Ⅲ、aVF 或 V$_1$ 导联最为明显。频率常为 250～300 次 / 分；② 心室率根据房室传导的比例，可规则或不规则；③ QRS 波形通常正常，如伴有室内差异性传导、束支传导阻滞或 WPW 时，QRS 波可增宽变形。

## （二）治疗

### 1. 节律控制

节律治疗是指通过抗心律失常药物、直流电转复、导管消融或外科消融恢复窦性心律并进行长期维持。

（1）血流动力学不稳定的患者，首选同步直流电复律；房颤 / 房扑合并预激的应首选同步直流电复律，血流动力学稳定的可以考虑伊布利特、普罗帕酮进行复律，不推荐使用 β 受体阻滞药、非二氢吡啶类钙通道阻滞剂、洋地黄、胺碘酮，因为会造成房扑/房颤1：1下传而形成室速/室颤。

（2）发作时间<12h且不合并近期脑卒中/TIA病史的，或持续时间12～48h且栓塞低危者，在应用抗凝治疗的同时，可直接复律；其余患者或发作时间不明，血流动力学稳定的患者，除非经食管超声可以排除左心耳血栓，否则不应盲目复律，以免血栓脱落造成栓塞事件的发生，而应充分抗凝3周后再次评估血栓状态，然后决定是否复律。复律后至少抗凝4周，是否长期抗凝，取决于CHA2DS2-VASc-60评分。常用的复律药物如下。

处方一　普罗帕酮　静脉用药1.5～2mg/kg，静推10min；口服450～600mg

处方二　胺碘酮150mg，10min静推，继之1mg/min维持6h，0.5mg/min维持18h（5%葡萄糖注射液44mL+胺碘酮300mg，10mL/h＝1mg/min）

处方三　伊布利特1.0mg，10min以上静推，必要时10min后重复（<60kg用量0.01mg/kg）

【说明】应用上述药物要严密监测心率、血压，避免低血压、其他心律失常的发生（缓慢型心律失常、尖端扭转型室速等）；普罗帕酮可用于无器质性心脏病患者；器质性心脏病者应首选胺碘酮，且是唯一推荐用于严重结构性心脏病患者的药物，需要使用5%葡萄糖溶液作为溶剂，尽量使用深静脉以避免静脉炎的发生；伊布利特可用于除心衰外的中度结构性心脏病患者。

（3）导管消融治疗

① 导管消融是治疗房扑最有效的手段。

② 经抗心律失常药物无效的或不能耐受的房颤患者，应行导管消融以减少复发，改善症状。

③ 有症状的阵发性房颤的患者，应将导管消融作为一线治疗。

④ 合并射血分数下降型心衰的房颤患者，导管消融可改善预

后；合并射血分数保留型心衰的房颤患者，导管消融可改善症状。

⑤ 房颤转复后出现有症状的心脏停搏，应考虑导管消融以避免永久起搏器置入。

⑥ 诊断1年内合并心血管危险因素的房颤患者，应考虑导管消融改善预后。

⑦ 房颤合并中重度功能性二尖瓣和（或）三尖瓣反流的患者应行导管消融治疗。

（4）外科手术治疗。

（5）长期抗心律失常药物治疗　抗心律失常药物的长期治疗适用于减少房颤反复发作、长期维持窦性心律，但相关不良反应相对常见，在选择应用上应强调安全第一、有效性第二的原则。导管消融术后使用维持窦律治疗的药物3个月，随后可以停用。维持窦律的药物一般不用于房颤的单纯心室率控制。常用的药物如下。

处方一　普罗帕酮 100～200mg　po　bid～qid（饭后或与食物同服）

处方二　胺碘酮负荷量 400～600mg/d，分2～3次口服，维持2～4周；维持量 100～200mg　po　qd

处方三　索他洛尔 80～160mg　bid

【说明】胺碘酮、普罗帕酮的相关注意事项详见房早章节以及本章节药物复律内容；索他洛尔禁用于射血分数下降型心衰、明显左心室肥厚、哮喘、Q-T间期延长、低钾血症，有发生尖端扭转型室速的风险。

**2. 心室率的控制**

无法转复或维持窦性心律的患者，采取心室率控制的策略，严格的心室率控制目标是静息下≤80次/分，中等强度运动时<110次/分；宽松的心室率控制目标为静息下<110次/分；两者心室率控制目标结局无显著差异，如有症状，采用严格心室率控制目标；充分药物仍不能控制的心室率，需考虑房室结消融

联合起搏器置入治疗。心室率控制的药物主要有：

处方一 酒石酸美托洛尔 静脉：2.5～5mg 静推，最多4剂，5min 后可重复给药。口服：12.5～100mg bid。

处方二 琥珀酸美托洛尔 23.75～190mg po qd

处方三 艾司洛尔 500μg 静推 1min，后续 50～300μg/（kg·min）

处方四 卡维地洛 3.125～25mg po bid

处方五 比索洛尔 2.5～10mg po qd

处方六 普萘洛尔 10～40mg po tid

处方七 地尔硫䓬 30～60mg po tid；缓释片 90～360mg po qd

处方八 维拉帕米 静脉：2.5～10mg，静推 5min。口服：40～120mg tid，缓释片 120～480mg qd

处方九 地高辛 静脉：0.5mg，每日不超过 1.5mg。口服：0.0625～0.25mg qd

处方十 去乙酰毛花苷注射液 0.2～0.4mg 静推，24h 总量不超过 1.2mg

处方十一 胺碘酮 静脉及口服同本节节律控制部分。

【说明】单一药物不能达标的应考虑联合不同类型的控制心室率药物；应用洋地黄制剂要注意避免洋地黄中毒；当联合药物不能有效控制心室率时，可将胺碘酮作为药物控制心室率的最后一项选择。

**3. 血栓栓塞事件的预防**

房颤合并心脏机械瓣或二尖瓣中重度狭窄的患者，均推荐使用华法林抗凝治疗。其余房颤患者应评估血栓栓塞风险和出血风险选择抗凝方案，推荐使用新型口服剂抗凝，不推荐阿司匹林、氯吡格雷等抗血小板治疗用于房颤血栓栓塞事件预防。

（1）血栓栓塞风险评估（$CHA_2DS_2$-$VAS_C$-60评分）见表2-13。

表 2-13　$CHA_2DS_2$-$VAS_C$-60 评分

| 项目 | 危险因素 | 说明 | 分值 |
|---|---|---|---|
| C | 充血性心衰 | 包括射血分数下降型、中间型、正常型心衰及左心室收缩功能障碍（左心室射血分数＜40%） | 1 |
| H | 高血压 | 高血压病史后目前血压≥140/90mmHg | 1 |
| $A_2$ | 年龄≥65 岁 | | 2 |
| D | 糖尿病 | 包括 I 型、II 型 | 1 |
| $S_2$ | 脑卒中 | 既往脑卒中、TIA 或体循环栓塞，包括出血性和缺血脑卒中 | 2 |
| V | 血管疾病 | 冠心病或心肌梗死病史，外周动脉疾病（狭窄≥50% 或行血运重建），主动脉斑块 | 1 |
| A | 年龄 60～64 岁 | | 1 |
| Sc | 性别女性 | | 1 |

【说明】评分≥2 分的男性或≥3 分的女性，应使用口服抗凝治疗；评分≥1 分的男性或≥2 分的女性推荐进行抗凝治疗（评估获益及患者意愿）。

（2）出血风险评分（HAS-BLED 评分）见表 2-14。

表 2-14　HAS-BLED 评分

| 项目 | 危险因素 | 说明 | 分值 |
|---|---|---|---|
| H | 未控制的高血压 | 收缩压≥160mmHg | 1 |
| A | 肝肾功能异常（各 1 分） | 肝功能异常定义为肝硬化或胆红素＞2 倍正常上限，AST/ALT/ALP＞3 倍正常上限；肾功能异常定义为透析或肾移植或肌酐＞200μmol/L | 1 或 2 |
| S | 脑卒中 | 包括出血性和缺血性脑卒中 | 1 |
| B | 出血 | 出血史或出血倾向（既往大出血、贫血或严重血小板减少） | 1 |
| L | INR 值易波动 | INR 不稳定/过高，或在治疗窗内的时间＜60% | 1 |
| E | 老年 | 年龄＞65 岁 | 1 |
| D | 药物或过量饮酒（各 1 分） | 合并使用抗血小板药物或非甾体抗炎药；乙醇摄入量＞112g/周 | 1 或 2 |

【说明】在无抗凝绝对禁忌证的情况下，高出血风险（评分≥3分）不能作为口服抗凝的禁忌证，而应在及时发现并纠正可逆的出血危险因素的情况下进行口服抗凝治疗。

（3）口服抗凝药的选择

① 华法林 1.5～5mg　po　qn。

② 达比加群 110～150mg　po　bid。

③ 利伐沙班 15～20mg　po　qd。

④ 阿哌沙班 2.5～5mg　po　bid。

⑤ 艾多沙班 30～60mg　po　qd。

【说明】华法林易受食物、药物影响而导致国际标准化比值（INR）波动，应推荐晚上服药减少相互影响，初始应用华法林应从小剂量开始，开始应用时应联合低分子肝素 4000～6000U　ih 联合抗凝 3～5 天或直至 INR 达标，一般 INR 要求达到 2.0～3.0，注意监测 INR 并调整华法林的用量，若超剂量或出血可使用维生素K进行拮抗；新型口服抗凝药不需要频繁监测凝血，年龄≥80 岁、高出血风险、合用维拉帕米、肌酐清除率（CrCl）30～50mL/min，达比加群用量 110mg　bid；CrCl 15～50mL/min，利伐沙班用量 15mg　qd；CrCl 15～29mL/min 或满足以下 2 条（年龄≥80 岁、体重≤60kg、血肌酐≥133μmol/L），阿哌沙班用量 2.5mg　bid；CrCl 30～50mL/min，体重≤60kg，推荐艾多沙班用量 30mg　qd。

# 阵发性室上性心动过速

阵发性室上性心动过速简称室上速，通常包括房室结折返性心动过速、房室折返性心动过速。广义上的室上速还包括窦房结折返性心动过速、房速、房扑等。本章节所指为狭义的室上速。

## （一）诊断

（1）临床表现　突发突止，持续时间不等，可伴见心绞痛、黑矇、晕厥等血流动力学不稳表现。

（2）心电图诊断　心室率 150～250 次 / 分，节律规则；QRS 波正常，当伴室内差异性传导时，QRS 波增宽；P 波呈逆传型，可位于 QRS 波之前、之中或之后，P 波与 QRS 波有恒定关系；ST-T 有继发性改变。

## （二）治疗

### 1. 一般治疗

主要采用刺激迷走神经的方法来终止发作。

（1）用压舌板等刺激咽喉部产生恶心感。压迫眼球或按摩颈动脉窦现已少用。

（2）Valsava 法　深吸气后屏住呼吸，再用力作呼气动作，维持 10～30s。

（3）改良 Valsava 法　使患者 45° 半卧位，用力吹气 15s 并推开 10mL 的注射器，吹气结束后立即仰卧，同时助手举起患者双腿 45°～90°，维持 15s，15s 后回到半卧位。

### 2. 药物治疗

处方一　维拉帕米 5～10mg+5% 葡萄糖注射液 20mL，2min 以上缓慢静注

处方二　普罗帕酮 70mg+5% 葡萄糖注射液 20mL，10min 内缓慢静注

处方三　腺苷 6～12mg 快速静注（1～2s 完成，并注意立即盐水快速静注将管道内残余液体推入）。

处方四　三磷腺苷（ATP）10～20mg　iv

处方五　去乙酰毛花苷 0.2～0.4mg　iv

处方六　注射用地尔硫草 15～20mg+5% 葡萄糖注射液 20mL，2min 以上缓慢静注

处方七　胺碘酮注射液 150mg+5% 葡萄糖注射液 20mL，

10min 以上缓慢静推

【说明】腺苷为国际指南首选推荐用药，我国指南推荐首选维拉帕米和普罗帕酮，维拉帕米无效时可追加，一般总量不超过15mg；或普罗帕酮（普罗帕酮）70mg 稀释后缓慢静推，室上性心动过速无终止，再给 70mg。有心力衰竭者首选毛花苷 C，首剂0.4mg，2h 后无效可再给 0.2～0.4mg。本药终止室上性心动过速起效较慢。胺碘酮不作首选，仅在上述药物无效时或伴有器质性心脏病时选用。

### 3. 其他治疗

血流动力学不稳定的首选同步直流电复律、血流动力学稳定而一般治疗及药物治疗无效时，可考虑同步直流电复律或食管心房调搏终止心动过速。

### 4. 根治治疗

经导管消融是阵发性室上速的首选治疗，大多数患者可得到根治。

## 室性早搏

室性早搏（简称室早）是起源于心室的期前收缩，是最常见的一种心律失常。主要的病因包括不良的生活方式（如过度劳累、情绪紧张、过量摄入烟、酒、咖啡等）诱发，心肌病、冠心病、瓣膜病等器质性心脏病是室早的常见病因，其他如洋地黄类药物、三环类抗抑郁药中毒、电解质紊乱可以诱发室早。

室早的症状差异较大，多数患者无自觉症状。偶发室早常见于心脏结构正常的个体，但频发室早是潜在心脏基质异常的标志，动态心电图 24h＞5000 个室早，需要排除任何潜在的结构性心脏病，室早负荷＞20% 是全因死亡和心血管死亡的高危因素；室早预后不良的危险因素还包括 R-on-T 现象（易诱发尖端扭转型室速）、非流出道起源室早、室早 QRS 波时限过宽、插入性室早、复杂室早/非持续性室速、多种室早形态、运动时室早增多。频发室早可导致心脏扩大、心功能下降，诱导心肌病的发生。

## （一）心电图诊断标准

QRS 波群提前出现，时限常大于 0.12s，ST 段及 T 波的方向与 QRS 主波方向相反；提前出现的 QRS 波群与前面的窦性搏动之间常有固定的间期；代偿间歇完全。

## （二）治疗

（1）药物治疗　对于无结构性心脏病且症状轻微的患者，无需药物治疗，首先是对患者进行健康教育，对于健康教育后症状仍不能有效控制的，可考虑 β 受体阻滞药、非二氢吡啶类钙通道阻滞药，但疗效有限，其他抗心律失常药因获益风险比并不清楚，应慎重选择。合并器质性心脏病的，在充分评估后可选择胺碘酮进行治疗。

（2）经导管消融

① 室早诱导心肌病的患者应积极推荐导管消融治疗。

② 症状明显的频发室早（一般 24h＞10000 次，室早负荷＞10%）的患者，可以推荐导管消融治疗。

③ 部分无症状，出于升学、就业或妊娠的需要，经充分沟通后，可尝试导管消融治疗。

# 房室传导阻滞

房室传导阻滞是指房室交界区脱离了生理不应期后，心房冲动传导延迟或不能传导到心室。房室传导阻滞可发生于房室结、希氏束以及束支等不同部位。一般来说，房室结水平的阻滞，其逸搏心律最为安全，而希氏束及以下水平阻滞的逸搏心律不稳定，可能迅速进展恶化，造成严重临床后果。房室传导系统退行性变是临床最常见的病因，其他包括感染、炎症、缺血、医源性、迷走神经过度激活、内环境紊乱等。

## （一）诊断

（1）临床表现　一度房室传导阻滞患者通常无症状。二度房室传导阻滞可引起心搏脱漏，可有心悸症状，也可无症状。三度房室传导阻滞的症状取决于心室率的快慢与伴随病变，症状包括疲倦、乏力、头晕、晕厥、心绞痛、心力衰竭。如合并室性心律失常，患者可感到心悸不适。当一度、二度房室传导阻滞突然进展为完全性房室传导阻滞，因心室率过慢导致脑缺血，患者可出现暂时性意识丧失，甚至抽搐，称为阿-斯综合征，严重者可致猝死。

（2）心电图特征

① 一度房室传导阻滞 P-R 间期延长＞0.20s，无 QRS 波脱落。

② 二度 I 型房室传导阻滞又称莫氏 I 型或文氏型，P-R 间期逐渐延长，直至 P 波后脱落 QRS 波；R-R 间期逐渐缩短，直至 P 波受阻；包含受阻 P 波在内的 R-R 间期小于正常窦性 P-P 间期的 2 倍。

③ 二度 II 型房室传导阻滞 R-R 间期恒定（可正常也可延长）；间有 P 波后 QRS 波的脱落，形成 3∶2、2∶1 等房室传导。

④ 三度房室传导阻滞房率和室率匀齐，房率大于室率，心室率常＜60 次/分。P 波与 QRS 波完全无关。

## （二）治疗

### 1. 一般治疗

一度、二度 I 型由于迷走神经功能亢进引起的，无器质性心脏病、无明显血流动力学改变者可不治疗。二度 II 型、三度多伴有血流动力学障碍，除积极进行病因治疗外，应该积极治疗，防

止阿 - 斯综合征发作。应休息、吸氧、心电监护等。

**2. 药物治疗**

处方一　阿托品 0.3～0.6mg　po　tid 或 qid（极量每次 1mg，3mg/d）

处方二　阿托品注射液 1mg　iv

处方三　异丙肾上腺素 5～10mg　舌下含服　q4h（该药口服无效）

处方四　5% 葡萄糖注射液 500mL $\left.\right|$ iv drip（1～3μg/min）
　　　　异丙肾上腺素 1mg

【说明】药物治疗只用于急性房室传导阻滞，有相关症状或血流动力学不稳定的患者，优先静脉给药；对于急性房室传导阻滞排除急性冠脉综合征的，可以使用异丙肾上腺素等 β 受体激动药；急性冠脉缺血所导致的可以静脉使用氨茶碱。

**3. 心脏起搏治疗**

（1）临时起搏治疗适应证　对于一过性可逆性病因（如缺血、洋地黄过量、内环境紊乱等）引起的二度以上房室传导阻滞，有症状或出现血流动力学障碍的，应紧急置入临时起搏器，以待房室传导功能恢复。心脏术后出现二度以上房室传导阻滞；三度以上房室传导阻滞进行一般手术治疗者；部分心脏手术的预防性置入。

（2）永久性起搏治疗适应证　① 非可逆性二度Ⅱ型、高度及三度房室传导阻滞，不论有无症状，均应推荐永久起搏；② 对于肌肉神经疾病（如肌营养不良）所致的二度或三度房室传导阻滞，不论有无症状，均应推荐永久起搏；③ 持续性房颤合并症状性心动过缓者，推荐永久起搏；④ 对于需要药物治疗心律失常或其他疾病所致症状性房室传导阻滞者，若无其他可替代治疗，推荐永久起搏；⑤ 一度或二度Ⅰ型合并相关心动过缓症状时，推荐永久起搏。

# 室性心动过速

室性心动过速简称室速，常发生于各种器质性心脏病患者。最常见为冠心病，特别是曾有心肌梗死的患者。其次是心肌病、心力衰竭、二尖瓣脱垂、心瓣膜病等，其他病因包括代谢障碍、电解质紊乱、长 Q-T 综合征等。室速偶可发生于无器质性心脏病者。

## （一）诊断

（1）临床表现　室速的临床症状视发作时的心室率、持续时间、基础心脏病变和心功能状况不同而异，非持续性室速（发作时间短于30s，能自行终止）的病人通常无症状，持续性室速（发作时间大于30s，需药物或电复律终止）常伴有明显血流动力学障碍和心肌缺血，部分多形性室速、尖端扭转型室速发作后很快蜕变为心室颤动，导致心源性晕厥、心搏骤停和猝死，无脉性室速是心搏骤停的常见形式。

（2）心电图特征

① 3 个或以上的室性期前收缩连续出现。

② QRS 波群形态畸形，时限超过 0.12s；ST-T 波方向与 QRS 波群主波方向相反。

③ 心室率通常为 100～250 次 / 分；心律规则，但亦可略不规则。

④ 心房独立活动与 QRS 波群无固定关系，形成室房分离；偶尔个别或所有心室激动逆传夺获心房。

⑤ 通常发作突然开始。

## （二）治疗

### 1. 一般治疗

有器质性心脏病或有明确诱因应首先给以针对性治疗；无器质性心脏病患者发生非持续性短暂室速，如无症状或血流动力学影响，处理的原则与室性期前收缩相同；持续性室速发作，无论

**171**

有无器质性心脏病，应给予治疗。

**2. 终止室速发作**

无显著血流动力学障碍的，可选择 β 受体阻滞药、利多卡因、胺碘酮推注，应注意低血压的发生；已伴有低血压、心绞痛、休克、充血性心力衰竭、阿 - 斯综合征发作，应采取同步直流电复律；无脉性室速或不能同步的室性心动过速应采取非同步直流电复律。复律后可应用胺碘酮、利多卡因等防止短期复发。洋地黄中毒的室速不宜给予电复律。常用的复律药物如下。

处方一　利多卡因 50～100mg（1.0～1.5mg/kg）3min 内静推，1～4mg/min 泵入（300mg 配成 50mL，10mL/h ＝ 1mg/min）

处方二　美托洛尔 / 艾司洛尔　用法参照房颤心室率控制章节

处方三　胺碘酮　用法参照"心房颤动和心房扑动"的心室率控制。

处方四　维拉帕米　用法参照"心房颤动和心房扑动"的心室率控制。

处方五　硫酸镁 1～2g 稀释后 15～20min 静推，0.5～1.0g/h 持续输注

【说明】利多卡因不作首选，胺碘酮无效或不适用时使用，与缺血相关的室速可考虑使用；β 受体阻滞药可用于多形性室速，可联合胺碘酮用于电风暴（24h 内发作≥3 次）者；胺碘酮是器质性心脏病的首选用药，禁用于长 QT 的患者，24h 最大用量不超过 2.2g，静脉一般应用 3～4 天，可桥接口服胺碘酮治疗预防复发；维拉帕米可用于特发性室速，累计剂量可用至 20～30mg；硫酸镁用于伴 QT 间期延长的多形性室速。

**3. 预防室速发作的药物治疗**

处方一　酒石酸美托洛尔 12.5～100mg　po　bid

处方二　琥珀酸美托洛尔 23.75～190mg　po　qd

处方三　比索洛尔 2.5～10mg　qd

处方四　盐酸胺碘酮片负荷量 400～600mg/d，分 2～3 次口服，维持 2～4 周；维持量 100～200mg　po　qd

处方五　索他洛尔 80～160mg　po　bid

处方六　美西律 50～200mg　po　tid

处方七　普罗帕酮 100～200mg　po　bid～qid（饭后或与食物同服）

处方八　维拉帕米 40～120mg　po　tid，缓释片 120～480mg　po　qd

【说明】β 受体阻滞药能降低心肌梗死后猝死发生率，其作用可能主要通过降低交感神经活性与改善心肌缺血实现。胺碘酮显著减少心肌梗死后或充血性心力衰竭患者的心律失常或猝死的发生率。美西律、维拉帕米、普罗帕酮、索他洛尔禁用于器质性心脏病，可用于非持续性、特发性室速，美西律对先天性长 QT 综合征有效。多形性室速获得性 QT 间期延长者：积极去除药物、电解质紊乱、心肌缺血等诱因，补钾、补镁，维持血钾 4.5～5.0mmol/L；可考虑 β 受体阻滞药或利多卡因，禁用延长 QT 间期的药物如胺碘酮等。先天性 QT 间期延长者应用 β 受体阻滞药或利多卡因，禁用延长 QT 间期的药物如胺碘酮。QT 间期正常者应积极纠正诱因，如缺血、低钾、心衰；可考虑应用 β 受体阻滞药、胺碘酮或利多卡因。短联律间期者首选维拉帕米，无效可应用胺碘酮。Brugada 综合征者可选用异丙肾上腺素。儿茶酚胺敏感性多形性室速首选 β 受体阻滞药。药物长期治疗应密切注意各种不良反应。相关的用药注意事项参照房颤等章节。

**4. 经导管消融治疗**

经药物治疗仍反复发作的，可行导管消融治疗。

**5. 埋藏式心脏复律除颤器（ICD）**

这是预防高危患者发生心源性猝死的最重要手段，对于无禁忌证的有结构性心脏病的持续性单形性室速患者，推荐置入 ICD 治疗；合并左心射学分数<30% 的非持续性室速患者，均应置入 ICD 治疗；在积极纠正诱因及病因的情况下，持续多形性室速、尖端扭转型室速推荐置入 ICD 治疗。置入 ICD 可联合应用抗心律失常药或导管消融治疗以减少 ICD 放电。

# 心室扑动与心室颤动

心室扑动（简称室扑）和心室颤动（简称室颤）是致死性心律失常，分别为心室肌快而微弱的收缩或不协调的快速乱颤，其结果是心脏无排血，心音和脉搏消失，心、脑等器官和周围组织血液灌注停止，阿 - 斯综合征发作和猝死。

## （一）诊断要点

（1）临床表现　包括意识丧失、抽搐、呼吸停顿甚至死亡，听诊心音消失，脉搏触不到，血压亦无法测到。

（2）心电图检查　心室扑动呈正弦图形，波幅大而规则，频率 150～300 次 / 分（通常在 200 次 / 分以上）。心室颤动的波形、振幅与频率均极不规则，无法辨认 QRS 波群、ST 段与 T 波。

## （二）治疗

（1）尽早进行规范的心肺复苏。

（2）尽早电复律　一旦取得除颤器，立即予以最大能量（双相波 200J，单相波 360J）非同步直流电复律。电复律后立即重新恢复 CPR，直至 5 个周期的按压与通气（30：2）后再判断循环是否恢复，确定是否需再次电复律。

（3）药物治疗　在 CPR 和电复律后，可开始建立静脉通道，考虑药物治疗。

① 实行至少 1 次电复律和 2min CPR 后心律失常仍持续时，

可静脉应用肾上腺素，之后再次电复律。

② CPR、电复律和肾上腺素无效时，可快速静注胺碘酮，之后再次电复律。

③ 在无胺碘酮或不适用时，可用利多卡因。

④ 心搏骤停为尖端扭转型室速所致时，可静滴硫酸镁。对其他心律失常不推荐使用。

⑤ 电风暴者，首选胺碘酮，次选利多卡因，在此基础上，联合应用 β 受体阻滞药。

胺碘酮、利多卡因、硫酸镁、β 受体阻滞药相关用药参照房颤、室速章节。

# 第七节　心脏瓣膜病

心脏瓣膜病是各种病因所导致的心脏瓣膜（瓣叶、腱索和乳头肌）发生解剖结构和（或）功能异常的病变，造成单个或多个瓣膜狭窄和（或）关闭不全，引起心血管血流动力学改变而出现的一系列临床综合征。常见的病因包括炎症粘连、纤维化、黏液瘤样变性、缺血坏死、钙质沉着或先天发育畸形。

## 一、问诊要点

① 有无风湿热、先天性心脏病史、冠心病、心肌梗死病史。

② 注意有无呼吸困难，有无进行性发展、加重的特点，有无夜间阵发性呼吸困难；有无干咳、咯血，有无上腹部胀满、食欲减退、下肢水肿等右心衰竭症状。

③ 应该注意患者有无疲劳、乏力、头昏等表现。

④ 注意询问患者有无发黑或暂时意识丧失的表现，晕厥是否与劳累、体位改变有关，有无心绞痛发作，发作前有无情绪激动、

劳累等诱因。

⑤ 应仔细询问以往的诊治经过，注意以往心脏超声等检查结果。

## 二、查体要点

① 有无二尖瓣面容（两颧部呈紫红色）、口唇发绀、颈静脉怒张、下肢水肿等体征。

② 心脏听诊时要注意各瓣膜听诊区有无特征性杂音，杂音时期、响度和传导方向。

③ 检查有无心力衰竭的体征，如双肺有无湿啰音，有无下肢凹陷性水肿，有无肝大和肝颈静脉反流征等。

## 三、辅助检查

超声心动图检查可判定瓣口面积，观察瓣膜损害程度、瓣下结构、房室客观大小、有无附壁血栓以及肺动脉压、各心腔压力差等情况。X线检查和心电图对诊断均有帮助。

## 二尖瓣狭窄

正常成人二尖瓣口面积为 4.0~6.0cm$^2$，按瓣口大小可将二尖瓣狭窄的程度分为轻度（1.5~2.0cm$^2$）、中度（1.0~1.5cm$^2$）及重度（<1.0cm$^2$）。

绝大多数的二尖瓣狭窄是由风湿热所致，即风湿性心脏病，是二尖瓣狭窄最常见病因，急性风湿热形成二尖瓣狭窄估计至少需要 2 年，通常需要 5 年以上时间，风湿性二尖瓣狭窄一般在 40~50 岁发病，女性约占 2/3。基本病变是瓣膜炎症粘连、开放受限，造成狭窄。少见的原因有先天发育异常，瓣环钙化（退行性或风湿结缔组织病所致）。

### 1. 诊断要点

① 一般二尖瓣口面积<1.5cm$^2$ 时始有明显症状，有呼吸困

难、干咳、咯血等左心衰竭症状；有上腹部胀满、食欲减退、下肢水肿等右心衰竭症状。声音嘶哑等因左心房严重扩大压迫喉返神经所致。

② 二尖瓣面容，心尖区有舒张中晚期低调的隆隆样舒张期杂音，呈递增型，局限性，左侧卧位明显，可伴舒张期震颤；心尖区第一心音亢进，80% 患者可于胸骨左缘第 3～4 肋间或心尖区闻及二尖瓣开瓣音；肺动脉高压时，可于胸骨左下缘扪及右心室收缩期抬举样搏动，P2 亢进或分裂。右心室扩大伴三尖瓣关闭不全时，胸骨左缘第 4～5 肋间可闻及全收缩期吹风样杂音，吸气时增强。常伴发房颤，听诊心律绝对不齐、S1 强弱不等。

③ X 线检查有左心房扩大征、肺动脉扩张及右心室肥大征；可有肺淤血征、Kerley B 线等。

④ 心电图示二尖瓣型 P 波、$PtfV_1$ 负值增大、右心室肥厚以及心房颤动等表现。

⑤ 超声心动图示瓣口面积小于正常。

**2. 鉴别诊断**

（1）"功能性"二尖瓣狭窄 见于各种原因所致的左心室扩大，如大量左向右分流的动脉导管未闭和心室间隔缺损、主动脉瓣关闭不全等，二尖瓣瓣口流量增大，或二尖瓣在心室舒张期受主动脉反流血液的冲击所致，杂音历时较短，无开瓣音，性质较柔和，吸入亚硝酸异戊酯后减轻，应用升压药后加强。

（2）左心房黏液瘤 其症状和体征与二尖瓣狭窄相似，但呈间歇性，随体位而变更，一般无开瓣音而可有肿瘤扑落音，心房颤动少见而易有反复的周围动脉栓塞现象。超声心动图发现左心房分叶状或梨形团块状回声，有粗细不等、长短不一附着于房间隔卵圆孔边缘或房室环的蒂，随血流进入左心室或部分嵌入二尖瓣口，心导管检查显示左心房压力明显升高，造影示左心房内充盈缺损。

（3）三尖瓣狭窄　胸骨左下缘闻及低调的隆隆样舒张期杂音，吸气时回心血量增加可使杂音增强，呼气时减弱，窦性节律时颈静脉 a 波增大。而二尖瓣狭窄舒张期杂音位于心尖区，吸气时无变化或减弱。超声心动图可明确诊断。

（4）原发性肺动脉高压　多发生于女性患者，无心尖区舒张期杂音和开瓣音，左心房不扩大，肺动脉楔嵌压和左心房压力正常。

**3. 并发症**

心房颤动，急性肺水肿，血栓栓塞，右心衰竭，感染性心内膜炎，肺部感染。

**4. 治疗**

（1）风湿热的治疗

处方一　青霉素 40 万～60 万 U+0.9% 葡萄糖注射液 100mL
　　　　　　iv drip　q12h

处方二　苄星青霉素 120 万 U　im　每 3～4 周 1 次

【说明】目的是消除链球菌感染，苄星青霉素是公认的首选药物。初发链球菌感染：27kg 以下患者 60 万 U　im，27kg 以上的患者 120 万 U　im，连用 2～4 周。对再发性风湿热或继发性心脏病的继发性预防用药：视病情每 1～3 周注射上述剂量 1 次，至链球菌感染不再反复发作后，改为每 4 周肌内注射 1 次。年幼患者、有易感倾向、反复风湿热发作，有过心脏炎或遗留瓣膜病者，预防期限应尽量延长，最少 10 年或至 40 岁，甚至终生预防，对曾有心脏炎但无瓣膜病遗留者，预防期限最少 10 年，儿童患者至成年为止。对单纯关节炎，预防期限可稍缩短，儿童患者最少至 21 岁或持续 8 年，成人患者最少 5 年。

（2）并发症的处理

① 大量咯血及急性肺水肿：参照心力衰竭中急性心力衰竭章节，处理原则与急性左心衰竭所致的肺水肿相似，应取坐位，用

镇静药，静脉注射利尿药，以降低肺静脉压。但应注意，避免使用以扩张小动脉为主、减轻心脏后负荷的血管扩张药物，应选用扩张静脉系统、减轻心脏前负荷为主的硝酸酯类药物；正性肌力药物对二尖瓣狭窄的肺水肿无益，仅在心房颤动伴快速心室率时可静注去乙酰毛花苷，以减慢心室率。内科治疗无效时，应急诊行二尖瓣分离术或二尖瓣球囊扩张术。

② 心力衰竭：参照心力衰竭章节。美托洛尔无论是窦性心律或心房颤动，都可用于减慢心率而增加患者的运动耐力，严重二尖瓣狭窄者慎用洋地黄药物。

③ 房颤：参照房颤章节，二尖瓣狭窄合并心房颤动或因二尖瓣狭窄行人工机械瓣置换术的患者，无须进行血栓风险评分，应直接给予长期口服抗凝治疗，除非存在禁忌证，口服抗凝药应选择华法林，检测调整并使国际标准化比值（INR）在 $2\sim3$，暂时无足够证据支持应用新型口服抗凝药。

（3）其他治疗

① 内科介入治疗：经皮二尖瓣球囊瓣膜成形术（PBMV）可使粘连的二尖瓣交界区分离，二尖瓣口面积扩大。属姑息性手术治疗，中重度单纯二尖瓣狭窄，瓣叶活动好，无明显钙化和瓣下结构无明显增厚，心腔内无血栓，心功能Ⅱ级、Ⅲ级是理想的适应证。

② 外科手术治疗：中重度二尖瓣狭窄，心功能在Ⅱ级或Ⅱ级以上，瓣口面积小于 $1.0cm^2$；或有体循环栓塞史者，即使无其他症状，也应考虑外科手术治疗。

# 二尖瓣反流

分为原发性和继发性二尖瓣反流（MR）。原发性常累及二尖瓣叶、瓣环和腱索，与瓣环扩张、瓣叶脱垂或腱索断裂有关，常见以下几种情况。① 二尖瓣脱垂：腱索断裂或拉长引起瓣叶连枷运动。② 退行性变：瓣叶及瓣环钙化或瓣叶增厚。③ 炎症性疾病：感染性心内膜炎二尖瓣赘生物、穿孔。④ 风湿免疫性、放射性。⑤ 先天性畸形。⑥ 创伤性。⑦ 其他。

继发性 MR 是由于左心室和（或）左心房重塑导致二尖瓣在收缩期关闭不全，常见的有缺血性心肌病、扩张型心肌病、梗阻性肥厚型心肌病以及房性瓣环扩张（心房颤动、限制型心肌病）患者还可能出现混合型 MR，例如二尖瓣脱垂引起轻度或中度 MR 的患者可能会发生心肌梗死，进而使 MR 更为严重。

**1. 诊断**

① 有感染性心内膜炎、急性心肌梗死、风湿热等病因。

② 有无疲劳、乏力、头昏等表现，有无呼吸困难、端坐呼吸症状。

③ 听诊心尖区听到一响亮、较粗糙、音调高、时限较长的全收缩期吹风样杂音，响度 3/6 级以上，多向左腋下传导，吸气时减弱。

④ 心电图主要有左心房增大、左心室肥厚和非特异性 ST-T 段变化。

⑤ X 线检查常有左心房、左心室增大征，有心衰时伴肺淤血征。

⑥ 超声心动图发现有二尖瓣反流。

**2. 鉴别诊断**

（1）室间隔缺损　为全收缩期杂音，在胸骨左缘第 4、5、6 肋间最明显，不放射到腋下，常伴有收缩期震颤。心电图可有双心室肥厚，胸部 X 线可示左、右心室扩大。

（2）主动脉瓣狭窄　心底部喷射性收缩期杂音偶伴有收缩期震颤，呈递增 - 递减型，杂音向颈部传导。

（3）三尖瓣关闭不全　为全收缩期杂音，在胸骨左缘第 4、5 肋间最明显，几乎不传导，少有收缩期震颤。右心室扩大显著时可传至心尖区杂音在吸气时增强，伴有颈静脉收缩期明显搏动（V波）和肝收缩期搏动。心电图示右心室肥厚，胸部X线示右心室扩大。

**3. 并发症**

心房颤动、感染性心内膜炎、体循环栓塞、心力衰竭等。

**4. 药物治疗**

（1）急性二尖瓣反流　引起急性二尖瓣严重反流的原因有缺血性乳头肌功能不全或断裂、感染性心内膜炎、急性风湿热、二尖瓣瓣下附件断裂、心肌炎或缺血所致的左心室急性扩张，以及人工二尖瓣的机械功能衰竭。可发生急性左心衰，甚至出现急性肺水肿或心源性休克。治疗目的是降低肺静脉压、增加心排血量和纠正病因。内科治疗一般为术前过渡措施，静滴硝普钠可通过扩张小动静脉降低心脏前、后负荷，减轻肺淤血，减少反流，增加心排血量。静注利尿药可降低前负荷。

（2）慢性二尖瓣反流　风心病患者可在二尖瓣狭窄的基础上出现二尖瓣反流，伴风湿活动者需抗风湿治疗并预防风湿热复发。无症状、心功能正常者无需特殊治疗，但应定期随访；合并房颤的治疗参照心房颤动章节，其抗凝需要进行血栓风险评分（CHA2DS2-VASC-60评分）后决定，可以选用新型口服抗凝药治疗。心衰者参照心力衰竭章节进行用药治疗。

**5. 手术治疗**

（1）外科手术　急性二尖瓣关闭不全应在药物控制的基础上紧急或择期手术治疗；慢性患者手术的适应证有：① 心功能Ⅱ级，特别是有心脏扩大、左心室收缩末期容积>30mL/m² 者；② 重度二尖瓣狭窄伴心功能Ⅲ～Ⅳ级；③ 重度二尖瓣关闭不全，LVEF下降，左心室收缩及舒张末期内径增大，左心室收缩末期容积>60mL/m²，虽无症状，也应考虑手术治疗。外科手术方法有人工瓣膜置换术和二尖瓣修复术，后者用于非风湿性、非感染性和非缺血性病因者，如二尖瓣脱垂、腱索断裂和瓣环扩张等。

（2）经导管缘对缘修复（TEER） 二尖瓣经导管对缘修复（M-TEER）已被广泛应用于临床，已成为目前循证证据最多的二尖瓣反流治疗介入技术。其适应证如下。

① 原发性 MR 患者需同时满足以下几点：a.MR 量中重度及以上；b.有临床症状，或无临床症状但 LVEF≤60% 或左心室收缩末期内径（LVESD）≥40mm；c.外科手术高危或无法行外科手术，且术前需经心脏团队充分评估；d.预期寿命＞1 年；e.解剖结构适合行 TEER。

② 继发性 MR 患者需同时满足以下几点：a.中重度及以上 MR；b.经优化药物治疗或心脏再同步化治疗等器械辅助治疗仍有心力衰竭症状（NYHA 心功能Ⅲ／Ⅳ级）；c.超声心动图测得 LVEF 为 20%～50%，LVESD≤70mm；d.肺动脉收缩压≤70mmHg；e.预期寿命＞1 年；f.解剖结构适合行 TEER。

其禁忌证有：① 不能耐受抗凝或抗血小板药物；② 存在二尖瓣活动性心内膜炎；③ 合并二尖瓣狭窄；④ 夹合区域存在严重钙化或明显增厚等解剖结构不适合行 TEER；⑤ 存在心腔内血栓。

（3）经导管二尖瓣置换术 经导管二尖瓣置换术（TMVR）特别是针对一些二尖瓣解剖结构复杂，通过 TEER 治疗术后参与 MR＜2+ 可能性很低的患者，将可能成为一种新的选择，目前有超过 30 种 TMVR 设备正在开发中。今后将有可能成为一种重要的治疗方式。

## 主动脉瓣狭窄

正常主动脉瓣口面积为 3～4cm$^2$。轻度主动脉瓣狭窄对血流动力学影响不大，当瓣口面积减少到≤1cm$^2$ 时左心室和主动脉的压力阶差明显，排血明显受阻。

主动脉瓣狭窄（AS）的主要病因是退行性主动脉钙化，其次是风湿性瓣膜病。常见的主动脉瓣膜异常有单叶式、二叶式、三叶式和四叶式等畸形，最多见的是二叶式畸形。该病患病率在＞75岁的患者中达到2.5%，在＞85岁的患者中达到8%，仅次于高血压和冠心病。无症状者存活率与正常者相似，3%～5%的病人可能发生猝死；出现症状后若不及时干预，生存期仅为2～3年。出现三联征（劳力性呼吸困难、心绞痛、晕厥）提示预后不良，若不行手术治疗，有心绞痛者50%患者5年内死亡；出现晕厥的病人，30%在3年内死亡；出现心衰的患者，约半数在2年内死亡。

**1. 诊断**

（1）成人以劳力性呼吸困难、心绞痛和晕厥为主要临床表现。

（2）心尖搏动向左下移位，心尖区可扪到缓慢的抬举性搏动，主动脉瓣区可触及收缩期细微震颤，心浊音界向左下扩大。

（3）主动脉瓣区第二心音减弱或消失；在胸骨右缘第2肋间或左缘第3肋间可听到粗糙、响亮的收缩期喷射性杂音，呈递增-递减型，向颈动脉、胸骨上下缘和心尖区传导。

（4）超声心动图可明确诊断和判断狭窄程度；还可提供心腔大小和心功能状态等多种信息。

（5）以下患者被判定为重度狭窄。

① 超声心动图示跨主动脉瓣血流速度≥4.0m/s，或跨主动脉瓣平均压力差≥40mmHg，或主动脉瓣口面积＜1.0cm²，或有效主动脉瓣口面积指数＜0.5cm²/m²。

② 低流速、低压差者经多巴酚丁胺负荷试验、多普勒超声评价或者其他影像学手段评估判断为重度AS者。

**2. 鉴别诊断**

（1）先天性主动脉瓣上或瓣下狭窄　先天性主动脉瓣上狭窄的杂音最响处在右锁骨下，杂音和震颤明显传导至胸骨右上缘和右颈动脉，喷射音少见。约半数患者右颈动脉和肱动脉的搏动和收缩压大于左侧。先天性主动脉瓣下狭窄难以与主动脉瓣狭窄鉴别。前者常合并轻度主动脉瓣关闭不全，无喷射音，第二心音非单一性。

（2）梗阻性肥厚型心肌病　有收缩期二尖瓣前叶前移，致左心室流出道梗阻，产生收缩中晚期喷射性杂音，胸骨左缘最响，不向颈部传导，有快速上升的重搏脉。

**3. 并发症**

有心律失常、心脏性猝死、感染性心内膜炎、体循环栓塞、心力衰竭、胃肠道出血等。

**4. 治疗**

（1）药物治疗　AS 患者一旦出现症状，均应接受手术治疗，内科治疗仅为等待手术的过渡性治疗或无意愿、无法手术患者的姑息治疗，心衰的患者可慎用利尿药缓解症状，其他用药如血管扩张药（硝酸酯类、硝普钠等）、抗心室重塑药物（β受体阻滞药、ARNI、ACEI、ARB 等）可使心排出量进一步下降，导致外周组织灌注不足，应当慎重使用；正性肌力药因可加重梗阻也应禁用。出现房颤应尽早电复律，否则可能导致急性左心衰。

（2）手术治疗

① 外科主动脉瓣置换术（SAVR）：SAVR 为治疗成人主动脉狭窄的主要方法。无症状的轻中度狭窄患者无手术指征。重度狭窄伴心绞痛、晕厥或心力衰竭症状为手术的主要指征。无症状的重度狭窄患者，如伴有进行性心脏增大和（或）明显左心室功能不全，也应考虑手术。严重左心室功能不全、高龄、合并主动脉瓣关闭不全或冠心病，增加手术和术后晚期死亡风险，但不是手术禁忌证。

② 直视下主动脉瓣分离术：适用于儿童和青少年的非钙化先天性主动脉瓣严重狭窄者，甚至无症状者。

③ 经皮穿刺主动脉瓣球囊扩张术：能即刻减小跨瓣压差，增

加心排血量和改善症状。适应证为：a. 由于严重 AS 有心源性休克者；b. 严重 AS 需急诊非心脏手术者；c. 严重 AS 妊娠期妇女；d. 危重患者，作为 SAVR 或 TAVR 的过渡治疗；e. 严重 AS 拒绝手术治疗的患者。

④ 经导管主动脉置换术（TAVR）：经导管主动脉瓣置换是一种微创介入治疗，手术耐受性好，是不耐受外科手术高危患者的新选择，主要为经股动脉入路，也可采用颈动脉、经心尖或腔静脉入路，其适应证如下。

有症状的重度 AS 患者：a. 年龄＞80 岁或≤80 岁但预期寿命＜10 年，且无经股动脉入路实施 TAVR 的解剖学限制，推荐股动脉入路 TAVR。b. 年龄 65～80 岁，TAVR 与 SAVR 均可选择，具体决策须由多学科讨论后由医患共同决定，需要综合考量瓣膜耐久性、患者预期寿命和手术风险等因素，70～80 岁倾向于 TAVR。c. 对于美国胸外科医师协会（STS）评分≥8% 或虚弱指数≥2 或其他严重影响外科手术的情况，如果患者 TAVR 术后预期有≥1 年的有质量生活，可不受年龄限制，推荐行 TAVR。

无症状的重度 AS 患者：LVEF＜50% 且无经股动脉入路 TAVR 解剖学限制的患者参考有症状的重度 AS 的患者。其余患者应参考 SAVR 指征。

对于有外科干预指征的主动脉瓣三叶瓣患者，如果外科高危，且患者 TAVR 术后预期有≥1 年的有质量生活，建议 TAVR。

对于外科高危或不能行外科手术的主动脉瓣生物瓣衰败患者，经多学科综合评估后，建议行瓣中瓣 TAVR。

## 主动脉瓣反流

主动脉瓣反流（AR）可由原发性瓣叶疾病导致，亦可由主动脉根部及升主动脉结构异常引起。退行性病变为主要原因，可以合并 AS。单纯主动脉瓣反流（PAR）被定义为中重度或者重度

AR，主动脉瓣口面积≥2.5cm$^2$。

**1. 诊断**

（1）症状　急性症状与反流严重程度相关，轻者可无症状，重者可有胸痛，短期内发生左心衰。慢性轻者可多年无症状，严重反流可出现心悸、心绞痛、体位性头晕或眩晕、心力衰竭。

（2）体征　急性者：周围血管征不明显，心尖搏动正常，S1降低或消失，P2亢进和S3、S4出现提示肺动脉高压。由于左心室舒张压急剧增高，主动脉和左心室压力阶差急剧下降，因而舒张期杂音柔和、短促、低音调。重者可有急性肺水肿、休克体征。慢性者：常见周围血管搏动征；心尖搏动弥散且呈高动力，向左下移位；S1减弱，S2主动脉瓣成分减弱或缺如，A2轻或消失，心底部可闻及收缩期喷射音，心尖区可闻及S3奔马律；心脏杂音。主动脉瓣关闭不全的杂音特点为与第二心音同时开始的高调叹气样递减型舒张早期杂音，坐位并前倾和深呼气时明显。轻度反流时杂音仅限于舒张早期，音调高；中重度反流时杂音粗糙，为全舒张期。乐音样杂音提示瓣叶脱垂、撕裂或穿孔；杂音在胸骨左中下缘明显时提示主动脉瓣损害；杂音在胸骨右上缘明显时提示升主动脉扩张；老年人杂音有时在心尖区最响，心底部常有主动脉瓣收缩期2/6～4/6级粗糙喷射性杂音，可伴震颤；重度反流者心尖区可闻舒张中晚期隆隆样杂音。

（3）辅助检查

① X线检查：急性者心影正常，无主动脉扩大，常可见肺淤血或肺水肿征；慢性者可见左心室、左心房增大，主动脉扩张，左心衰竭时可见肺淤血征。

② 心电图：急性者常见窦性心动过速和非特异性ST-T改变。慢性者常见左心室肥厚劳损。

③ 超声心动图：是主动脉瓣关闭不全的可靠诊断依据。其对于反流程度的判定如下。a.轻度：射流宽度＜左心室流出道的

25%，每搏反流量＜30mL，反流分数＜30%。b.中度：射流宽度为左心室流出道的25%～65%，每搏反流量30～59mL，反流分数30%～49%。c.重度：射流宽度＞左心室流出道的65%，每搏反流量大于60mL，反流分数＞50%。

**2. 鉴别诊断**

与二尖瓣狭窄的心尖区舒张中晚期杂音鉴别，前者常紧随第三心音后，第一心音减弱；后者紧随开瓣音后，第一心音常亢进。

**3. 并发症**

感染性心内膜炎较常见，常加速心力衰竭发生；充血性心力衰竭，慢性者常于晚期出现，急性者出现较早；室性心律失常常见，但心脏性猝死少见。

**4. 治疗**

（1）急性AR 急性MR病因主要包括：① 感染性心内膜炎；② 胸部创伤致升主动脉根部、瓣叶支持结构和瓣叶破损或瓣叶脱垂；③ 主动脉夹层血肿使主动脉瓣环扩大，瓣叶或瓣环被夹层血肿撕裂；④ 人工瓣膜撕裂等。应尽早考虑手术治疗，内科治疗一般为术前的准备过渡措施。包括吸氧、镇静、静脉应用多巴胺或多巴酚丁胺，或硝普钠、呋塞米等。人工瓣膜置换术或主动脉瓣修复术为治疗急性主动脉瓣关闭不全的根本措施。

（2）慢性AR 无症状且心功能正常者不需要治疗，但需要随访：轻中度一般1～2年随访1次；重度者，每半年随访1次。预防感染性心内膜炎、预防风湿活动，慢性心衰者依据左心室射血分数酌情选择新四联治疗，参照心力衰竭关于慢性心衰章节。

中度以上的主动脉瓣反流易导致左心室扩大、心律失常，即使心功能正常，也应该尽早手术。手术应在不可逆的左心室功能不全发生之前进行，若出现下列情况的严重主动脉瓣关闭不全应手术治疗：① 有症状和左心室功能不全者；② 无症状伴左心室功能不全者，经系列无创检查显示持续或进行性左心室收缩末容量增加或静息射血分数降低者应手术；③ 若症状明显，即使左心室功能正常者。手术的禁忌证为 LVEF≤15%～20%，LVEDD≥80mm 或 LVEDVI≥300mL/m²。原发性主动脉瓣关闭不全，主要采用主动脉瓣置换术；继发性主动脉瓣关闭不全，可采用主动脉瓣成形术；部分病例（如创伤、感染性心内膜炎所致瓣叶穿孔）可行瓣膜修复术。

（3）经导管主动脉置换术（TAVR） TAVR 最初被应用于治疗主动脉瓣狭窄（AS），随后逐渐拓展到 AR 治疗领域，合并 AS 患者的 TAVR 指征，参考 AS 章节；单纯主动脉瓣反流（PAR）的患者，目前其 TAVR 适应证如下。

① 经心尖入路：a. 需要行手术治疗的症状性重度 AR；b. 患者传统外科手术风险为禁忌、高危或中危；c.AR 解除后预期生存期＞1 年。

② 经股动脉入路：a. 中重度或者重度 AR，具有手术干预指征；b. 外科手术禁忌或高危；c. 解剖合适；d. 在经验丰富的中心由成熟团队实施；e. 患者纠正 AR 后预期生存期超过 1 年。

我国尚无具有 AR 适应证的专用器械上市，主要应用 AS 的相关器械进行 AR 的超适应证方式治疗，相关器械正在研发中，因此此类手术应在有条件的中心进行评估及治疗，今后相关的指南推荐、适应证范围等可能会有较多、较快的更新。

# 三尖瓣狭窄

三尖瓣狭窄最常见的病因是风心病，病理改变与二尖瓣狭窄相似，但损害较轻。三尖瓣狭窄极少单独存在，常伴关闭不全、二尖瓣和主动脉瓣损害。

**1.诊断**

（1）症状 心排血量低引起疲乏，体循环淤血致腹胀。可并发房颤和肺栓塞。

（2）体征　右心衰竭相关体征。

（3）辅助检查　① X 线检查：心影增大。② 心电图：可见右心房增大的心电图表现。③ 超声心动图：是最敏感和特异的无创诊断方法。

**2. 治疗**

（1）内科治疗　合并心衰、房颤者参照心力衰竭、房颤章节。

（2）外科治疗　跨三尖瓣压差＞5mmHg 或瓣口面积＜2.0cm$^2$时，应手术治疗。风心病可做瓣膜交界分离术或人工瓣膜置换术。

（3）经皮球囊三尖瓣成形术　适用于单纯严重三尖瓣狭窄患者。

# 三尖瓣反流

三尖瓣反流（TR）较三尖瓣狭窄多见，常见的病因是风湿性二尖瓣病、先天性心血管病（肺动脉瓣狭窄、艾森门格综合征）和肺心病、左心衰等继发性的三尖瓣关闭不全；严重的三尖瓣关闭不全的血流动力学特征为体循环静脉高压和运动时右心室心搏量相应增加的能力受限，晚期出现右心衰竭。

**1. 诊断**

（1）症状　重者有疲乏、腹胀等右心室衰竭症状。可并发房颤和肺栓塞。

（2）体征　① 颈静脉扩张伴明显收缩期搏动，反流严重者伴颈静脉收缩期杂音和震颤；② 右心室搏动呈高动力冲击感；③ 重度反流时胸骨左下缘第三心音，吸气时增强；④ 全收缩期高调、吹风样杂音；⑤ 严重反流时胸骨左下缘有第三心音后的短促舒张期隆隆样杂音；⑥ 三尖瓣脱垂有收缩期咯喇音；⑦ 可触及肝脏收缩期搏动。

（3）辅助检查　① X 线检查：右心房明显增大，右心室、上腔静脉和奇静脉扩大，可有胸腔积液。② 心电图：可见右心房增大的心电图表现。③ 超声心动图：是最敏感和特异的无创诊断方法。

**2. 治疗**

（1）内科治疗　参照心衰、心房颤动等章节。

（2）外科治疗

① 继发于二尖瓣或主动脉瓣疾病者，在这些瓣膜的人工瓣膜置换术时，术中探测三尖瓣反流程度，轻者不需手术，中度反流可行瓣环成形术，重者行瓣环成形术或人工瓣膜置换术。

② 三尖瓣下移畸形、类癌综合征、感染性心内膜炎等需做人工瓣膜置换术。

（3）经导管治疗　重度 TR 与显著的发病率和预期寿命缩短相关，历史上一直未进行治疗，目前经导管已逐渐成为 TR 治疗的重要手段，包括三尖瓣经导管缘对缘修复术（T-TEER）和经导管三尖瓣置换术（TTAR）。有症状且外科手术高危、解剖结构合适的重度 TR 患者可选择经导管治疗。

# 肺动脉瓣反流

是合并右心室流出道（RVOT）梗阻的先天性心脏病（先心病），如法洛四联症（TOF）、肺动脉瓣狭窄、完全性大动脉转位、右心室双出口、永存动脉干、肺动脉闭锁等，其行外科手术矫正时需要进行 RVOT 重建，纠正梗阻的 RVOT，可采用 RVOT 扩大术、带瓣的血管通道，前者术后即刻可产生肺动脉瓣反流（PR），后者晚期由于人工瓣膜衰败也会产生 PR，可合并或不合并 RVOT 梗阻。

长期的 PR 导致右心负荷增加、右心扩大，继而引起右心衰竭、房性或室性心律失常，甚至猝死，同时右心室容量负荷增加引起舒张期室间隔反向运动导致左心功能不全。针对重度或极重度 PR，对于需要行肺动脉瓣置换且解剖合适的患者，优先选择 TPVR，其次是外科肺动脉瓣置换术（SPVR）；对于解剖不合适的患者，应考虑 SPVR。

**1.TPVR 的适应证**

（1）合并有 RVOT 梗阻的先心病外科矫治术后并发的中重度或重度 PR，伴或不伴有 RVOT 梗阻。

（2）解剖学上（包括血管路径）适合 TPVR。

（3）有 RVOTD 相关临床症状，包括运动耐量下降、右心衰竭、相关的心律失常导致的症状（心悸、黑矇、晕厥等）。

（4）患者无临床症状但有以下任一种情况。

① 右心室扩大，心脏磁共振成像（CMR）测得的右心室舒张末期容积指数（RVEDVi）≥150mL/m² 和（或）右心室收缩末期容积指数（RVESVi）≥80mL/m²。

② 合并中度及以上功能性三尖瓣关闭不全。

③ 严重右心室功能下降（右心室射血分数＜45%）或半年内随访进行性下降。

④ 合并严重 RVOT 梗阻：右心室收缩压＞80mmHg 和（或）右心室收缩压≥2/3 体循环收缩压力。

⑤ 有猝死高危因素：如 QRS 波宽度≥180ms、电生理检查可诱发室性心动过速等。

**2. 禁忌证**

（1）不能纠正重度肺动脉高压。

（2）解剖学评估不适合，包括血管路径无法送入瓣膜或 RVOT- 肺动脉无法放置瓣膜，或者术前检查提示瓣膜支架有压迫冠状动脉可能。

（3）活动性心内膜炎或其他系统性感染。

（4）存在其他心导管手术禁忌。

# 第八节　病毒性心肌炎

心肌炎是指心肌的炎症性疾病，包括感染性（细菌、真菌、螺旋体、立克次体、原虫、蠕虫等）、非感染性（药物、毒物、放射、结缔组织病、血管炎、巨细胞心肌炎、结节病等）。病毒性心肌炎指嗜心肌性病毒感染引起的，以心肌非特异性间质性炎症为主要病变的心肌炎，是心肌炎中最常见类型。

常见病毒包括肠道病毒（特别是 B 族柯萨奇病毒）、腺病毒、流感病毒、EB 病毒、巨细胞病毒等，新冠感染相关的心肌炎发生率为 0.24%～0.41%。本病临床表现差异大，预后大多良好，一般均在 6～12 个月恢复，部分患者可进展为扩张型心肌病；但暴发性心肌炎起病急骤，病情进展极其迅速，患者很快出现心力衰竭、循环衰竭、恶性心律失常、猝死等，早期病死率极高，预后极为凶险，需加以识别。

## 一、问诊要点

① 问诊时详细询问患者发病前 2～3 周有无病毒感染症状，如发热、咽痛、咳嗽、急性胃肠炎症状、肌肉酸痛等。

② 有无夜间心率增快，有无类似心绞痛的胸闷、胸痛等症状。有无气短、劳力性呼吸困难及夜间呼吸困难，有无咳泡沫样痰。

## 二、查体要点

① 心动过速与体温升高不相称；心律失常尤以早搏常见，其次为房室传导阻滞。

② 心界扩大，心尖部第一心音减弱或分裂，较重病例可出现奔马律、交替脉。颈静脉怒张、水肿、肝大、肺部湿啰音等心衰

体征。甚至低血压、四肢湿冷等心源性休克体征。

③ 并发心包炎、胸膜炎者，可闻及心包摩擦音、胸膜摩擦音。

## 三、检查

（1）胸部 X 线检查可见心影扩大或正常。

（2）心电图 常见 ST-T 改变和各型心律失常，特别是室性心律失常和房室传导阻滞等。如合并有心包炎可有 ST 段上升，严重心肌损害时可出现病理性 Q 波，需与心肌梗死鉴别。其显著的心电图改变包括：以 R 波为主的 2 个或 2 个以上主要导联（Ⅰ、Ⅱ、aVF、$V_5$）的 ST-T 改变持续 4d 以上伴动态变化，新近发现的窦房、房室传导阻滞，完全性右束支或左束支传导阻滞，窦性停搏，成联律、成对、多形性或多源性期前收缩，非房室结及房室折返引起的异位性心动过速，心房扑动、心房颤动、心室扑动、心室颤动，QRS 低电压（新生儿除外），异常 Q 波等。

（3）超声心动图检查 可示正常，左心室舒张功能减退，节段性或弥漫性室壁运动减弱，左心室增大或附壁血栓等。

（4）心肌肌酸激酶（CK-MB）增高，cTnI、cTnT 升高的幅度能特异性反应心肌损伤的范围和程度，与病情严重程度和预后相关，伴有心衰者 BNP/NT-proBNP 升高，血沉加快，高敏 C 反应蛋白增加等有助于诊断；可溶性生长刺激表达基因 2 蛋白（sST2）有助于鉴别暴发性心肌炎，有临床症状且 sST2＞58.39ng/mL 可诊断。

（5）病原学检测 早期可从鼻咽、粪便、血液、心包液中分离出病毒，恢复期血清中该病毒相应抗体增高。

（6）心脏磁共振（CMR） 具有较大的诊断价值，典型表现为心肌充血及毛细血管渗漏、水肿，心肌坏死和纤维化。

（7）心内膜心肌活检 病毒感染心肌的确诊有赖于心内膜、

心肌或心包组织内病毒、病毒抗原、病毒基因片段或病毒蛋白的检出，反复进行心内膜心肌活检有助于本病的诊断、病情和预后判断。但一般不作为常规检查。

## 四、诊断、分期和鉴别诊断

### （一）诊断要点

病毒性心肌炎的诊断必须建立在有心肌炎的证据和病毒感染的证据基础上。

**1. 心肌炎的诊断**

（1）主要临床诊断依据

① 心功能不全、心源性休克或心脑综合征。

② 心脏扩大。

③ cTn 或 CK-MB 升高，伴动态变化。

④ 显著心电图变化。

⑤ CMR 呈现典型心肌炎表现。

（2）次要临床诊断依据

① 前驱感染史，如发病前 1～3 周内有上呼吸道或胃肠道病毒感染史。

② 胸闷、胸痛、心悸、乏力、头晕、面色苍白、面色发灰、腹痛等症状（至少 2 项）。

③ 血清乳酸脱氢酶（LDH）、α- 美丁酸脱氢酶（α-HBDH）或天冬氨酸转氨酶（AST）升高（与主要诊断依据③ 同时满足时只计算主要诊断依据）。

④ 心电图轻度异常。

⑤ 抗心肌抗体阳性。

（3）临床诊断标准

① 临床诊断：主要依据≥3 条，或主要依据 2 条 + 次要依

据≥3 条，并除外其他疾病。

②疑似诊断：主要依据 2 条，或主要依据 1 条＋次要依据 2 条，或次要依据≥3 条，并除外其他疾病。

**2. 病毒性心肌炎的诊断**

（1）病原学确诊指标　自心内膜、心肌、心包（活体组织检查、病理）或心包穿刺液检查发现以下之一者可确诊。

①分离到病毒。

②用病毒核酸探针查到病毒核酸。

（2）病原学参考指标　有以下之一者结合临床表现可考虑心肌炎由病毒引起。

①自粪便、咽拭子或血液中分离到病毒，且恢复期血清同型抗体滴度较第 1 份血清升高或降低 4 倍以上。

②病程早期血清中特异性 IgM 抗体阳性。

③用病毒核酸探针从患儿血液中查到病毒核酸。

（3）病毒性心肌炎的诊断标准

①确诊诊断：符合心肌炎诊断的基础上，具备病原学确诊指标之一。

②临床诊断：符合心肌炎诊断的基础上，具备病原学参考指标之一。

**3. 暴发性心肌炎的诊断**

（1）疑诊　当患者急骤起病，有发热、乏力、不思饮食或腹泻等前驱症状，或有胸闷、胸痛，继而迅速出现严重的血流动力学障碍（包括低血压或休克）或严重心律失常（房室传导阻滞、窦性心动过速、室速室颤等恶性心律失常）；实验室检查高敏 cTnT/cTnI 和 BNP/NT-proBNP 显著升高等心肌损伤标志（早期可不升高）；心电图明显变化（低电压、广泛导联 ST 段及 T 波改变和传导阻滞等）应疑诊为暴发性心肌炎。

（2）临床诊断　若超声心动图检查呈现以下特征：弥漫性室

壁运动减低，左心室射血分数明显下降，左心室长轴应变下降；炎症（细胞）因子，尤其是 sST2 水平明显增高；在排除急性心肌梗死和应激性心肌病等后，即可临床诊断为暴发性心肌炎。

## （二）分期

一般以 3 个月以内为急性期，6 个月到 1 年为恢复期，1 年以上为慢性期。

## （三）鉴别诊断

（1）风湿性心脏炎　有反复呼吸道感染史。风湿活动的症状如高热、多发性游走性大关节炎、环形红斑及皮下小结等。有瓣膜病变时出现二尖瓣区收缩期和（或）舒张期杂音。实验室检查可见血沉增快，C 反应蛋白阳性，黏蛋白增高及抗溶血性链球菌"O"、链激酶效价增高与咽拭子培养阳性等链球菌感染的证据。

（2）急性心肌梗死　同样伴有心肌损伤，部分心肌炎患者由于心肌坏死，心电图可表现为 ST 段抬高，需要冠脉造影进行鉴别。

（3）脓毒血症性心肌炎　严重感染性休克时毒性损害可造成心肌损伤，早期出现的感染灶及血白细胞显著升高有助于鉴别。

（4）应激性心肌病　好发于绝经后女性，有胸痛、心电图 ST-T 改变及心肌损伤标志物升高，常有强烈的精神刺激等诱因，左心室造影呈章鱼篓样改变。

（5）其他　应除外甲状腺功能亢进症、二尖瓣脱垂综合征、其他结缔组织病、血管炎、药物、毒物等引起的心肌炎，通过心内膜心肌活检有助于鉴别。

# 五、治疗

## 1. 一般治疗

有心律失常、心力衰竭、晕厥、血栓栓塞、低血压、休克患者应住院治疗。

怀疑心肌炎患者，应卧床休息，一般至少应休息至体温正常。伴有心律失常者应卧床休息 2～4 周，然后逐渐增加活动量。伴有心脏扩大者应休息半年至 1 年，力求心脏缩小恢复正常。并发心力衰竭者，应确定更长的休息时间及活动强度。补充营养，进食富含维生素及蛋白质的食物，严重心力衰竭者应限制钠盐，并吸氧。

**2. 药物治疗**

（1）抗病毒治疗

处方一　奥司他韦胶囊 75mg　po　bid

处方二　帕拉米韦 300～600mg　iv drip　qd

处方三　更昔洛韦 0.5～0.6g/d　iv drip

处方四　板蓝根冲剂 1 袋　po　tid

处方五　双黄连口服液 20mL　po　tid

【说明】特别是暴发性病毒性心肌炎患者应尽早联合给予抗病毒治疗；奥司他韦、帕拉米韦对 A 型、B 型流感病毒有用；阿昔洛韦对 EB 病毒有效；更昔洛韦对巨细胞病毒有效；干扰素可用于肠道病毒感染；新冠病毒感染的抗病毒方案参照相关防控方案。抗病毒治疗尚无特效药物，中草药板蓝根、连翘、大青叶、虎杖等可能对病毒感染有效。

（2）改善心肌营养、代谢药物

处方一　维生素 C 0.2g　po　tid

　　　　或　维生素 C 5～10g+5% 葡萄糖注射液 250mL　iv drip　qd

处方二　辅酶 Q10 10mg　po　tid

处方三　曲美他嗪 20mg　po　tid

处方四　肌苷 0.2g　po　tid

处方五　维生素 $B_1$ 10mg　po　tid

【说明】可有改善心脏功能等作用，具有一定疗效，暴发性心肌炎需要大剂量应用维生素 C。

（3）免疫调节治疗

处方一　甲泼尼龙 40～200mg　iv drip　qd，3～5 天后逐渐
　　　　减量使用

处方二　地塞米松 10～20mg　po/iv drip　qd

处方三　免疫球蛋白 20～40g　iv drip　qd，2 天后改为 10～
　　　　20g，维持 5～7 天

【说明】糖皮质激素一般在病毒性心肌炎的第二阶段免疫损伤
期应用，在病毒复制和损伤的第一阶段应用可能导致病毒复制增
加，但对于暴发性心肌炎，因第一阶段短而第二阶段免疫反应重，
故应尽早足量使用。免疫球蛋白主要应用于暴发性心肌炎，应早
期足量使用。

（4）抗心力衰竭、心律失常治疗

参照心力衰竭、心律失常相关章节。

**3. 生命支持治疗**

所有暴发性心肌炎患者均应尽早给予生命支持治疗，这是各
项治疗的重中之重，是暴发性心肌炎"以生命支持为依托的综合
救治方案"的中心环节。包括循环支持（IABP、ECMO）、呼吸
支持（呼吸机辅助通气）、心室辅助装置、血液净化及连续肾脏替
代治疗。因此需要专科及重症医学科的干预。

# 第九节　心肌病

心肌病是一类以心肌结构和功能异常为特点，同时排除由
冠状动脉疾病（CAD）、高血压、心脏瓣膜病和先天性心脏病
（CHD）所致心肌异常的心脏疾病。目前将心肌病分为五类：扩
张型心肌病（DCM）、肥厚型心肌病（HCM）、非扩张型左心室心

肌病（NDLVC）、致心律失常性右心室心肌病（ARVC）和限制型心肌病（RCM）。其中 NDLVC 是新近提出的新名称，是指存在非缺血性左心室瘢痕或脂肪组织替代伴或不伴室壁运动障碍，或左心室整体运动减弱但不伴瘢痕形成的一类心肌病。目前 NDLVC主要包括无左心室扩张的 DCM、致心律失常性 DCM（不满足ARVC 的诊断标准）、致心律失常性左心室心肌病（ALVC）和以左心室受累为主的 ARVC。

# 扩张型心肌病

扩张型心肌病简称扩心病，是以无明显原因的单侧或双侧心室扩大、心室收缩功能减退、伴或不伴充血性心力衰竭、心律失常为主要表现的最常见的一种心肌病。本病病死率较高，确诊后5 年生存率约为 50%。

## （一）问诊要点

① 询问近期是否有病毒感染史，是否有自身免疫性疾病、营养代谢障碍、氧化代谢缺陷、酒精中毒史等。

② 询问症状：起病隐匿，早期可无症状，或开始可表现为乏力及中度体力活动后气喘、心悸及胸闷。随着病情进展，可逐渐出现进行性加重的劳力性呼吸困难，夜间阵发性呼吸困难，甚至急性左心衰。部分患者还伴随多种心律失常以及顽固性心力衰竭及恶性心律失常等，甚至可出现心源性猝死。部分患者可以以上任一情况作为首发症状，而无明显进展过程。

## （二）查体要点

① 有心力衰竭时检查可见心率加快，心尖搏动向左下移位，可有抬举性搏动。心浊音界向左扩大，常可闻及第三心音和第四心音，心率快时呈奔马律，可有相对性二尖瓣或三尖瓣关闭不全

所致的收缩期吹风样杂音。

② 晚期患者血压低、脉压小及出现心力衰竭的各种体征。常合并各种心律失常，个别患者可发生脑、心、肾、肺栓塞或猝死。

**（三）实验室检查和辅助检查**

（1）血液检查　BNP/NTproBNP、cTn 评价心功能及心肌损伤。

（2）心电图检查　可见左心室肥厚劳损，右心室肥厚，广泛ST 段压低，T 波平坦、双向或倒置，异常 Q 波。可见各种心律失常，如心动过速、心房纤颤、束支传导阻滞等。

（3）X 线检查　心衰时，心脏普遍扩大，心胸比率多在 0.6以上，以左心室增大为主。常有肺淤血，可有心包积液或胸腔积液。

（4）超声心动图（UCG）检查　这是最简便有效的无创诊断检查方法，早期可发现心腔轻度扩大，左心室室壁运动减弱，后期各心腔内径明显增大，心室壁不厚或变薄，室壁运动普遍减弱，二尖瓣开放幅度变小，EF 值常在 50% 以下。

（5）心导管检查及造影　冠脉造影排除冠心病。左心室造影可见左心室腔扩大，弥漫性室壁运动减弱。

（6）心脏磁共振（CMR）　可以准确检测心肌功能而且能清晰识别心肌组织学特征（包括心脏结构、心肌纤维化瘢痕、心肌活性等），是诊断和鉴别心肌疾病的重要检测手段，推荐有条件时作为常规检查。

（7）心内膜下心肌活检　DCM 可见心肌细胞变性、坏死、纤维化，心肌纤维肥大、排列紊乱。

（8）基因检测　推荐有条件的特别是对有家族史者进行基因筛查。

（9）免疫学检查　以分离的心肌天然蛋白或合成肽作抗原，

用酶联免疫吸附试验检测抗心肌抗体（AHA，包括抗 ADP/ATP 载体抗体、抗 β1 受体抗体、抗肌球蛋白重链抗体、抗 M2 胆碱能受体、抗 L- 型钙通道抗体），这些抗体反映患者体内存在自身免疫损伤。

### （四）诊断和鉴别诊断

**1. 临床诊断标准**

应满足具有心室扩大和心肌收缩功能降低的客观证据：① 左心室舒张末内径＞5.0cm（女性）和＞5.5cm（男性）（或大于年龄和体表面积预测值的 117%）；② 左心室射血分数＜45%，短轴收缩率＜25%；③ 发病时除外高血压、心脏瓣膜病、先天性心脏病或缺血性心脏病等。

**2. 病因诊断**

（1）家族性 DCM 具备家族史的应进行基因诊断。

（2）获得性 DCM 主要包括如下几类。

① 免疫性 DCM：符合 DCM 临床诊断标准，血清免疫标志物 AHA 检测为阳性，或具有以下 3 项中的一项证据。a. 存在经心肌活检证实有炎症浸润的 VMC 病史；b. 存在心肌炎自然演变为心肌病的病史；c. 肠病毒 RNA 的持续表达对于心脏扩大的心衰患者，推荐常规检测 AHA，可提供 DCM 免疫诊断、指导选择针对性治疗策略和预测 DCM 猝死和死亡风险。

② 酒精性心肌病：长期大量饮酒史，折算酒精量女性＞40g/d、男性＞80g/d，饮酒＞5 年，无其他心脏病病史，早期发现戒酒 6 个月后 DCM 临床症状得到缓解。

③ 围生期心肌病：多发生于妊娠期的最后 1 个月和产后 5 个月内。

④ 心动过速性心肌病：具有发作时间≥每天总时间的 12%～15% 的持续性心动过速。

（3）特发性DCM　病因不明的。

（4）继发性DCM　主要包括全身免疫系统疾病的心脏损害（如系统性红斑狼疮、白塞综合征等）、代谢内分泌性或营养性疾病继发的（如嗜铬细胞瘤、甲状腺疾病等）、其他器官并发心肌病（如尿毒症性心肌病、贫血性心肌病、淋巴瘤浸润性心肌病等）。

**3. 鉴别诊断**

（1）与风湿性心脏病的鉴别　扩张型心肌病可在心尖部内侧和三尖瓣区听到反流性杂音，与风湿性二尖瓣和三尖瓣关闭不全的杂音类似。但扩张型心肌病的杂音在心力衰竭加重时增强，很少有震颤。风湿性心瓣膜病的杂音则在心力衰竭时由于心脏收缩力减弱、反流减少而杂音减弱，心力衰竭控制后杂音增强，且可伴有震颤。风心病UCG检查可显示瓣膜有明显病理性改变。而心肌病则无，但可见二尖瓣环扩大。

（2）与高血压性心脏病鉴别　DCM患者血压多正常，但在发生心力衰竭时，可有血压增高，但无高血压相关靶器官损害的表现，部分高血压患者可能合并有DCM，此时与高血压性心脏病难以鉴别，可通过CMR、免疫学、基因学、心内膜下活检进行鉴别。

（3）缺血性心肌病　冠脉造影可鉴别。

## （五）治疗

DCM的防治宗旨是阻止基础病因介导心肌损害，有效控制心衰及心律失常，预防猝死和栓塞，提高患者生活质量及生存率。

**1. 一般治疗**

在心衰发作期以卧床休息为主。在心衰发作时给予中高流量吸氧，心衰控制后可逐渐停止吸氧。控制氯化钠摄入量，每日氯化钠摄入量6g。同时还应减少脂类食物摄入。戒烟酒，保持大便通畅，减少心肌耗氧量。

**2. 药物治疗**

（1）心力衰竭的治疗 参照心力衰竭有关章节。尤其需要重视 β 受体阻滞药、ARNI（沙库巴曲缬沙坦）/ACEI/ARB 的应用。

（2）心律失常的药物治疗 参照心律失常有关章节，要注意控制诱发室性心律失常的可逆因素，主要包括纠正和控制心衰、纠正低钾和低镁、β 受体阻滞药的应用，避免洋地黄、利尿药的不良反应。

**3. 非药物治疗**

对于左心室射血分数≤35%、心电图 QRS 波时限≥150ms 伴左束支传导阻滞的患者，需要安装心脏再同步起搏器（CRT）治疗；对于＞3 个月优化药物治疗后，左心室射血分数≤35%，或曾发生过血流动力学不稳定，预期生存期＞1 年，需要行置入式心脏转复除颤器（ICD）预防猝死；部分患者需要同时进行上述两种器械植入治疗（CRTD）；有适应证的患者可考虑心肌收缩力调节器（CCM），二尖瓣缘对缘修复治疗（M-TEER）；心脏移植治疗。

# 肥厚型心肌病

肥厚型心肌病（HCM）主要是由于编码肌小节相关蛋白基因致病性变异导致的，或病因不明的以心肌肥厚为特征的心肌病，左心室壁受累常见，需排除其他的心血管疾病或全身性、代谢性疾病引起的心室壁增厚。

## （一）问诊要点

① 注意临床常见的症状和特点，患者大多数在 30～40 岁出现症状。患者多有呼吸困难，多为劳力性；由于心肌肥厚，心室舒张受损和心肌耗氧量显著增加，导致心肌缺血出现心绞痛，劳力后易发作，持续时间长，硝酸甘油含化难以缓解，也可能加重；

头晕或晕厥，多发生于站立及劳力时；易合并心律失常而导致心悸，甚至猝死，HCM 是青少年和运动员发生心脏性猝死（SCD）最常见的病因，在超过 80% 的病例中，导致猝死的心律失常是心室颤动。

② 家族成员中是否有类似病史　本病系一种常染色体显性遗传病。

## （二）查体要点

有无第一心音增强，心尖部触及收缩期细震颤，是否闻及明显的收缩中晚期喷射性杂音；胸骨左下缘是否有收缩期喷射性杂音。

## （三）实验室检查和辅助检查

### 1. 血液检查

cTn、BNP/NT-proBNP 评估心衰及心肌损伤。如涉及鉴别诊断，则可检测与疾病明确相关的特殊指标，如免疫固定电泳、KAPPA 轻链、LAMDA 轻链用以鉴别心脏淀粉样变等。

### 2. 心电图及动态心电图检查

常见的异常表现有：心房波异常，病理性 Q 波，左心室高电压，复极异常，Q-T 间期延长，以及各种心律失常。推荐所有 HCM 患者行 24～48 小时动态心电图监测，以评估心律失常、SCD 的风险。

### 3. 负荷试验

负荷试验可用于评估左心室流出道是否存在隐匿性梗阻，或评估运动或心肺贮备功能，用以指导疾病的远期管理和治疗。

### 4. 超声心动图（UCG）检查

是 HCM 诊断首选、准确且经济的方法，所有 HCM 患者均应行经胸超声心动图检查，必要时还需进行心脏超声造影和经食管超声心动图检查。能提供如下信息：评估左心室壁厚度；评估左心室流出道梗阻；评估 SAM 征和二尖瓣反流；评估左心室舒张功能；评估左心室收缩功能；提供鉴别诊断依据。

**5. 心脏磁共振成像**

除了能够准确显示心脏结构与功能变化外，还可结合钆对比剂延迟强化在体识别心肌纤维化，也能清晰显示左心室壁肥厚的节段性改变。可疑或诊断的 HCM，有条件的推荐完善 CMR 检查。

**6. 放射性核素显像**

主要用于 HCM 心肌缺血和冠状动脉微循环功能障碍的鉴别，心脏淀粉样变的鉴别。

**7. CTA 或冠脉造影**

排除缺血性心肌病。

**8. 左心室造影**

左心室造影检查不仅可通过造影显示心脏和血管的形态结构，还可测量心腔内的压力。存在左心室流出道梗阻时，左心室造影可见心室腔与流出道之间存在收缩期压力阶差。有助于判断特殊类型 HCM。

**9. 心内膜下心肌活检**

有助于诊断或鉴别诊断疑似的代谢性或系统性疾病心肌受累。

**10. 基因诊断**

基因变异是绝大多数 HCM 患者的根本病因，约 60% 的 HCM 患者可以找到明确的致病基因变异，HCM 致病基因的外显率（即致病变异携带者最终发生 HCM 的比率）为 40%～100%，应在系统收集分析 HCM 患者家系（绘制包含三代亲属的家系图）基因型和临床表型信息后，进行规范的遗传咨询。

## （四）诊断和鉴别诊断

### 1. 临床诊断

超声心动图或者磁共振检查左心室舒张末期任意部位室壁厚

度≥15mm可确诊，致病基因检测阳性者或者遗传受累家系成员检查发现左心室壁厚度≥13mm也可确诊。

**2. 分型诊断**

（1）依据血流动力学分类　有利于指导患者治疗方案的选择，是目前临床最常用的分型方法。

① 梗阻性HCM：异常肥厚心肌突入左心室腔，造成血流通道阻塞，并在其上下方产生左心流出道压力阶差（LVOTG）。根据LVOTG的变化情况分为静息梗阻性和隐匿梗阻性，前者指静息时LVOTG峰值≥30mmHg，后者指静息时LVOTG峰值＜30mmHg而激发后LVOTG峰值≥30mmHg。心肌肥厚累及右心室时，静息时右心室流出道压力阶差峰值≥16mmHg诊断为右心室流出道梗阻。

② 非梗阻性HCM：静息时或激发后LVOTG峰值均＜30mmHg。

（2）根据遗传学特点

① 家族性HCM：是指除先证者外，三代直系亲属中有一个或以上成员被确诊为HCM，或存在与先证者相同的基因变异，伴或不伴有心电图及超声心动图异常。

② 散发性HCM：除家族性HCM者外。

（3）根据心肌肥厚的部位

① 心室间隔肥厚：临床最常见，主要累及室间隔基底部，部分累及室间隔中部，表现为左心室中部乳头肌水平的室间隔肥厚。

② 心尖部肥厚：主要累及左心室乳头肌水平以下心尖部，通常不伴LVOTG升高。

③ 左心室壁弥漫性肥厚：少数患者表现为左心室壁弥漫性增厚。

④ 双心室壁肥厚：除左心室壁肥厚外，还有右心室壁肥厚（右心室游离壁厚度＞5mm）。

⑤ 孤立性乳头肌肥厚：主要特点是乳头肌肥厚，其余左心室节段不受影响。

**3. 鉴别诊断**

（1）高血压导致的心肌肥厚　心肌肥厚通常呈对称性，超声显示肥厚心肌为均匀的低回声，一般室壁厚度≤15mm，室间隔与左心室游离壁的厚度比多小于1.3。高血压及 HCM 两种情况重叠的患者并不少见，对于诊断不明确及治疗效果不佳的患者筛查 HCM 致病基因有助于鉴别诊断。

（2）主动脉瓣狭窄和先天性主动脉瓣下隔膜　主动脉瓣狭窄中 20%～30% 合并不对称性心肌肥厚的程度通常相对较轻（室壁厚度≤15mm），先天性主动脉瓣下隔膜心肌肥厚主要表现为对称性，超声心动图和 CMR 可鉴别。

（3）冠心病　HCM 患者出现不典型心绞痛和心电图 ST-T 改变、病理性 Q 波及广泛对称的倒置 T 波，在缺乏其他相关检查结果的情况下易误诊为冠心病，冠心病一般无心室肥厚，超声心动图及造影有助鉴别。

（4）生理性心肌肥厚　运动员心脏，左心室壁轻度均匀增厚（非对称性心肌肥厚或者心尖肥厚罕见），可合并左心室腔内径增大，但通常不合并左心房增大和严重的左心室舒张功能异常，CMR 显示无明显心肌纤维化，终止体能训练可使肥厚程度减轻。

（5）淀粉样变　淀粉样变导致的左心室壁肥厚通常为对称性，大多数不伴有左心室流出道梗阻，心电图表现为低电压或者正常电压，可合并瓣膜病变及心脏外淀粉样表现，刚果红染色有助于诊断。

（6）其他　还需与肢端肥大症、法布雷病、糖原贮积病、线粒体疾病等引起的心肌肥厚鉴别。

### （五）治疗

#### 1.SCD 的危险分层及防治

既往明确发生过 SCD 事件，包括心搏骤停、室颤、持续性室速导致意识丧失或血流动力学紊乱的 HCM 患者推荐植入 ICD 进行 SCD 二级预防。

ICD 的一级预防，可参照欧洲肥厚型心肌病 HCM Risk-SCD 模型评估危险因素，SCD 风险大于 4% 的患者，可以考虑置入 ICD。

也可参考美国心脏病学会指南，对合并危险因素（SCD 家族史；严重的左心室壁肥厚；不明原因的晕厥；左心室心尖室壁瘤；LVEF<50%）之一的，植入 ICD 是合理的；对不合并以上危险因素但存在非持续室速或 CMR 提示心肌广泛纤维化的，可以考虑置入 ICD。

#### 2. 药物治疗

（1）非梗阻性 HCM　视是否合并心衰、房颤等进行用药，具体参照心力衰竭、心房颤动等章节。

（2）梗阻性 HCM

① 在无禁忌证情况下，从小剂量开始使用 β 受体阻滞药，逐步滴定至最大耐受剂量；β 受体阻滞药无效或不耐受的患者，可选用非二氢吡啶类 CCB（维拉帕米、地尔硫草）。

② 发生严重低血压，如果补液效果不佳，建议静脉注射苯肾上腺素或其他无正性肌力活性的血管收缩剂。β 受体阻滞药可以延长舒张期充盈、抑制心肌收缩力，必要时可考虑联合使用。

③ 容量负荷过重，可考虑小剂量利尿药，利尿过量导致前负荷降低可加重梗阻。

④ ACEI/ARB、二氢吡啶类 CCB、洋地黄、扩血管药加重流出道梗阻，应避免使用。

⑤ 靶向药物治疗：心肌肌球蛋白调节剂已被批准用于 NYHA 心功能分级 Ⅱ～Ⅲ级且有症状的成人梗阻性 HCM 患者。

**3. 介入治疗**

梗阻性 HCM 应评估外科手术、室间隔化学消融、射频消融、经心尖室间隔消融术以减轻梗阻。

# 限制型心肌病

限制型心肌病（RCM）是一种由于心肌僵硬度升高导致心脏舒张功能严重受损的心肌病，表现为心室舒张末容积正常或缩小，心室壁厚度正常或轻度增加，而收缩功能大多正常或仅有轻度受损。

## （一）病因诊断

RCM 的病因复杂多样，除浸润性病变（如淀粉样变性、结节病）外，非浸润性病变（如硬皮病）和心内膜病变（如心内膜弹力纤维增生等）也可导致 RCM。

（1）心肌淀粉样变性　心肌淀粉样变性是由于原发性或继发性因素致使淀粉样物质沉积于心肌组织，从而引起心脏舒缩功能和（或）传导系统障碍，具有典型 RCM 临床表现的一组疾病。由于大量淀粉样蛋白前体浸润，具有正常收缩功能的心肌细胞因氧化及凋亡逐渐减少，从而影响心肌正常收缩功能和舒张功能，最终发展为以限制性舒张功能为主的心力衰竭。

（2）心结节病　结节病是一种病因未明的、多系统受累的肉芽肿性疾病，心脏结节病既可以是局限性心脏的结节病，也可以是全身性结节病累及心脏的一种表现形式。依据心脏受累的部位、炎症反应的状态，心脏结节病可表现为无症状、心悸、晕厥前兆、晕厥、猝死、心功能不全等。

（3）法布雷病　是一种 X 染色体连锁的溶酶体贮积病，其中心脏受累较为常见，可以在心肌细胞、传导系统、血管内皮、平滑肌细胞以及瓣膜纤维细胞中沉积并继发病理改变，最终导致不可逆的心脏损害。

（4）原发性血色病　原发性血色病是一种少见的以慢性铁代谢紊乱性为主要表现的常染色体隐性遗传病，该病患者中铁沉积可累及心脏，导致心脏不同程度损害，表现为心脏扩大、舒张功能和（或）收缩功能受限、心力衰竭、室性心律失常、传导功能障碍等。

（5）糖原贮积病　糖原贮积病是一组由糖原合成与分解代谢途径中的先天性酶缺陷所导致的遗传代谢病。糖原不能被降解而沉积在骨骼肌、心肌和平滑肌等细胞的溶酶体内，导致溶酶体肿胀、细胞破坏及脏器功能损害，并引起一系列临床表现。糖原贮积于心肌导致左、右心室室壁和室间隔增厚，左心室壁增厚也可引起左心室流出道阻塞。该病晚期可转变为心脏扩大。心肌肥厚及传导系统受累可导致心律失常的发生。由于糖原的贮积，引起心室慢性进行性扩张，因而使心内膜伸展受限，从而影响心脏的舒张功能。

（6）黏多糖贮积症　黏多糖贮积症是一种遗传性代谢性疾病，由于黏多糖降解相关的溶酶体酶先天性缺乏，使不同的黏多糖不能完全被降解，而在各种组织溶酶体和细胞外基质内沉积，导致组织和器官的功能损害，广泛累及心脏、肺脏、骨骼、关节和胃肠系统。心脏瓣膜受损改变最多见，二尖瓣受损近乎100%，其次为三尖瓣、主动脉瓣、肺动脉瓣。瓣膜增厚，边缘粗糙，腱索增厚并缩短。半数以上患者有冠状动脉及较大的周围动脉硬化、管腔狭窄。心肌受累可引起心肌肥厚，心脏增大，各瓣口呈关闭不全，心脏舒张功能或收缩功能障碍。

（7）戈谢病　戈谢病是较常见的溶酶体贮积病，为常染色体隐性遗传病。该病由于葡萄糖脑苷脂酶基因突变导致机体葡萄糖脑苷脂酶活性缺乏，造成其底物葡萄糖脑苷脂在多器官（肝、脾、骨骼、肺、脑、心）的巨噬细胞溶酶体中贮积，形成典型的贮积细胞即"戈谢细胞"，导致受累组织器官出现病变，临床表现多脏器受累并呈进行性加重。戈谢病患者的心脏受累比较罕见，主要表现为钙积聚导致二尖瓣和主动脉瓣厚度增加，反复心包炎以及"戈谢细胞"心肌内浸润所致舒张和收缩功能障碍，心脏扩大等。

（8）心内膜心肌纤维化　心内膜心肌纤维化是一种原因不明的地方性 RCM，首发症状以劳力性胸闷、气急多见。右心室型表现为右心房高度扩大、三尖瓣反流、右心室腔变形、流入道缩短，常有双下肢水肿及肝大、腹水征。左心室型症状以左心衰为主，表现为左心室心尖变形、闭塞，左心房扩大，二尖瓣反流，常合并肺动脉高压。本组因病程长短不一、心脏增大程度有所不同，主要以心房明显扩大为主。

（9）心内膜弹力纤维增生症　心内膜弹力纤维增生症是以心内膜弹力纤维和胶原纤维增生为主的心脏疾病，多发于新生儿或婴幼儿（特别是 6 个月内的婴儿），是婴幼儿发生心力衰竭致死的主要原因之一。

（10）嗜酸性粒细胞增多性心内膜炎　起病隐袭，病情进展缓慢，临床表现取决于受累的心腔和病变程度。如果以累及右心室为主，其临床表现酷似缩窄性心包炎和三尖瓣关闭不全的表现，可出现体循环淤血的右心衰竭表现，如下肢水肿、颈静脉怒张、肝大等。如果以累及左心室为主，主要表现为左心衰竭，可出现劳力性呼吸困难，严重者可发生肺水肿和咳粉红色泡沫样痰。如果双侧心室受累，则产生全心衰竭的征象。

（11）硬皮病　心肌纤维化是系统性硬皮病累及心脏的标志，临床表现为心肌纤维化所致的心肌肥厚，可导致因心肌舒张功能障碍而引起如舒张压升高等一系列症状。心脏传导系统纤维化或缺血可导致各种心律失常，甚至猝死。瓣膜受累可导致二尖瓣瓣叶增厚，二尖瓣腱索粘连缩短，二尖瓣脱垂所致的二尖瓣狭窄及反流，或主动脉瓣反流。心包受累出现纤维素性心包炎、心包粘连、心包腔积液等心包疾病。

## （二）鉴别诊断

应与缩窄性心包炎鉴别，缩窄性心包炎和限制型心肌病均有心室舒张充盈功能障碍的临床表现。缩窄性心包炎多有急性心包炎史，心脏听诊有心包叩击音，X 线示心影不增大，可有心包增厚、心包钙化，心电图示低电压及 ST-T 改变，超声心动图亦提示心包增厚，室间隔运动异常，左心室缩小，心房通常不扩大，二尖瓣及三尖瓣呈限制性充盈模式，随呼吸明显改变。超声心动图、CMR 等有助于鉴别。

## （三）治疗

积极治疗原发病，所致多为舒张性心力衰竭，可参照 HFmrEF、HFpEF 治疗；合并心律失常者，参考心律失常章节治疗，特别是合并房颤者，注意抗凝治疗；合并瓣膜损害的，在原发病治疗的同时，如果符合外科或介入治疗适应证，也可考虑外科或介入治疗。

## 致心律失常性右室心肌病

致心律失常性右室心肌病（ARVC）是一种以右心室心肌被纤维脂肪组织替代为主要特征的疾病，主要表现为室性心律失常（VA）、心源性猝死（SCD）和心衰。ARVC 的患病率为 $0.02\% \sim 0.05\%$，男性患病率稍高（占 $55\% \sim 60\%$）。在接受尸检的心脏性猝死患者中，ARVC 所占比例约为 4%。心电图 Epsilon 波是 ARVC 特征性的心电图表现，心电图特征是在右心室导联（如 $V_1 \sim V_3$ 导联）的 QRS 波群之后的 ST 段起始处出现小棘波或震荡波。

治疗包括限制运动，减少室性心律失常和心衰的发生；药物治疗相关的数据较为缺乏，可根据室性心律失常的管理原则，谨慎使用抗心律失常药物，伴非持续性室速或其他室性心律失常的ARVC 患者使用 β 受体阻滞药；ICD 是预防猝死的主要手段，是ARVC 患者重要的室性心律失常辅助治疗；心脏移植最主要的适应证为严重右心室功能不全，伴难治性室性心律失常的患者也可考虑心脏移植。

# 第十节　心包炎

心包炎是发生在心包膜脏层和壁层的炎症，主要的病因有感染、自身免疫、肿瘤、代谢性疾病、尿毒症、理化等因素。临床上按病因分类为感染性和非感染性，按病程分为急性（病程＜6周）、亚急性（6 周～3 个月）和慢性（病程＞3 个月）。

## 急性心包炎

急性心包炎常以胸痛、心包摩擦音、心电图改变及心包渗出后心包积液为特征。可以单独存在，也可以是某种全身疾病累及心包的表现。有些病人经检查仍无法明确病因的，称为特发性急性心包炎；首次心包炎后经 4～6 周无症状间隔后心包炎复发的，定义为复发性心包炎。

### （一）问诊要点

① 有无心前区疼痛，患者疼痛的部位、特点、性质，是否因咳嗽、深呼吸或变换体位而加重。

② 有无呼吸困难，有无发绀。

③ 有无畏寒、发热、多汗、食欲缺乏、倦怠、全身不适等症状。

## （二）查体要点

① 注意听诊心包摩擦音，深吸气或前倾坐位摩擦音明显，表现为表浅的抓刮样、粗糙的刺耳的高频音。

② 注意检查有无心脏搏动减弱或消失，心音低钝遥远，心率快。

③ 注意检查有无颈静脉怒张、动脉压下降、奇脉三大心脏压塞征的症状。

## （三）实验室检查和辅助检查

（1）实验室检查　取决于原发病，感染性心包炎者常有白细胞计数增加、血沉增快等炎症反应。

（2）X线检查　对纤维蛋白性心包炎诊断价值不大，对渗出性心包炎有一定价值；可见心脏阴影向两侧增大，心脏搏动减弱或消失；尤其是肺部无明显充血现象而心影显著增大是心包积液的有力证据，可与心力衰竭相区别。成人液体量少于250mL、儿童少于150mL时，X线难以检出其积液。X线可对继发于结核及恶性肿瘤等的诊断提供线索。

（3）心电图　心包本身不产生电动力，急性心包炎时心电图异常来自心包下的心肌，主要表现为：① ST段抬高，见于除aVR导联以外的所有常规导联中，呈弓背向下型，aVR导联中ST段压低；② 一日至数日后，ST段回到基线，出现T波低平及倒置，持续数周至数月后T波逐渐恢复正常；③ 心包积液时有QRS低电压，大量渗液时可见电交替；④ 除aVR和$V_1$导联外，P-R段压低，提示包膜下心房肌受损；⑤ 无病理性Q波，无Q-T间期延长；⑥ 常有窦性心动过速。

（4）超声心动图　对诊断心包积液简单易行、迅速可靠。M型或二维超声心动图中均可见液性暗区以确定诊断。心脏压塞时的特征为：右心房及右心室舒张期塌陷；吸气时右心室内径增大，左心室内径减少，室间隔左移等。可反复检查以观察心包积液量的变化。

（5）磁共振成像　能清晰地显示心包积液的容量和分布情况，并可分辨积液的性质，低信号强度一般系病毒感染等非出血性渗液；中重度信号强度可能为含蛋白、细胞较多的结核性渗出液等。但此检查费用高，故少用。

（6）心包穿刺　可证实心包积液的存在并对抽取的液体做生物学（细菌、真菌等）、生化、细胞分类的检查，包括寻找肿瘤细胞等；抽取一定量的积液也可解除心脏压塞症状；同时，必要时可经穿刺在心包腔内注入抗菌药物或化疗药物等。心包穿刺的主要指征是心脏压塞和未能明确病因的渗出性心包炎。

## （四）诊断和鉴别诊断

### 1. 诊断要点

表现出以下情况中的两项时可确诊：胸痛（典型的锐痛，坐位前倾减轻，占 85%～90%）；心包摩擦（不足 1/3）；新的广泛 ST 段抬高或 P-R 段下移（不超过 60%）；心包积液（少量，不超过 60%）。

### 2. 常见心包炎的病因鉴别

见表 2-15。

表 2-15　四种常见心包炎的病因鉴别

| 鉴别点 | 结核性 | 化脓性 | 非特异性 | 风湿性 |
|--------|--------|--------|----------|--------|
| 起病 | 缓慢 | 急骤 | 急骤 | 随风湿活动而起 |
| 原发病变 | 多有心外结核病灶 | 败血症或体内化脓灶 | 多先有上呼吸道感染 | 常伴有心肌炎或瓣膜病体征 |

| 鉴别点 | 结核性 | 化脓性 | 非特异性 | 风湿性 |
|---|---|---|---|---|
| 全身反应 | 常有低热、无力、盗汗等症状 | 高热、有明显毒血症表现 | 有低热或高热 | 轻或中度不规则发热 |
| 胸痛 | 常无 | 常有 | 剧烈咳嗽或胸痛 | 常有 |
| 体征 | 心包摩擦音少见，可有急性或慢性心脏压塞征 | 易出现心包摩擦音，可有急性心脏压塞征 | 易有心包摩擦音少见心脏压塞 | 易有心包摩擦音少见心脏压塞征 |
| 血化验 | 血沉快 | 白细胞总数和中性粒细胞明显增高 | 血象正常，血沉可增快 | 血沉增快，抗O增高 |
| 心包液检查 | 常有大量血性渗出液较少为草黄色，浓缩或培养可查到抗酸杆菌 | 脓性，涂片或培养可查到致病菌 | 小量或中量，黄色或血色 | 常为小量、黄色 |
| 病程及预后 | 抗结核药物疗效好，易形成缩窄性心包炎 | 及时治疗，预后好，治疗不及时，易致缩窄性心包炎 | 预后良好，大致2周自愈，少数复发 | 病程随风湿活动而异 |

**3. 鉴别诊断**

（1）急性心肌梗死　非特异性心包炎的剧烈疼痛酷似急性心肌梗死。非特异性心包炎起病前常有上呼吸道感染史，疼痛因呼吸、咳嗽或体位改变而明显加剧，早期出现心包摩擦音，血清门冬氨酸氨基转移酶、乳酸脱氢酶、肌酸磷酸激酶及肌钙蛋白等正常，心电图无异常 Q 波；急性心肌梗死发病年龄较大，常有心绞痛或心肌梗死的病史，心包摩擦音出现于起病后 3～4 天，心电图有异常 Q 波、ST 段动态改变和 T 波倒置等，常有严重的心律失常和传导阻滞。

（2）急腹症　急性心包炎的疼痛主要在腹部，可能被误诊为急腹症，详细的病史询问和体格检查可以避免误诊。

（3）主动脉夹层 对中老年患者要密切注意并详细询问病史，行 X 线检查、超声心动图检查，以确定先前是否存在主动脉夹层分离，因主动脉夹层分离最早可表现为血液缓慢渗入心包腔而致亚急性炎症性心包炎；也可因撕裂至主动脉窦造成急性心脏压塞。

（4）肺栓塞 肺栓塞常有长期行动不便或卧床的特点，胸痛突发伴有严重呼吸困难和低氧血症，可有咯血、发绀等，ECG 显示 I 导联 S 波加深、III 导联 Q 波显著、T 波倒置等。

## 五、治疗

### 1. 对症治疗

处方一 秋水仙碱 0.5mg po bid（体重＜70kg，不能耐受
　　　　当前剂量，0.5mg qd）

处方二 阿司匹林 2～4g po qd

处方三 布洛芬 400～600mg po tid

处方四 吲哚美辛 25～50mg po tid

【说明】推荐秋水仙碱作为一线用药，与阿司匹林或非甾体抗炎药联用 3 个月；复发性心包炎联用 6 个月。不推荐糖皮质激素作为一线治疗，对于其他药物治疗效果不佳者，在排除禁忌证的情况下，可考虑给予泼尼松 40～80mg/d。

### 2. 解除心脏压塞

急性心脏压塞时，应立即行心包穿刺引流；症状性中大量心包积液对药物治疗无反应，怀疑未知细菌或肿瘤原因也可考虑心包穿刺引流。

### 3. 病因治疗

① 结核性心包炎应用抗结核药治疗有效。

② 肿瘤性心包炎治疗选择依据肿瘤的组织学及其基础情况决定。

③ 病毒性心包炎治疗主要是对症处理、缓解胸痛。

④ 化脓性心包炎静脉应用足量有效抗生素（根据药敏试验选择）。

# 慢性心包炎

慢性心包炎通常由急性或亚急性心包炎发展而来，主要表现为心包发生瘢痕粘连和钙质沉积。分为慢性粘连性心包炎、慢性渗出性心包炎和慢性缩窄性心包炎。

## （一）问诊要点

（1）症状  以呼吸困难、咳嗽、乏力、全身水肿、头晕为特征。

（2）病史  既往有无心包炎或复发性心包炎病史。

## （二）查体要点

① 心界正常或稍增大，心尖搏动减弱或消失，收缩期心尖部负向波动，心音轻而遥远。部分患者在胸骨左缘第 3~4 肋间可闻及心包叩击音，心率一般较快。

② 限制性舒张功能不全的表现，体循环手足征象，全身水肿、腹水、胸腔积液，肝脾大，Kussmaul 征（即吸气时体静脉和右心房压力不下降，造成颈静脉充盈、怒张现象）。可出现低血压，脉压变小。

## （三）辅助检查

（1）心电图  低电压、T 波低平表现。

（2）X 线  提示心包钙化。

（3）超声心动图  提示心包增厚及钙化。

（4）CT  提示心包厚度＞5mm 伴钙化。

（5）CMR  提示心包增厚，能够提供心包的结构、形态，可见心脏舒张受限。

（6）心导管检查  有助于明确诊断，拟行心包剥离的也应行心导管检查，可评估疗效。

### （四）诊断和鉴别诊断

**1. 分类诊断**

（1）慢性粘连性心包炎 轻微瘢痕形成，伴局部较为疏松的粘连，心包无明显增厚，不影响信念，临床上可能无特殊表现。

（2）慢性渗出性心包炎 心包渗出持续存在，主要表现是心包积液。

（3）慢性缩窄性心包炎 坚而厚的瘢痕组织，心包失去伸缩性，明显影响心脏的收缩和舒张功能。可合并有渗出出现心包积液。

**2. 并发症诊断**

可合并心源性恶病质、心肌萎缩、心房颤动等。

**3. 鉴别诊断**

需与限制型心肌病鉴别，相关内容参照限制型心肌病章节。其他还需要与肝硬化失代偿伴腹水、肺心病、心脏瓣膜病局限性心包缩窄鉴别。

### （五）治疗

渗出性心包炎积极处理病因及原发病，缩窄性心包炎明确者应尽早实施心包剥离术。术前心力衰竭的患者对症处理，主要应用利尿药，可适当应用洋地黄制剂，但应避免使用 β 受体阻滞药、CCB 类药物。

# 第十一节　感染性心内膜炎

感染性心内膜炎（IE）是指由病原微生物（细菌、真菌和其他微生物）经血流直接侵犯心内膜、心瓣膜或大动脉内膜所致的疾病，伴赘生物形成，可以是 1 个或多个心脏瓣膜感染，也可是心内装置感染。常见的病原体有链球菌和葡萄球菌。

## 一、问诊要点

（1）询问感染症状　发热、畏寒、乏力、盗汗等。

（2）询问心脏症状　乏力、心悸、胸痛、心衰等症状。

（3）询问栓塞症状　赘生物导致肾、肠系膜、肺动脉及脑栓塞的症状如腰痛、血尿、腹痛、便血、偏瘫等。

（4）询问高危因素　有无 IE 病史，有无结构性心脏病史、心脏人工材料植入史、血管内导管，是否透析、存在免疫抑制状态或吸毒，近期是否有拔牙等可致菌血症的操作。

## 二、查体要点

（1）发热　约 90% 的患者出现发热，是最常见的体征。

（2）心脏杂音　80%～85% 的患者可闻及心脏杂音，由基础心脏病和（或）心内膜炎导致瓣膜损害所致。新发或发生变化的杂音为本病的特征性体征。

（3）免疫现象　类风湿因子阳性，Osler 淋巴结（为指和趾垫出现的豌豆大的红色或紫色痛性结节，较常见于亚急性者）、Roth 斑（为视网膜的卵圆形出血斑，其中心呈白色，多见于亚急性感染）或免疫复合物介导的肾小球肾炎。

（4）血管现象　动脉栓塞常由赘生物脱落或破碎引起，栓塞可发生在机体的任何部位，如脑、心脏、肺、脾、肾、肠系膜、视网膜和四肢等而出现相应体征，在有左向右分流的先天性心血管病或右心内膜炎时，肺循环栓塞常见，栓塞后可引起局部感染及脓肿。可出现脓毒性肺梗死、脑或脾脓肿、真菌性动脉瘤、颅内出血、结膜出血、Janeway 病变（手掌和足底处直径 1～4mm 无痛性出血红斑）、化脓性紫癜。

（5）感染的非特异性症状　①脾大：占10%～40%、病程＞6周的患者，急性者少见。②贫血：有苍白无力和多汗，尤其多见于亚急性者，多为轻中度贫血，晚期患者可重度贫血。主要由于感染抑制骨髓所致。

## 三、实验室检查和辅助检查

### 1. 常规检验

（1）血液　血象呈进行性贫血。白细胞数轻度增多或正常，核左移；脾大明显时白细胞数减少；风湿三项，部分患者类风湿因子阳性；cTn、BNP/NT-proBNP用以评估心肌损伤和心衰。

（2）尿液　常有显微镜下血尿和轻度蛋白尿。肉眼血尿提示肾梗死。红细胞管型和大量蛋白尿提示弥漫性肾小球肾炎。

### 2. 免疫学检查

25%的患者有高丙种球蛋白血症。80%的患者出现循环中免疫复合物。病程6周以上的亚急性患者中50%类风湿因子试验阳性。血清补体降低见于弥漫性肾小球肾炎。上述异常在感染治愈后消失。

### 3. 血培养

血培养是诊断菌血症和感染性心内膜炎的最重要方法。在近期未接受过抗生素治疗的患者血培养阳性率可高达95%以上，其中90%以上患者的阳性结果获自入院后第一日采取的标本。对于未经治疗的亚急性患者，应在第一日间隔1h采血1次，共3次。如果未见细菌生长，重复采血3次后，开始抗生素治疗。已用过抗生素者，停药2～7天后采血。急性患者应在入院后3h内，每隔1h采用1次，共取3个血标本后开始治疗。本病的菌血症为持续性，无需在体温升高时采血。每次取静脉血10～20mL做需氧和厌氧培养，至少应培养3周，并周期性做革兰氏染色涂片和次代培养。必要时培养基需补充特殊营养或采用特殊培养技术。血培养阴性率为 2.5%～64%。念珠菌（约 1/2 病例）、曲霉菌、组织胞浆菌、Q 热柯克斯体、鹦鹉热衣原体等致病时，血培养阴性。2 周内用过抗生素或采血、培养技术不当，常降低血培养的阳性率。

**4. X 线检查**

肺部多处小片状浸润阴影提示脓毒性肺栓塞所致肺炎。左心衰竭时有肺淤血或肺水肿征。主动脉细菌性动脉瘤可致主动脉增宽。细菌性动脉瘤有时需经血管造影诊断。CT 扫描有助于脑梗死、脓肿和出血的诊断。

**5. 心电图**

偶可见急性心肌梗死或房室传导阻滞、室内传导阻滞，后者提示主动脉瓣环或室间隔脓肿。

**6. 超声心动图**

如果超声心动图发现赘生物、瓣周并发症等支持心内膜炎的证据，可帮助明确 IE 诊断。经胸超声检查可检出 50%～75% 的赘生物；经食管超声（TTE）可检出 <5mm 的赘生物，敏感性高达 95% 以上，因此，当临床诊断或怀疑 IE 时，主张行 TEE 检查，超声心动图未发现赘生物时并不能除外 IE，必须密切结合临床。赘生物 ≥10mm 时，易发生动脉栓塞。感染治愈后，赘生物可持续存在。除非发现原有赘生物增大或新赘生物出现，否则难以诊断复发或再感染。超声心动图和多普勒超声还可明确基础心脏病（如瓣膜病、先天性心脏病）和 IE 的心内并发症（如瓣膜关闭不全、瓣膜穿孔、腱索断裂、瓣周脓肿、心包积液等）。

**7. CT**

有助于发现合并症如肺脓肿、肺梗死，可快速评估神经系统及脾梗死等脏器栓塞。

**8. [18F]-FDG PET/CT 及同位素标记的白细胞 SPECT/CT 显像**

可降低 IE 的误诊率，有助于发现外周栓塞和转移性脓肿，可用于监测抗感染治疗的反应。

**9. 组织学、免疫学及分子生物学技术**

手术切除的瓣膜或栓子样本的组织病理检查是诊断 IE 的金标准，还可指导药物治疗。

**10. 质谱快速细菌鉴定及病原宏基因组检测**

检索微生物中提取的肽和蛋白的质谱数据库，使用评分算法将分析样本质谱与参考质谱进行比较，能够实现快速微生物鉴定。

病原宏基因组检测可以直接提取血液等临床样本中的 DNA、RNA，进行高通量测序，经过专用病原数据库比对与分析，能够一次性完成细菌、真菌、病毒和寄生虫等病原体的检测。

## 四、诊断和鉴别诊断

**1. 诊断**

依据 2023 年 Duke-ISCVID IE 诊断标准定义。

（1）主要标准

① 微生物主要标准

a. 血培养阳性

i. 从两个或更多独立的血培养中分离到常见的引起 IE 的微生物；

ii. 从三个或更多独立的血培养中分离到少见或罕见的引起 IE 的微生物。

b. 实验室检测结果阳性

i. 来自血液的贝纳柯克斯体、巴尔通体属或惠普尔氏杆菌的 PCR 或其他基于核酸技术的阳性结果；

ii. 贝纳柯克斯体抗相变 I IgG 滴度＞1∶800，或单独一份血培养的检出；

iii. 针对 IgM 和 IgG 抗体检测汉塞巴尔通体和五日热巴尔通体

间接免疫荧光试验（IFA），IgG 滴度≥1∶800。

② 影像学主要标准

a. 超声心动图和心脏 CT

i. 超声心动图和（或）心脏 CT 显示瓣膜疣、瓣膜 / 瓣叶穿孔、瓣膜 / 瓣叶动脉瘤、脓肿、假性动脉瘤或心内瘘；

ii. 超声心动图显示，与既往成像相比，有明显的新瓣膜反流。已有反流的恶化或改变是不够的；

iii. 与既往成像相比，人工瓣膜出现新的部分开裂。

b. [18F] FDG PET/CT 成像：涉及天然或人工瓣膜、升主动脉移植物（伴随瓣膜受累的证据）、心内装置导线或其他人工材料的异常代谢活动。

c. 外科主要标准：心脏手术期间通过直接检查记录的 IE 证据，既不是主要成像标准，也不是随后的组织学或微生物学证实。

（2）次要标准

① 易感因素：既往 IE 病史；人工瓣膜；既往瓣膜修复；先天性心脏病；超过任何病因的轻度反流或狭窄；心血管植入型电子器械；肥厚型梗阻性心肌病；注射用药。

② 发热：记录体温大于 38.0℃。

③ 血管现象：动脉栓塞、脓毒性肺梗死、脑或脾脓肿、真菌性动脉瘤、颅内出血、结膜出血、Janeway 病变、化脓性紫癜的临床或放射学证据。

④ 免疫现象：类风湿因子阳性、Osler 结、Roth 斑或免疫复合物介导的肾小球肾炎。

⑤ 微生物学证据，达不到主要标准。

a. 符合 IE 但不符合主要标准要求的微生物的阳性血液培养分离株。

b. 阳性培养、PCR 或其他基于核酸的检测（扩增子或鸟枪法测序、原位杂交），用于来自除心脏组织、心脏假体或栓子之外的无菌身体部位的与 IE 一致的生物体；或在没有额外临床或微生物支持证据的情况下，通过 PCR 在瓣膜或导线上发现单一皮肤细菌。

⑥ 影像学标准：植入人工瓣膜、升主动脉移植物（伴有瓣膜受累的证据）、心内装置导线或其他人工材料后 3 个月内$^{[18F]}$ FDG PET/CT 检测到的异常代谢活动。

⑦ 查体标准：如果没有超声心动图，听诊时发现新的瓣膜反流。

（3）明确的心内膜炎

① 病理学标准

a. 细菌定位于具有临床心内膜炎活动征象的瓣膜疣、心脏组织、拆除的人工瓣膜或缝环、伴有瓣膜受累的升主动脉移植物、心内植入电子设备（CIED）或动脉栓塞中；

b. 在瓣膜疣、心脏组织、拆除的人工瓣膜或缝环、伴有瓣膜受累的升主动脉移植物、CIED 或栓塞物中检测到的活动性心内膜炎症（急性或亚急性/慢性炎症）。

② 临床标准：2 个主要标准或 1 个主要标准 +3 个次要标准或 5 个次要标准。

（4）可能的心内膜炎　1 个主要标准 +1 个次要标准或 3 个次要标准。

（5）排除的心内膜炎

① 固定的替代性诊断解释了症状/体征；

② 经过抗生素治疗少于 4 天且不存在复发；

③ 经过抗生素治疗少于 4 天，手术或尸检未见 IE 的病理学或宏观证据；

④ 不符合上述可能 IE 的标准。

**2. 鉴别诊断**

（1）风湿热　有风湿活动症状，抗溶血性链球菌抗体滴度增高。抗风湿治疗有效。

（2）系统性红斑狼疮　常有颊面部蝶形红斑，白细胞计数减少，血液或骨髓液内可找到狼疮细胞，抗核抗体阳性，血培养阴性，抗生素治疗无效，而糖皮质激素可使其缓解。

（3）心房黏液瘤　可有发热、栓塞及心脏杂音，酷似感染性心内膜炎，唯血培养阴性，无脾大，超声心动图可显示肿瘤回声图像。

此外，尚需与伤寒、结核、上呼吸道感染等疾病相鉴别。

# 五、治疗

## 1. 抗微生物治疗

用药原则为早期（连续 3～5 次血培养后即可开始应用）、联合、大剂量、静脉给药、长疗程（4～6 周，人工瓣膜心内膜炎 6～8 周甚至更长）。

（1）经验性治疗

① 自体瓣膜 IE

a. 轻症患者：青霉素（1200 万～1800 万 U/d，分 4～6 次给药）/ 阿莫西林（2g　q4h）/ 氨苄西林（3g　q6h）+ 庆大霉素（1mg/kg　q12h）。

b. 青霉素过敏者：头孢曲松（2.0g/d）。

c. 严重脓毒症（无肠杆菌科细菌、铜绿假单胞菌属感染危险因素）者：万古霉素（15～20mg/kg　q8h/q12h）+ 庆大霉素（1mg/kg　q12h）。

d. 严重脓毒症，并有多重耐药肠杆菌科细菌、铜绿假单胞菌感染危险因素：万古霉素（15～20mg/kg　q8h/q12h）+ 亚胺培南（1g　q8h）。

② 人工瓣膜 IE：未确诊且病情稳定者，建议停止所有抗生素，复查血培养。

a. 病原体可能为葡萄球菌属者：万古霉素（15～20mg/kg

q8h/q12h）+庆大霉素（1mg/kg　q12h）+利福平（300～600mg q12h）。

b. 万古霉素无效、不耐受或耐药株感染者：达托霉素（6mg/kg　qd）代替。

（2）已知致病性微生物的治疗

① 葡萄球菌心内膜炎：根据是否为甲氧西林耐药株而确定治疗方案。

a. 自体瓣膜 IE

处方一　甲氧西林敏感　氟氯西林（2g　q4h/q6h）4 周

处方二　甲氧西林耐药，万古霉素敏感、利福平敏感或青霉素过敏　万古霉素（1g　q12h）+利福平（300～600mg　q12h）4 周

处方三　甲氧西林、万古霉素耐药，达托霉素敏感或不能耐受万古霉素　达托霉素（6mg/kg　qd）+利福平（300～600mg　q12h）/庆大霉素（1mg/kg　q12h）4 周

b. 人工瓣膜 IE

处方一　甲氧西林、利福平敏感　氨氯西林（2g　q4h/q6h）+利福平（300～600mg　q12h）+庆大霉素（1mg/kg　q12h）6 周

处方二　甲氧西林耐药，万古霉素敏感或青霉素过敏　万古霉素（1g　q12h）+利福平（300～600mg　q12h）+庆大霉素（1mg/kg　q12h）6 周

② 链球菌心内膜炎

a. 敏感菌株

处方一　青霉素 1.2g　q4h　4～6 周

处方二　头孢曲松 2g　qd　4～6 周

处方三　青霉素（1.2g　q4h）+庆大霉素（1mg/kg　q12h）2 周

处方四　头孢曲松（2g　qd）＋庆大霉素（1mg/kg　q12h）
　　　　2周

b. 相对敏感株

处方　青霉素（2.4g　q4h　4～6周）＋庆大霉素（1mg/kg
　　　q12h　2周）

c. 营养不足和苛养颗粒链菌的治疗（营养变异链球菌）

处方　青霉素（2.4g　q4h）＋庆大霉素（1mg/kg　q12h）
　　　4～6周

d. 耐药菌株，青霉素过敏患者

处方一　万古霉素（1g　q12h　4～6周）＋庆大霉素（1mg/
　　　　kg　q12h　≥2周）

处方二　替考拉宁（10mg/kg　q12h　3d，继以10mg/kg　qd
　　　　维持4～6周）＋庆大霉素（1mg/kg　q12h　≥2周）

③ 肠球菌心内膜炎

处方一　阿莫西林（2g　q4h）/青霉素（2.4g　q4h）＋庆大
　　　　霉素（1mg/kg　q12h）4～6周

处方二　阿莫西林、青霉素耐药或过敏　万古霉素（1g
　　　　q12h）＋庆大霉素（1mg/kg　q12h）4～6周

处方三　替考拉宁（10mg/kg　q12h　3d，继以10mg/kg　qd
　　　　维持）＋庆大霉素（1mg/kg　q12h）

处方四　阿莫西林敏感，庆大霉素高耐药　阿莫西林（2g
　　　　q4h）≥6周

④ 需氧革兰氏阴性杆菌心内膜炎

处方一　哌拉西林＋庆大霉素/妥布霉素　≥6～8周

处方二　头孢他啶＋氨基糖苷类　≥6～8周

**2. 外科治疗**

外科手术主要适用于左心瓣膜IE。心力衰竭、无法控制的感
染、预防栓塞事件是主要的外科手术适应证。

（1）急诊手术适应证

① 瓣膜急性反流或梗阻导致顽固性肺水肿或心源性休克。

② 瘘入心腔或心包导致顽固性肺水肿或休克。

③ 瓣膜急性重度反流或梗阻，持续心力衰竭或心脏超声血流动力学恶化者推荐急诊手术。

（2）亚急诊手术适应证

① 不易控制的感染。

② 局灶性不易控制的感染（脓肿、假性动脉瘤、瘘管、赘生物增大）。

③ 持续发热或血培养阳性>7～10d。

④ 真菌或多重耐药菌感染（亚急诊或择期）。

⑤ 抗感染治疗后赘生物仍增大，1次或以上栓塞事件。

⑥ 赘生物>10mm 伴其他高危因素。

⑦ 孤立性赘生物>15mm。

（3）择期手术适应证

瓣膜重度反流，无心力衰竭。

# 第十二节 慢性肺源性心脏病

慢性肺源性心脏病是由肺组织、肺血管或胸廓的慢性病变引起肺组织结构和（或）功能异常，产生肺血管阻力增加，肺动脉压力增高，使右心结构和（或）功能改变的疾病。并排除先天性心脏病和左心病变引起者。

## 一、问诊要点

应注意询问慢性咳嗽、咳痰的病程，有无活动后胸闷、气促和呼吸困难，有无反复双下肢水肿，有无上呼吸道感染等诱发因素。应注意询问有无肺结核、慢性阻塞性肺病、支气管扩张症等慢性肺部疾病史。应注意询问有无吸烟史，如有，应记录吸烟的量和年限。

## 二、查体要点

① 胸廓有无畸形或明显肺气肿的征象，肺部听诊有无呼吸音减弱、有无干湿啰音。

② 心浊音界常因肺气肿而不易叩出，P2＞A2，心音遥远；三尖瓣区出现收缩期杂音，剑突下心脏搏动。

③ 有无发绀，球结膜充血等缺氧体征，有无右心衰体征：颈静脉怒张，肝颈反流征阳性，肝脾大，双下肢水肿，胸腹水等症状。

## 三、实验室检查和辅助检查

（1）X线检查　了解是否有肺动脉高压征、右心室增大征及肺、胸基础疾病与急性肺部感染的征象。

（2）心电图检查　是否有心肌肥厚、心肌劳损等。

（3）超声心动图检查　反映心脏功能及心脏结构，主要表现包括：① 右心室流出道内径≥30mm。② 右心室内径≥20mm。③ 右心室前壁厚度≥5mm或前壁搏动幅度增强。④ 左、右心室内径比值＜2。⑤ 右肺动脉内径≥18mm或肺动脉干内径＞20mm。⑥ 右心室流出道与左心房内径比值＞1.4。⑦ 肺动脉瓣曲线出现肺动脉高压征象（a波低平或＜2mm，或有收缩中期关闭征等）。

（4）肺功能检查　对早期或缓解期肺心病患者有意义。

（5）血液检查　血常规反映是否合并感染；部分患者血清学检查可有电解质、肾功能或肝功能改变。

（6）痰细菌学检查　明确病原体，可以指导抗生素的选用。

（7）血气分析　了解是否出现低氧血症或合并高碳酸血症或

呼吸衰竭。

（8）BNP/NT-proBNP 用以诊断和评估心衰程度。

## 四、诊断和鉴别诊断

### 1. 诊断要点

① 有慢性肺胸疾病特别是慢性支气管炎、阻塞性肺气肿病史。

② 有肺气肿体征：桶状胸，呼吸运动减弱，双肺触觉语颤减弱，叩诊过清音，双肺下界下移，呼吸音减弱。

③ 肺动脉高压、右心室肥大表现：剑突下出现收缩期搏动，肺动脉瓣区第二心音亢进，三尖瓣区心音明显增强和出现收缩期杂音。心电图、X线胸片、超声心动图有右心室肥大表现。

④ 失代偿期可出现右心功能不全、缺氧和二氧化碳潴留。表现为颈静脉怒张、肝颈静脉回流征阳性、肝大、下肢水肿、静脉压增高、发绀、烦躁不安，甚至神志不清、球结膜水肿等。

### 2. 鉴别诊断

（1）冠心病 肺心病与冠心病均多见于老年人，冠心病患者可发生全心衰竭，并出现下肢水肿及发绀，与肺心病相似，但冠心病有典型的心绞痛、心肌梗死的病史。体检、X线及心电图检查呈左心室肥厚为主的征象，可资鉴别。

（2）风湿性心脏病 风湿性心脏病三尖瓣疾病应与肺心病的相对三尖瓣关闭不全相鉴别。前者多见于青少年，有风湿活动史，X线表现为左心房扩大为主。而肺心病多见于40岁以上患者，常有慢性肺胸疾病病史和右心室肥大的体征，X线检查左心房不大。可资鉴别。

（3）原发性心肌病 原发性心肌病多见于中青年，无明显慢性呼吸道疾病史，无明显肺气肿体征，无肺动脉高压的X线表现等，而以心肌广泛损害多见。心脏多为全心增大，心脏彩色多普勒检查可见各心室腔明显增大，室间隔和左心室后壁运动幅度减低，可资鉴别。

**3. 并发症**

主要并发症是肺性脑病、酸碱失衡及电解质紊乱、心律失常、休克等。

# 五、治疗

**1. 急性加重期治疗**

（1）控制感染　参考痰菌培养及药敏试验选择抗生素。用药参照呼吸系统感染相关章节。

（2）控制呼吸衰竭　给予扩张支气管、祛痰等治疗，通畅呼吸道，改善通气功能。合理氧疗纠正缺氧。需要时给予无创正压通气或气管插管有创正压通气治疗；相关治疗参照呼吸系统章节。

（3）控制心力衰竭　对于经抗感染及呼吸衰竭治疗后仍存在严重心力衰竭患者，可适当选用利尿药（选用作用温和的利尿药，联合保钾利尿药，小剂量、短疗程使用）、正性肌力药（不推荐常规使用，伴快速心室率，可应用小剂量洋地黄制剂）或扩血管药物（对于慢性肺部疾病所致肺动脉高压及肺心病不建议使用前列环素类药物、内皮素受体拮抗剂及5型磷酸二酯酶抑制剂治疗）。对于肺血管疾病如动脉性肺动脉高压、栓塞性肺动脉高压患者，利尿治疗是改善右心功能的基础治疗方法。

（4）预防并发症　对于急性加重住院患者，如无禁忌证，需常规预防性应用抗凝药物，如低分子肝素 0.4mL，皮下注射，1次/天。

**2. 缓解期**

① 进行生活指导：使患者了解发病的诱因及防治常识，做好生活日志，记录呼吸频率、痰量、痰色、体温、体重等，以利及时发现病情变化，早期治疗。

② 锻炼：腹式呼吸及缩唇呼气。

③ 镇咳、祛痰。

④ 家庭氧疗：长期家庭氧疗，对合并慢性呼吸衰竭者可提高生活质量和生存率。

⑤ 加强营养：少食多餐，增加热量，并发高碳酸血症者应限制碳水化合物的摄入。

⑥ 积极改善基础支气管或肺疾病，延缓基础疾病进展，对于具有明显气流受限的患者，使用吸入性糖皮质激素（ICS）联合长效 $\beta_2$ 受体激动药（LABA）和（或）长效 M 受体阻滞药（LAMA）吸入。

⑦ 合并慢性心衰者，小剂量利尿药治疗，避免过度利尿导致痰液黏稠。

⑧ 提高机体免疫力。

处方　注射用胸腺肽 10mg+0.9% 氯化钠注射液　im 或 ih　qd

# 第十三节　肺栓塞

肺栓塞（PE）是以各种栓子阻塞肺动脉系统为其发病原因的一组疾病或临床综合征的总称，包括肺血栓栓塞症（PTE）、脂肪栓塞综合征、羊水栓塞、空气栓塞、肿瘤栓塞等。

PTE 为来自静脉系统或右心的血栓阻塞肺动脉或其分支所致的疾病，以肺循环和呼吸功能障碍为其主要临床和病理生理特征。PTE 为 PE 最常见的类型，占 PE 中的绝大多数，通常所称的 PE 即指 PTE。

肺动脉发生栓塞后，若其支配区的肺组织因血流受阻或中断而发生坏死，称为肺梗死（PI）。血栓栓塞肺动脉后，血栓不溶、机化、肺血管重构致血管狭窄或闭塞，导致肺血管阻力（PVR）

增加，肺动脉压力进行性增高，最终可引起右心室肥厚和右心衰竭，称为慢性血栓栓塞性肺动脉高压。引起 PTE 的血栓主要来源于深静脉血栓形成（DVT）。DVT 与 PTE 实质上为一种疾病过程在不同部位、不同阶段的表现，两者合称为静脉血栓栓塞症（VTE）。

急性肺栓塞是 VTE 最严重的表现形式，在心血管死亡原因中位列第 3，仅次于冠心病和卒中，高危急性肺栓塞患者 30 天病死率达 22%。

## 一、问诊要点

（1）症状　有无不明原因的呼吸困难及气促；有无胸痛，包括胸膜炎性胸痛或心绞痛样疼痛；有无晕厥，可为 PTE 的唯一或首发症状；有无烦躁不安、惊恐甚至濒死感；有无咯血、咳嗽、心悸等。

（2）病史　围妊娠期，肿瘤，VTE 病史，导致高凝状态的疾病或危险因素如抗心磷脂综合征、肾病综合征、手术、创伤、骨折、长期卧床、长途航空或乘车等。

## 二、查体要点

（1）呼吸系统体征　呼吸急促最常见；发绀；肺部有时可闻及哮鸣音和（或）细湿啰音，肺野偶可闻及血管杂音；合并肺不张和胸腔积液时出现相应的体征。

（2）循环系统体征　心动过速，血压变化，严重时可出现血压下降甚至休克；颈静脉充盈或异常搏动；肺动脉瓣第二心音（P2）亢进或分裂，三尖瓣收缩期杂音。

## 三、实验室检查和辅助检查

（1）常规实验室检查　如血气分析、血液生化试验、D- 二聚体，cTn、BNP/NT-proBNP。

① D- 二聚体：对急性 PTE 的诊断敏感度为 92%～100%，对于低度或中度临床可能性患者具有较高的阴性预测价值，若 D- 二聚体含量<500μg/L，可基本排除急性 PTE。>50 岁的患者 D- 二聚体临界值为年龄 ×10μg/L。

② 血气分析：急性 PTE 常表现为低氧血症、低碳酸血症和肺泡 - 动脉血氧分压差增大，但部分患者的结果可以正常。

③ cTn、BNP/NT-proBNP：急性 PTE 并发右心功能不全（RVD）可引起肌钙蛋白升高，水平越高，提示心肌损伤程度越严重；右心室后负荷增加，室壁张力增高，血 BNP 和 NT-proBNP 水平升高，升高水平可反映右心功能不全，及血流动力学紊乱严重程度。

（2）心电图　较为多见的表现包括 $V_1$～$V_4$ 导联的 T 波改变和 ST 段异常；部分病例可出现 $S_I Q_{III} T_{III}$ 征；其他心电图改变包括完全或不完全右束支传导阻滞；肺型 P 波；电轴右偏，顺钟向转位等。

（3）X 线胸片　多有异常改变。最常见的征象为肺纹理稀疏、减少，透过度增加和肺血分布不均匀。偶见形状不一的肺梗死浸润影；典型表现为底边朝向胸膜或膈肌上的楔形影，有少至中量胸腔渗液。此外还可见气管移向患侧或较重侧，膈肌抬高。当并发肺动脉高压或右心扩大或衰竭时，上腔静脉影增宽，肺动脉段凸出，右肺下动脉增宽，右心室扩大。X 线胸片可为诊断提供初步线索。

（4）超声心动图　超声心动图检查可发现右心室后负荷过重征象，包括出现右心室扩大、右心室游离壁运动减低，室间隔平直，三尖瓣反流速度增快、三尖瓣收缩期位移减低。对于血流动力学不稳定的急性 PTE，床旁超声心动图具有重要诊断价值。

（5）PE 确诊相关影像学检查　包括 CT 肺动脉造影（CTPA）、

核素肺通气 / 灌注（V/Q）显像、磁共振肺动脉造影（MRPA）、肺动脉造影。

① CTPA：可对急性或慢性肺血栓作出确定诊断，是确诊PTE 的首选检查，对疑似急性 PTE 的患者，要求 CT 室在 30min内完成 CTPA 准备。

②（V/Q）显像：典型征象是呈肺段分布的肺灌注缺损，并与通气显像不匹配。但是由于许多疾病可以同时影响患者的肺通气和血流状况，致使 V/Q 显像在结果判定上较为复杂，需密切结合临床进行判读。

③ MRPA：肾功能严重受损、对碘对比剂过敏或妊娠患者可考虑选择 MRPA。

④ 肺动脉造影：是诊断肺栓塞的"金标准"，敏感性 98%，特异性 95%～98%。但它属于有创检查，应严格掌握适应证。因为首选 CTPA，目前很少用于急性 PTE 的临床诊断，多在介入治疗时使用。

（6）DVT 确诊相关影像学检查

① 加压静脉超声（CUS）：可发现 95% 以上的近端下肢静脉内血栓。静脉不能被压陷或静脉腔内无血流信号为 DVT 的特定征象和诊断依据，具有无创及可重复性，基本已取代静脉造影成为DVT 首选的诊断技术。

② CT 静脉造影（CTV）：可显示静脉内充盈缺损，部分或完全包围在不透光的血流之间（轨道征），或呈完全充盈缺损。

③ 静脉造影：为诊断 DVT 的"金标准"，可显示静脉堵塞的部位、范围、程度，同时可显示侧支循环和静脉功能状态，其诊断的敏感度和特异度接近 100%。在临床高度疑诊 DVT 而超声检查不能确诊时，应考虑行静脉造影。

（7）基因相关检测　确诊 PTE 的患者，对疑似有遗传缺陷的，可进行抗凝蛋白、抗磷脂综合征、易栓症相关基因检测。

## 四、诊断和鉴别诊断

### 1. 诊断

诊断程序一般包括疑诊、确诊、求因三个步骤。

（1）根据临床情况疑诊 PTE（疑诊）　如患者出现上述临床症状、体征，特别是存在前述危险因素的病例出现不明原因的呼吸困难、胸痛、晕厥、休克，或伴有单侧或双侧不对称性下肢肿胀、疼痛等，应进行如下检查：血浆 D- 二聚体、动脉血气分析、心电图、X 线胸片、超声心动图、肢深静脉超声检查等检查进一步明确。

可以应用简化的 Wells 评分、修订的 Geneva 评分量表对急性PTE 进行疑诊的临床评估，见表 2-16。

表 2-16　PTE 临床可能性评分

| 简化 Wells 评分 | 计分 | 修订版 Geneva 评分 | 计分 |
|---|---|---|---|
| PTE 或 DVT 病史 | 1 | PTE 或 DVT 病史 | 1 |
| 4 周内制动或手术 | 1 | 1 个月内手术或骨折 | 1 |
| 活动性肿瘤 | 1 | 活动性肿瘤 | 1 |
| 心率（次 / 分）≥ 100 | 1 | 心率（次 / 分）75 ～ 94 | 1 |
| 咯血 | 1 | 心率（次 / 分）≥ 95 | 2 |
| DVT 症状或体征 | 1 | 咯血 | 1 |
| 其他鉴别诊断的可能低于 PTE | 1 | 单侧下肢疼痛 | 1 |
| 临床可能性 | | 下肢深静脉触痛及单侧下肢水肿 | 1 |
| 低度可能 | 0 ～ 1 | 年龄＞ 65 岁 | 1 |
| 高度可能 | ≥ 2 | 临床可能性 | |
| | | 低度可能 | 0 ～ 2 |
| | | 高度可能 | ≥ 3 |

（2）对疑诊病例进一步明确诊断（确诊）　在临床表现和初步检查提示 PTE 的情况下，应安排 PTE 的确诊检查。

① 血流动力学不稳定的 PTE 疑诊患者：如条件允许，建议完善 CTPA 检查以明确诊断或排除 PTE；如无条件或不适合行 CTPA 检查，建议行床旁超声心动图检查，如发现右心室负荷增加和（或）发现肺动脉或右心腔内血栓证据，在排除其他疾病可能性后，建议按照 PTE 进行治疗；建议行肢体 CUS，如发现 DVT 的证据，则 VTE 诊断成立，并可启动治疗。

② 血流动力学稳定的 PTE 疑诊患者：推荐将 CTPA 作为首选的确诊检查手段；如果存在 CTPA 检查相对禁忌证（如对比剂过敏、肾功能不全、妊娠等），建议选择其他影像学确诊检查，包括 V/Q 显像、MRPA。

（3）寻找 PTE 的成因和危险因素（求因）

① 急性 PTE 患者，推荐积极寻找相关的危险因素，尤其是某些可逆的危险因素（如手术、创伤、骨折、急性内科疾病等）。

② 不存在可逆诱发因素的患者，注意探寻潜在疾病，如恶性肿瘤、抗磷脂综合征、炎性肠病、肾病综合征等。

③ 年龄＜50 岁且无可逆诱发因素的急性 PTE 患者，家族性 PTE 患者，行易栓症筛查。

（4）危险分层

血流动力学不稳定者定义为高危，血流动力学稳定者定义为非高危；非高危根据是否存在 RVD 和（或）心脏生物学标志物升高将其区分为中危和低危。

**2. 鉴别诊断**

由于 PTE 的临床表现缺乏特异性，易与其他疾病相混淆，以致临床上漏诊与误诊率极高。做好 PTE 的鉴别诊断，对及时检出、诊断 PTE 有重要意义。应与冠心病、肺炎、特发性肺动脉高压等非血栓栓塞性肺动脉高压、主动脉夹层、其他原因所致的胸腔积液、其他原因所致的晕厥、其他原因所致的休克进行鉴别。

# 五、治疗

## 1. 急性 PTE

（1）一般处理与呼吸循环支持治疗

① 对高度疑诊或确诊 PTE 的患者，应进行严密监护，监测呼吸、心率、血压、静脉压、心电图及动脉血气的变化；卧床休息，保持大便通畅，避免用力，以免促进深静脉血栓脱落；在充分抗凝基础上，尽早下床活动；可适当使用镇静、止痛、镇咳等相应的对症治疗。

② 采用经鼻导管或面罩吸氧，以纠正低氧血症。当合并呼吸衰竭时，可采用无创机械通气或经气管插管机械通气；机械通气可造成胸腔内正压，可以减少静脉回流、加重 RVD，应该采用低潮气量（6～8mL/kg）使吸气末平台压<30cmH$_2$O；应尽量避免做气管切开。

③ 对于合并休克或低血压的急性 PTE 患者，必须进行血流动力学监测，并予支持治疗。血管活性药物的应用对于维持有效的血流动力学至关重要。去甲肾上腺素仅限于急性 PTE 合并低血压的患者，可以改善右心功能，提高体循环血压，改善右心冠脉的灌注。肾上腺素也可用于急性 PTE 合并休克患者。多巴酚丁胺以及多巴胺可用于心指数较低的急性 PTE 患者。对于高危肺栓塞合并心搏骤停或难治性休克的患者，应考虑尽早机械循环支持。主要包括 ECMO 和右心室辅助装置。

（2）溶栓治疗

处方一　瑞替普酶（rt-PA）50mg+0.9% 氯化钠注射液 100mL 2h 持续静脉滴注

处方二　尿激酶 2 万 U/kg+0.9% 氯化钠注射液 /5% 葡萄糖注射液 100mL　2h 持续静脉滴注

处方三　重组链激酶 150 万 U+5% 葡萄糖注射液 100mL　2h

持续静脉滴注

【说明】溶栓的时间窗一般定为 14d 以内，但鉴于可能存在血栓的动态形成过程，对溶栓的时间窗不作严格规定。急性高危 PTE，如无溶栓禁忌，推荐溶栓治疗；急性中高危 PTE，建议先给予抗凝治疗，并密切观察病情变化，一旦出现临床恶化，且无溶栓禁忌，建议给予溶栓治疗。溶栓治疗结束后，应每 2～4h 测定 1 次 APTT，当其水平＜正常值的 2 倍，即应重新开始规范的抗凝治疗。

溶栓的绝对禁忌证：① 结构性颅内疾病；② 出血性脑卒中病史；③ 3 个月内缺血性脑卒中；④ 活动性出血；⑤ 近期脑或脊髓手术；⑥ 近期头部骨折性外伤或头部损伤；⑦ 出血倾向（自发性出血）。对于致命性高危症，绝对禁忌证亦应被视为相对禁忌证。

溶栓的相对禁忌证：① 收缩压＞180mmHg；② 舒张压＞110mmHg；③ 近期非颅内出血；④ 近期侵入性操作；⑤ 近期手术；⑥ 3 个月以上缺血性脑卒中；⑦ 口服抗凝治疗（如华法林）；⑧ 创伤性心肺复苏；⑨ 心包炎或心包积液；⑩ 糖尿病视网膜病变；⑪ 妊娠；⑫ 年龄＞75 岁。

（3）抗凝治疗

① 胃肠外抗凝药物

处方一　普通肝素 2000～5000U 或按 80U/kg 静注，继之以 18U/（kg·h）持续静脉泵入，使 APTT 在 24h 内达到并维持于正常值的 1.5～2.5 倍

处方二　依诺肝素 100U/kg　ih　q12h

处方三　磺达肝癸钠 5.0mg（体重＜50kg）/7.5mg（体重 50～100kg）/10mg（体重＞100kg）　qd

处方四　比伐卢定　肌酐清除率＞60mL/min，起始剂量为 0.15～0.2mg/（kg·h），监测 APTT 维持在 1.5～2.5

倍基线值，肌酐清除率在 30～60mL/min 与＜30mL/min 时，起始剂量分别为 0.1mg/（kg•h）与 0.05mg/（kg•h）

② 口服抗凝药物

处方一　华法林 3.0mg　po　qn 起始，维持 INR 2.0～3.0

处方二　达比加群 150mg　po　bid，胃肠外抗凝至少 5d

处方三　利伐沙班 15mg　po　bid×3 周后 20mg　po　qd

处方四　阿哌沙班 10mg　po　bid×7 天后 5mg　po　bid

处方五　依度沙班 60mg　po　qd，胃肠外抗凝至少 5d

【说明】临床高度可疑急性 PTE，在等待诊断结果过程中，建议开始应用胃肠外抗凝治疗；急性 PTE 确诊者，尽早抗凝，初始抗凝（指前 5～14d 的抗凝治疗）推荐胃肠外抗凝或负荷剂量的利伐沙班、阿哌沙班；应用华法林者，应重叠胃肠外抗凝至 INR 达标；应用达比加群、依度沙班，先给予胃肠外抗凝至少 5d。抗凝治疗的标准疗程为至少 3 个月，危险因素持续存在的 PTE，在 3 个月抗凝治疗后，建议继续抗凝治疗；特发性 PTE 治疗 3 个月后，如果仍未发现确切危险因素，同时出血风险较低，推荐延长抗凝治疗时间，甚至终生抗凝。

（4）手术治疗

① 肺栓塞介入治疗：急性高危 PTE 或伴临床恶化的中危 PTE，若有肺动脉主干或主要分支血栓，并存在高出血风险或溶栓禁忌，或经溶栓或积极的内科治疗无效，在具备介入专业技术和条件的情况下，可行经皮导管介入治疗，包括经导管溶栓，机械碎栓术（利用导丝、球囊、猪尾导管等碎栓）、血栓去除术（采用 Indigo 抽吸系统、AngioJet 机械抽吸装置、AngioVac 血栓去除装置、FlowTriever 系统等清除血栓）等。

② 外科切开取栓术：急性高危 PTE，若有肺动脉主干或主要分支血栓，如存在溶栓禁忌、溶栓治疗或介入治疗失败、其他内

科治疗无效，在具备外科专业技术和条件的情况下，可考虑行肺动脉血栓切除术。

**2.CTEPH 的治疗**

（1）基础治疗　基础治疗主要包括长期抗凝治疗（推荐口服抗凝药终生抗凝）、家庭氧疗、间断应用利尿药和康复治疗等。

（2）肺动脉内膜剥脱术　是治疗 CTEPH 最有效的方法，手术适应证包括：术前 WHO 心功能分级Ⅱ～Ⅲ级，外科手术可及的肺动脉主干、叶或段的血栓。

（3）球囊扩张成形术　部分无法行 PEA 的 CTEPH 患者，可试行球囊肺动脉成形术（BPA）治疗，BPA 手术有可能改善患者症状和血流动力学指标，手术的主要并发症为肺血管损伤和再灌注肺水肿。

（4）靶向药物　可用于不能行 PEA、PEA 后持续或再发的 CTEPH 患者。主要是可溶性鸟苷酸环化酶（sGC）激活剂，如利奥西呱等。

**3.VTE 的预防及治疗**

（1）预防

① 危险评估

a. 推荐 Caprini 风险评估模型用于外科手术患者的 VTE 风险评估，按照不同 Caprini 评估分值将术后 VTE 发生风险分为：极低危（0 分）、低危（1～2 分）、中危（3～4 分）、高危（≥5 分）。

b. 内科住院患者 VTE 风险评估方法主要有 2 种。

ⓐ 应用 Padua 评分：总分≥4 分为 VTE 高危患者，<4 分为 VTE 低危患者。

ⓑ 对于年龄≥40 岁、卧床>3d 同时合并下列疾病或危险因素之一者，则认为是 VTE 高危患者：年龄>75 岁、肥胖（体质指数>30kg/m²）、VTE 病史、呼吸衰竭、慢性阻塞性肺疾病急性加重、急性感染性疾病（重症感染或感染中毒症）、急性脑梗死、

心力衰竭（NYHA 分级Ⅲ级或Ⅳ级）、急性冠脉综合征、下肢静脉曲张、恶性肿瘤、炎性肠病、慢性肾脏疾病、肾病综合征、骨髓增殖性疾病、阵发性睡眠性血红蛋白尿症等。

② 预防措施：对于 VTE 风险高而出血风险低的患者，应考虑进行药物预防；对于 VTE 风险高，但是存在活动性出血或有出血风险的患者可给予机械预防，包括间歇充气加压泵、分级加压弹力袜和足底静脉泵等。

（2）治疗

① 抗凝治疗：处方参照本章节急性 PTE 部分。

② 溶栓治疗：包括导管接触性溶栓和系统性溶栓，主要适应证为急性近端 DVT（髂静脉、股静脉、腘静脉）；全身状况好；预期生命＞1 年和低出血并发症的风险。

③ 取栓治疗：包括手术取栓和经皮机械性血栓清除术。

④ 下腔静脉滤器：已接受抗凝治疗的急性 DVT 或 PTE，不推荐放置下腔静脉滤器；对于抗凝治疗有禁忌或有并发症，或在充分抗凝治疗的情况下仍发生 PE 者，建议植入下腔静脉滤器。

# 第十四节　心肺脑复苏

心搏骤停（CA）时心脏突然停止射血，造成循环停止而产生的一系列症状体征，包括意识丧失、晕厥、大动脉搏动消失等，是猝死的重要原因。心搏骤停根据其机制可分为 4 种情况：心室颤动（VF）、无脉搏室性心动过速（PVT）、心脏静止和电机械分离（PEA）。前两种被称为"可复律"心搏骤停。心肺复苏（CPR）就是应对 CA，能形成暂时的人工循环与人工呼吸，以期达到心脏自主循环恢复（ROSC）、自主呼吸和自主意识的挽救生命技术。心搏骤停发生后 4min 内为抢救的最佳时机，CPR 的最终目标是保护脑功能完整，使患者恢复正常社会生活能力，所以又称心肺脑复苏（CPCR）。

# 标准 CPR

传统的徒手 CPR 不受装备和条件限制，能够快速实施，仍然是当今 CPR 的首选复苏策略，被称之为标准 CPR（STD-CRP），既往采用 ABC 顺序，即开放气道（A）、人工呼吸（B）、心脏按压（C），目前指南更新为 CAB 顺序；对于未经过 CPR 培训者，则应进行单纯胸外按压 CPR，直至 AED 到达且可供使用，或者急救人员或其他相关施救者已接管患者。对于心脏病因导致的 CA，单纯胸外按压 CPR 或同时进行按压和人工呼吸 CPR 的存活率相近。

（1）判断患者意识　只要发病地点不存在危险并适合抢救，应就地抢救。急救人员在患者身旁快速判断有无损伤和反应。可轻拍或摇动患者，并大声呼叫"您怎么了"。如果患者有头颈部创伤或怀疑有颈部损伤，要避免造成脊髓损伤，对患者不适当地搬动可能造成截瘫。

（2）判断有无自主呼吸及脉搏　可观察胸廓的起伏或通过患者鼻、口部有无气流或在光滑表面产生雾气等方法来参考判断；同时判断患者的循环征象。循环征象包括颈动脉搏动和患者任何发声、肢体活动等。同时判断呼吸、脉搏的时间限定在 5～10s。

（3）启动急诊医疗服务体系　如发现患者无反应、无意识及无呼吸，只有 1 人在现场，先拨打当地急救电话（120），现场有其他人在场时，第一反应者应该指定现场某人拨打急救电话，获取 AED，自己马上开始实施 CPR；院内患者，及时启动院内应急反应体系包括呼救，组织现场医务人员 CPR 的同时，启动院内专有的应急体系代码，呼叫负责院内 CPR 的复苏小组或团队。

（4）实施高质量的 CPR

① 实施标准：患者应仰卧平躺于硬质平面，术者位于其旁侧。

若胸外按压在床上进行，应在患者背部垫以硬板。按压部位在胸骨下半段，按压点位于双乳头连线中点。用一只手掌根部置于按压部位，另一手掌根部叠放其上，双手指紧扣，以手掌根部为着力点进行按压。身体稍前倾，使肩、肘、腕位于同一轴线上，与患者身体平面垂直。用上身重力按压，按压与放松时间相同。每次按压后胸廓完全回复，但放松时手掌不离开胸壁。按压暂停间隙施救者不可双手倚靠患者。

② CPR 质量：有效的胸外按压必须快速、有力。按压频率100～120 次 / 分，按压深度成人不少于 5cm，每次按压后胸廓完全回复，按压与放松比大致相等。尽量避免胸外按压中断，按压分数（即胸外按压时间占整个 CPR 时间的比例）应≥60%。在建立人工气道前，成人单人 CPR 或双人 CPR，按压 / 通气比都为30：2。

（5）开放气道　如果患者无反应，急救人员应判断患者有无呼吸或是否异常呼吸，先使患者取复苏体位（仰卧位），即先行30 次心脏按压，再开放气道，如无颈部创伤，可以采用仰头抬颏或托颌法，开放气道，对怀疑有颈椎脊髓损伤的患者，应避免头颈部的延伸，可使用托颌法。

① 仰头抬颏法：把一只手放在患者前额，用手掌把额头用力向后推，使头部向后仰，另一只手的手指放在下颏骨处，向上抬颏，使牙关紧闭，下颏向上抬动，勿用力压迫下颌部软组织，以免造成气道梗阻。如果患者假牙松动，应取下，以防其脱落阻塞气道。

② 把手放置患者头部两侧，肘部支撑在患者躺的平面上，托紧下颌角，用力向上托下颌，如患者紧闭双唇，可用拇指把口唇分开。

（6）人工通气

① 口对口呼吸：确保气道通畅，捏住患者的鼻孔，防止漏气，急救者用口把患者的口完全罩住，呈密封状，缓慢吹气，每次吹

气应持续 1s 以上，确保通气时可见胸廓起伏。不可过快或过度用力，减少和避免胃肠胀气，以免反流导致误吸或吸入性肺炎。

② 球囊 - 面罩通气：建议双人球囊 - 面罩通气，一人压紧面罩，另一人挤压皮囊通气。如果气道开放不漏气，挤压 1L 成人球囊 1/2～2/3 量或 2L 成人球囊 1/3 量可获得满意的潮气量。

（7）电除颤　早期电除颤是 CA 患者复苏成功的关键之一，特别是突发非创伤性 CA，大多数此类患者的原因是 VF，电除颤是救治 VF 最为有效的方法。

① 除颤的时机：心律分析证实为 VF/PVT 应立即行电除颤。自动体外除颤器（AED）能够自动识别可除颤心律，如果现场有 AED，施救者应从胸外按压开始 CPR，并尽快使用 AED。在能够使用现场 AED 或除颤器治疗 CA 的医院和其他机构，医务人员应立即先进行 CPR，并且尽快使用准备好的 AED/ 除颤器。院内有监护的患者从发现到给予电击的时间不应超过 3min，并且应在等待除颤器就绪时进行 CPR，在完成除颤后应该马上恢复实施胸外按压直至 2min 后确定心脏自主循环恢复或患者有明显的循环恢复征象（如咳嗽、讲话、肢体明显的自主运动等）。

② 电极位置：一种是标准位置，一个电极放在患者胸骨右缘第 2 肋间处，另一个电极板置于心尖区，两电极相距 10cm；另一种是前后位置，一个电极置于前胸部左缘第 4 肋间水平，另一个电极置于背部左肩胛下。

③ 波形及能量选择：单相波除颤器首次电击能量选择 360J；优先推荐双相波除颤器，电击能量选择 120～200J。

④ 重复除颤：首次电复律不成功时，应持续 2min CPR（约 5 个循环周期），然后重新评估心律，若仍为可除颤心律，则再次电复律。若第 2 次电复律仍未成功，应继续徒手 CPR5 个周期，同时静脉推注肾上腺素 1mg，然后重复电复律及上述 CPR 循环。

（8）高级气道　对于尚未恢复自主呼吸或处于昏迷状态的患

者，可选择气管插管、喉罩及食道气道联合插管等方法建立高级气道，以维持气道通畅及通气氧合。建立高级气道（如气管插管）以后，按压与通气可能不同步，通气频率为 10 次 / 分。

（9）药物应用　如急救人员应首先开展 BLS、电除颤、适当的气道管理，而非先应用药物。开始 BLS 后，尽快建立静脉通道，同时考虑应用药物抢救，抢救药物的给药途径限于静脉通道或经骨通道（国内应用少）。

处方一　肾上腺素 1mg　iv q3～5min

【说明】是复苏的一线选择用药，可用于电击无效的 VF/ 无脉性 VT、心脏停搏或 PEA，每次从周围静脉给药后应该使用 20mL 生理盐水冲管，以保证药物能够到达心脏；心搏骤停期间不建议常规使用大剂量肾上腺素。心搏骤停时可考虑使用血管升压素或联合肾上腺素，但其作为肾上腺素的替代药物并无优势。

处方二　胺碘酮 150～300mg+5% 葡萄糖注射液 20mL　iv
　　　　（10min）
　　　　胺碘酮 300mg+5% 葡萄糖注射液 44mL　10mL/h ＝
　　　　1mg/min

【说明】当 CPR、2 次电除颤以及给予血管升压素后，如 VF/ 无脉性 VT 仍持续时，应考虑给予抗心律失常药物，优先选用胺碘酮静注。CA 患者如为 VF/ 无脉性 VT，初始剂量为 300mg 溶入 20～30mL 葡萄糖液内快速推注，3～5min 后再推注 150mg，维持剂量为 1mg/min 泵入 6h。非 CA 患者，先静推负荷量 150mg（3～5mg/kg），10min 内注入，后按 1.0～1.5mg/min 持续静滴 6h。对反复或顽固性 VF/VT 患者，必要时应增加剂量再快速推注 150mg。一般建议每日最大剂量不超过 2g，胺碘酮需用葡萄糖溶液配制。

处方三　利多卡因 50～100mg　静推

【说明】利多卡因仅作为无胺碘酮时的替代药物。初始剂量为 1.0～1.5mg/kg 静推。如 VF/VT 持续，可给予额外剂量 0.50～0.75mg/kg，5～10min 1 次，最大剂量为 3mg/kg。

处方四　碳酸氢钠 50～125mL　iv drip

【说明】由于碳酸氢钠可能通过降低血管阻力减少冠状动脉灌注压，并产生细胞外碱中毒使氧合曲线左移，不利于氧释放，在 CPR 患者中不推荐常规使用碳酸氢钠。对于 CA 时间较长的患者，应用碳酸氢盐治疗可能有益，但只有在除颤、胸外心脏按压、气管插管、机械通气和血管收缩药治疗无效时方可考虑应用该药。应根据患者的临床状态应用碳酸氢盐，使用时以 1mmol/kg 作为起始量，在持续 CPR 过程中每 15min 给予 1/2 量，最好根据血气分析结果调整补碱量，防止产生碱中毒。

# 机械复苏 CPR

机械复苏装置有活塞式机械复苏装置、主动式胸部按压 - 减压复苏装置、压力分布带式复苏装置和微型机械复苏装置，优点是始终保持一定的按压频率和按压幅度，从而消除了施救者疲劳或其他因素引起的操作变动，延长了高质量胸外按压的时间，但仅限于成人使用，尚无证据显示机械复苏在改善血流动力学指标和存活率方面比 STD-CPR 有更好的优势，因此不推荐常规使用，但在进行人工胸外按压困难时或危险时的特殊条件下，可以替代 STD-CPR。

# 腹部提压 CPR

腹部提压 CPR（AACD-CPR）是通过对 CA 患者提拉与按压腹部改变腹内压力使膈肌上下移动，进而改变胸腔压力发挥"腹泵"和"胸泵"等多泵效应，达到建立人工循环与呼吸的目的。不适用于婴幼儿、儿童及体重＜40kg 或＞150kg 的患者。

适应证包括：① 开放性胸外伤或心脏贯通伤、胸部挤压伤伴 CA 且无开胸手术条件；② 胸部重度烧伤及严重剥脱性皮炎伴 CA；③ 大面积胸壁不稳定（连枷胸）、胸壁肿瘤、胸廓畸形伴 CA；④ 大量胸腔积液及严重胸膜病变伴 CA；⑤ 张力性及交通性气胸、严重肺大疱和重度肺实变伴 CA；⑥ 复杂先天性心脏病、严重心包积液、心脏压塞以及某些人工瓣膜置换术者（胸外按压加压于置换瓣环可导致心脏创伤）；⑦ 主动脉缩窄、主动脉夹层、主动脉瘤破裂继发 CA；⑧ 纵隔感染或纵隔肿瘤伴 CA；⑨ 食管破裂、气管破裂伴 CA；⑩ 胸椎、胸廓畸形，颈椎、胸椎损伤伴 CA；⑪ STD-CPR 过程中出现胸骨、肋骨骨折。

禁忌证为：腹部外伤、腹主动脉瘤、膈肌破裂、腹腔器官出血、腹腔巨大肿物等。

## 体外 CPR

人体外心肺复苏（ECPR）是指在病因可逆的前提下，对已使用传统心肺复苏不能恢复自主心律或反复心搏骤停而不能维持自主心律的患者，快速实施体外膜肺氧合（ECMO），提供循环及氧合支持的方法。鉴于该项复苏技术的复杂性以及昂贵的使用成本不能作为一种常规复苏选择，只有在可能对患者很有利的情况下才考虑使用，例如存在可逆的病因（急性冠脉闭塞、大面积肺栓塞、顽固的 VF、深低温、心脏损伤、重度心肌炎、心肌病、充血性心衰和药物中毒），或等待心脏移植。

## 复苏后管理

（1）呼吸、循环支持 需要辅助通气患者，目标是维持正常的通气（动脉血二氧化碳分压维持在 35～45mmHg）和氧合指标，呼气末二氧化碳维持于 30～40mmHg。

建议维持复苏后患者的收缩压不低于 90mmHg，平均动脉压（MAP）不低于 65mmHg 对于血压值低于上述目标值，存在休克表现的患者，应该积极给予容量复苏，同时注意患者心功能情况确定补液量，也应该及时纠正酸中毒。在容量复苏效果不佳时，应该考虑选择适当的血管活性药物，维持目标血压。

（2）尽快明确诊断及病因治疗　复苏成功后，尽快明确患者的诊断，特别是鉴别是否存在低血容量、缺氧、酸中毒，低钾血症/高钾血症、低体温等诱因，张力性气胸、心脏压塞、中毒、肺栓塞和冠脉血栓形成等可逆性因素，并针对诱因和病因治疗。早期的急诊冠脉造影和开通血管治疗可显著降低心源性 CA 患者的病死率及改善神经功能预后。

（3）目标温度管理　目标温度管理治疗是公认的可改善 CA 患者预后的治疗手段之一。如果患者仍处于昏迷状态，应尽快使用多种体温控制方法将患者的核心体温控制在 32～36℃，并稳定维持至少 24h，复温时应将升温速度控制在 0.25～0.5℃ /h。

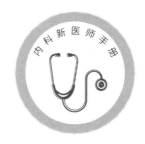

# 第三章
# 消化系统疾病

## 第一节　胃食管反流病

胃食管反流病（GERD）是指胃、十二指肠内容物反流入食管引起不适症状和（或）并发症的疾病。反流和烧心是最常见的症状。根据是否导致食管黏膜糜烂、溃疡，分为反流性食管炎（RE）和非糜烂性反流病（NERD）。GERD 也可以引起咽喉、气道等食管邻近组织的损害，出现食管外症状。GERD 是一种常见病，患病率随年龄增长而增加，男女患病率无明显差异。欧美国家的患病率为 10%～20%，而亚洲地区的患病率约为 5%，以 NERD 较多见。

### 一、问诊要点

① 询问有无烧心和反流症状。是否有胸痛，疼痛是否与进食有关，与体位之间的关系如何。

② 是否有腹痛、胸痛、嗳气、腹胀、上腹不适、咽部异物感、吞咽痛、吞咽困难等，是否有慢性咳嗽、哮喘发作。

③ 既往有类似发作史，食管裂孔疝、胃肠炎、胃十二指肠溃疡、胃轻瘫、高脂血症、胃排空功能障碍等病史。

### 二、查体要点

一般无阳性体征。注意胸部的检查，以排除心脏疾病。

## 三、辅助检查

### 1. 胃镜检查

对于拟诊患者一般先进行胃镜检查，胃镜检查是诊断 RE 最准确的方法，并能判断 RE 的严重程度和有无并发症，结合活检可与其他原因引起的食管炎和其他食管病变（如食管癌等）相鉴别。胃镜下 RE 分级（洛杉矶分级法，LA）如下。① 正常：食管黏膜无破损。② A 级：一个及以上食管黏膜破损，长径＜5mm。③ B 级：一个及以上食管黏膜破损，长径＞5mm，但没有融合性病变。④ C 级：食管黏膜破损有融合，但小于 75% 的食管周径。⑤ D 级：食管黏膜破损融合，至少累及 75% 的食管周径。

### 2. 24 小时食管 pH 监测

应用便携式 pH 记录仪监测病人 24 小时食管 pH，明确食管是否存在过度酸、碱反流。

### 3. 食管钡剂造影

该检查对诊断 GERD 的敏感性不高，对于不愿意或不能耐受胃镜检查者，该检查有助于排除食管癌等其他食管疾病。

### 4. 食管测压

食管测压不直接反映胃食管反流，但能反映胃与食管交界处的屏障功能。在 GERD 患者的诊断中，除帮助食管 pH 电极定位，术前评估食管功能和预测手术外，也能预测对抗反流治疗的疗效和是否需要长期维持治疗。因而，食管测压能帮助评估患者食管功能，尤其是对治疗困难者。

## 四、诊断与鉴别诊断

### 1. 诊断

对于有典型反流和烧心症状的病人，可拟诊为 GERD，用质子泵抑制药（PPI）试验性治疗（如奥美拉唑每次 20mg，每天 2

次，连用 7～14 天），症状明显缓解，初步诊断为 GERD。

由于 GERD 分为 RE 和 NERD，诊断方法有所不同。RE 诊断：① 有反流和（或）烧心症状；② 胃镜下发现 RE。NERD 诊断：① 有反流和（或）烧心症状；② 胃镜检查阴性；③ 24h 食管 pH 监测表明食管存在过度酸、碱反流；④ PPI 治疗有效。

**2. 鉴别诊断**

（1）食管癌 临床表现与 GERD 相似。其主要区别在于：① 食管癌的发病年龄常在 50 岁以上；② 食管癌呈进行性吞咽困难，多数患者可以明确指出病变部位；③ 食管癌的食物反流物呈非酸性，来自食管反流，含黏液或呈血性，甚至可见坏死脱落组织块；④ 食管癌晚期会出现全身消耗及转移、扩散等临床表现；⑤ 可辅助 X 线、内镜检查及病理以确诊。

（2）消化性溃疡 临床多见反复阵发性的上腹痛、腹胀、泛酸。与本病的鉴别点在于：① 消化性溃疡呈反复发作的慢性疾病；② 呈周期性发作，多于冬春和秋冬季节病病；③ 消化性溃疡症状呈节律性发作，胃溃疡呈餐后中上腹痛，十二指肠溃疡呈空腹痛、夜间痛；④ 可于内镜下见溃疡部，上消化道造影下可见"龛影"样病变，可与 GERD 鉴别。

（3）功能性烧心 当患者合并功能性消化不良、睡眠障碍、焦虑、抑郁状态等症状时，需考虑与功能性烧心相鉴别。根据罗马Ⅲ标准，患者的烧心症状持续至少有 6 个月，而且近 3 个月需满足以下标准：① 内镜下无食管黏膜损伤；② 24h 食管 pH 监测显示食管酸反流阴性；③ 症状指数为阴性；④ PPI 诊断性治疗为阴性。即没有由反流引起的症状，则诊断为功能性烧心。

（4）心源性心痛 心脏与食管的感觉神经纤维在体表的投射部位定位相互重叠，故两者的疼痛性质较相似，其鉴别点主要在于：① 既往史不同，心源性心痛患者有冠心病病史，GERD 患者有反酸、烧心病史；② 心源性心痛发作时，会随着活动加剧，持续时间在 3～5min 或疼痛剧烈而持续不解，而 GERD 的胸痛与姿势有关，平卧会加剧，立位时减轻，进食或服抑酸药后症状减轻或缓解；③ 心源性心痛患者可有典型的心电图改变。

**3. 并发症**

食管狭窄、出血、溃疡，Barrett 食管、Delahunty 综合征、支气管哮喘、出血和贫血。

# 五、治疗

**1. 一般治疗**

目的在于控制症状、治愈食管炎、减少复发和防治并发症。改变生活方式有助于改善症状，如保持躯干直立、睡时抬高床头 15～20cm（注意不是枕头）、餐后不平卧、避免过饱；少饮含气或酸性饮料和少食刺激性食物，如橘汁、柠檬汁、烟酒、浓茶、咖啡、辣椒等，少食甜品和低脂饮食能减轻腹胀；肥胖患者可适当减肥以减轻腹压。要使患者对本病有正确的认识，保持心情舒畅，减少精神压力。

**2. 药物治疗**

（1）促动力药物治疗

处方一　多潘立酮 10mg　po　tid（餐前 30min）

处方二　莫沙必利 5mg　po　tid（餐前 30min）

【说明】多潘立酮为多巴胺受体拮抗药，对食管和胃平滑肌有显著促动力作用。孕妇慎用。治疗用量为每次 10～20mg，每日 3 次，饭前 30min 服用。莫沙必利是 5- 羟色胺受体激动药，对全胃肠平滑肌均有促动力作用，同时还能提高食管括约肌的张力。孕妇和哺乳期妇女、儿童及青少年、有肝肾功能障碍的老年人慎用。治疗用量为每次 5mg，每日 3 次，饭前 30min 服用。

（2）抑酸药治疗

① $H_2$ 受体拮抗药

处方一　西咪替丁 0.4g　po　bid

处方二　雷尼替丁 0.15g　po　bid

处方三　法莫替丁 20mg　po　bid

【说明】西咪替丁能明显地抑制胃酸分泌，对因化学刺激引起的腐蚀性胃炎有预防和保护作用。雷尼替丁为一选择性的 $H_2$ 受体拮抗药，作用比西咪替丁强 5~8 倍，具有速效和长效的特点，不良反应小而且安全。孕妇及哺乳期妇女禁用，肝肾功能不全患者慎用。法莫替丁作用强度比西咪替丁大 30~100 倍，比雷尼替丁大 6~10 倍。肾衰竭或肝病患者、有药物过敏史患者慎用，孕妇慎用，哺乳妇女使用时应停止授乳。

② 质子泵抑制药

处方一　奥美拉唑 20mg　po　bid

处方二　兰索拉唑 15mg　po　bid

处方三　艾司奥美拉唑 20mg　po　qd

【说明】PPI 抑酸作用强，疗效确切。奥美拉唑对组胺、五肽胃泌素及刺激迷走神经引起的胃酸分泌有明显的抑制作用。对本品过敏者、严重肾功能不全者及婴幼儿禁用，严重肝功能不全者慎用。兰索拉唑对有药物过敏史、肝功能障碍患者及老龄患者应慎用。艾司奥美拉唑与前两者相比，其与质子泵的结合选择性更高，而且更稳定。肝功能不良患者慎用，妊娠头 3 个月和哺乳期妇女禁用。服时不可嚼碎。

（3）黏膜保护药治疗

处方一　硫糖铝片 1.0g　po　qid

处方二　铝碳酸镁片 0.5g　嚼服　tid

【说明】硫糖铝不宜与多酶片合用，否则两者疗效均降低，与西咪替丁合用时可能使本品疗效降低。铝碳酸镁对预防非甾体抗炎药造成的胃黏膜损伤有重要意义，应嚼服。严重肾病患者及孕妇禁用，一般肝肾功能不良者应减量或慎用。服药前、后半小时不要喝牛奶或服用抗酸药和其他碱性药物。

（4）难治性 GERD

是指采用标准剂量 PPI 治疗 8 周后，反流和（或）烧心等症状无明显改善。多种原因可引起难治性 GERD，其中与反流相关的原因有抑酸不足、弱酸或碱反流、食管高敏感性、肥胖及食管裂孔疝等；与非反流相关的原因有食管运动障碍、其他食管炎、功能性烧心等。应根据病人具体原因调整治疗方案。

（5）维持治疗

可分为按需治疗和长期治疗。NERD 和轻度食管炎可采用按需治疗，即有症状时用药，症状消失时停药。对于停药后症状很快复发且持续、重度食管炎、食管狭窄、Barrett 食管病人，需长期治疗。PPI 和 $H_2RA$ 均可用于维持治疗，PPI 为首选药物。维持治疗的剂量因人而异，以调整至病人无症状的最低剂量为宜。

**3. 抗反流手术治疗**

腹腔镜胃底折叠术是目前最常用的抗反流手术，目的是阻止胃十二指肠内容物反流入食管。抗反流手术疗效与 PPI 相当，但术后可能会出现并发症。因此，对于 PPI 治疗有效但需长期维持治疗的病人，可根据病人的意愿来决定是否进行抗反流手术。对于持续存在与反流相关的慢性咳嗽、咽喉炎及哮喘，且 PPI 疗效欠佳的病人，可考虑行抗反流手术。

# 第二节　食管癌

食管癌（carcinoma of the esophagus）是指原发于食管黏膜上皮的恶性肿瘤，主要为鳞癌和腺癌。临床上以进行性吞咽困难为进展期典型症状。食管癌是世界范围内常见的恶性肿瘤，在我国恶性肿瘤中发病率居第三位，死亡率居第四位。其流行病学有以下特点：地区性分布，亚洲国家发病率高于欧美国家，我国主要以太行山、闽粤交界及川北等地区发病率高；男性发病率高于女性，男女比例为（1.3～3）：1；中老年人易患，发病年龄多在50岁以上。

## 一、问诊要点

（1）有无食管内异物感，或自觉食物通过时缓慢或有哽噎感。初期吞咽食物哽噎感，只有轻的吞咽不适症状，症状发生常与患者情绪波动有关。

（2）有无吞咽时胸骨后烧灼感、针刺样或牵拉样痛。胸骨后疼痛或闷胀不适，多在吞咽粗糙硬食、热食或具有刺激性食物时疼痛明显。

（3）有无吞咽困难呈进行性发展，甚至完全不能进食。食管内异物感，患者感觉食管内有类似米粒或蔬菜片贴附于食壁，咽不下又吐不出来，与进食无关。咽喉干燥与嗓缩感，咽下食物不利或轻微疼痛，进干燥或粗糙食物尤为明显。食物通过有缓慢感及滞留感。

（4）有无呕吐、上腹痛、体重减轻等症状。

## 二、查体要点

（1）病变晚期因长期摄食不足可伴有明显的营养不良、消瘦、恶病质，并可出现癌转移、压迫等并发症。

（2）上腹部偶可摸到质硬的腹部包块，或触到锁骨上肿大淋巴结。

## 三、辅助检查

（1）胃镜　胃镜是食管癌诊断的首选方法，可直接观察病灶形态，并做活检以确诊。色素内镜、电子染色内镜、放大内镜及共聚焦激光显微镜等可提高早期食管癌的检出率。

（2）食管造影检查　当病人不宜行胃镜检查时，可选用此方法。钡剂造影主要表现为：黏膜皱襞破坏，代之以杂乱不规则影像；食管局限性狭窄，病变处食管僵硬，近段食管扩张；不规则充盈缺损或龛影。

（3）CT检查　可清晰显示食管与邻近纵隔器官的解剖关系、肿瘤外侵犯程度及转移病灶，有助于制订外科手术方式及放疗计划，但难以发现早期食管癌。

（4）超声检查　有助于判断食管癌的壁内浸润深度、肿瘤对周围器官的侵犯情况以及异常肿大的淋巴结，对肿瘤分期、治疗方案选择及预后判断有重要意义。

（5）PET-CT　可发现病灶，并有助于判断远处转移。此外，目前尚无诊断食管癌的特异性肿瘤标志物。

## 四、诊断和鉴别诊断

### 1. 诊断

该病早期症状无特异性，起病隐匿，对于50岁以上出现进食后胸骨后停滞感或咽下困难，应注意食管癌的可能。内镜与活组织检查是食管癌首选诊断方法。

### 2. 分型

（1）Siewert分型　Siewert分型是Siewert等学者基于食管胃交界部的解剖学特点提出的分型，也称Munich分型。他们认为，远端食管腺癌和贲门腺癌应属同一种疾病，即食管胃交界部腺癌。食管胃交界部腺癌是指肿瘤中心位于解剖学上食管胃交界部（解剖学上的食管胃交界部是指管状食管变为囊状胃的部位，即食管末端和胃的起始，相当于希氏角或腹膜返折水平或食管括约肌下缘，与组织学上的鳞 - 柱交接部不一定一致）上、下各 5cm 这段范围内的腺癌，可分为三型。① Ⅰ 型：相当于远端食管腺癌，肿瘤中心位于食管胃交界部上 1～5cm 处。② Ⅱ 型：相当于贲门腺癌，肿瘤中心位于食管胃交界部上 1cm 至下 2cm 处。③ Ⅲ 型：相当于贲门下腺癌，肿瘤中心位于食管胃交界部下 2～5cm 处。

（2）食管癌的大体分型 ① 早期 / 表浅食管癌：推荐巴黎分型（同早期 / 表浅食管癌日本大体分型，即 0 型）。② 隆起型（0～Ⅰ）：又可分为有蒂隆起型（0～Ⅰp）和无蒂隆起型（0～Ⅰs）。③ 表浅型（0～Ⅱ）：又可分为表浅隆起型（0～Ⅱa）、表浅平坦型（0～Ⅱb）和表浅凹陷型（0～Ⅱc），同时具有表浅隆起和表浅凹陷的病灶根据表浅隆起 / 表浅凹陷的比例分为表浅凹陷 + 表浅隆起型（0～Ⅱc+Ⅱa 型）和表浅隆起 + 表浅凹陷型（0～Ⅱa+Ⅱc 型）。④ 凹陷（溃疡）型（0～Ⅲ）：凹陷和表浅凹陷结合的病灶根据凹陷 / 表浅凹陷的比例分为表浅凹陷 + 凹陷型（0～Ⅱc+Ⅲ型）和凹陷 + 表浅凹陷型（0～Ⅲ+Ⅱc 型）。

（3）进展期食管癌推荐国内分型 ① 髓质型：以食管壁增厚为特点，边缘坡状隆起。② 伞型：肿瘤边缘隆起，唇状 / 蘑菇样外翻，表面可伴有浅溃疡。③ 溃疡型：少见，此类型也可见于早期 / 表浅癌。中央有明显溃疡，通常伴有边缘隆起（与 Borrmann 分型的 2 或 3 型对应）。④ 缩窄型：以管腔明显狭窄为特点，患者的吞咽困难症状明显。⑤ 腔内型：少见，此类型也可见于早期 / 表浅癌。病变像蘑菇样或大息肉样，有细蒂。

（4）食管癌 WHO 组织学类型（参照 2019 版 WHO 消化系统肿瘤分类），见表 3-1。

表 3-1　食管癌的 WHO 组织学分型

| 组织学类型 | ICD-0 编码 |
| --- | --- |
| 鳞状细胞癌 | 8070/3 |
| 特殊亚型 | |
| 　疣状癌 | 8051/3 |
| 　梭形细胞鳞状细胞癌 | 8074/3 |
| 　基底细胞样鳞状细胞癌 | 8083/3 |
| 腺癌　非特殊型（NOS） | 8140/3 |
| 腺鳞癌 | 8560/3 |
| 腺样囊性癌 | 8200/3 |
| 黏液表皮样癌 | 8430/3 |
| 未分化癌，非特殊型（NOS） | 8020/3 |
| 　淋巴上皮瘤样癌 | 8082/3 |
| 神经内分泌瘤（NET），非特殊型（NOS） | 8240/3 |
| 　NET G1 | 8240/3 |
| 　NET G2 | 8249/3 |
| 　NET G3 | 8249/3 |
| 神经内分泌癌（NEC） | 8246/3 |
| 　小细胞癌 | 8041/3 |
| 　大细胞神经内分泌癌 | 8013/3 |
| 混合性神经内分泌 - 非神经内分泌癌 | 8154/3 |
| 　复合性小细胞 - 腺癌 | 8045/3 |
| 　复合性小细胞 - 鳞状细胞癌 | 8045/3 |

### 3. 分期

参照国际抗癌联盟（UICC）/ 美国癌症联合会（AJCC）第 8 版 TNM 分期体系，将食管原发肿瘤（T）、区域淋巴结（N）、远处转移（M）及病理分化程度（G）分别定义如下：

（1）原发肿瘤（T）

Tx 原发肿瘤不可评价

T0 没有原发肿瘤的证据

Tis 高级别上皮内瘤变 / 异型增生

T1 肿瘤侵及黏膜固有层、黏膜肌层或黏膜下层

T1a 肿瘤侵犯黏膜固有层或黏膜肌层

T1b 肿瘤侵犯黏膜下层

T2 肿瘤侵犯固有肌层

T3 肿瘤侵犯食管纤维膜

T4 肿瘤侵犯邻近结构

T4a 临近脏器（可切除），如胸膜、心包、奇静脉、膈肌或腹膜

T4b 肿瘤侵犯临近重要脏器（不可切除），例如主动脉、椎体或气管

（2）区域淋巴结（N）

Nx 区域淋巴结不可评价

N0 无区域淋巴结转移

N1 1～2 个区域淋巴结转移

N2 3～6 个区域淋巴结转移

N3 ≥7 个区域淋巴结转移

（3）远处转移（M）

M0 无远处转移

M1 有远处转移

（4）病理分化程度（G）

Gx 分化程度不可评估

G1 高分化

G2 中分化

G3 低分化

根据不同临床情况，分为临床分期（cTNM）、病理分期（pTNM）与诱导治疗后病理分期（ypTNM）3 种类型。

**4. 鉴别诊断**

（1）食管良性狭窄 食管化学性烧伤或反流性食管炎引起的瘢痕狭窄。前者以儿童及年轻人为多，一般有误服强酸或强碱的历史，后者病变一般位于食管下段，常伴有食管裂孔疝或先天性短食管。鉴别主要依靠食管镜及活检。

（2）贲门痉挛　主要症状为吞咽困难，病程长，间歇性发作，患者平均年龄较小，食管造影有典型的改变。

（3）食管憩室　食管中段的憩室常有吞咽障碍、胸骨后疼痛等症状，而吞咽困难较少。食管憩室有发生癌变的机会，因此在诊断食管憩室的时候应避免漏诊。

（4）食管结核　少见，可有吞咽困难，影像学表现为食管黏膜破坏，鉴别主要靠食管镜及活检。

（5）食管其他肿瘤　以平滑肌瘤常见，一般症状较轻，X线检查表现为"涂抹征"，进一步鉴别主要依靠食管镜检查，一般不取活检。

# 五、治疗

## 1. 外科治疗

外科治疗是食管癌的主要根治性手段之一。对胸段食管癌推荐经右胸入路手术。对上纵隔无淋巴结转移的食管胸中下段癌，也可选择经左胸入路等手术。

## 2. 放射治疗

放射治疗是食管癌综合治疗的重要组成部分，涉及术前新辅助、术后辅助、根治性及姑息性治疗多个方面。对于cTis～2N1～3M0 或 cT3～4aNanyM0 期食管癌拟行手术者，推荐术前新辅助放化疗以提高根治性切除率、病理完全缓解率、局部肿瘤控制率，进而改善术后长期生存；非计划手术或拒绝手术治疗者，推荐行根治性同步放化疗；术后经病理学评估为非根治性切除（R1 或 R2），或者虽为 R0 切除，但为（y）pT4NanyM0 期者，可根据患者恢复情况考虑行术后辅助同步放化疗。浅表型食管癌经内镜下食管黏膜切除术，病理学评估为 T1b 期或 T1a 期合并脉管癌栓、神经受累、低分化或未分化癌或非 R0 切除者，首选食管切除术，经外科评估不适合手术或拒绝手术者，可考虑行辅助放疗或同步放化疗；经外科评估不可切除的 cT4bNanyM0 期食管癌患者，或拒绝手术治疗者，可进行根治性同步放化疗。术后局部复发、晚期食管癌合并食管梗阻、广泛性淋巴结转移、合并远隔脏器转移（肺、骨、脑等）经全身系统性药物治疗后评估疾病稳定或退缩者，可考虑姑息性放射治疗。

### 3. 系统性药物治疗

早期食管癌的临床症状不明显，难于发现；大多数食管癌患者在确诊时已为局部晚期或存在远处转移。因此，以控制播散为目的的系统性药物治疗在食管癌的治疗中占有重要的地位。目前，药物治疗在食管癌治疗中的主要应用领域包括针对局部晚期患者的新辅助治疗和辅助治疗，以及针对晚期患者的化疗、分子靶向治疗和免疫治疗。

① 新辅助治疗：新辅助化疗有利于肿瘤降期、消灭全身微小转移灶，并观察肿瘤对该化疗方案的反应程度，指导术后化疗。对于食管鳞癌，可手术切除的局部晚期患者可考虑行新辅助化疗，包括 cTis～2N1～3M0 或 cT3～4aNanyM0 期颈、胸段食管癌。可手术切除的局部晚期食管下段及食管胃交界部腺癌推荐围手术期化疗或新辅助化疗，包括 cTis～2N1～3M0 或 cT3～4aNanyM0 期或可疑 cT46 期食管胃交界部腺癌。

② 术后辅助治疗：食管鳞癌根治性术后是否常规进行辅助化疗仍存在争议，对于存在高危因素（T4a 及 N1～3 期）的患者可考虑行辅助化疗或放化疗。

③ 复发 / 转移性食管癌的药物治疗：对初诊晚期转移性食管癌患者，如能耐受，可行系统性药物治疗。转移性食管癌经全身治疗后出现疾病进展，可更换方案治疗。对根治性治疗后出现局部复发或远处转移的患者，如能耐受，可行系统性药物治疗。

### 4. 内镜治疗

食管腺癌和鳞癌均可行内镜下切除（ER）。在进行内镜治疗前，对食管癌患者进行广泛而准确的分期诊断是至关重要的。肿瘤浸润深度、肿瘤边缘的识别和淋巴结转移的评估是决定内镜治疗的可行性和选择治疗方式的关键。食管癌内镜下切除的绝对适应证为：病变局限于上皮层和黏膜固有层的 T1a 期食管癌，淋巴结转移风险低；内镜下切除的相对适应证为：病变延伸至黏膜肌层或轻微浸润黏膜下层（黏膜下浸润深度＜200μm），范围≥3/4 环周、切除后狭窄风险大的病变，但应向患者充分告知术后狭窄等风险。早期食管癌的内镜切除技术主要包括内镜下黏膜切除术（EMR）、内镜黏膜下剥离术（ESD）等。

① EMR 指内镜下将食管黏膜病灶整块或分块切除，用于食管浅表型肿瘤的诊断与治疗。对于可以整块切除的＜2cm 的病变，EMR 可以安全切除，并允许对浸润深度和分化程度进行充分的组织学检查；对长径＞2cm 的病变，不推荐行 EMR。

② ESD 是对不同部位、大小、浸润深度的病变，在进行黏膜下注射后使用特殊电刀逐渐分离黏膜层与固有肌层之间的组织，将病变黏膜及黏膜下层完整剥离的方法。对于早期食管癌，ESD 是首选治疗方式。

# 第三节　慢性胃炎

慢性胃炎指不同病因引起的胃黏膜的慢性炎症或萎缩性病变。临床上常见，接受胃镜检查者 80%～90% 属于本病，男性多于女性，随着年龄增长，萎缩性病变的发生率逐渐增高。

## 一、问诊要点

① 询问病因，如某些饮食因素（如长期饮浓茶、烈酒、咖啡、过热、过冷、过于粗糙的食物）、服用非甾体抗炎药（如阿司匹林、吲哚美辛等）及吸烟。

② 询问有无上腹疼痛、餐后饱胀、食欲减退、嗳气、反酸、

恶心等症状，并了解这些症状的程度、加重因素（如与进食、空腹的关系）、发作时间和季节。

## 二、查体要点

检查上腹部有无局限性轻压痛。

## 三、辅助检查

（1）胃镜和活组织检查 是诊断慢性胃炎的主要方法。非萎缩性胃炎常以胃窦部最为明显，表现为黏膜充血和水肿混杂出现；镜下呈红白相间，以红为主，表面附着有灰白色或黄白色分泌物，可见局限性出血点和糜烂。萎缩性胃炎的黏膜多呈苍白或灰白色，亦可呈红白相间，白区凹陷；皱襞变细或平坦，由于黏膜变薄可透见呈紫蓝色黏膜下血管；病变可弥漫或主要在胃窦部，如伴有增生性改变者，黏膜表面颗粒状或结节状上皮增生。活检有助于慢性胃炎诊断、鉴别诊断和病理分型。

（2）HP检测 HP检测有助于慢性胃炎病因诊断和选择治疗措施。检测方法有黏膜组织染色、尿素酶快速试验、血清HP抗体测定、尿素呼吸试验、组织细菌培养。

## 四、诊断和鉴别诊断

### 1.诊断要点

（1）症状 有上腹部胀满或疼痛、食欲减退、嗳气、反酸等症状。

（2）内镜检查 内镜检查见浅表性胃炎表现为黏膜充血、水肿，呈花斑状红白相间的改变，且以红为主，或呈麻疹样表现，可有灰白或黄白色分泌物附着，也可有局限性糜烂和出血点。腺体明显萎缩时，黏膜可呈淡红色、灰色、灰黄色或灰绿色，重度萎缩呈灰白色，色泽深浅不一，皱襞变细、平坦，黏膜下血管透见如树枝状或网状。

（3）实验室检查　幽门螺杆菌检测有助于病因诊断。

**2. 鉴别诊断**

（1）胃癌　慢性胃炎之症状如食欲缺乏、上腹不适、贫血等少数胃窦胃炎的 X 线征与胃癌颇相似，需特别注意鉴别。绝大多数患者纤维胃镜检查及活检有助于鉴别。

（2）消化性溃疡　两者均有慢性上腹痛，但消化性溃疡以上腹部节律性、周期性疼痛为主，而慢性胃炎为疼痛很少有节律性并以消化不良为主。鉴别依靠 X 线钡餐透视及胃镜检查。

（3）慢性胆道疾病　如慢性胆囊炎、胆石症常有慢性右上腹痛、腹胀、嗳气等消化不良的症状，易误诊为慢性胃炎。但该病胃肠检查无异常发现，胆囊造影及 B 超异常可最后确诊。

# 五、治疗方法

**1. 一般治疗**

避免引起胃炎的因素，如避免服用对胃有刺激性的食物及药物。注意生活、工作、饮食的规律性，避免过度劳累和精神紧张；进餐要定时，宜少食多餐，避免进食辛辣、浓茶、咖啡及一些过甜、过酸食物，忌烟酒等，进食需细嚼慢咽。

**2. 药物治疗**

（1）根除 Hp 药物

处方一　克拉霉素胶囊 0.5mg　po　bid

处方二　雷贝拉唑钠肠溶片 20mg　po　qd

处方三　阿莫西林胶囊 1.0mg　po　bid

处方四　胶体果胶铋胶囊 1 粒　po　tid

【说明】中国慢性胃炎共识意见，建议根除幽门螺杆菌特别适用于下列 HP 相关性慢性胃炎患者：① 有明显异常（指有胃黏膜糜烂、萎缩及肠化生、异型增生者）；② 常规治疗疗效差者；③ 有胃癌家族史者；④ 伴糜烂性十二指肠炎者。根除的治疗方案建议使用四联方案。

（2）对症治疗

处方一 多潘立酮片 10mg tid（餐前半小时）

处方二 枸橼酸莫沙必利片 1 片 po tid（餐前半小时）

【说明】以腹胀、早饱为主要表现者用促动力药，选择上述一种药物，枸橼酸莫沙必利有一定的心脏毒性，剂量较大或与酶抑制剂联用可发生尖端扭转型室性心律失常。对本品过敏者禁用，哺乳妇女勿用本品。

处方三 颠茄合剂 5～10mL po prn

【说明】上述药物为解痉药，主要用来缓解疼痛。

处方四 硫糖铝片 1.0g po tid（餐前）

【说明】保护胃黏膜。

# 第四节 急性胃炎

急性胃炎是由多种病因引起的胃黏膜急性炎症。临床上急性发病，常表现为上腹部症状。内镜检查可见胃黏膜充血、水肿、出血、糜烂（可伴有浅表溃疡）等一过性病变。急性胃炎主要包括：急性幽门螺杆菌感染的急性胃炎；除幽门螺杆菌之外的病原体感染和（或）其毒素对胃黏膜损害引起的急性胃炎；急性糜烂出血性胃炎。

## 一、问诊要点

（1）询问起病之前有无不洁饮食、大量饮酒或进食非甾体抗炎药、严重疾病状态、误食腐蚀剂等。

（2）询问起病缓急，有无上腹部疼痛、恶心、呕吐、食欲缺乏，或伴有腹泻、发热等全身不适的症状。呕吐、腹泻严重者可出现脱水、酸中毒甚至休克等。

## 二、查体要点

无特异性体征，部分患者可有上腹部压痛，应激性溃疡常有原发病的体征。

## 三、实验室检查和辅助检查

（1）血常规检查　了解是否有白细胞计数、中性粒细胞比例增高。

（2）粪常规、粪培养检查　了解大便常规是否见有黏液及红细胞、白细胞，大便培养可检出病原菌。怀疑有出血者，应做大便潜血或呕吐物潜血试验。

（3）胃镜检查　可见局部或弥漫性充血、水肿、散在点状或片状糜烂（可伴有浅表溃疡），甚至出血等一过性病变。病理组织学可见胃黏膜固有层以中性粒细胞为主的炎症细胞浸润。

（4）X线钡剂检查　无诊断价值。

## 四、诊断与鉴别诊断

### 1. 诊断

（1）急性起病，以呕血或黑粪为主诉，有应激性刺激或服用损害胃黏膜药物的病史者，需考虑急性胃炎的诊断。

（2）紧急内镜检查可以确定病变部位并进行内镜下止血治疗，但如发病已 3～5 天还未及时内镜检查，常不易发现溃疡或出血病变。内镜下表现为弥漫性胃黏膜水肿、充血及多发性黏膜糜烂、出血或溃疡形成。

（3）组织病理学检查可见组织活检表现为黏膜固有层毛细血管扩张充血、间质水肿及黏膜内出血；严重病例可在表层黏膜固有膜内形成出血斑，血斑附着处黏膜上皮破坏脱落；炎细胞反应轻重不等，一般有以中性粒细胞为主的炎细胞浸润。

（4）血常规部分可见白细胞增加，中性粒细胞增多，出血多者可见红细胞、血红蛋白减少。

**2. 分类**

（1）急性单纯性胃炎 多由外源性刺激因子所引起，如各种理化刺激、微生物感染或细菌毒素污染食物等。患者出现腹痛、恶心、呕吐、食欲缺乏，或伴有腹泻，严重者可有发热、失水、酸中毒甚至休克，少数患者出现呕血或黑粪。上腹部及脐周轻度压痛，肠鸣音亢进。病程短，数天内可好转。

（2）急性腐蚀性胃炎 本病由吞服或误服强酸、强碱或其他腐蚀剂引起急性胃黏膜糜烂所致。患者出现口腔、咽喉、胸骨后及中上腹部剧痛，常伴有吞咽困难、恶心、呕吐、发热，严重者可致呕血、急性食管或胃穿孔和急性腹膜炎，甚至虚脱或休克。急性期后，可逐渐形成食管、贲门或幽门的瘢痕性狭窄和萎缩性胃炎。

（3）急性糜烂出血性胃炎 患者发病前常有服用非甾体抗炎药、激素等药物，大量饮酒或严重感染、损伤等应激状态的病史。以呕血或黑粪为首发症状，但出血量一般不大，出血呈间歇性发作，伴上腹灼痛、恶心、呕吐，严重者可出现休克。

（4）急性化脓性胃炎 由于抗生素的使用，目前本病已少见。临床上以全身败血症和急性腹膜炎为主要临床表现。

**3. 鉴别诊断**

（1）急性阑尾炎 本病以转移性右下腹疼痛为特点，多伴有发热、呕吐等，麦氏点压痛、反跳痛，血常规提示白细胞、中性粒细胞百分比增高，腹部CT或阑尾B超可协助诊断。

（2）急性胆囊炎 本病表现为反复发作的右上腹疼痛，呈持续性剧痛或绞痛，疼痛可放射到右肩部、背部，注意巩膜、皮肤是否有黄染，墨菲（Murphy）征阳性，或可触到肿大的胆囊。腹部 B 超、CT 或 MRI 等影像学检查可协助诊断。

（3）急性胰腺炎　本病常因胆石症或暴饮暴食引起，出现上腹痛，疼痛沿腰背部呈带状放射痛，弯腰和蜷曲体位时好转，进食后加剧，伴恶心、呕吐、发热等。严重者可出现低血压、呼吸困难、休克等。中上腹压痛，严重者常可出现肠麻痹、腹膜刺激征等体征。血、尿淀粉酶增高，腹部 B 超、CT 检查有助于诊断及鉴别诊断。

## 五、治疗

### 1. 常规治疗原则

【说明】对于疑为急性胃炎者，可预服抑制胃酸分泌药物。有明确病因者应采取相应的预防措施，以止血为主要治疗目的。同时卧床休息，进流质或禁食。停用损害胃黏膜药物，慎用引起胃黏膜损害的药物。临床需用非甾体抗炎药者，应选择对胃肠道不良反应较少的药物。

### 2. 药物治疗

（1）抑制胃酸药物

① $H_2$ 受体拮抗药

处方一　5% 葡萄糖 250mL

西咪替丁注射液 0.4g　| iv drip　bid

处方二　5% 葡萄糖 250mL

雷尼替丁 0.15g　| iv drip　bid

处方三　5% 葡萄糖 250mL

法莫替丁注射液 20mg　| iv drip　bid

② 质子泵抑制药

处方一　生理盐水 10mL

奥美拉唑注射液 40mg　| iv bid

处方二　5% 葡萄糖 250mL

　　　　泮托拉唑注射液 40mg　｜　iv drip　bid

【说明】轻症者可用 $H_2$ 受体拮抗药，重症者需静脉给予质子泵抑制药。

（2）胃黏膜保护药

处方　硫糖铝 1.0g　po　tid

（3）抗生素

处方一　左氧氟沙星分散片 0.2g　po　bid

处方二　环丙沙星胶囊 0.2～0.4g　po　tid

**3. 对症支持治疗**

呕吐、腹泻较轻者，可口服葡萄糖及电解质液以维持水、电解质平衡，严重时需静脉补充葡萄糖盐水及其他相关电解质，注意补充胶体渗透压及监测血钾情况。如腹痛可局部热敷或用解痉药（如阿托品、复方颠茄片、山莨菪碱等），呕吐可用多潘立酮或甲氧氯普胺等。有酸中毒时，应酌情补充碱性液。急性糜烂性胃炎可予制酸药和（或）$H_2$ 受体拮抗药及保护胃黏膜药物如硫糖铝等。上消化道出血时采用止血措施等。

# 第五节　消化性溃疡

消化性溃疡（PU）指胃肠道黏膜发生的炎性缺损，通常与胃液的胃酸和消化作用有关，病变穿透黏膜肌层或达更深层次。消化性溃疡常发生于胃、十二指肠，可发生于食管 - 胃吻合口、胃 - 空肠吻合口或附近，含有胃黏膜的 Meckel 憩室等。

消化性溃疡是一种全球性常见病，男性多于女性，可发生于任何年龄段，估计约有 10% 的人一生中患过本病。十二指肠溃疡（DU）多于胃溃疡（GU），两者之比约为 3∶1。DU 多见于青壮年，GU 多见于中老年人。过去 30 年随着 $H_2$ 受体拮抗药、质子泵抑制药等药物的发展，PU 及其并发症发病率明显下降。近年来阿司匹林等 NSAID 药物应用增多，老年消化性溃疡发病率有所增高。

## 一、问诊要点

（1）应详细询问腹痛的性质、程度、部位、发生时间、缓解的原因、发作规律、影响因素，是否与饮食有关。

（2）询问大便、饮食情况，有无黑粪、便血，有无恶心、呕吐，有无呕血等。

## 二、查体要点

溃疡活动时上腹部有无局限性轻压痛。

## 三、实验室检查和辅助检查

（1）电子胃镜一般可以判断病变性质，胃黏膜活检病理检查对诊断具有决定意义。

（2）钡餐造影对胃内器质性病变的性质可作出初步判断。随着内镜技术的普及和发展，上消化道钡餐造影应用得越来越少，但钡剂（包括对比剂）造影有其特殊意义，适宜于了解胃的运动情况；胃镜禁忌者；不愿意接受胃镜检查者和没有胃镜检查条件时。

（3）幽门螺杆菌（HP）检测有助于病因诊断。

（4）CT 检查　对于穿透性溃疡或穿孔，CT 很有价值，可以发现穿孔周围组织炎症、包块、积液，对于游离气体的显示甚至优于立位胸片。另外，对于幽门梗阻也有鉴别诊断的意义。口服对比剂，CT 可显示出胃壁中断、穿孔周围组织渗出、增厚等。

（5）必要时血常规、心电图、心肌酶、肌钙蛋白、腹部透视摄片、胆红素、转氨酶、淀粉酶、B 超等有助于鉴别诊断。

## 四、诊断和鉴别诊断

### 1. 诊断

（1）有慢性病程、周期性发作和节律性中上腹疼痛等特点。

（2）胃肠　X 线钡餐检查有龛影。

（3）内镜是确诊主要手段，活动期以溃疡面出现出血或凝血块为特征，白苔明显，有周堤；愈合期白苔缩小，出现皱襞集中；瘢痕期白苔消失，皱襞集中形成瘢痕。

### 2. 内镜分期

根据病程的不同，将溃疡分为三期：活动期（A 期）、愈合期（H 期）、瘢痕期（S 期）。各期再分为两个亚期，即 A1、A2、H1、H2、S1、S2。

（1）活动期（A 期）　发病的初起阶段，溃疡底有厚苔，边缘充血水肿明显，此期良恶性特征鉴别较困难。A1 期：溃疡底污秽厚苔，苔上可有出血点或血块附着，周边充血、水肿、糜烂，呈堤状，呈明显的炎症表现。A2 期：溃疡底苔洁净，边缘清楚，开始出现红色的再生上皮，及皱襞集中表现。此期炎症消退明显。

（2）愈合期（H 期）　溃疡底的苔变薄，溃疡面缩小，再生上皮及皱襞集中表现明显。H1 期：溃疡缩小，变浅，苔白，边界光滑，再生上皮明显，周边水肿消失。H2 期：溃疡明显缩小，但尚存在，苔变薄，再生上皮范围加宽。

（3）瘢痕期（S 期）　溃疡完全修复，再生上皮覆盖。S1 期：溃疡完全为再生上皮覆盖，呈红色栅状，呈放射状排列，有小颗粒样瘢痕，称红色瘢痕期。此期仍要维持治疗，否则容易复发。S2 期：再生上皮增厚，红色完全消退，与周围黏膜大体相同，遗留较淡色的轻微凹陷，称白色瘢痕期。

**3. 鉴别诊断**

（1）心肌梗死　临床多见于中老年人，少数急性心肌梗死患者疼痛可以位于上腹部，伴频繁的恶心、呕吐、上腹胀痛，冷汗、恐惧或濒死感，常伴发生严重的心律失常、休克、心力衰竭，根据临床表现、心肌酶学（血清肌酸磷酸激酶及同工酶升高）、肌钙蛋白定性和特征性的心电图（坏死性 Q 波、损伤性 ST 段呈弓背向上型抬高、缺血性 T 波倒置出现；心内膜下心肌梗死可无坏死性 Q 波，有普遍性 ST 段下移，但 aVR 导联 ST 段抬高）可以鉴别。

（2）急性胰腺炎　急性胰腺炎疼痛的部位与性质和消化性溃疡有相似之处。一般而言，急性胰腺炎疼痛更加剧烈，呈刀割样痛，位于上腹部、中腹部或左上腹，疼痛向腰背部放射。B 超或 CT 发现胰腺弥漫性或局限性增大，胰腺内部回声减弱，结合血清淀粉酶、脂肪酶可鉴别。

（3）慢性胆囊炎和胆石症　疼痛的部位多在右上腹，并放射至背部，伴发热、黄疸甚至休克，常与进食油腻有关。血常规、B 超可鉴别。对不典型的患者，腹部 CT 或内镜下逆行胆管造影有助于鉴别。

（4）功能性消化不良　患者疼痛可以位于上腹部，伴恶心、呕吐、反酸、嗳气、上腹饱胀、胃灼热、纳差等，电子胃镜检查正常或轻度异常。

（5）急性阑尾炎　特别是位于肝或胆囊下方的高位阑尾炎，易与消化性溃疡混淆。高位阑尾炎时，患者发热不高，恶心、呕吐也轻，胆囊区无压痛和叩击痛。B 超检查可见胆囊无肿大，胆囊壁无增厚，胆囊内胆汁回声正常。正常位置阑尾炎时，B 超可见胆囊肿大。若腹平片显示异位盲肠积气影，则有助于高位阑尾炎诊断。

（6）恶性溃疡　临床多见于中年人，病史较短，进行性持续性发展，消瘦，内科治疗效果不佳。实验室大便潜血持续阳性，胃液检查缺酸或低酸。早期的恶性溃疡不易与良性溃疡区分，有时经治疗亦可暂时愈合，胃镜、X线钡餐及病理组织学检查是主要的鉴别手段。

（7）胃泌素瘤（卓-艾综合征）　为异常增高的胃泌素血症，分泌大量胃酸，在不典型的部位如空肠有多发的难治性的溃疡存在，易并发出血及穿孔。B超及CT检查如在胰腺组织或腹腔其他部位发现瘤体有重要诊断意义，胃酸分泌量和血清胃泌素检测有助于鉴别。

（8）急性肠梗阻　疼痛的部位多位于脐周，呈阵发性加剧。肠鸣音亢进呈气过水声或金属音调。麻痹性肠梗阻时，则肠鸣音减弱或消失。腹部平片检查发现肠腔有阶梯状、宽度不等的气液平，梗阻上方肠腔显著性扩张。

## 五、治疗

### 1. 一般治疗

避免过度劳累和精神紧张，规律进餐，应戒烟酒，避免辛辣、浓茶、烟酒、咖啡、过甜、过酸食物等，不过饱，防止胃窦部过度扩张而增加胃泌素的分泌。溃疡出血量大时，应暂禁食；少量出血时可逐渐开始少渣半流食。补充维生素 A、维生素 E、维生素 $B_6$ 均对溃疡病愈合有利。

### 2. 药物治疗

（1）降低胃酸药物（抑酸药和制酸药可联合应用）

① $H_2$ 受体拮抗药

处方一　雷尼替丁 0.15g　po　bid

处方二　法莫替丁 20mg　po　bid

【说明】参见本章胃食管反流病治疗。

② 质子泵抑制药

处方一　奥美拉唑 20mg　po　bid

处方二　兰索拉唑 15mg　po　bid

处方三　泮托拉唑 40mg　po　bid

处方四　艾司奥美拉唑 20mg　po　bid

【说明】参见本章胃食管反流病治疗。

（2）根除 HP 治疗　参见本章慢性胃炎治疗。

（3）保护胃黏膜　参见本章胃食管反流病治疗。

（4）并发症的治疗　出血、梗阻、穿孔、癌变是消化性溃疡的主要并发症。溃疡出血最为常见，是急性上消化道出血的主要原因。在积极输液、输血、抗休克的同时，加强止血治疗，必要时手术治疗。

# 第六节　胃癌

胃癌（gastric carcinoma）是指胃黏膜上皮细胞的恶性病变，胃癌占胃部恶性肿瘤的 95% 以上。2014 年世界卫生组织癌症报告显示 60% 胃癌病例分布在发展中国家；就地理位置而言，日本、中国等东南亚国家为高发区。近年来我国胃癌发病率有所下降，但死亡率下降并不明显，男性和女性胃癌发病率仍居全部恶性肿瘤的第 2 位和第 5 位；病死率分别居第 3 位和第 2 位；55～70 岁为高发年龄段。

## 一、问诊要点

（1）胃癌早期可无症状，患者可因消化不良症状就诊时被发现。

（2）进展期癌可出现上腹痛，伴上腹部饱胀不适、恶心、呕吐、纳少、体重下降，甚至恶病质等。

（3）有无黑粪及呕血。

（4）中老年人因不明原因的上述症状就诊时，应特别注意询问。

## 二、查体要点

（1）早期胃癌无阳性体征。

（2）中晚期患者可出现贫血、消瘦及上腹部包块，少数患者可触及肿大而坚硬的左锁骨上淋巴结（Virchow 淋巴结）。

（3）有腹膜及肝脏转移时可出现腹水、肝大及黄疸等。

（4）脑转移时可出现偏瘫等表现。

（5）侵及门静脉或脾静脉后可出现脾大。

## 三、实验室检查和辅助检查

（1）早期血常规多正常，中晚期可有不同程度的贫血、粪便潜血试验阳性。

（2）肿瘤标记物　CEA、CA50、CEA、CA19-9、CA242、CA 72-4 等多个标记物的连续监测对于胃癌的诊疗和预后判断有一定价值。

（3）X 线（包括 CT）检查　有助于判断病灶范围。当病人有胃镜检查禁忌证时，X 线钡剂检查可能发现胃内的溃疡及隆起型病灶，分别呈龛影或充盈缺损，但难以鉴别其良恶性；如有黏膜皱襞破坏、消失或中断，邻近胃黏膜僵直、蠕动消失，则胃癌可能性大。CT 技术的进步提高了胃癌临床分期的精确度，其与 PET-CT 检查均有助于肿瘤转移的判断。

（4）内镜检查　胃镜检查结合黏膜活检是目前最可靠的诊断手段。胃癌病灶处的超声内镜检查可较准确地判断肿瘤侵犯深度，有助于区分早期和进展期胃癌，并了解有无局部淋巴结转移，可作为 CT 检查的重要补充。

## 四、诊断与鉴别诊断

### 1. 诊断

胃癌的诊断主要依据内镜检查加活检。

（1）早期胃癌多无症状，或仅有一些非特异性消化道症状。进展期胃癌最早出现的症状是上腹痛，常同时伴有纳差、厌食、体重减轻。

（2）内镜检查　可见黏膜糜烂、溃疡、肿物、管壁僵硬、管腔狭窄等，活检时质脆，易出血。早期胃癌分为三型，即Ⅰ型（隆起型）、Ⅱ型（表面型）、Ⅲ型（溃疡型）。其中Ⅱ型又分为 3 个亚型，分别为Ⅱa型（表面隆起型）、Ⅱb型（表面平坦型）和Ⅱc型（表面凹陷型）。进展期胃癌内镜下病变形态典型，可分为四型，即 Bormann Ⅰ型（息肉型）、Bormann Ⅱ型（溃疡型）、Bormann Ⅲ型（浸润溃疡型）、Bormann Ⅳ型（弥漫浸润型）。

### 2. 病理分型

（1）根据腺体的形成及黏液分泌能力，可分为管状腺癌、黏液腺癌、髓样癌、弥漫型癌。

（2）根据癌细胞分化程度，可分为高度分化、中度分化和低度分化三大类。

（3）根据肿瘤起源，可分为肠型胃癌、弥漫型胃癌。

（4）根据肿瘤生长方式，可分为膨胀型、浸润型。

### 3. 分期

见表 3-2、表 3-3、表 3-4。

**表 3-2　胃癌 AJCC/UICC TNM 分期（第 8 版）**

| | | |
|---|---|---|
| 原发肿瘤（T） | Tx | 原发肿瘤无法评估 |
| | T0 | 无原发肿瘤的证据 |
| | Tis | 原位癌：上皮内肿瘤，未侵及固有层，高度不典型增生 |
| | T1 | 肿瘤侵犯固有层、黏膜肌层或黏膜下层 |
| | T1a | 肿瘤侵犯固有层或黏膜肌层 |
| | T1b | 肿瘤侵犯黏膜下层 |
| | T2 | 肿瘤侵犯固有肌层 * |
| | T3 | 肿瘤穿透浆膜下结缔组织，而尚未侵犯脏腹膜或邻近结构 |
| | T4 | 瘤侵犯浆膜（脏腹膜）或邻近结构 **、*** |
| | T4a | 肿瘤侵犯浆膜（脏腹膜） |
| | T4b | 肿瘤侵犯邻近结构 |
| 区域淋巴结（N） | Nx | 区域淋巴结无法评估 |
| | N0 | 区域淋巴结无转移 |
| | N1 | 1～2 个区域淋巴结有转移 |
| | N2 | 3～6 个区域淋巴结有转移 |
| | N3 | 7 个或 7 个以上区域淋巴结有转移 |
| | N3a | 7～15 个区域淋巴结有转移 |
| | N3b | 16 个或以上区域淋巴结有转移 |
| 远处转移（M） | M0 | 无远处转移 |
| | M1 | 有远处转移 |
| 组织学分级（G） | Gx | 分级无法评估 |
| | G1 | 高分化 |
| | G2 | 中分化 |
| | G3 | 低分化，未分化 |

*. 肿瘤可以穿透固有肌层达胃结肠韧带或肝胃韧带或大小网膜，但未穿透覆盖这些结构的脏腹膜，这种情况下原发肿瘤的分期为 T3。如果肿瘤穿透覆盖胃韧带或网膜的脏腹膜，则应当被分为 T4 期。

**. 胃的邻近结构包括脾、横结肠、肝脏、膈肌、胰腺、腹壁、肾上腺、肾脏、小肠以及后腹膜。

***. 经胃壁内扩展至十二指肠或食管的肿瘤不考虑为侵犯邻近结构，而是应用这些部位的最大浸润深度进行分期。

表 3-3　临床分期（cTNM）

| 0 期 | Tis | N0 | M0 |
|---|---|---|---|
| I 期 | T1 | N0 | M0 |
| | T2 | N0 | M0 |
| II A 期 | T1 | N1 ~ N3 | M0 |
| | T2 | N1 ~ N3 | M0 |
| III期 | T3 | N1 ~ N3 | M0 |
| | T4a | N1 ~ N3 | M0 |
| IV A 期 | T4b | 任何 N | M0 |
| IV B 期 | 任何 T | 任何 N | M1 |

表 3-4　病理分期（pTNM）

| 0 期 | Tis | N0 | M0 |
|---|---|---|---|
| I A 期 | T1 | N0 | M0 |
| I B 期 | T1 | N1 | M0 |
| | T2 | N0 | M0 |
| II A 期 | T1 | N2 | M0 |
| | T2 | N1 | M0 |
| | T3 | N0 | M0 |
| II B 期 | T1 | N3a | M0 |
| | T2 | N2 | M0 |
| | T3 | N1 | M0 |
| | T4a | N0 | M0 |
| III A 期 | T2 | N3a | M0 |
| | T3 | N2 | M0 |
| | T4a | N1 | M0 |
| | T4a | N2 | M0 |
| | T4b | N0 | M0 |

| | T1 | N3b | M0 |
|---|---|---|---|
| ⅢB期 | T2 | N3b | M0 |
| | T3 | N3a | M0 |
| | T4a | N3a | M0 |
| | T4b | N1 | M0 |
| | T4b | N2 | M0 |
| ⅢC期 | T3 | N3b | M0 |
| | T4a | N3b | M0 |
| | T4b | N3a | M0 |
| | T4b | N3b | M0 |
| Ⅳ期 | 任何T | 任何N | M1 |

### 4. 鉴别诊断

（1）慢性萎缩性胃炎 慢性萎缩性胃炎的临床表现与胃癌相似，少数慢性萎缩性胃炎伴肠上皮化生及不典型增生者可演变成胃癌，通过胃镜及组织活检可作出鉴别。

（2）良性胃溃疡 胃溃疡与胃癌症状相似，良性胃溃疡直径一般在2cm以内，形态规则，圆形、椭圆形，主要通过X线钡餐、电子胃镜及组织活检可作出鉴别。

（3）胃平滑肌瘤 胃平滑肌瘤是起源于平滑肌组织（多源自胃壁环肌或纵肌），少数起自黏膜肌层的良性肿瘤。绝大多数为单发，一般直径在3cm以下。平均直径3~6cm。呈半球形隆起，肿瘤表面光滑，边界清楚，质地韧，可滑动，表面有糜烂及溃疡，可引起出血。约2.1%的胃平滑肌瘤可以恶变。组织活检可作出鉴别。

（4）胃淋巴瘤 与浸润型胃癌鉴别。多见于青壮年，好发于胃窦部，临床表现与胃癌相似，30%~50%的该病患者呈持续性或间歇性发热，钡餐检查可见弥漫胃黏膜皱襞不规则增厚，有不规则地图形多发性溃疡，溃疡边缘黏膜形成大皱襞，单个或多发的圆形充盈缺损，呈"鹅卵石样"改变。胃镜见到巨大的胃黏膜皱襞，单个或多发息肉样结节，表面溃疡或糜烂，组织活检加免疫组织化学检测淋巴细胞标志物如人类白细胞抗原、CD系列抗体、免疫球蛋白等呈阳性有利于鉴别。

（5）胃类癌　胃类癌可发生于任何年龄，其症状可与胃癌相似，多见于胃底、胃体，常为单发。内镜下可见黏膜下小肿块，边界清楚，质硬，呈息肉样或结节状，表面可有糜烂及溃疡。由于类胃癌位于黏膜下层，内镜活检不易诊断，深部组织活检，特别在溃疡区取材有助于鉴别。

（6）胃脂肪瘤　胃脂肪瘤是胃良性间质性肿瘤，发病率低，进展缓慢，恶变极少，预后良好。胃脂肪瘤多见于中年人，可发生于胃体和胃窦，以胃窦部多见。临床症状不明显，直径以1～5m为多，内镜下见隆起的肿块，活检钳推之有海绵样感，轮廓清楚，蠕动好，肿瘤表面黏膜呈黄色，可发生溃疡及出血，组织活检可作出鉴别。

# 五、治疗

（1）早期胃癌的内镜下治疗　对于符合绝对适应证的早期胃癌，可选择内镜下治疗，内镜下治疗主要包括内镜下黏膜切除术（EMR）和内镜黏膜下剥离术（ESD）。

（2）进展期胃癌的手术治疗　对于Ⅰ期胃癌的远端胃切除术，腹腔镜下手术可作为常规选择，对于远端胃切除，Billroth Ⅰ式和Billroth Ⅱ式是最常用的方法，对于肿瘤位置靠下，尤其是已侵犯幽门及十二指肠者，且肿瘤复发后再次手术机会较大，对这类进展期胃癌更倾向推荐Billroth Ⅱ式吻合。胆总管空肠吻合术（Roux-en-Y）能更有效地减轻胆汁反流，预防残胃炎的发生，但其手术操作相对复杂，而且增加了术后并发症的发生风险。

（3）胃癌的围术期治疗 新辅助治疗：新辅助治疗的概念是基于肿瘤可切除，通过两个周期及以上的术前治疗（如化疗或放化疗），使肿瘤降期、提高 R0 切除率、控制微小转移灶、减少术后的复发转移，提高术后生存率。新辅助化疗方案，应当采用铂类与氟尿嘧啶类联合的两药方案，或在两药方案基础上联合紫杉类组成三药联合的化疗方案，不宜单药应用。新辅助放化疗，尤其是胃食管结合部腺癌，国外多个临床研究提示该治疗方案能够改善术后病理学缓解率，但对于其他原发部位胃癌的治疗效果，特别是对比围术期化疗模式的优势，尚有待正在开展的Ⅲ期临床研究证据。

（4）晚期胃癌的姑息性治疗 对于晚期胃癌的治疗，目的为缓解肿瘤导致的临床症状，改善生活质量及延长生存期。常用的系统化疗药物包括：氟尿嘧啶（5-FU）、卡培他滨、替吉奥、顺铂、奥沙利铂、紫杉醇、多西他赛、白蛋白紫杉醇、伊立替康、表柔比星等。靶向治疗药物包括：曲妥珠单抗、阿帕替尼、雷莫芦单抗。化疗方案包括 2 药联合或 3 药联合方案，2 药方案包括：5-FU/LV+ 顺铂（FP）、卡培他滨 + 顺铂（XP）、替吉奥 + 顺铂（SP）、5-FU+ 奥沙利铂（FOLFOX）、卡培他滨 + 奥沙利铂（XELOX）、替吉奥 + 奥沙利铂（SOX）、卡培他滨 + 紫杉醇、卡培他滨 + 多西他赛、5-FU+ 伊立替康（FOLFIRI）等。

（5）胃癌的营养治疗 恶性肿瘤营养不良，也被称为癌症厌食 - 恶病质综合征。只要胃肠道功能允许，优先选择肠内营养。

# 第七节　慢性胆囊炎

慢性胆囊炎是胆囊慢性炎症性病变，病情呈慢性迁延经过，临床上有反复急性发作等特点。本病大多慢性起病，也可由急性胆囊炎反复迁延发作而来。

# 一、问诊要点

（1）仔细询问其病程，腹痛的特点，包括部位、性质、程度、放射痛和缓解情况。

（2）询问有无恶心、呕吐，有无发热。

（3）询问引起腹痛发作的诱因。

# 二、查体要点

（1）右上腹压痛，发生急性胆囊炎时可有胆囊触痛征阳性或墨菲征阳性。

（2）当胆囊膨胀增大时，右上腹部可扪及囊性包块。

# 三、实验室检查和辅助检查

（1）血常规、肝功能、电解质等体现在白细胞数、肝功能改变、水电解质酸碱代谢平衡状况等；不同的病情有不同的实验结果。

（2）B超　腹部超声是胆囊结石首选的检查方法。准确率为92%～98%，可测定胆囊和胆囊大小、囊壁厚度、积气和胆囊周围积液等征象。

（3）DR腹部平片　胆囊结石中10%～20%为阳性结石，可显示，亦可显示反射性肠淤积征。

（4）胆囊造影　采用静脉胆道造影，可显示胆囊、胆管内结石影像。

# 四、诊断与鉴别诊断

### 1. 诊断

主要条件：① 腹痛多不典型，统称为上腹部症状。多有反复性右上腹疼痛，常呈持续性。② 可无腹部阳性体征，或右上腹有轻度压痛，无肌紧张。如结石堵塞于胆囊颈部，可引起胆囊积液，此时右肋缘下可触及梨状胆囊包块，随呼吸上下移动，易误为右肾下垂。③ 消化道症状，患者常有恶心、呕吐、腹胀和食欲下降等。④ B 超、MRCP 或胆囊造影对诊断胆囊肿大、囊壁增厚、胆管梗阻等有积极意义，常可明确诊断。

**2. 鉴别诊断**

（1）急性胰腺炎　该病常有剧烈而持续的上腹部疼痛，常有血淀粉酶或尿淀粉酶显著增高，CT 对急性胰腺炎诊断及判断其严重程度有重要价值。

（2）消化性溃疡　慢性病程，周期性发作，且上腹痛可为进食或抗酸药所缓解，内镜可确诊。

（3）急性病毒性肝炎　有乙肝、丙肝、戊肝病毒感染病史，肝功能、血清免疫学检测等可鉴别。

# 五、治疗

**1. 药物治疗**

（1）利胆药物

处方　33% 硫酸镁 15mL　po　tid

【说明】硫酸镁可促进胆囊排空，产生利胆作用。肠道出血患者、急腹症患者及孕妇、经期妇女禁用。

（2）溶石药物

处方　熊去氧胆酸胶囊 0.5g　po　bid

【说明】主要用于不宜手术治疗的胆固醇型胆结石。不良反应主要为腹泻。胆道完全阻塞和严重肝功能减退患者忌用。

（3）解痉止痛利胆

处方一　阿托品 0.5mg　im

处方二　硝酸甘油片 10mg　po

处方三　盐酸哌替啶 50mg　im

【说明】有疼痛发作适当用解痉治疗。如阿托品、哌替啶等。

（4）抗感染治疗

处方一　氨苄西林 - 舒巴坦钠注射液 1.5g　iv drip　bid

处方二　甲硝唑葡萄糖注射液 1g　iv drip　qd

【说明】有感染者适当用抗生素，特别是急性发作。也可以选择头孢菌素类或喹诺酮类。有寄生虫感染应驱虫治疗。

### 2. 外科手术治疗

（1）手术指征　① 保守治疗无效的急性胆囊炎。② 反复发作右上腹痛和（或）伴有顽固的消化不良症状的慢性胆囊炎、胆结石患者。③ 无症状的胆囊结石，患者要求手术治疗者。④ 伴有肝内外胆管系炎症和（或）梗阻者。⑤ 急性化脓性、坏疽性或梗阻性胆囊炎并发胆汁性腹膜炎或已穿孔者应急诊手术。⑥ B 超显示胆囊壁局限性增厚，怀疑癌变或不能除外癌变；瓷样胆囊，即胆囊壁钙化，这样的胆囊易恶变。⑦ 胆囊结石的直径大于 2cm；嵌顿于胆囊颈部的胆囊结石。⑧ 胆囊结石合并胆囊息肉，尤其是合并单个息肉，若息肉直径大于 1cm，为强烈手术指征。⑨ 患有糖尿病和（或）心血管疾病的中老年患者，此类患者应在这些基础疾病控制良好，无并发症时及早手术。⑩ 有胆囊癌的家族史。⑪ 儿童胆囊结石，此类患者多与基因易感性有关。

（2）手术方式　① 胆囊切除术。② 腹腔镜胆囊切除术：如无上腹部手术史，凡适应行单纯胆囊切除术的患者都可经腹腔镜切除胆囊。③ 胆囊造口术，适用于：a.胆囊周围广泛粘连、炎症较重、解剖关系不清；b. 年老体弱或病情危重不能耐受胆囊切除者；c.胆囊穿孔被大网膜包裹形成周围脓肿者。④ 经内镜下取石术（ERCP）：现因其治疗费用低、无创伤、恢复期短而应用较多。

# 第八节 急性胰腺炎

急性胰腺炎（AP）是多种病因导致胰酶在胰腺内被激活后引起胰腺组织自身消化、水肿、出血，甚至坏死的炎症反应。临床以急性上腹部疼痛及血淀粉酶或脂肪酶升高为特点。多数病人病情轻，预后好；少数病人可伴发多器官功能障碍及胰腺局部并发症，死亡率高。

## 一、问诊要点

（1）询问发病前有无暴饮暴食、饮酒、进食油腻食物等诱发因素。

（2）询问腹痛的部位、性质、程度和缓解情况。

（3）有无恶心、呕吐、腹胀、发热等伴随症状。

（4）有无黄疸等。

（5）有无胆石症、血脂异常、腹腔手术病史。

## 二、查体要点

（1）检查患者有无上腹或全腹压痛、腹肌紧张、反跳痛。

（2）检查有无肠鸣音减弱或消失、移动性浊音。

（3）检查两侧胁腹部皮肤是否呈暗灰蓝色（Grey-Turner 征）、脐周围皮肤是否青紫（Cullen 征）。

（4）注意检查患者有无血压下降、四肢冰冷等休克现象。

## 三、实验室检查和辅助检查

（1）血液检查

① 白细胞计数：发病早期白细胞计数即已升高，并发胆道感

染时白细胞升高更明显。

② 血钙：低血钙与病情呈正相关，血钙值的明显下降提示胰腺有广泛的脂肪坏死。血钙＜1.75mmol/L 提示患者预后不良。

③ 血糖：疾病早期常出现暂时性血糖升高，可能与胰岛素释放减少和胰高血糖素释放增加有关。

④ 血脂：主要是甘油三酯，其升高可能是疾病的病因，也可能是病变的后果。

⑤ C 反应蛋白（CRP）：在发病 48h 后显著升高，具有预测、判断急性坏死型胰腺炎的价值。有研究将 CRP＞120mg/L 定为重症胰腺炎，其诊断准确率达 85%。

⑥ 胰腺炎相关蛋白（PAP）：该蛋白在急性期及有并发症者高表达，进入恢复期，PAP 逐步下降，因此，PAP 具有预测判断病情严重程度，判断急性坏死性胰腺炎存在及评估预后的意义。

⑦ 血清正铁血红蛋白：在急性水肿性胰腺炎时为阴性，出血坏死性胰腺炎时为阳性，对于估计有无出血及预后有参考价值。

（2）酶类测定

① 血、尿淀粉酶：目前仍是用于诊断急性胰腺炎的基本项目，血清淀粉酶常于起病后 2～6h 开始上升，12～24h 达高峰，通常＞500U/L。轻型者 24～48h 即可恢复正常，最迟不超过 3～5 天。病情严重程度与淀粉酶升高并不一定成正比。

② 淀粉酶同工酶：淀粉酶有腮腺型和胰腺型两种同工酶，胰腺型淀粉酶同工酶的参考值，血清＜53U/L，尿液＜325U/L。

③ 血清脂肪酶：对急性胰腺炎诊断特异性强，其敏感性和特异性均可达到 100%。该酶在病程中升高较晚，且维持时间较长，可达 7～10 天，故对起病后就诊较晚的急性胰腺炎有诊断价值。

（3）超声检查　是 AP 的常规初筛影像检查，因常受胃肠道积气的干扰，对胰腺形态观察多不满意，但可以了解胆囊及胆管情况，是胰腺炎胆源性病因的初筛方法。当胰腺发生假性囊肿时，常用腹部超声诊断、随访及协助穿刺定位。

（4）腹部 CT　增强 CT 扫描能确切地显示胰腺的解剖结构，可确定急性胰腺炎是否存在及其严重程度，以及有无局部并发症，鉴别囊性或实质性病变，判断有无出血坏死，评价炎症浸润的范围，有助于 MAP 和 SAP 的鉴别和预后判断。

## 四、诊断和鉴别诊断

### 1. 诊断

应具备下列 3 条中的任意 2 条：① 急性、持续中上腹痛；② 血淀粉酶或脂肪酶＞正常值上限 3 倍；③ AP 的典型影像学改变。此诊断一般应在病人就诊后 48 小时内明确。

### 2. 鉴别诊断

（1）消化性溃疡急性穿孔　既往有消化性溃疡病史，腹痛突然加剧，腹肌紧张，肝浊音界小时，X 线透视见膈下有游离气体等。

（2）胆石症和急性胆囊炎　有胆绞痛病史，疼痛位于右上腹，常放射至右肩部，墨菲征阳性，血及尿淀粉酶轻度升高，但不超过正常值的 3 倍，B 超及 X 线胆道造影可明确诊断。

（3）急性肠梗阻　腹痛为阵发性，伴腹胀、呕吐，肛门无排气，肠鸣音亢进，有气过水声，可见肠型，腹部 X 线可见液气平面。

（4）肠系膜动脉栓塞与血栓形成　肠系膜动脉栓塞大多由于血栓引起，原发性血栓形成较少，病因多为心瓣膜病、心房纤颤、亚急性细菌性心内膜炎、心肌梗死后心壁血栓形成，少数由于动脉硬化所致。肠系膜血管栓塞患者腹痛突然发生，十分剧烈，呈痉挛性绞痛，疼痛部位视病变位置而定，通常为弥漫性，腹痛数小时出现腹胀、腹泻和血性便，肠缺血坏死后，腹部 X 线平片可见小肠大量积气，腹腔穿刺可抽出血性液体，选择性肠系膜上动脉造影或腹腔动脉造影可确诊。肠系膜血管栓塞、绞窄性肠梗阻和急性坏死性胰腺炎三者均能有血性腹腔渗液，凡无外伤史的急腹症患者，若能抽出血性渗液，一般不外上述三种疾病之一种。

（5）异位妊娠破裂　育龄女性，有停经史，出现不规则阴道流血，腹痛急性发作，位于全下腹，其次为右下腹与左下腹，腹部检查有明显的压痛，出血量多时有移动性浊音，阴道检查发现宫颈提痛明显，后穹隆饱满膨出及触痛明显，腹腔穿刺或后穹隆穿刺可抽到不凝固血液，妊娠试验及 B 超检查有助于确诊。

（6）胆道蛔虫病　胆道蛔虫病发病突然，多见于儿童及青年，可有呕吐或排出蛔虫病史，腹痛部位以上腹或右上腹为主，异常剧烈，呈钻顶样绞痛，持续数分钟可缓解，过一段时间后又复发，一日内可发作数次，B 超可发现蛔虫形，ERCP 能清楚地了解胆道内有无蛔虫及位置，本病亦可诱发急性胰腺炎。

（7）心绞痛和心肌梗死　少数急性心肌梗死的患者可仅表现为上腹部的急性疼痛，伴恶心呕吐，甚至可有腹肌紧张、上腹压痛，类似外科急腹症，有时可被误诊为急性胰腺炎。因此在临床中，遇到 40 岁以上，既往有高血压、动脉粥样硬化或过去有心绞痛发作等病史者，出现病因未明的急性腹痛，要警惕急性心肌梗死的可能性。

（8）糖尿病酮症酸中毒　糖尿病酮症酸中毒引起腹痛多见于青少年患者，腹痛的特点是呈阵发性，相当剧烈，伴腹胀、恶心、呕吐等。产生腹痛的原因主要是酮中毒时失钠、失氯、失水严重，致水电解质紊乱，肌肉痉挛所致。有时可伴有发热、白细胞增高，腹部压痛与腹肌紧张，甚至 X 线透视有肠液平面。但糖尿病酮症酸中毒发生前常有多饮、多尿的一段过程，而急性胰腺炎多突然发生。

（9）急性胃肠炎　急性胃炎一般起病较急，在进食污染食物后数小时至 24h 发病，散发性急性胃肠炎患者如就诊时未发生腹泻，而以剧烈的腹痛为主诉，可能误诊为急性胰腺炎。但急性胃炎一般有水样泻，呕吐之后腹痛减轻，病情常于短期内好转。

（10）肾绞痛 在发病的一侧出现持续性胀痛，伴有阵发性绞痛，腰部重于腹部，并放射至腹股沟与阴囊，如有血尿、尿频、尿急更有助于诊断。

## 五、治疗

### 1. 一般治疗

（1）轻症胰腺炎 禁食；生命体征监测、生化指标监测、腹部体征监测等，胃肠减压；减少胰酶分泌；镇痛；液体治疗，维持水电解质和酸碱平衡；营养支持，注意维持热量供给，补充微量元素和维生素。

（2）重症胰腺炎 必须采取综合性措施。监护：如有条件应转入重症监护病房（ICU），针对器官功能衰竭及代谢紊乱采取相应的措施。如密切监测血压、血氧及尿量等。尽快实施控制性液体复苏；SAP 急性反应期液体治疗分为容量扩充阶段和调整体液分布阶段。SAP 患者入院后即先按 250～300mL/h 给予晶体溶液 500～1000mL，积极、快速补液缓解血液浓缩、维持血流动力学稳定。然后联合应用晶体液（平衡液溶液）和胶体（羟乙基淀粉130）进行容量扩充（晶体、胶体比例按 2：1）。当血流动力学稳定（达到 EGDT 目标），液体负平衡出现后即进入调整体液分布阶段。SAP 早期液体治疗的辅助治疗；其对 SIRS 的调控、清除炎性介质和机体代谢物质并超滤脱水、减轻脏器负荷、防止腹压增加有积极作用，是 SAP 早期液体治疗顺利进行的重要保证。营养支持：重症胰腺炎患者尤为重要。早期一般采用全胃肠外营养（TPN），热量按 15～30kcal/（kg·d）计算，供能以葡萄糖为主，根据血糖监测情况加入胰岛素使糖充分利用，同时可用氨基酸和脂肪乳（甘油三酯＜12mmol/L，需定期监测）。

### 2. 药物治疗

（1）镇痛

处方　哌替啶 50mg　im　st

【说明】哌替啶镇痛效果好，仅用于疼痛剧烈者。吗啡不宜使用，以免括约肌收缩。

（2）减少胰液分泌

处方一　奥曲肽注射液 0.1mg　ih　tid（3～7 日为 1 个疗程）

处方二　生长抑素每小时 250μg　iv drip　3～7 日

【说明】奥曲肽作用长而持久，对胰腺实质细胞有直接保护作用。主要不良反应有注射部位疼痛或针刺感，偶见高血糖、胆石、糖耐量异常和肝功能异常等。孕妇、哺乳期妇女和儿童禁用。肾、胰腺功能异常和胆石症患者慎用。生长抑素可减轻腹痛，减少并发症，缩短住院时间。可持续 3～7 天。妊娠、产妇和哺乳期妇女禁用。

（3）抑制胰酶活性

处方　5% 葡萄糖注射液 500mL
乌司他丁注射液 10 万 U ｜ iv drip　bid

【说明】抑制胰酶活性药物仅用于重症胰腺炎的早期，可抑制蛋白酶、糜蛋白酶、凝血酶原等胰酶。可根据病情使用，2～5 天后病情好转，可逐渐减量。

（4）抑酸治疗

处方一　生理盐水注射液 100mL
艾司奥美拉唑钠注射液 40mg ｜ iv drip　q12h

处方二　生理盐水注射液 100mL
泮托拉唑钠注射液 40mg ｜ iv drip　q12h

【说明】抑酸药物除了可以通过抑制胃酸而减少胰腺分泌的作用外，还有预防应激性溃疡的作用，若合并有上消化道出血时，药量可加大。

（5）抗感染治疗

处方一　生理盐水注射液 100mL ⎤
　　　　头孢他啶 2.0g　　　　　⎦ iv drip　q12h

处方二　5% 葡萄糖注射液 250mL ⎤
　　　　左氧氟沙星注射液 0.2g　 ⎦ iv drip　q12h

处方三　替硝唑注射液 100mL　iv drip　q12h

【说明】重症胰腺炎应用抗生素，有预防胰腺坏死合并感染的作用。抗生素应在发病后 1 周内使用，重型者常持续应用 1～2 周。

**3. 其他治疗**

（1）内镜治疗　对疑有胆源性胰腺炎的患者实行早期（发病后 24～72h 内）ERCP 检查及治疗已达成共识，其首选治疗是内镜下行 Oddi 括约肌切开或放置鼻胆管引流，条件许可时行胆管结石清除，以达到胆管引流通畅、减少胆汁胰管反流，使重症胆源性胰腺炎患者病情迅速改善，疗效明显优于传统常规治疗。

（2）手术治疗　在 AP 早期阶段，除因严重的 ACS，均不建议外科手术治疗。在 AP 后期阶段，若合并胰腺脓肿和（或）感染，应考虑外科干预手术治疗。

# 第九节　溃疡性结肠炎

溃疡性结肠炎（UC）是一种慢性非特异性结肠炎症，病变主要位于大肠黏膜与黏膜下层，呈连续性弥漫性分布。病变多自直肠开始，逆行向近段发展，可累及全结肠甚至末端回肠。本病可发生在任何年龄，多见于 20～40 岁，亦可见于儿童或老年人。男、女发病率无明显差别。近年来我国 UC 患病率明显增加，以轻中度病人占多数，但重症也不少见。

## 一、问诊要点

（1）询问大便情况，包括大便的次数、性状、颜色等。

（2）询问有无腹痛及其性质、部位、程度、发作时间。

（3）询问有无腹胀，询问饮食及体重改变情况等。

## 二、查体要点

（1）检查有无腹部压痛、腹肌紧张或反跳痛。

（2）检查有无肠鸣音亢进，能否触及如硬管状的降结肠或乙状结肠。

## 三、实验室检查和辅助检查

（1）结肠镜检查　结肠镜检查并活检是 UC 诊断的主要依据。结肠镜下 UC 病变多从直肠开始，呈连续性、弥漫性分布，表现为：① 黏膜血管纹理模糊、紊乱或消失、充血、水肿、质脆、自发性或接触性出血和脓性分泌物附着，亦常见黏膜粗糙、呈细颗粒状；② 病变明显处可见弥漫性、多发性糜烂或溃疡；③ 可见结肠袋变浅、变钝或消失以及假息肉、黏膜桥等。

（2）黏膜病理学检查　活动期与缓解期有不同表现。活动期时结肠黏膜固有层内弥漫性中性粒细胞、淋巴细胞、浆细胞、嗜酸性粒细胞浸润，可见黏膜糜烂、溃疡及隐窝炎、隐窝脓肿。慢性期时隐窝结构紊乱，腺体萎缩变形、排列紊乱及数目减少，杯状细胞减少，出现潘氏细胞化生及炎性息肉。

UC 活检标本的病理诊断：活检病变符合上述活动期或缓解期改变，结合临床，可报告符合 UC 病理改变。宜注明为活动期或缓解期。如有隐窝上皮异型增生（上皮内瘤变）或癌变，应予注明。

（3）钡剂灌肠检查不作为首选检查手段，可作为结肠镜检查有禁忌证或不能完成全结肠检查的补充。

（4）此外还可行粪常规及培养、血常规、血沉、血电解质、血清蛋白电泳及免疫学检查等。

## 四、诊断和鉴别诊断

**1. 诊断**

（1）持续或反复发作腹泻伴脓血便，可伴腹痛、里急后重、腹胀等。黏液血便是 UC 最常见症状，病程多在 4～6 周。

（2）内镜检查　结肠镜检查及多点黏膜组织活检是诊断溃疡性结肠炎的重要依据。内镜卜溃疡性结肠炎病变从直肠黏膜受累开始，多呈弥漫及连续性分布。内镜下应根据蒙特利尔分型对黏膜病变受累范围分型，包括：① E1，直肠型（局限于直肠，未达乙状结肠）；② E2，左半结肠型（累及范围不超过结肠脾曲）；③ E3，广泛结肠型（累及范围超过结肠脾曲乃至全结肠）。推荐采用内镜下 Mayo 评分系统对黏膜病变程度评分：① 0 分，正常黏膜组织或无活动性病变；② 1 分，黏膜可见红斑、血管纹理减少、轻度易脆；③ 2 分，黏膜可见明显红斑、血管纹理缺乏、易脆，可见黏膜糜烂；④ 3 分，黏膜可见自发出血，溃疡形成。规范化的内镜诊断应为：溃疡性结肠炎（蒙特利尔分型，内镜下 Mayo 评分）。

（3）粪便检查　潜血试验阳性，镜检可见红细胞、白细胞。

（4）血常规　可见血红蛋白降低，炎症活动时血白细胞可升高，以中性粒细胞为主，且往往伴有血小板计数的增加，与 UC 活动指数呈正相关。

**2. 分期**

根据 UC 疾病严重程度评估，UC 分为活动期和缓解期。活动期 UC 分为轻度、中度、重度。最常见改良 Truelove 和 Witts 评分见表 3-5。

表 3-5　改良 Truelove 和 Witts 评分

| 严重程度分型 | 便血/（次/d） | 脉搏/（次/min） | 体温/℃ | 血红蛋白/（g/L） | 红细胞沉降率/（mm/h） | C 反应蛋白/（mg/L） |
|---|---|---|---|---|---|---|
| 轻度 | < 4 | < 90 | < 37.5 | > 115 | < 20 | 正常 |
| 中度 | 4 ～ 6 | ≤ 90 | ≤ 37.8 | ≥ 105 | ≤ 30 | ≤ 30 |
| 重度 | > 6 | > 90 | > 37.8 | < 105 | > 30 | > 30 |

**3. 分型**

可简单分为初发型和慢性复发型。

（1）初发型　指无既往史而首次发作者，该类型在鉴别诊断中应予特别注意，亦涉及缓解后如何进行维持治疗的问题。

（2）慢性复发型　临床缓解期再次出现症状，临床上最常见。常表现为发作期与缓解期交替。

**4. 鉴别诊断**

（1）结肠克罗恩病　根据临床表现、内镜和组织病理学特征不难鉴别。克罗恩病患者有腹泻但脓血便较少见。多发生于回肠末端，右半结肠也是其好发部位，一般不累及直肠，病变呈节段性分布。内镜下可见纵行溃疡，卵石样外观，病变间黏膜外观正常（非弥漫性），多见肠腔狭窄。病理示裂隙状溃疡，非干酪样肉芽肿，黏膜下层淋巴细胞聚集。

（2）急性感染性肠炎　各种细菌感染，如志贺菌、空肠弯曲杆菌、沙门菌、产气单胞菌、大肠埃希菌、耶尔森菌等。常有流行病学特点（如不洁食物史或疫区接触史），急性起病常伴发热和腹痛，具有自限性（病程一般数天至 1 周，不超过 6 周）；抗菌药物治疗有效；粪便检出病原体可确诊。

（3）阿米巴肠病　有流行病学特征，果酱样大便，结肠镜下见溃疡较深、边缘潜行，间以外观正常的黏膜，确诊有赖于粪便或组织中找到病原体，非流行区患者血清阿米巴抗体阳性有助诊断。高度疑诊病例抗阿米巴治疗有效。

（4）肠道血吸虫病 有疫水接触史，常有肝脾大。确诊有赖粪便检查见血吸虫卵或孵化毛蚴阳性。急性期结肠镜下可见直肠、乙状结肠黏膜黄褐色颗粒，活检黏膜压片或组织病理学检查见血吸虫卵。免疫学检查有助鉴别。

## 五、治疗

### 1. 轻度溃疡性结肠炎

建议口服 5-氨基水杨酸（5-ASA，2~4g/d）诱导缓解，疗效与剂量成正比关系。轻度活动性直肠型 UC 建议应用 5-ASA 直肠给药诱导缓解。对于轻中度左半结肠型活动性 UC，建议口服 5-ASA 联合灌肠治疗，灌肠药物包括 5-ASA、局部糖皮质激素制剂及中药等对于轻中度活动性 UC 和中度活动性 UC，若足量 5-ASA 治疗无效，建议更换为口服糖皮质激素或升级英夫利西单克隆抗体等生物制剂来诱导缓解。

### 2. 中重度溃疡性结肠炎的诱导缓解

（1）口服糖皮质激素治疗是中重度溃疡性结肠炎诱导缓解的主要手段，可选择 0.75~1.0mg/（kg·d）泼尼松或等量换算的其他激素作为起始治疗。糖皮质激素治疗应选择足量，以便观察疗效。剂量不足对疗效影响较大，但更高剂量激素不会增加疗效。通常起始治疗 2 周内症状逐渐缓解，达到症状缓解后激素缓慢减量，总疗程一般在 6~9 个月。激素不能作为维持缓解治疗方案，但激素快速减量会导致早期复发。

（2）糖皮质激素依赖的中重度活动性 UC 患者可联合硫嘌呤类药物以帮助激素减停，或换用英夫利西单克隆抗体（简称单抗）（IFX）或维得利珠单抗（VDZ）治疗。IFX 或 VDZ 可考虑作为中重度活动性 UC 的一线治疗方案。生物制剂无效的中重度活动性 UC 患者可考虑用乌帕替尼 JAK 抑制剂（乌帕替尼）诱导缓解。

**3. 急性重症溃疡性结肠炎的诱导及转化治疗**

静脉糖皮质激素应答的疗效预测对早期进行药物挽救疗法或手术治疗及尽量减少不良后果具有重要作用。如无明显禁忌证，ASUC 初治患者治疗首选糖皮质激素，甲泼尼龙 40～60mg/d，或氢化可的松 300～400mg/d，剂量加大不会增加疗效，但剂量不足会降低疗效。如既往反复激素治疗，有激素依赖或激素抵抗，可首选生物制剂治疗。若药物转化治疗仍无效，应及时行手术切除。急性重症溃疡性结肠炎的治疗应注重支持治疗及并发症的管理，活动期血栓形成风险显著升高，可考虑预防性抗凝；治疗期间警惕合并机会性感染及中毒性巨结肠。

**4. 溃疡性结肠炎的维持缓解治疗**

维持缓解治疗方案应根据诱导缓解治疗方案选择。

（1）5-氨基水杨酸诱导缓解有效的轻中度溃疡性结肠炎，缓解后建议选择≥0.5～1.0g/d 的美沙拉嗪栓或≥2.0g/d 美沙拉嗪（不超过 4.0g/d）。

（2）病变范围局限于直肠、左半结肠的轻中度溃疡性结肠炎，5-氨基水杨酸栓剂、灌肠诱导缓解有效，可继续同剂型、剂量 5-氨基水杨酸维持缓解。

（3）激素诱导缓解有效的中重度溃疡性结肠炎，应早期联合硫唑嘌呤维持缓解治疗，硫唑嘌呤单药维持缓解治疗优于 5-氨基水杨酸维持治疗。

（4）英夫利昔单抗诱导缓解有效的中重度溃疡性结肠炎，应继续英夫利昔单抗维持缓解治疗。

# 第十节　肠易激综合征

肠易激综合征（IBS）指的是一种以腹痛伴排便习惯改变为特

征而无器质性病变的常见功能性肠病。在欧美国家成人患病率为10%～20%，我国为10%左右。病人以中青年居多，男女比例约为1：2，有家族聚集倾向。

## 一、病史采集

（1）询问有无腹痛以及腹痛的部位、性质、诱因和缓解情况。

（2）询问有无腹胀，有无排便习惯改变和大便性状的改变。

（3）询问体重改变情况，起病情况，发作特点，与睡眠的关系，发病年龄。

（4）是否有疲劳、昏睡、焦虑、躯体疼痛，泌尿系症状如夜尿频、尿急和排尿不尽感，女性性交困难等。

## 二、体格检查

通常没有特异体征，相关的体征有结肠区压痛，腹泻者肠鸣音活跃，便秘者肠鸣音减弱。腹痛患者部分可在相应区域扣及压痛坚硬的肠管。直肠指检可感到括约肌紧张，痛觉过敏。指套带黏液或球形粪便。

## 三、实验室检查和辅助检查

（1）实验室检查　IBS没有特异性的实验室检查，常规检查如粪常规和粪细菌培养等常为阴性，其他血液及生化等检查一般无异常。对于40岁以下患者，具有典型IBS症状者，粪常规应列为必需检查。

（2）结肠镜检查　对新近出现的持续的大便习惯（包括性状、频率）的改变，或与以往发作形式不同或症状逐步加重患者，或有大肠癌家族史者、年龄≥40岁者，应将结肠镜检查视为首选检查。若年龄过高、身体较弱、合并其他严重心脑肾损害、凝血功能异常等有肠镜检查禁忌证或患者不愿配合的，可考虑结肠钡灌作为次选。

（3）胃肠运动、内脏敏感性检查 IBS 系胃肠道功能性疾病，必要时可进行一些胃肠运动、内脏敏感性检查。以下检查多用于临床研究，不一定作为常规诊断性检查。

## 四、诊断和鉴别诊断

**1. 诊断**

在缺乏可解释症状的形态学改变和生化异常基础上，反复发作的腹痛，近 3 个月内发作至少每周 1 次，伴下面 2 项或者 2 项以上症状：与排便相关；症状发生伴随排便次数改变；症状发生伴随粪便性状（外观）改变。诊断前症状出现至少 6 个月，近 3 个月符合以上诊断。

以下症状不是诊断必备，但属常见症状，这些症状越多越支持 IBS 的诊断：排便频率异常（每天排便＞3 次或每周＜3 次）；粪便性状异常（块状 / 硬便或稀水样便）；粪便排出过程异常（费力、急迫感、排便不尽感）；黏液便；胃肠胀气或腹部膨胀感。西方国家便秘型多见，我国则以腹泻型为主。

**2. 分型**

（1）IBS 便秘型（IBS-C） 块状 / 硬便＞25%，且稀 / 水样便＜25%。

（2）IBS 腹泻型（IBS-D） 稀 / 水样便＞25%，且块状 / 硬便＜25%。

（3）IBS 混合型（IBS-M） 稀便和硬便均＞25%。

（4）IBS 未定型（IBS-U） 排便性状改变未达到上述三型要求。根据症状分为 IBS 伴腹泻和 IBS 伴便秘。

**3. 鉴别诊断**

IBS 主要症状腹痛、腹胀、大便习惯改变可见于大部分胃肠道器质性疾病，本病诊断首先应除外器质性病变。

（1）上腹部和脐周疼痛　需与消化性溃疡、胆道疾病、胃癌、胰腺炎、胰腺癌、肠缺血鉴别。需做相应检查，胃肠镜，腹部影像学如 CT、MRI，结合血常规、淀粉酶、肿瘤标志物、镜下病理、大便细菌培养等进行鉴别。

（2）下腹部疼痛　需要与结肠癌、炎症性肠病、缺血坏死性肠病相鉴别。应完善肠镜检查、镜下病理、血管造影、彩色多普勒、CT 等进行鉴别。

（3）餐后腹痛伴腹胀、恶心呕吐　需与胃轻瘫和不完全性肠梗阻鉴别。糖尿病或某些结缔组织病病史，胃内测压，胃电图，放射性核素胃排空试验、消化道造影、消化道压力测定、立位腹部平片或 CT 等可进一步鉴别。

（4）腹泻　需与功能性腹泻相鉴别，临床上非常相似，很多疾病均可出现不伴腹痛的慢性腹泻，但一般达不到 IBS-D 的诊断标准。罗马Ⅲ对于功能性腹泻的诊断标准是：至少 75% 的排便为不伴有腹痛的稀粪（糊状或水样粪），诊断前症状出现至少 6 个月，近 3 个月满足以上诊断标准。大多数功能性腹泻与 IBS-D 的鉴别仅依据病史，若有必要可进行诊断性试验治疗。另外炎症性肠病、感染性腹泻大多伴腹痛，有些患者有服用泻药史。甲亢、胃泌素瘤、乳糖酶缺乏症、肠道吸收不良综合征等也可以出现无痛性腹泻。经甲状腺功能检测、肠功能、大便培养等检查有助于鉴别。

（5）便秘　需与功能性便秘相鉴别，与腹泻型 IBS 相似，主要依靠详细询问病史，腹腔内脏器器质性病变和腹腔内巨大肿瘤阻塞肠道均可发生慢性便秘，此外一些内分泌疾病和服药史也需关注。

## 五、治疗

### 1. 一般治疗

治疗措施主要是对症处理及心身的综合治疗，治疗的目的应该是针对减轻患者的腹泻、便秘、产气或痉挛的特异性症状，改善患者的功能状态。对这类患者需耐心解释，消除疑虑，建立互相信任的医患关系；治疗选择上要个体化，谨慎把握尺度，避免矫枉过正。调整饮食，予高纤维食物：避免敏感食物和产气食品，根据胃肠动力变化特点改变膳食结构；麸皮、洋车前子、魔芋及其他高纤维食物对改善便秘有明显效果。心理和行为疗法包括心理治疗、催眠疗法、生物反馈疗法等。

**2. 药物治疗处方**

（1）调节肠道解痉为主的药剂

① 高选择性钙通道阻滞剂

处方一　匹维溴铵片 50mg　tid

处方二　奥替溴铵片 40mg　tid

【说明】匹维溴铵在临床上通过消除肠平滑肌的高反应性，缓解 IBS 患者的腹痛、腹泻、便秘，特别是交替出现的腹泻和便秘症状。本品耐受性良好，儿童与孕妇禁用。奥替溴铵对改善患者腹痛、腹胀，提高痛阈方面效果较好。

② 抗胆碱能类药物

处方一　硫酸阿托品注射液 0.3～0.5mg　im

处方二　颠茄片 10～30mg　po　tid

【说明】最常用阿托品、颠茄、溴丙胺太林（普鲁本辛）和莨菪碱类，但应注意不良反应。

③ 多离子通道调节药

处方　曲美布汀 100mg　po　tid

【说明】曲美布汀为外周性脑啡肽类似物，作用于外周阿片类受体，以刺激小肠动力和阿络酮通路以抑制结肠动力，是一种胃肠运动双向调节剂。

（2）止泻药

处方一　洛哌丁胺 2mg　qd（首剂加倍）

处方二　复方苯乙哌啶 2.5～5mg　po　bid～qid

处方三　蒙脱石散 3g　po　tid

【说明】洛哌丁胺为人工合成的外周阿片肽 μ 受体激动剂，可抑制肠道平滑肌的收缩，减少肠蠕动。还可减少肠壁神经末梢释放乙酰胆碱，通过胆碱能和非胆碱能神经元局部的相互作用直接抑制蠕动反射。苯乙哌啶直接作用于肠平滑肌直肠黏膜感受器，减弱肠蠕动，同时增加肠的节段性收缩，延迟肠内容物通过，有利于水分吸收。蒙脱石散是一种胃肠道黏膜保护药和吸附剂。

（3）导泻药

处方一　乳果糖 10mL　po　tid

处方二　5% 硫酸镁 5～20mL 兑 100～400mL 水　清晨服用

【说明】乳果糖不被小肠吸收，乳果糖在结肠中被消化道菌群转化成低分子量有机酸，导致肠道内 pH 值下降，并通过渗透作用增加结肠内容量。硫酸镁等盐类渗透性泻药在肠道内不易吸收，在肠内形成一定渗透压，还刺激肠壁分泌水分和电解质、改变大便性状，其导泻作用迅速强烈，如服用浓度过高（20%）则排便时间延长，故导泻时宜多饮水。

以上治疗多为口服给药，灌肠治疗主要是给药方式 / 途径的不同。灌肠剂内容包括水、肥皂水、磷酸盐、糖水及开塞露（主要成分为甘油和丙二醇）等。对于便秘患者及清洁远端结肠行结肠镜、外科腹部手术者，均可很快起效。灌肠可刺激结直肠黏膜，引起直肠或肛周的损伤。对于肾功能损害、电解质紊乱、可能导致脱水等患者慎用磷酸盐灌肠。

（4）精神药物

处方一　地西泮 2.5～5mg　po　bid～tid

处方二　阿米替林 25～50mg　po　bid～tid

处方三　帕罗西汀 20mg　po　qd

【说明】抗抑郁、镇静药在其他治疗无效且精神症状明显者可试用，小剂量的抗抑郁药即可显著缓解疼痛。阿米替林为三环类抗抑郁药，但有便秘不良反应。帕罗西汀为选择性 5- 羟色胺重摄取抑制剂，可加快小肠传递，并避免三环类抗抑郁药最常见的便秘不良反应。

（5）肠道益生菌治疗

处方一　枯草杆菌、肠球菌二联活菌肠溶胶囊 2 粒　po　tid

处方二　口服双歧杆菌四联活菌片 1.5g　po　tid

【说明】微生态制剂能调整肠道内环境，有助于恢复肠道正常菌群，改善症状。

**3. IBS 的非药物治疗**

（1）饮食结构及饮食习惯调整　目前报道的可引起症状的食物包括牛奶、麦麸、脂肪、某些肉类、某些水果等。引起症状的原因可包括食物不耐受和食物过敏。相当比例上为食物不耐受，食物过敏仅占一小部分。

（2）高纤维素饮食　通常被认为是缓解便秘症状的有效途径。

（3）限制碳水化合物饮食　糖吸收不良也是常见 IBS 致病因素。

（4）针灸治疗　针灸对人体生理功能的改善作用是客观存在的，因此应该考虑采用中医理论针对性地采取个体化治疗方案。

（5）生物反馈　生物反馈治疗能有效促进患者主动松弛肛门压力，缓解患者腹痛、排便窘迫感进而改善生活质量。因此生物反馈治疗是用于治疗梗阻性便秘的首选方案。

# 第十一节　功能性消化不良

功能性消化不良（FD）是由胃和十二指肠功能紊乱引起的餐后饱胀感、早饱、中上腹痛及中上腹烧灼感等症状，而无器质性疾病的一组临床综合征。FD 是临床上最常见的一种功能性胃肠病。欧美国家的流行病学调查表明，普通人群中有消化不良症状者占 19%～41%，而我国的调查资料显示，FD 占胃肠病专科门诊病人的 50% 左右。属于中医学的"胃痛""嘈杂""痞满"等范畴。

## 一、问诊要点

（1）询问是否有上腹痛或胀、上腹部灼热感、早饱或餐后饱胀。是否伴有紧张、失眠、焦虑、抑郁等精神方面的症状。

（2）询问是否有病程较长，反复发作史。

## 二、查体要点

上腹部压痛或压之不舒。

## 三、辅助检查

对初诊的消化不良患者应在详细采集病史和进行体格检查的基础上有针对性地选择辅助检查。建议将胃镜检查作为消化不良诊断的主要手段。其他辅助检查包括肝、肾功能以及血糖等生化检查、腹部超声检查和消化系统肿瘤标志物检测，必要时行腹部 CT 扫描。

## 四、诊断和鉴别诊断

### 1. 症状

① 餐后饱胀：食物长时间存留于胃内引起的不适感。② 早饱感：指进食少许食物即感胃部饱满，不能继续进餐。③ 上腹痛：位于胸骨剑突下与脐水平以上、两侧锁骨中线之间区域的疼痛。④ 上腹烧灼感：局部的灼热感，与烧心不同。烧心是指胸骨后烧灼样疼痛或不适，是 GERD 的特征性症状。FD 患者临床表现个体差异性大，根据 FD 患者的主要症状特点及其与症状相关的病

理生理学机制以及症状的模式将 FD 分为两个亚型，即餐后不适综合征（PDS）和上腹痛综合征（EPS）。临床上两个亚型常有重叠，有时可能难以区分。

**2. 鉴别诊断**

（1）食管、胃、十二指肠的各种器质性疾病　如消化性溃疡、胃癌等，行胃镜、病理等检查可鉴别。

（2）肝胆胰腺疾病　肝功能、腹部超声检查、消化系统肿瘤标志物检测、腹部 CT 扫描、ERCP、MRCP 等检查。

（3）全身性或其他系统疾病　如糖尿病、肾脏病，可行血糖、肾功能检查。

# 五、治疗

首先，帮助患者正确认识和理解病情。帮助患者改善不良生活习惯，如避免烟酒、熬夜、不规律的饮食等。尽量减少非甾体抗炎药的使用。保持乐观的情绪。对有其他基础病的患者应积极控制病情。对有精神症状的患者，要进行必要的心理治疗。若焦虑、失眠等症状严重者可给予一定量的镇静安眠药。

**1. 抑酸药**

处方一　法莫替丁 20mg　po　bid（饭前）

处方二　奥美拉唑 20mg　po　qd（饭前）

处方三　兰索拉唑 15mg　po　qd（饭前）

处方四　泮索拉唑 40mg　qd　po（饭前）

处方五　雷贝拉唑 10mg　qd　po（饭前）

处方六　艾司奥美拉唑 20mg　qd　po（饭前）

【说明】抑酸药广泛应用于功能性消化不良的治疗，适用于非进餐相关的消化不良中以上腹痛、烧灼感为主要症状者。

**2. 胃肠动力药**

处方一　多潘立酮 10mg　tid　po（饭前）

处方二 伊托必利 50mg po tid（饭前）

处方三 莫沙必利 5mg po tid（饭前）

【说明】莫沙必利在我国和亚洲的使用资料表明其可显著改善功能性消化不良患者的早饱、腹胀、嗳气等症状。目前未见心脏不良反应的报道。但对 5-HT$_4$ 受体激动的心脏不良反应仍应引起重视。

### 3. 助消化药

处方一 培菲康 0.42g po tid

处方二 多酶片 1～2 片 po tid

处方三 复方阿嗪米特 1·2 片 tid 餐后口服

【说明】消化酶和微生态制剂可作为治疗消化不良的辅助用药。复方消化酶和益生菌制剂可改善与进餐相关的腹胀、食欲缺乏等症状。复方阿嗪米特肠溶片是一种由助消化酶制品胰酶和纤维素酶促进胆汁分泌药阿嗪米特及消胀药二甲硅油组成的制剂，适用于胆汁分泌不足或消化酶缺乏而引起的消化不良伴有胃胀的患者。肝功能不全或胆汁排泄不畅的患者禁用本药。

### 4. 根除幽门螺杆菌治疗

方案见慢性胃炎。

【说明】根除幽门螺杆菌可使部分 FD 患者的症状得到长期改善对合并幽门螺杆菌感染的 FD 患者，如应用抑酸药、促动力药治疗无效，建议向患者充分解释根除治疗的利弊，征得患者同意后给予根除幽门螺杆菌治疗。

### 5. 精神心理治疗

处方一 阿米替林 25mg po tid

处方二 帕罗西汀 20mg 早餐顿服 qd

【说明】抗焦虑、抑郁药对 FD 有一定疗效，对抑酸药和促动力药治疗无效且伴有明显精神心理障碍的患者可选择三环类抗抑郁药或 5-HT$_4$ 再摄取抑制剂（SSRI）；除药物治疗外，行为治疗、认知疗法和心理干预等可能对这类患者也有益。精神心理治疗不但可缓解症状，还可提高患者的生活质量。帕罗西汀是一种选择性 5-HT 再摄取抑制剂，通过阻止 5-HT 的再吸收而提高神经突触间隙内 5-HT 的浓度，从而产生抗抑郁作用。

## 六、预防与健康指导

帮助患者认识、理解病情，指导其改善生活方式、调整饮食结构和习惯、去除可能与症状发生有关的发病因素，提高患者应对症状的能力。

# 第十二节　功能性便秘

功能性便秘是指由于生活规律改变、情绪抑郁、饮食因素、排便习惯不良、药物作用等非全身疾病或肠道疾病所引起的原发性持续性便秘，又称为习惯性便秘或单纯性便秘。功能性便秘主要是由于肠功能紊乱所引起的。

## 一、问诊要点

（1）是否有排便次数减少，如每周排便常少于 3 次，严重者 2～4 周排便 1 次。

（2）是否有排便困难，如排便时间每次长达 30min 以上，粪便是否硬结。是否常伴有排便不畅感、排便后无空虚感或常有里急后重、欲便不畅等症状。

（3）是否下腹有胀压感、上腹饱胀不适、嗳气、反胃、恶心、腹痛、腹鸣、排气多等。

## 二、查体要点

体检时多无阳性发现。在痉挛性便秘时往往可扪及痉挛收缩的肠管。直肠便秘时在左下腹常可触到粪块，肛门指诊时触到坚实粪块，排便后指诊发现因壶腹扩张四处空旷而不易触到肠壁。

## 三、实验室检查和辅助检查

（1）血常规、粪常规、粪便潜血试验　为便秘患者常规检查，可提供结直肠及肛门器质性病变的线索。

（2）直肠指检　可确定是否有粪便嵌塞、肛门狭窄、直肠脱垂、直肠肿块等病变，并可了解肛门括约肌的肌力状况。

（3）内镜检查　可观察结肠和直肠黏膜情况，排除器质性病变。部分患者可见结肠黏膜呈弥漫性黑褐色斑点，称结肠黑变征，为肠黏膜脂褐素沉着，多与长期服用泻药有关。积粪过久可致直肠黏膜痉挛。

（4）影像学检查　腹部 X 线平片能显示肠腔扩张、粪便存留及气液平面。消化道钡餐可显示钡剂在胃肠道内运行的情况，可了解其运动功能状态。钡剂灌肠可发现巨结肠。CT 或 MRI 主要用于肠道有无肿块或狭窄的检查。

## 四、诊断与鉴别诊断

### 1. 诊断

患者缺乏确切病因，又无可解释症状的器质性疾病证据，同时在过去 12 个月中至少达 3 个月连续或不间断出现以下 2 项或 2 项以上症状者可诊断为功能性便秘。

① 排便用力。

② 粪便成块或硬结。

③ 排便不尽感。

④ 需用手才能帮忙。

⑤ 每周排便少于 3 次。

对中年以上的患者，排便习惯一向规律，逐渐发生顽固性便秘时，则必须给予及时和彻底的检查，以便除外结肠癌。

**2. 鉴别诊断**

便秘作为症状之一，可见于各种疾病所造成的排便动力的不足。如长期慢性消耗性疾病造成的恶病质、衰弱、营养不良、腹水、巨大卵巢囊肿的压迫、慢性肺气肿、膈肌麻痹等常可引起腹肌、膈肌、肛提肌以及平滑肌的无力，都有可能引起便秘。脊髓及马尾部损伤常造成排便反射障碍。肛裂、痔、肛周的炎症等引起肛门括约肌的痉挛以及肛门瘢痕性狭窄等，均可引起便秘。至于铅、砷、汞、磷等中毒，碳酸钙、氢氧化铝、阿托品、阿片等药物的使用，各种原因造成的肠腔狭窄等情况，虽然都可发生便秘，但它常掩盖不了原发病的主要表现，因此与功能性便秘作鉴别常无困难。

# 五、治疗

**1. 一般治疗**

以饮食、排便习惯的调节为主，辅以药物治疗，避免滥用泻药，注意用药个体化。鼓励患者晨起多饮水、菜汁、水果汁或蜂蜜汁，进食富含纤维的食物如麦胶、水果、蔬菜、玉米等，适当增加活动量。非比麸为小麦纤维素，由于纤维本身不被吸收，能使粪便膨胀刺激结肠运动。养成定时排便的习惯，可防止粪便堆积。鼓励患者早餐后排便，如仍不能排出可在晚餐后再次排便，使患者逐渐恢复正常的排便习惯。在排便习惯的训练中可结合药物清洁肠道。

**2. 药物治疗**

（1）润滑性泻药

处方　开塞露1支　塞肛

【说明】适用于老人、小儿便秘，也可用于痔、高血压、心衰患者的便秘及预防术后排便困难。长期应用可干扰维生素A、维生素 D、维生素 E、维生素 K 以及钙、磷的吸收。

（2）高渗性泻药

处方 乳果糖 30mL po qd

【说明】适用于需用缓泻药的急慢性功能性便秘的患者，更可恢复老年人或儿童的正常排便习惯；也适用于孕妇、产妇、手术后患者，对必须卧床的患者以及药物引起的便秘、肛裂或痔疮引起的排便疼痛的患者也适用。糖尿病患者、乳果糖及其组分过敏者慎用。

（3）盐类泻药

处方 硫酸镁 5～20g po qd

【说明】主要用于习惯性便秘、老年性便秘、高脂血症及糖尿病。特别适用于老年体弱、高血压、糖尿病的便秘患者。对有肠梗阻者不可用盐性导泻药。

（4）刺激性泻药

处方 酚酞片 50～200mg po qd

【说明】适用于长期顽固性便秘或使用其他缓泻药无效者。阑尾炎、直肠出血未明确诊断、充血性心力衰竭、高血压、粪块阻塞、肠梗阻禁用。

**3. 其他治疗**

功能性便秘患者常伴有抑郁和焦虑症，可加重便秘，因而需接受心理治疗。精神异常紧张者经治疗无效可给予抗焦虑或抗抑郁药物联合治疗。对有直肠括约肌及盆底肌功能紊乱的便秘患者，可采用生物反馈治疗。经内科治疗无效，而且各种检查显示有明确的病理解剖和确凿的功能性异常部位，可考虑手术治疗，如继发性巨结肠、部分结肠冗长、结肠无力、直肠前膨出症、直肠内套叠、直肠黏膜内脱垂、盆底痉挛综合征等。

# 第十三节　非酒精性脂肪肝

脂肪肝是由于多种原因引起肝细胞内脂肪堆积过多的一种病理状态，即肝内脂肪含量超过肝湿重的 5%，或肝活检 30% 以上肝细胞有脂肪变且弥漫分布于全肝，是一种多病因引起的代谢性肝病。

## 一、问诊要点

是否有倦怠乏力、易疲劳、右季肋疼痛等，但多数病例自觉症状缺如。是否有高血脂、肥胖、高血压等病史。

## 二、查体要点

缺乏阳性体征。

## 三、实验室检查和辅助检查

（1）肝胆脾 B 超　超声诊断脂肪性肝病的准确率高达 70%～80%；利用超声在脂肪组织中传播出现显著衰减的特征，也可定量脂肪肝变程度。规定具备以下三项腹部超声表现中的两项者为弥漫性脂肪肝：肝脏近场回声弥漫性增强（"明亮肝"），同声强于肾脏；肝内管道结构显示不清；肝脏远场回声逐渐衰减。

（2）CT 检查　诊断脂肪肝的依据为肝脏密度普遍降低，根据肝 / 脾 CT 密度比值还可判断脂肪肝病的程度。肝 / 脾 CT 值之比 $<1.0$。其中，$0.7<$ 肝 / 脾 CT 比值 $<1.0$ 者为轻度，$\leqslant 0.7$ 但 $>0.5$ 者为中度，$\leqslant 0.5$ 者为重度脂肪肝。

（3）血脂、肝功能等检查。

## 四、诊断标准和鉴别诊断

### 1. 诊断

（1）无饮酒史或每周饮酒折含乙醇量＜140g。

（2）除外药物、毒物、感染或其他可识别的外源性因素导致的脂肪性肝病。

（3）肝脏影像学表现符合弥漫性脂肪肝的影像学诊断标准。

（4）有代谢危险因素的患者存在难以解释的血清碱性磷酸酶和谷氨酰转肽酶持续轻至中度升高。

（5）肝活检组织学改变符合脂肪性肝病的病理学诊断标准。

（6）存在体重增长迅速、内脏性肥胖、空腹血糖增高、血脂紊乱、高血压等危险因素。

凡具备上述第（1）、（2）项和第（5）项者即可确诊为非酒精性脂肪肝；具备第（1）、（2）项和第（3）或第（4）项中任一项者诊断为非酒精性脂肪肝可能；同时具备第（6）项和（或）经改变生活方式等相应治疗后第（3）项和第（4）项改善者可基本明确非酒精性脂肪肝的诊断。

### 2. 酒精性脂肪肝分期和分型

在病理学上，非酒精性脂肪肝有四个最明显的分期：肝脂肪变、脂肪性肝炎、脂肪性肝炎伴肝纤维化和肝硬化。

通常依据其脂肪变、炎症和纤维化，将其分为 4 种类型，即Ⅰ型，仅脂肪变；Ⅱ型，脂肪变＋炎症；Ⅲ型，脂肪变＋肝细胞损伤；Ⅳ型，脂肪变＋窦周纤维化和多形核细胞浸润，可有或无 Mallory 小体。

### 3. 鉴别诊断

（1）原发性肝癌　一般可有肝炎病史，血 AFP 升高，B 超、CT 等影像学检查证实肝脏占位。

（2）转移性肝癌　腹部 B 超、CT 等提示肝脏多发占位，血

AFP 一般不升高，可有腹泻、食欲缺乏、便秘等消化道症状，X线上消化道钡餐、胃肠道内镜检查可明确原发病灶。

（3）非酒精性脂肪性肝炎与酒精性脂肪性肝炎的鉴别诊断非酒精性脂肪性肝炎患者右上腹可表现出钝痛，一般与代谢综合征的某些特征有关联，如糖尿病、高血压和肥胖症等。酒精性肝病更易出现食欲减退、发热、黄疸以及体重下降等临床表现，有明显的嗜酒史。

AST 与 ALT 之间的比值是区分非酒精性脂肪性肝炎与酒精性脂肪性肝炎的最重要的客观指标之一。一般来说，AST 与 ALT 在这两种情况下都很少超过 300U/L，但非酒精性脂肪性肝炎时 ALT 血清水平常超过 AST 2～3 倍，而酒精性脂肪性肝炎时则以 AST 增高为主，AST/ALT 比值可达 2～3。

（4）非酒精性脂肪性肝炎与自身免疫性肝炎的鉴别诊断 本病目前没有特异性诊断标志物，是参照国际自身免疫性肝炎诊断记分标准进行诊断。由于非酒精性脂肪性肝炎病例的抗核抗体等自身抗体阳性率高达 30%，且其纤维进化进展者 γ- 球蛋白亦呈高值，故应施行肝活检进行鉴别。另外，在对自身免疫性肝炎采用激素治疗中还可引起药物性非酒精性脂肪性肝炎。当本病治疗中出现转氨酶增高时，必须区分其为自身免疫性肝炎恶化，还是药物诱导的非酒精性脂肪性肝炎。

## 五、治疗方法

### 1. 一般治疗

改变生活方式、控制体重，减少腰围：通过健康宣教纠正不良生活方式和行为，中度热量限制，低糖低脂膳食，增加膳食纤维含量；中等量有氧运动，每周 4 次以上，累计锻炼时间至少 150min。避免体重急剧下降，禁用极低热量饮食和空 - 回肠短路手术减肥，避免接触肝毒质，慎重使用可能有肝毒性的中西药物和保健品，严禁过量饮酒。

### 2. 药物治疗

处方一　多烯磷脂酰胆碱 228～456mg　tid

【说明】多烯磷脂酰胆碱以大豆中提取的粗制磷脂物质精制而成，可以减少自由基，增强过氧化氢酶、超氧化物歧化酶（SOD）和谷胱甘肽还原酶的活性，达到保护肝细胞的作用。

处方二　水飞蓟宾（素）片 70mg　tid

【说明】水飞蓟宾具有抗氧自由基、抗脂质过氧化、保护肝细胞膜等作用。水飞蓟宾还有调节肝脏脂肪代谢的作用，可阻止或减轻脂肪在肝脏内的沉积和浸润作用。

处方三　甘草酸二铵肠溶胶囊 50～100mg　tid

【说明】甘草酸制剂对肝脏有保护作用。

处方四　熊去氧胆酸胶囊 2 粒　tid

【说明】熊去氧胆酸有类似胆固醇树脂考来烯胺的作用，可降低血脂，提高细胞膜的稳定性，抑制单核细胞产生细胞因子，从而减轻肝细胞脂肪浸润，降低损害因子的作用，保护肝细胞。

处方五　还原型谷胱甘肽 200mg　tid

【说明】还原型谷胱甘肽抑制肝组织内过氧化物的产生及甘油三酯的堆积，纠正低氧血症，保护肝细胞膜，防止乙醇引起的肝细胞变性、坏死及肝脏纤维化等损害的发生，并通过转甲基、丙氨基反应，保护肝脏的合成、解毒、灭活激素等功能，并促进胆酸代谢，有利于消化道吸收脂肪及脂溶性维生素。

### 3. 其他治疗方式的选择

脂肪肝发展至晚期肝硬化、肝功能衰竭等时，可外科手术行肝移植，但肝移植后易复发。

# 第十四节　酒精性肝病

酒精性肝病（ALD）是由于长期大量饮酒所致的肝脏疾病。

初期通常表现为脂肪肝，进而可发展成酒精性肝炎、酒精性肝纤维化和酒精性肝硬化；严重酗酒时可诱发广泛肝细胞坏死，甚至肝功能衰竭。

## 一、问诊要点

询问是否有长期饮酒史。是否有上腹不适、食欲缺乏、恶心、乏力等。是否有肝炎等病史。

## 二、查体要点

是否有黄疸、肝脾大、腹水等相关体征。

## 三、实验室检查和辅助检查

（1）B超检查 ① 肝区近场回声弥漫性增强（强于肾脏和脾脏），远场回声逐渐衰减；② 肝内管道结构显示不清；③ 肝脏轻至中度肿大，边缘角圆钝；④ 彩色多普勒血流显像提示肝内彩色血流信号减少或不易显示，但肝内血管走向正常；⑤ 肝右叶包膜及横膈回声显示不清或不完整。

（2）CT检查 弥漫性肝脏密度降低，肝脏与脾脏的CT值之比小于或等于1。弥漫性肝脏密度降低，肝/脾CT比值≤1.0但>0.7者为轻度；肝/脾CT比值≤0.7但>0.5为中度；肝/脾CT比值≤0.5者为重度。

（3）实验室检查 有血常规、血脂、肝功能等。

## 四、诊断和鉴别诊断

### 1. 诊断标准

（1）有长期饮酒史，一般超过5年，折合酒精量男性≥40g/d，女性≥20g/d；或2周内有大量饮酒史，折合酒精量>80g/d。但应注意性别、遗传乙肝因素的影响。酒精量换算公式为：g＝饮酒量（mL）×酒精含量（%）×0.8。

（2）临床症状为非特异性，可无症状，或有右上腹胀痛、食欲缺乏、乏力、体重减轻、黄疸等；随着病情加重，可有神经精神症、蜘蛛痣、肝掌等症状和体征。

（3）血清天门冬氨酸氨基转移酶（AST）、丙氨酸氨基转移酶（ALT）、谷氨酰转肽酶（GGT）和平均红细胞容积（MCV）等指标升高，禁酒后这些指标可明显下降，通常4周内基本恢复正常，AST/ALT>2有助于诊断。

（4）肝脏B超或CT检查有典型表现。

（5）排除嗜肝病毒的感染、药物和中毒性肝损伤等。

符合（1）、（2）、（3）和（5）条或（1）、（2）、（4）和（5）条可诊断酒精性肝病；仅符合（1）、（2）和（5）条可疑诊酒精性肝病。

**2. 临床分型标准**

符合酒精性肝病临床诊断标准者，其临床分型诊断如下。

（1）轻症酒精性肝病　肝脏生化、影像学和组织病理学检查基本正常或轻微异常。

（2）酒精性脂肪肝　影像学诊断符合脂肪肝标准，血清ALT、AST可轻微异常。

（3）酒精性肝炎　血清ALT、AST或GGT升高，可有血清胆红素增高。重症酒精性肝炎是指酒精性肝炎中，合并肝昏迷、肺炎、急性肾功能衰竭、上消化道出血，可伴有内毒素血症。

（4）酒精性肝纤维化　症状及影像学无特殊。未做病理时，应结合饮酒史、血清纤维化指标透明质酸、III型胶原、IV型胶原、层黏素、GGT、AST/ALT、胆固醇、Apo-A1、总胆红素、$\alpha_2$-巨球蛋白、铁蛋白、稳态模式胰岛素抵抗等改变，这些指标并非十分敏感，应联合检测。

（5）酒精性肝硬化　有肝硬化的临床表现和血清生化指标的改变。

### 3. 鉴别诊断

首先要排除其他原因引起的脂肪肝。同时注意是否合并乙肝病毒、丙肝病毒的感染。通过肝炎病毒表面抗原检测来排除病毒性肝炎。肝性脑病要和酒精性谵妄、Wernicke 脑病等相鉴别。

## 五、治疗

### 1. 一般治疗

酒精性肝病的治疗原则是：戒酒和营养支持，减轻酒精性肝病的严重程度；改善已存在的继发性营养不良和对症治疗酒精性肝硬化及其并发症。戒酒是治疗酒精性肝病的最主要措施。戒酒过程中应注意戒断综合征（包括酒精依赖者，神经精神症状的出现与戒酒有关，多呈急性发作过程，最低限度有四肢抖动及出汗等症状，严重者有戒酒性抽搐或癫痫样痉挛发作）的发生。酒精性肝病患者需良好的营养支持，在戒酒的基础上应提供高蛋白、低脂饮食，并注意补充 B 族维生素、维生素 C、维生素 K 及叶酸。

### 2. 药物治疗

处方一　泼尼松龙片 10mg　qd

【说明】对于严重酒精性肝炎患者，糖皮质激素可直接降低肝炎急性期的死亡率。并发急性感染、胃肠道出血、胰腺炎、血糖难以控制的糖尿病者为应用皮质激素的禁忌证。

处方二　美他多辛 0.5g　bid　po

【说明】美他多辛能够改善由于长期饮酒导致的肝功能损害。

处方三　多烯磷脂酰胆碱胶囊 228mg　tid

【说明】多烯磷脂酰胆碱有不同程度的抗氧化、抗炎、保护肝细胞膜及细胞器，使受损的肝功能和酶活力恢复正常，可改善肝脏生化学指标。

**3. 肝移植**

晚期 ALD 是原位肝移植的最常见指征之一。虽然大多数移植中心需要患者在移植前有一定的戒酒期（一般为 6 个月），但移植后患者再饮酒的问题及其对预后的影响仍值得重视。接受肝移植的肝硬化患者的生存率与其他病因引起的肝硬化患者相似，5 年生存率和 10 年生存率介于胆汁淤积性肝病和病毒性肝病之间。移植后生活质量的改善也与其他移植指征相似。

# 第十五节  肝硬化

肝硬化是一种常见的由不同病因引起的肝脏慢性、进行性、弥漫性病变，是在肝细胞广泛变性和坏死基础上产生肝纤维组织弥漫性增生，并形成再生结节和假小叶，导致正常肝小叶结构和血管解剖的破坏。病变逐渐进展，晚期出现肝功能衰竭、门静脉高压和多种并发症。它是严重和不可逆的肝脏疾病，是我国常见疾病和主要死亡原因之一。

## 一、问诊要点

（1）询问有无食欲缺乏、恶心和呕吐、腹胀及尿少，以及上述症状出现的时间、发展情况。

（2）有无呕血、黑粪、便血症状，如有，询问量及持续时间，并询问有无乏力、疲惫等贫血症状。

（3）询问有无牙龈出血、鼻出血等出血倾向表现。

（4）询问有无慢性活动性肝炎病史，有无乙型、丙型和丁型肝炎病毒感染史，有无血吸虫病史。

## 二、查体要点

（1）检查有无皮肤黏膜黄染、肝掌、蜘蛛痣、男性乳房异常发育。

（2）检查有无肝大、肿块、压痛及肝脏质地和大小有无异常。

（3）检查有无水肿、腹水征、腹壁静脉曲张。

## 三、实验室检查和辅助检查

（1）血常规　代偿期可无明显异常；失代偿期可见轻重不等的贫血，脾功能亢进时则见白细胞、血小板降低。

（2）尿常规　可见尿胆原、尿胆红素、尿蛋白。

（3）肝功能　代偿期轻度异常；失代偿期血清白蛋白降低，球蛋白升高，A/G倒置。转氨酶、胆红素升高。血氨可升高。凝血酶原时间延长，凝血酶原活动下降。

（4）腹水检查　以漏出液为主，如合并感染时，则呈渗出液或介于漏出液和渗出液之间；如合并肝癌，可出现血性腹水。

（5）超声检查　早期可见肝脏大，晚期肝体积缩小，肝表面凹凸不平，肝实质回声增强。门脉高压者可见门静脉增宽，脾大、腹水。

（6）食管钡餐检查　食管静脉曲张可见虫蚀样或蚯蚓样充盈缺损，胃底静脉曲张可见菊花样充盈缺损。

（7）胃镜检查　可确定有无食管-胃底静脉曲张，并直接观察静脉曲张的长度（L）、颜色（C）、程度（F）、炎症（E）；并对其出血的风险性进行评估。食管-胃底静脉曲张是诊断门静脉高压的最可靠指标。在并发上消化道出血时，急诊胃镜检查可判明出血部位和病因，并进行止血治疗。

（8）CT、MRI检查　肝脏各叶比例失常，右叶萎缩，左叶增大，呈结节样改变，肝门增宽，脾大，腹水。

（9）肝组织活检　可确诊肝硬化，了解肝硬化的程度。

## 四、诊断和鉴别诊断

### 1. 诊断

（1）有肝炎病毒感染史、长期酗酒、血吸虫病、胆汁淤积、循环障碍、药物及工业毒物接触等相关的病史。

（2）有典型肝功能减退症状，如贫血、面色晦暗无光泽、皮肤粗糙、不规则低热等全身表现；食欲缺乏、恶心、呕吐、腹胀、腹泻、黄疸等消化系统症状；鼻衄、牙龈出血及皮肤紫癜等出血倾向；出现内分泌紊乱；有肝掌、蜘蛛痣等体征。

（3）有门静脉高压的症状，如脾大；侧支循环开放，主要有食管-胃底静脉曲张、腹壁及脐周静脉曲张、痔静脉曲张等；腹水。

（4）肝功能检查示血白蛋白下降、球蛋白升高、转氨酶升高、血清总胆红素、直接胆红素、间接胆红素偏高，凝血酶原时间延长等。

（5）腹部 B 超检查示有肝硬化的形态特征。

（6）肝活组织病理检查示有假小叶形成，可确诊。

### 2. 分型

（1）按病理形态学分类　① 小结节性肝硬化：结节大小相仿，直径小于 3mm，结节失去正常肝小叶结构，周围被纤维包裹。纤维间隔较窄、均匀。② 大结节性肝硬化：结节较大，且大小不等，直径大于 3mm，最大可达 3.0～5.0cm，纤维间隔宽窄不一，一般较宽。大结节内可包含正常肝小叶。假小叶大小不等。③ 大小结节混合性肝硬化：兼有大结节、小结节，为上述两型的混合。

（2）按病因分类　引起肝硬化的原因较多，在我国以乙型病毒性肝炎所致的肝硬化最为常见，而在欧美国家则以酒精中毒最常见。① 病毒性肝炎：在我国，病毒性肝炎尤其是慢性乙型肝炎是引起肝硬化的主要因素，其次是丙肝。甲肝和戊肝一般不会发展为慢性肝炎和肝硬化。病毒的持续存在是演变为肝硬化的主要原因。而从病毒性肝炎发展到肝硬化的过程，短则数月，长达20～30年。② 慢性酒精中毒：在欧美国家，酒精性肝硬化所占的比例较高。我国近年来也有上升趋势，并且酒精可加速乙肝肝硬化的进展。其发病机制是长期大量饮酒（每日摄入乙醇50g达10年以上），酒精中间代谢产物乙醛对肝脏的直接损害，形成脂肪肝、酒精性肝炎、肝硬化。③ 非酒精性脂肪性肝炎：是仅次于病毒性肝炎和酒精中毒两种病因的最为常见的肝硬化前期病变。肥胖、糖尿病、高脂血症、药物、营养不良、体重极度下降是其常见危险因素。④ 胆汁淤积：持续肝内淤胆或肝外胆管阻塞时，可引起原发性或继发性胆汁性肝硬化。⑤ 化学毒物或药物：长期服用某些药物（如甲氨蝶呤、异烟肼、甲基多巴、四环素、双醋酚丁等），或长期反复接触某些化学毒物（如含砷杀虫剂、四氯化碳、磷等），均可引起药物性或中毒性肝炎，进而导致肝硬化。另外，黄曲霉毒素也可使肝细胞发生中毒损害引起肝硬化。

**3. 鉴别诊断**

（1）肝大　① 原发性肝癌：肝脏进行性大，质地坚硬，表面亦可有结节，肿瘤指标（AFP）阳性，超声、CT 等检查有助于鉴别，肝穿刺组织活检能够确诊。② 慢性活动性肝炎：谷丙转氨酶（ALT）反复或持续增高，肝脏质地中等，表面光滑，无腹水形成，超声检查有助于鉴别。

（2）脾大　① 特发性门静脉高压症：其病理为肝内窦前性门脉纤维化与压力增高，临床表现为脾大、贫血、白细胞及血小板减少、胃肠道反复出血等。② 晚期血吸虫病：也有窦前性肝内门静脉阻塞和高压、脾功能亢进和腹水等表现，应注意鉴别。

（3）腹水　① 结核性腹膜炎：腹水为草黄色渗出液，静置后有自然凝固。腹水结核杆菌培养阳性，常伴有结核中毒症状和肺或肠的结核病灶。② 腹内肿瘤：腹水多为血性，且增长迅速，腹水检查可见癌细胞。

# 五、治疗

## 1. 一般治疗

对于代偿期病人，治疗旨在延缓肝功能失代偿期、预防肝细胞肝癌，争取逆转病变；对于失代偿期病人，则以改善肝功能、治疗并发症、延缓或减少对肝移植需求为目标。目前，肝硬化尚无特效的治疗方法。关键在于平时积极预防和治疗慢性肝病，预防和延缓肝硬化的发生。一旦发生肝硬化，应采取综合性的治疗方法。首先是针对病因的治疗，如酒精性肝硬化患者必须戒酒、乙型肝炎肝硬化者可抗病毒治疗、肝豆状核变性可行排铜治疗等，使病情缓解，延长代偿期；对于失代偿期主要是对症治疗，改善肝功能，抢救并发症。

肝功能代偿期患者可参加一般轻的工作，肝功能失代偿期或者有并发症者，需绝对卧床休息。提高患者的营养状态，以给予高热量并以植物蛋白为主的饮食最为有效。严禁饮酒。脂肪尤其是动物脂肪不宜摄入过多。有腹水者，应予少钠盐或无钠盐饮食。有食管 - 胃底静脉曲张者，应避免进食坚硬、粗糙的食物。

## 2. 药物治疗

（1）保护肝细胞药物

处方一　熊去氧胆酸 250mg　po　bid

处方二　10% 葡萄糖注射液 250mL

　　　　还原型谷胱甘肽注射液 0.6～1.2g　｜iv drip　qd

处方三　水飞蓟宾片 70mg　po　tid

【说明】熊去氧胆酸有保护肝细胞作用，主要用于原发性胆汁性肝硬化。还原型谷胱甘肽起解毒作用。水飞蓟宾有明显的保护及稳定肝细胞膜的作用，主要适用于初期肝硬化、慢性迁延性肝炎等。用保肝药物品种不宜过多，以免影响食欲或加重肝脏负担。

（2）维生素类药物治疗

处方一　维生素 C 0.2g　po　tid

处方二　复合维生素 $B_2$ 10mg　po　tid

处方三　维生素 E 100mg　po　tid

（3）腹水治疗

① 利尿药

处方一　螺内酯 20～40mg　po　tid～qid

处方二　呋塞米片 40～240mg/d　po　分次服用

处方三　呋塞米注射液 20～240mg　div

【说明】利尿药应用原则为间歇、交替、缓慢、排钾利尿药与保钾利尿药合用。

② 提高胶体渗透压治疗

处方一　同型新鲜血浆 200mL　iv drip　qd

处方二　20% 人血白蛋白 5～10g　iv drip　qd 或　qod

【说明】每周定期少量多次静脉输入人血白蛋白或新鲜血浆，有助于改善机体一般情况、恢复肝功能、提高血浆渗透压、促进腹水的消退。

③ 治疗性放腹水：对于大量腹水、难治性腹水患者，若无肝性脑病、上消化道出血、感染、凝血酶原时间＞40%，血小板＞$40×10^9$/L，可采用治疗性放腹水，同时补充人血白蛋白，增加有效血容量，阻断 RAAS 系统激活。每周放腹水 3 次，每次 4000～6000mL。腹水消除后可继续使用螺内酯维持治疗。

④ 腹水浓缩回输：对于难治性肝硬化腹水患者，特别是伴有肾功能不全者，可采用腹水浓缩回输治疗。放出腹水 5000mL，经过超滤浓缩处理为 500mL，清除水、钠，再通过静脉回输给患者，补充蛋白质 40g，增加有效血容量。对于感染性腹水和癌性腹水不能再回输。

⑤ 经颈静脉肝内门体分流术（TIPS）：对于经上述治疗无效的顽固性腹水、肝性腹水及伴有肾功能不全者，可经颈静脉放置导管引导支撑管经肝静脉与门静脉之间架桥，在肝内建立门静脉与肝静脉主要分支间的分流通道。术后门静脉压力降低，对利尿药反应改善，尿量明显增加，腹水消退较快。常见的不良反应有肝性脑病和肝功能减退。应严格掌握该术的适应证和禁忌证，对于年龄＞70 岁、肺动脉高压或合并心功能不全、器质性肾病引起肾衰、肝恶性肿瘤等患者不宜使用。

**3. 其他治疗方式的选择**

（1）不同病因的肝硬化末期患者均可考虑做肝移植。

（2）人工肝　人工肝治疗是一种透析疗法，可清除血氨和其他毒性物质，提供正常的由肝脏合成的物质，纠正水电解质紊乱及酸碱平衡失调，对急慢性肝性脑病有一定的作用。也是等待肝移植患者的过渡疗法。有血浆置换、血液透析、血液灌流、分子吸附再循环系统以及生物人工肝等多种方式可供选择。

# 第十六节　原发性肝癌

原发性肝癌（PLC）是临床上最常见的恶性肿瘤之一，每年新发病例占全球的 42%～50%。

## 一、问诊要点

（1）仔细询问其腹痛的部位、性质、程度和缓解情况，半数以上患者有肝区疼痛，多呈持续性肿痛或钝痛。

（2）有无进行性消瘦、乏力、营养不良和恶病质等。

（3）有无食欲减退、恶心、嗳气、腹泻、腹胀、便次增多、发热、出血倾向、下肢水肿、急腹症等。

（4）既往有无病毒性肝炎、肝硬化等病史。

## 二、查体要点

（1）肝大，于左叶剑突下可扪及肿块，右叶下段可直接触及肿块，质地坚硬，表面凹凸不平，有大小不等的结节或巨块，边缘钝而不整齐，常有不同程度的压痛，近膈面可使膈肌上抬，肝区叩击痛。

（2）晚期可出现黄疸，皮肤巩膜黄染。

（3）肝癌合并有肝硬化门静脉高压者可有脾大、腹水、静脉侧支循环形成等表现。

（4）肿瘤可压迫或扭曲肝总动脉或腹腔动脉，导致肝区出现血管吹风样杂音，这是肝癌的特殊体征。

（5）末期患者还可出现进行性消瘦、发热、食欲缺乏、乏力、营养不良和恶病质等全身性表现。

## 三、实验室检查和辅助检查

### 1. 病理或细胞学检查

病理诊断最确切，诊断的准确性高。但在临床工作中必须进行肝穿刺以取得送检的病理材料。肝穿刺为侵入性检查，并有可能诱发出血或癌的播散。

### 2. 血液学分子标志物检查

（1）血清 AFP 是当前诊断肝癌和疗效监测常用且重要的指标。血清 AFP≥400μg/L，在排除妊娠、慢性或活动性肝病、生殖腺胚胎源性肿瘤以及其他消化系统肿瘤后，高度提示肝癌；而血清 AFP 轻度升高者，应结合影像学检查或作动态观察，并与肝功能变化对比分析，有助于诊断。

（2）异常凝血酶原（PIVKA Ⅱ或 DCP）、血浆游离微小核糖核酸（microRNA）和血清甲胎蛋白异质体（AFP-L3）也可以作为肝癌早期诊断标志物，特别是对于血清 AFP 阴性人群。

**3. 常用影像学检查**

（1）B 型超声检查 是目前肝癌筛查的首选方法，具有方便易行、价格低廉及无创等优点，能检出肝内直径＞1cm 的占位性病变，利用多普勒效应或超声对比剂，了解病灶的血供状态，判断占位性病变的良恶性，并有助于引导肝穿刺活检。肝癌的声像图表现为低或高回声的"失结构"的占位性病变，此种病变多呈圆球形或椭圆形，因肿瘤的膨胀性生长使周围血管移位并逐渐形成沿肿瘤周边环绕的现象。

（2）增强 CT/MRI 可以更客观及更敏感地显示肝癌，1cm 左右肝癌的检出率可＞80%，是诊断及确定治疗策略的重要手段。MRI 为非放射性检查，可以在短期重复进行。CT 平扫多为低密度占位，部分有晕圈征，大肝癌常有中央坏死；增强时动脉期病灶的密度高于周围肝组织，但随即快速下降，低于周围正常肝组织，并持续数分钟，呈"快进快出"表现。

（3）数字减影血管造影（DSA）当增强 CT/MRI 对疑为肝癌的小病灶难以确诊时，经选择性肝动脉行 DSA 检查是肝癌诊断的重要补充手段。对于直径 1~2cm 的小肝癌，肝动脉造影可以更精确地做出判断，正确率＞90%。

（4）正电子发射计算机断层成像（PET-CT）、发射单光子计算机断层扫描（SPECT-CT）可提高诊断和评判疾病进展的准确性。

**4. 其他**

如常规检查血常规、血凝试验、肝功能、肾功能、血糖、血脂、乙肝六项、丙肝抗体等。

## 四、诊断和鉴别诊断

**1. 诊断**

肝癌见于中年男性，男女之比约为 3：1。常在肝硬化的基础上发生，临床表现缺乏特异性。起病隐匿，早期缺乏典型症状。临床症状明显者大多已进入中晚期，中晚期肝癌的临床表现主要有：① 肝区疼痛：是肝癌最常见的症状，多呈右上腹持续性胀痛或钝痛。② 消化道症状：腹胀、食欲减退、恶心、呕吐、腹泻等；全身性表现：进行性消瘦、发热、乏力、营养不良和恶病质等。③ 转移灶症状：如转移至肺、骨、脑、淋巴结、胸腔等处，可产生相应的症状，部分病人以转移灶症状就诊。④ 伴癌综合征：癌肿本身代谢异常或肝癌患者的内分泌/代谢异常而出现的一组综合征，表现为自发性低血糖、红细胞增多症，其他罕见的有高钙血症、高脂血症、类癌综合征等。

结合肝癌发生的高危因素［具有乙型肝炎病毒（HBV）和（或）丙型肝炎病毒（HCV）感染、过度饮酒、肝脂肪变性或代谢功能障碍相关性肝病、饮食中黄曲霉毒素 B1 的暴露、其他各种原因引起的肝硬化及有肝癌家族史等人群，尤其年龄＞40 岁的男性］、影像学特征以及血清学标志物，依据路线图的步骤，对肝癌进行临床诊断（图 3-1）。

**注**：典型表现为动脉期（主要动脉晚期）病灶明显强化，门静脉期、延迟期或移行期强化下降，呈"快进快出"的强化方式；不典型表现为缺乏动脉期病灶强化，门静脉期、延迟期或移行期无廓清，甚至持续强化等；血液学分子标志物包括血清 AFP、DCP、7 个 microRNA 组合，AFP（＋）为超过血清 AFP 检测正常值。

（1）慢性肝病或肝硬化患者发现肝内结节最大径≤2cm，行多参数 MRI、动态增强 CT、超声造影或肝细胞特异性对比剂 Gd-EOB-DTPA 增强 MRI4 项检查，其中至少有 2 项显示"快进快出"的肝癌典型特征，则可做出肝癌的临床诊断；发现肝内结节最大径＞2cm，则上述 4 种影像学检查中只要 1 项有典型的肝癌特征，即可做出肝癌的临床诊断。

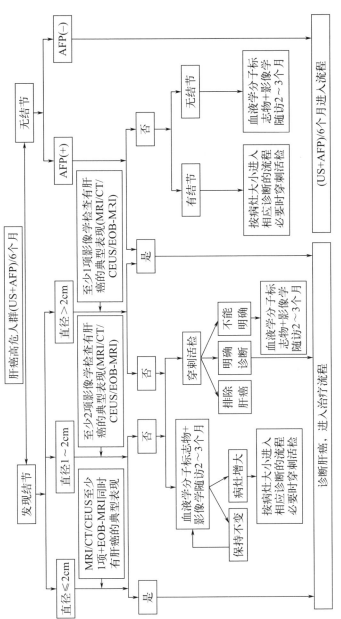

图 3-1 肝癌临床诊断

（2）慢性肝病或肝硬化患者发现肝内结节最大径≤2cm，若上述4种影像学检查中无或仅有1项检查有典型的肝癌特征，或者发现肝内结节最大径＞2cm，上述4种影像学检查无典型的肝癌特征者，需进行肝病灶穿刺活检，或每2~3个月1次的影像学检查随访，并结合血清AFP、DCP水平以明确诊断。

（3）慢性肝病或肝硬化患者血清AFP升高，特别是持续升高，应行影像学检查，上述4种影像学检查中只要有1项检查有典型的肝癌特征，即可做出肝癌的临床诊断；如未发现肝内结节，在排除妊娠、活动性肝病、生殖腺胚胎源性肿瘤及消化道肿瘤的前提下，应密切随访血清AFP、DCP水平及每2~3个月进行影像学复查。

**2. 肝癌分期**

肝癌的分期对于治疗方案的选择、预后评估至关重要。依据患者体能状态（PS）、肝肿瘤及肝功能情况，建立中国肝癌的分期方案（CNLC），包括：CNLCⅠa期、Ⅰb期、Ⅱa期、Ⅱb期、Ⅲa期、Ⅲb期、Ⅳ期，具体分期方案描述见表3-6。

表3-6 中国肝癌分期方案

| 临床分期 | PS评分 | 肿瘤状态 | 肝功能状态 |
|---|---|---|---|
| Ⅰ期 | | | |
| Ⅰa | 0~2 | 单个肿瘤、直径＝5cm，无影像学可见血管癌栓和肝外转移 | Child-PughA/B |
| Ⅰb | 0~2 | 单个肿瘤、直径＞5cm，或2~3个肿瘤、最大直径＝3cm，无影像学可见血管癌栓和肝外转移 | Child-PughA/B |
| Ⅱ期 | | | |
| Ⅱa | 0~2 | 2~3个肿瘤、最大直径＞3cm，无影像学可见血管癌栓和肝外转移 | Child-PughA/B |
| Ⅱb | 0~2 | 肿瘤个数≥4个，肿瘤大小不论，无血管侵犯、肝外转移 | Child-PughA/B |

| 临床分期 | PS 评分 | 肿瘤状态 | 肝功能状态 |
|---|---|---|---|
| | | III期 | |
| III a | 0～2 | 肿瘤情况不论、有影像学可见血管癌栓而无肝外转移 | Child-PughA/B |
| III b | 0～2 | 肿瘤情况不论、有无影像学可见血管癌栓不论、有肝外转移 | Child-PughA/B |
| | | IV期 | |
| | 0～2 | 肿瘤情况不论、有无影像学可见血管癌栓不论、有无肝外转移不论 | Child-PughC |
| | 3～4 | 肿瘤情况不论、有无影像学可见血管癌栓不论、有无肝外转移不论 | 任何 |

肝癌的病理分化程度可以采用国际上常用的 Edmondson-Steiner 分级法（表 3-7）或 WHO 推荐的高中低分化（表 3-8）。

**表 3-7 Edmondson-Steiner 分级**

| Ⅰ级 | 分化良好，核 / 质比接近正常，瘤细胞体积小，排列成细梁状 |
|---|---|
| Ⅱ级 | 细胞体积和核 / 质比较Ⅰ级增大，核染色加深，有异型性改变，胞浆呈嗜酸性颗粒状，可有假腺样结构 |
| Ⅲ级 | 分化较差，细胞体积和核 / 质比较Ⅱ级增大，细胞异型性明显，核染色深，核分裂多见 |
| Ⅳ级 | 分化最差，胞质少，核深染，细胞形状极不规则，黏附性差，排列松散，无梁状结构 |

**表 3-8 肝癌系统 WHO 分级**

| 高分化 | 肿瘤细胞类似成熟肝细胞，具有小到轻微的异型性，需要鉴别肝细胞腺瘤或增生异常结节 |
|---|---|
| 中分化 | HE 染色显示明确恶性，形态学强烈提示肝细胞分化 |
| 低分化 | HE 染色显示明确恶性，形态学多样，类似低分化癌 |

### 3. 鉴别诊断

（1）肝硬化结节 增强 CT/MRI 见病灶动脉期强化，呈快进快出，诊断肝癌；若无强化，则考虑为肝硬化结节。AFP＞400ng/mL，有助于肝癌诊断。

（2）活动性病毒性肝炎　病毒性肝炎活动时血清 AFP 往往呈短期低浓度升高，应定期多次随访测定血清 AFP 和 ALT，或联合检测其他肝癌标志物并进行分析，如：① AFP 和 ALT 动态曲线平行或同步升高，或 ALT 持续增高至正常的数倍，则肝炎的可能性大；② 二者曲线分离，AFP 持续升高，往往超过 400ng/mL，而 ALT 不升高，呈曲线分离现象，则多考虑肝癌。

（3）肝脓肿　临床表现为发热、肝区疼痛、压痛明显，白细胞计数和中性粒细胞升高。US 检查可发现脓肿的液性暗区。必要时在超声引导下做诊断性穿刺或药物试验性治疗以明确诊断。

（4）肝包虫病　病人常有牧区生活和接触病犬等生活史。

（5）其他肝脏肿瘤或病变　当影像学与肝脏其他良性肿瘤如血管瘤、肝腺瘤、肝局灶性结节性增生等鉴别有困难时，可检测 AFP 等肿瘤标志物，并随访 US、增强 CT/MRI，必要时在 US 引导下行肝活检。

# 五、治疗

肝癌治疗的特点是多学科参与、多种治疗方法共存，其常见治疗方法包括肝切除术、肝移植术、消融治疗、血管内介入治疗、放射治疗、系统性抗肿瘤治疗、中医药治疗等多种手段。

## 1. 外科治疗

肝癌的外科治疗是肝癌患者获得长期生存的重要手段（证据等级 2，推荐 A），主要包括肝切除术和肝移植。肝癌切除的适应证：在 CNLC Ⅱ b 期和Ⅲ a 期肝癌患者中，经 MDT 评估，手术切除有可能获得比其他治疗更好的效果，也可以考虑手术切除。肝癌术后患者需每隔 3 个月密切监测影像学（超声显像，必要时选择动态增强 CT、动态增强 MRI 扫描以及 Gd-EOB-DTPA 增强

MRI 扫描）及 AFP、DCP 和 7 个 microRNA 组合等肿瘤学标志物的改变，2 年之后可适当延长至 3～6 个月，建议终身随访。肝移植术是肝癌根治性治疗手段之一，尤其适用于肝功能失代偿、不适合手术切除及消融治疗的小肝癌患者。推荐 UCSF 标准作为中国肝癌肝移植适应证标准。肝癌肝移植术后早期撤除 / 无激素方案、减少肝移植后早期钙调磷酸酶抑制剂的用量、采用以哺乳动物雷帕霉素靶蛋白抑制剂（如雷帕霉素、依维莫司）为主的免疫抑制方案等有助于减少肿瘤复发转移。

**2. 消融治疗**

消融治疗已经被认为是手术切除之外治疗小肝癌的根治性治疗方式，消融治疗具有对肝功能影响小、创伤小、疗效确切的特点，适用于 CNLC Ⅰa 期及部分Ⅰb 期肝癌（即单个肿瘤、直径≤5cm；或 2～3 个肿瘤、最大直径≤3cm）；无血管、胆管和邻近器官侵犯以及远处转移，肝功能 Child-Pugh A/B 级者。

**3. 经动脉介入治疗**

根据动脉插管化疗、栓塞操作的不同，经动脉介入治疗通常分为以下几个：① 动脉灌注化疗：是指经肿瘤供血动脉灌注化疗药物，包括 HAIC，常用化疗药物有蒽环类、铂类和氟尿嘧啶类等。② TACE：是指将带有化疗药物的碘化油乳剂或载药微球、辅以颗粒型栓塞剂（如明胶海绵颗粒、空白微球、聚乙烯醇颗粒）等经肿瘤供血动脉支的栓塞治疗。③ TAE：单纯用颗粒型栓塞剂栓塞肿瘤的供血动脉分支。④ 经动脉放射性栓塞（TARE），指经肿瘤供血动脉注射带有放射性核素的物质。其中 TACE 是肝癌最常用的经动脉介入治疗方法，主要适用于 CNLC Ⅱb、Ⅲa 和部分Ⅲb 期肝癌患者。

TACE 禁忌证：① 肝功能严重障碍（Child-Pugh C 级），包括严重黄疸、肝性脑病、难治性腹水或肝肾综合征等；② 无法纠正的凝血功能障碍；③ 门静脉主干完全被癌栓 / 血栓栓塞，门静脉侧支代偿不足且不能通过门静脉成形术有效复通门静脉向肝血流者；④ 严重感染或合并活动性肝炎且不能有效控制者；⑤ 肿瘤弥漫或远处广泛转移，估计生存期<3 个月；⑥ ECOG PS 评分＞2 分、恶液质或多器官功能衰竭者；⑦ 肿瘤占全肝体积的比例≥70%（非绝对禁忌，如肝功能基本正常，可考虑采用分次栓塞）；⑧ 外周血白细胞和血小板显著减少，白细胞<3.0×10⁹/L，血小板<50×10⁹/L（非绝对禁忌，如脾功能亢进者，排除化疗性骨髓抑制）；⑨ 肾功能障碍：血肌酐>176.8μmol/L 或者血肌酐清除率<30mL/min；⑩ 严重碘对比剂过敏者。TACE 必须遵循规范化和个体化的方案，提倡精细 TACE 治疗，以减少肿瘤异质性导致 TACE 疗效的差异。

### 4. 放射治疗

放射治疗分为外放射治疗和内放射治疗。外放射治疗是利用放疗设备产生的射线（光子或粒子）从体外进入体内对肿瘤照射。内放射治疗是利用放射性核素，经机体管道或通过针道植入肿瘤内。肝癌对放射敏感，中等剂量的放疗，就可以获得较好的肿瘤缓解率。

### 5. 系统治疗

系统治疗或称之为全身性治疗，主要指抗肿瘤治疗，包括分子靶向药物治疗、免疫检查点抑制剂治疗、化学治疗和中医中药治疗等；另外还包括了针对肝癌基础疾病的治疗，如抗病毒治疗、保肝利胆和支持对症治疗等。系统抗肿瘤治疗在不可手术切除的中晚期肝癌中的适应证主要为：① CNLC Ⅲ a、Ⅲ b 期肝癌患者；② 不适合手术切除或 TACE 治疗的 CNLC Ⅱ b 期肝癌患者；③ TACE 治疗抵抗或 TACE 治疗失败的肝癌患者。

（1）系统化疗 对于没有免疫治疗禁忌证的患者，首选阿替利珠单抗联合贝伐珠单抗；对于存在免疫治疗禁忌证的患者，可选择索拉非尼或仑伐替尼；对于身体状况差的患者〔肝功能

Child-Pugh B 级（＞7 分）和 C 级］，可选用阿可拉定。

（2）中医治疗　针对肝癌早期、中晚期、终末期等不同阶段，采取病证结合临床诊疗模式，以肝癌的核心病机"癌毒盛衰"为着眼点，能改善肝癌患者临床症状，提高治疗耐受性。诸如槐耳颗粒、肝复乐、华蟾素等中药药剂应用于肝癌手术切除后的辅助治疗。

# 第十七节　上消化道出血

上消化道出血是指十二指肠悬韧带以上的食管、胃、十二指肠和胰胆等病变引起的出血；胃空肠吻合术后的空肠上端病变所致出血亦属此范围。常见疾病有消化性溃疡、食管 - 胃底静脉曲张破裂和门脉高压性胃病、上消化道肿瘤、血管畸形及上消化道炎症性疾病。

## 一、问诊要点

（1）询问黑粪的量、形状、色的变化和持续时间。

（2）询问有无呕血，呕血的量、色、性状，有无凝块。

（3）询问有无头昏、心慌、乏力、突然起立发生晕厥、大汗淋漓、发冷、尿少等休克表现。

（4）询问近期服药情况，应特别注意有无服用解热镇痛药及肾上腺皮质激素。

（5）询问有无胃、肝、肠道疾病史，有无其他慢性疾病史，有无胃肠手术史等。

## 二、查体要点

（1）注意检查有无面色苍白、心率加快、四肢湿冷、口唇发绀、呼吸急促、血压下降等周围循环衰竭体征。

（2）检查有无蜘蛛痣、肝掌、脾大、腹壁静脉曲张、腹水等肝硬化体征。

（3）有无肝区疼痛、肝大、质地坚硬、表面凹凸不平或有结节等肝癌体征。

（4）注意检查有无左上腹压痛、肿块、左锁骨上淋巴结肿大等胃癌体征。

## 三、实验室检查和辅助检查

（1）血常规、尿常规、粪常规、生化、凝血功能等了解失血多少情况。

（2）消化内镜检查　此为诊断病因的首选，一般主张在出血后 24～48h 内检查，检查前应先纠正休克，补充血容量等，使生命体征相对稳定。90% 以上的消化道出血可以通过胃镜检查明确诊断。

（3）选择性血管造影、核素扫描、胶囊内镜　主要适用于病因不明的出血及不适宜做胃镜的大出血。

（4）X 线钡餐造影　适用于出血已停止和病情稳定的患者。或用于胃镜检查禁忌证或者不愿意行胃镜检查者。

（5）肝、胆、脾等脏器的超声或 CT 检查。

## 四、诊断和鉴别诊断

### 1. 诊断要点

（1）临床表现呕血、黑粪和失血性贫血症状，大量出血者可出现贫血失血性周围循环衰竭表现。

（2）实验室检查呕吐物或黑粪潜血试验呈阳性；血红蛋白浓度、红细胞计数及血细胞比容下降。

（3）出血原因的诊断

① 出血前有服药、酗酒等，可诊断为急性糜烂出血性胃炎。

② 出血前有反酸、腹痛，出血后腹痛减轻，结合胃镜，可确定为消化性溃疡并出血。

③ 如出血前有剧烈干呕、呕吐，内镜下见食管远端贲门黏膜或黏膜下层撕裂，可诊断为 Mallory-Weiss 综合征。

④ 如有体重减轻、食欲缺乏、上腹部触及包块、浅表淋巴结肿大，结合胃镜检查及病理，可确定为胃癌并出血。

⑤ 如有肝炎、血吸虫病、长期酗酒史，体检有肝硬化的相关证据，胃镜下见有食管 - 胃底静脉曲张，可诊断为肝硬化、食管 - 胃底静脉曲张并出血。

⑥ 有发热、黄疸并腹痛者，应疑及胆、胰疾病并出血。

⑦ 如有皮肤瘀斑、牙龈出血等消化道以外的出血倾向时，应疑及血液系统疾病所致的出血。

⑧ 如有慢性肾病或血肌酐、血尿素氮明显升高，应考虑为尿毒症并发消化道出血。

**2. 出血量的估计**

每日出血量在＞5～10mL，粪便潜血试验出现阳性结果；黑粪出现一般说明每日出血量在 50～100mL 或以上；胃内积血达250～300mL 可引起呕血。一次出血量不超过 400mL 时常由机体的组织液和脾血补充，并不出现全身症状；出血量超过 500mL、失血又较快时，患者可有头昏、乏力、心动过速和血压过低等表现。严重性出血指 3h 内需输血 1500mL 才能纠正其休克。持续性的出血指在 24h 之内的 2 次胃镜所见均为活动性出血。

**3. 鉴别诊断**

（1）与来自呼吸道的出血相鉴别　咯血出血前多有喉部痒感、胸闷、咳嗽等，血中混有痰、泡沫，咯血的颜色多为红色，常有血痰数日。

（2）与口鼻、咽喉部出血相鉴别　通过病史询问及局部检查可明确。

（3）与药物、食物引起的黑粪相鉴别　询问患者是否服用动物血、炭粉、铁剂、铋剂等药物服用病史可鉴别。

# 五、治疗

## 1. 一般治疗

卧位休息，抬高下肢，保持呼吸道通畅，必要时吸氧。食管-胃底静脉曲张破裂出血和频繁呕血者禁食，密切观察生命体征的变化，积极补充血容量。观察呕血与黑粪情况。定期复查血红蛋白浓度、红细胞计数、血细胞比容与血尿素氮。

## 2. 药物治疗

（1）垂体后叶素、生长抑素

处方一　5% 葡萄糖注射液 500mL ｜ iv drip
　　　　　垂体后叶素 40U

处方二　生长抑素 14 肽注射液 3mg　iv（微泵注入，每小时 0.025mg）

处方三　注射用奥曲肽 100μg　iv（后维持 25～50μg/h　iv drip）

【说明】垂体后叶素以 0.2～0.4U/min 静脉持续滴注方可发挥止血效果，其不良反应包括腹痛、血压升高、心律失常、心绞痛，严重时可有心肌梗死。可同时使用硝酸甘油，以减少血管加压素引起的不良反应。有冠状动脉粥样硬化性心脏病患者禁忌使用垂体后叶素。生长抑素可减少内脏血流量，对控制食管静脉曲张出血的效果优于垂体后叶素。

（2）抑制胃酸分泌的药物

处方一　5% 葡萄糖生理盐水注射液 100mL ｜ iv drip
　　　　　艾司奥美拉唑 80mg

处方二　5% 葡萄糖生理盐水注射液 100mL ｜ iv drip
　　　　　泮托拉唑 40mg

【说明】抑制胃酸分泌，提高胃内pH值对消化性溃疡与急性胃黏膜病变引起的出血治疗有重要意义。质子泵抑制药（PPI）抑制胃酸分泌比$H_2$受体拮抗药强，且剂量可随病情的加重而增加。$H_2$受体拮抗药抑制基础胃酸分泌较佳，而抑制刺激性胃酸分泌不如PPI充分。

（3）局部用药

处方一　去甲肾上腺素4mg

0.9%氯化钠注射液20mL ｜po 或胃管注入　1次/h

处方二　凝血酶2000～4000U　po　q4h～q6h

【说明】局部用药常用于消化性溃疡出血及急性胃黏膜病变。去甲肾上腺素重复应用3～4次仍无效者停用。凝血酶口服后应使患者缓慢变换体位，以使药物充分接触创面，达到止血目的。此二者均可用于胃镜直视下止血。此外，口服三七粉、云南白药也有一定止血效果。

### 3. 其他治疗

（1）气囊压迫　是一种有效的但仅暂时控制出血的非手术治疗方法。近期止血率90%，可为进一步抢救、治疗赢得时间。其应用限于在药物不能控制出血时作为暂时止血用，以赢得时间去准备其他更有效的治疗措施。三腔二气囊管压迫止血的并发症有：呼吸道阻塞和窒息；食管壁缺血、坏死、破裂；吸入性肺炎。尽管如此，在难以控制曲张静脉大量出血危及患者生命而在等待其他治疗时，它可能是一种挽救生命的治疗。

（2）内镜治疗　消化性溃疡出血约80%不经特殊处理可自行止血，其余患者则会持续出血或再出血。内镜如见到有活动性出血或暴露血管的溃疡应进行内镜止血。内镜治疗有激光、热治疗、注射治疗及止血夹等方法。其中热治疗、注射治疗及止血夹应用较多，效果颇好。

① 注射治疗：使用一次性注射针注射 1：10000 肾上腺素溶液，于出血点周围的四个象限进行注射，然后注入出血血管，总共注射 4~16mL。这一方法可在 95% 患者中达到初次止血，但再出血率为 15%~20%。

② 热治疗：使用热探头和多极电凝（BICAP）以达到止血。热探头为 20~30J，重复使用直至达到止血和形成黑色区域。联合加压（填塞）和热处理以达到止血。

③ 止血夹：止血夹可用于出血点，在临床试验中的效果颇好。止血夹对于大血管活动性出血尤其有效，但难以用于部位不易到达的溃疡。

④ 硬化疗法：内镜下硬化剂治疗通过继发性血栓形成而达到止血目的。在活动性出血期，由于硬化剂的类型、操作者的经验、在血管或血管外注射和随后护理的不同而其结果有很大差异。比较硬化治疗和气囊压迫，硬化治疗控制出血显著比气囊压迫为优。

⑤ 内镜下食管静脉曲张套扎术：主要用于食管静脉曲张破裂。与硬化治疗比较，可明显减少并发症和提高生存率。

（3）介入治疗

① 选择性动脉内药物灌注止血：应用 Seldinger 插管技术，根据腹腔内脏动脉分布特点，上消化道出血将导管留置在腹腔动脉干。插管成功后，注射对比剂，一旦确定出血部位，即可采用缩血管药灌注。缩血管药可使胃肠小动脉收缩，平滑肌轻度痉挛，胃肠血流量明显减少而起止血作用。

② 选择性动脉栓塞：经导管动脉栓塞是指将某种固体或液体物质通过导管选择性地注入某一血管并使其阻塞，以达到治疗目的的一项技术。栓塞材料主要有明胶海绵、弹簧圈、PVA 颗粒。

（4）手术治疗　手术指征：① 大量出血并穿孔，幽门梗阻或疑有癌变者；② 年龄在 50 岁以上有心肾疾病，经治疗 24h 后仍出血不止者；③ 短时间内出血量很大，很快出现临床休克征象者；

④ 急性大出血，经积极应用各种止血方法后仍不止血且血压难以维持正常者；⑤ 近期反复出血，其溃疡长期不愈合；⑥ 门静脉高压反复大出血或持续出血不止者。在处理难以控制的曲张静脉出血，经颈静脉肝内门体静脉分流术、经皮经肝胃冠状静脉栓塞术、外科分流和断流可使出血得到控制，但手术风险大。

# 第四章
# 泌尿系统疾病

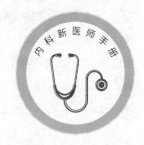

## 第一节　肾病综合征

肾病综合征（NS）是由各种原因导致的一组临床综合征。临床主要表现为大量蛋白尿、低蛋白血症、水肿、高脂血症。肾病综合征按病因可分为原发性和继发性两大类。原发性肾病综合征常见病理类型有微小病变型肾病、膜性肾病、局灶节段性肾小球硬化、系膜增生性肾小球肾炎、系膜毛细血管性肾小球肾炎，也可见于系统性疾病引起的肾脏病变（如糖尿病肾病、狼疮性肾炎、肾淀粉样变性等）及感染性疾病引起的肾脏病变。

## 一、问诊要点

（1）患者就诊时注意询问水肿情况。水肿的程度一般与低蛋白血症程度呈正相关，临床上患者水肿常逐渐加重，最初多见于晨起时眼睑、颜面部水肿及踝部水肿，随病情加重，可见全身水肿，严重者可引起胸腔积液、腹腔积液、心包积液等。肾病综合征的水肿与体位有明显关系。

（2）询问有无尿量减少、泡沫尿、血尿等变化。肾病综合征时由于肾小管空泡变性和颗粒变形可导致尿量减少甚至无尿，尿中泡沫明显增加，有或无血尿。

（3）有无外院诊疗史，有无使用激素和细胞毒药物，以及对药物的反应情况。

（4）既往有无感染、系统性疾病、药物中毒、肿瘤、代谢性疾病等，有无药物、食物过敏史等。

## 二、查体要点

（1）水肿情况 肾病综合征不同的病理类型引起的水肿程度轻重不一，常见于眼睑及下肢，为凹陷性水肿，严重者可见全身水肿及胸腔、腹腔积液甚至心包积液。

（2）血压情况 主要与水钠潴留、RAS 活性增加有关。

## 三、实验室检查和辅助检查

（1）尿液检查 通过尿蛋白定性及尿沉渣镜检，可以初步判断是否为肾小球病。以尿白蛋白增加为主，尿蛋白定性常"+++"以上，24h 尿蛋白定量大于 3.5g/L，部分患者可有血尿，表现为镜下血尿和肉眼血尿，但后者少见。

（2）血液检查 血常规多数正常；血浆白蛋白<30g/L，血清胆固醇、甘油三酯升高，血尿素氮、血肌酐可了解肾功能是否受损及其程度，电解质及二氧化碳结合力测定了解电解质紊乱及酸碱平衡失调。血液流变学检查可判断患者是否处于高凝状态。可根据病情选择性检查血清补体、血清免疫球蛋白、选择性蛋白尿指数、尿蛋白聚丙烯酰胺凝胶电泳、尿纤维蛋白（原）降解产物、尿酶、血清抗肾小球基底膜抗体、抗核抗体、抗体十五项、抗中性粒细胞胞浆抗体、乙肝两对半、肿瘤标志物等。

（3）超声检查 双肾增大或正常。

（4）肾穿刺活检 肾穿刺活组织检查病理分型有助于确诊，是确定病理类型的必要条件，对指导治疗、判断预后有重要意义。

## 四、诊断和鉴别诊断

### 1. 诊断要点

凡具备大量蛋白尿（尿蛋白定量≥3.5g/d）、低蛋白血症（血浆白蛋白<30g/L）、水肿（常为明显水肿，并可伴腹腔积液、胸腔积液）、高脂血症 [血清胆固醇和（或）甘油三酯增高] 者（其中前两者为必备条件），肾病综合征诊断成立。

### 2. 病理类型及特征

（1）微小病变型肾病（MCD） 好发于儿童，占儿童 NS 发病的 80%～90%，男多于女。血尿发生率低（约 5% 伴有镜下血尿），一般不出现持续性高血压及肾功能减退，90% 的患者对激素治疗敏感。但本病复发率高达 60%，若反复发作可能转变为系膜增生性肾小球肾炎，进而转变为局灶性节段性肾小球硬化。

病理光镜下肾小球基本正常，近曲小管上皮细胞可见脂肪变性。免疫病理检查阴性。电镜下有广泛的肾小球脏层上皮细胞足突融合。

（2）局灶性节段性肾小球硬化（FSGS） 好发于青少年，男性多于女性，多为隐匿起病。大量蛋白尿及肾病综合征为其主要临床特点，约 3/4 病人伴有血尿，部分可见肉眼血尿。多数有高血压，约 30% 有肾功能减退。

光镜下肾小球病变呈局灶或节段分布，表现为受累节段的硬化（系膜基质增多、毛细血管闭塞、球囊粘连等），相应的肾小管萎缩、肾间质纤维化。免疫病理显示 IgM 和 C3 在肾小球受累节段呈团块状沉积。电镜下可见肾小球上皮细胞足突广泛融合、足突与肾小球基底膜（glomerular basement membrane，GBM）分离及裸露的 GBM 节段。根据硬化部位及细胞增殖的特点，FSGS 可分为以下五种亚型：经典型、塌陷型、顶端型、细胞型及非特殊型，其中非特殊型最为常见，约占半数以上。多数顶端型 FSGS

对糖皮质激素治疗有效，而塌陷型FSGS对激素治疗反应差、进展快，多于2年内进入终末期肾衰竭。其余各型的预后介于两者之间。部分病例由微小病变型肾病转变而来。

（3）膜性肾病（MN）　本型好发于中老年，男性多于女性，发病高峰为50～60岁，多隐匿起病，少数在前驱感染后短期内发病，病程呈缓慢进展性，最早症状通常是逐渐加重的下肢水肿，持续性蛋白尿，蛋白尿常为非选择性，经过多年肾功能才逐渐恶化。约80%表现为肾病综合征，约30%伴有镜下血尿，一般无肉眼血尿，常在发病5～10年后逐渐出现肾功能损害。发病初期常无高血压，大多数患者肾功能正常或轻度受损，血清C3和其他补体成分多正常，极易发生血栓栓塞并发症，肾静脉血栓发生率可高达40%～50%，因此临床上要注意肾静脉血栓发生。临床有20%～35%MN患者可自发缓解，60%～70%的早期膜性肾病病人（尚未出现钉突）经糖皮质激素和细胞毒药物治疗后可达临床缓解。

光镜特点表现为肾小球弥漫性病变，早期仅见于肾小球基底膜上皮侧见少量散在分布的嗜复红小颗粒（Masson染色），进而有钉突形成（嗜银染色），基底膜逐渐增厚。免疫病理显示IgG和C3呈细颗粒状沿肾小球毛细血管壁沉积。电镜下早期可见基底膜上皮侧有电子致密物，常伴有广泛足突融合。

（4）系膜增生性肾小球肾炎（MsPGN）　本型为我国原发性肾病综合征的常见类型，约占30%。本病好发于青少年，男多于女，多数患者有前驱感染，临床表现为蛋白尿、血尿。部分隐匿起病。血尿发生率高（IgA约为100%，非IgA约70%）。本组疾病呈肾病综合征者，对糖皮质激素及细胞毒药物的治疗反应与其病理改变轻重相关，轻者疗效好，重者疗效差。

光镜下可见肾小球系膜细胞和系膜基质弥漫增生，依其增生程度可分为轻度、中度、重度。免疫病理检查可将本组疾病分为

IgA 肾病（单纯 IgA 或 IgA 沉积为主）及非 IgA（IgG 或 IgM 沉积为主）系膜增生性肾小球肾炎，常伴有 C3 于肾小球系膜区或系膜区及毛细血管壁呈颗粒状沉积。电镜下显示系膜增生，在系膜区可见到电子致密物。

（5）系膜毛细血管性肾小球肾炎（MPGN） 又称膜增生性肾小球肾炎，是肾病综合征最少见的类型，好发于青壮年，男女比例大致相等。有前驱感染者（约占 70%）发病急，亦有少数隐匿起病并伴明显血尿（100% 血尿，肉眼血尿常见）。本病病程持续性进展，高血压、贫血及肾功能损害出现早，病情多持续进展，约 70% 病例的血清 C3 持续降低，是本病的重要特征之一。对糖皮质激素及细胞毒药物不敏感，仅对部分儿童病例有效，成人疗效差，病变进展快，预后差。发病 10 年以后约有 50% 的患者将持续进展至慢性肾衰竭。

光镜为肾小球基底膜增厚，系膜细胞和系膜基质弥漫重度增生，可插入肾小球基底膜和内皮细胞之间，使毛细血管袢呈"双轨征"。免疫病理检查常见 IgG 和 C3 呈颗粒状于系膜区及毛细血管壁沉积。电镜下系膜区和内皮下可见电子致密物沉积。

**3. 鉴别诊断**

（1）过敏性紫癜肾炎 青少年常见，临床表现有皮肤紫癜，可伴关节痛、腹痛及黑粪，多在皮疹出现后 1～4 周出现血尿和（或）蛋白尿，典型皮疹有助于诊断。

（2）乙型肝炎病毒相关性肾炎 临床表现为蛋白尿或肾病综合征，常见的病理类型为不典型膜性肾病，其次为系膜毛细血管性肾小球肾炎等。诊断标准：① 血清 HBV 抗原阳性；② 有肾小球肾炎临床表现，并可除外狼疮性肾炎等继发性肾小球肾炎；③ 肾活检切片中找到 HBV 抗原。其中第③点必备。

（3）系统性红斑狼疮肾炎 育龄女性多见，常见有发热、皮疹、关节痛等，依据多系统受损的临床表现和血清抗核抗体、抗

ds-DNA 抗体、抗 Sm 抗体阳性，补体 C3 下降，肾活检免疫病理呈"满堂亮"，一般不难诊断。

（4）糖尿病肾病 好发于中老年，常见于病程 10 年以上的糖尿病患者。早期尿微量白蛋白排出增加，以后逐渐发展成大量蛋白尿，甚至肾病综合征的表现。糖尿病病史及眼底检查有微血管病变有助于鉴别诊断。

（5）肾淀粉样变性 好发于中老年，是全身多器官受累的疾病。原发性淀粉样变性主要累及心、肾、消化道、皮肤和神经；继发性淀粉样变性常继发于慢性化脓性感染、结核、恶性肿瘤等疾病，主要累及肾脏、肝和脾等器官。肾受累时体积增大，常呈肾病综合征。肾淀粉样变性常需肾活检行刚果红染色或电镜确诊。

（6）骨髓瘤性肾病 好发于中老年人，男性多见，病人可有多发性骨髓瘤的特征性临床表现，如骨痛、血清单株球蛋白增高、蛋白电泳 M 带及尿本周蛋白阳性，骨髓象显示浆细胞异常增生（占有核细胞的 15% 以上），并伴有质的改变。多发性骨髓瘤累及肾小球时可出现肾病综合征。上述骨髓瘤特征性表现有利于鉴别诊断。

（7）药物所致的肾病综合征 有机金、汞、D- 青霉胺、卡托普利、非甾体抗炎药有引起肾病综合征的报道。应注意用药史，及时停药可能使病情缓解。

## 五、治疗

肾病综合征应以保护肾功能、减缓肾功能恶化程度为目的，而不应仅以减少或消除蛋白尿为目的。采用的治疗原则为对症治疗、病因治疗、积极预防和治疗并发症。

### 1. 一般治疗

注意休息，蛋白摄入量为 1g/（kg·d），以优质蛋白质为主。水肿及血压升高者予低盐饮食（每日食盐 <3g），蛋白质摄入量为

每日 0.8～1.0g/kg，不宜采用高蛋白饮食，要保证热量的补充［每日 126～147（kJ·kg）］，并注意补充维生素及微量元素。

**2. 药物治疗**

（1）利尿药物

处方一　呋塞米片 20～40mg　po　bid

处方二　氢氯噻嗪 25～50mg　po　bid 或 tid

处方三　螺内酯 20～40mg　po　tid

处方四　托拉塞米 10～100mg　iv qd

处方五　布美他尼 1～5mg　iv qd

【说明】使用利尿药前要注意鉴别少尿的原因；若为容量不足（特别是低蛋白血症时）的少尿，可先扩容后利尿。血白蛋白＜20g/L 时可使用血浆或白蛋白扩容，合并心脏病患者慎用。应用袢利尿药时需谨防低钠血症及低钾低氯性碱中毒发生。

（2）控制高血压药物

处方一　硝苯地平缓释片（伲福达）20mg　po　q12h

处方二　依那普利片 10～20mg　po　qd

处方三　缬沙坦片 80～160mg　po　qd

【说明】可选用 ACEI、ARB、长效二氢吡啶类钙通道阻滞剂或利尿药，当尿蛋白小于 1g/d 时，血压应控制在 130/80mmHg 以下，当尿蛋白大于 1g/d 时，血压应控制在 125/75mmHg 以下。ACEI/ARB 具有不依赖降低全身血压而减少尿蛋白的作用，服药前做肾脏动静脉超声，明确有无双肾动静脉狭窄，用药头 2 个月应密切监测血清肌酐，若血清肌酐增高超过基础值 30%，则提示肾缺血（肾病综合征有效血容不足或过度利尿），应暂停药。

（3）降脂治疗

处方一　洛伐他汀胶囊 20mg　qn

处方二　阿托伐他汀片 10～20mg　qn

处方三　氟伐他汀胶囊 20～40mg　qn

处方四 普伐他汀片 10～20mg qn

【说明】首选 3-羟基-3-甲基戊二酸单酰辅酶 A 还原酶抑制剂，是目前认为比较安全、合理的一类药物。这类药物尚具有降脂以外的肾保护作用。用药期间如血清丙氨酸氨基转移酶（ALT）或天门冬氨酸氨基转移酶（AST）水平升高超过正常 3 倍，建议减量或停药。用药期间出现广泛的肌痛、肌紧张、肌无力或血清 CPK 水平显著升高时，应考虑是否为肌病引起。当血清 CPK 水平明显升高（如超过正常上限 10 倍）、确诊或怀疑为肌病时应停止治疗。

（4）抗凝、抗血小板治疗

处方一 双嘧达莫 25～50mg po tid

处方二 肠溶阿司匹林 100mg po qd

处方三 肝素钠注射液 60mg
0.9% 氯化钠 250mL $\Big|$ iv drip qd

处方四 低分子肝素 2000～5000U ih bid

【说明】肾病综合征患者血液常呈高凝状态及有较高的血栓栓塞性并发症的发生率，另外抗凝治疗同时可减轻肾小球硬化程度。当血浆白蛋白低于 20g/L 时，即应开始预防性抗凝治疗，对已有血栓栓塞性并发症者，应尽早溶栓治疗，同时配合抗凝治疗半年以上。包括使用肝素、低分子肝素、氯吡格雷等。

（5）糖皮质激素治疗

处方 泼尼松片 40～60mg po qd（晨起顿服）

【说明】糖皮质激素用于治疗肾脏疾病，主要是通过抑制炎症反应、抑制免疫反应、抑制醛固酮和抗利尿激素分泌，影响肾小球基底膜通透性等综合作用而发挥其利尿、消除尿蛋白的疗效。激素的制剂有泼尼松（5mg）、泼尼松龙（5mg）、甲泼尼龙（4mg）、地塞米松，目前一般不用地塞米松，因其半衰期长，较强地抑制了下丘脑-垂体-肾上腺轴。用量用法如下。① 起始足量：首治剂量一般为泼尼松 1mg/（kg·d），儿童 1.5～2mg/

（kg·d），口服 8 周，必要时可延长至 12 周。② 缓慢减药：足量治疗后每 1～3 周减原用量的 10%，剂量越少递减的量越少，速度越慢。当减至泼尼松 0.5mg/（kg·d）时，维持 1～3 个月不减量，当减至泼尼松 20mg/d 左右时症状易反复，应更加缓慢减量。③ 长期维持：最后以最小有效剂量（当减至泼尼松 10mg/d）再维持半年至 1 年左右或更长。

（6）细胞毒药物

处方一　雷公藤多苷片 10～20mg　po　tid

处方二　环磷酰胺（CTX）2～3mg/（kg·d）　分 1～2 次
　　　　口服（疗程 8 周）

　　　　或　环磷酰胺 8～12mg/（kg·d）×2 天　静脉滴注
　　　　冲击治疗（2～4 周一次，连用 6～8 次，累积量达
　　　　6～8g 后停药）

处方三　环孢素（CsA）3～5mg/（kg·d）　po　bid

处方四　他克莫司（FK506）0.05mg/（kg·d）　po　bid

处方五　吗替麦考酚酯（MMF）1.5～2g/d　po　bid

【说明】激素依赖型或激素抵抗型肾病综合征患者，需加用细胞毒药物，协同激素治疗。常用药物有雷公藤多苷片、环磷酰胺、环孢素、利妥昔单抗等。雷公藤多苷可替代细胞毒药物与激素配伍应用，不良反应有月经减少、停经、精子活力和数目降低、皮肤色素沉着、指甲变薄软、肝损害、胃肠道反应、白细胞减少，需定期复查血常规及肝功能。CTX 疗效可靠，且价格低廉。其主要的不良反应为继发感染、肝损害、脱发、性腺抑制、出血性膀胱炎，甚至可引起膀胱纤维化、肿瘤，因此临床应用应尽量与患者沟通。主要用于激素依赖或激素抵抗型，或有激素禁忌者。CsA 是一种有效的细胞免疫抑制药，其作用机制分为免疫介导和非免疫介导两方面，最严重的不良反应为肾肝毒性，对于肾功能不全者尽量避免使用该药。

# 第二节　急性肾小球肾炎

急性肾小球肾炎（AGN）简称急性肾炎，是一种常见的肾脏病，是指临床上出现急性肾炎综合征表现的一组疾病。病理变化以肾小球毛细血管内皮细胞和系膜细胞增生性变化为主。本病常出现于感染后，以链球菌感染后急性肾炎最为常见，此外，偶可见于其他细菌或病原微生物感染之后，如细菌、病毒、立克次体、螺旋体、支原体、真菌、原虫（疟疾）及寄生虫（旋毛虫、弓形虫）。这些感染后亦可引起急性肾炎综合征。本节着重介绍最常见的急性链球菌感染后肾炎。本病大多预后良好，常可在数月内临床自愈。

## 一、问诊要点

（1）年龄性别，急性肾小球肾炎多见于儿童，男性多于女性。近期是否有感染病史，大部分患者有前驱感染史（上呼吸道感染如急性化脓性扁桃体炎、咽炎、淋巴结炎、猩红热等，或皮肤感染如脓疱病、疖肿等），轻者可无感染的临床表现。

（2）尿检查

① 是否有血尿：约40%患者可有肉眼血尿，尿色呈均匀的红色混浊或呈洗肉水样。② 是否有蛋白尿：可伴有轻、中度蛋白尿。③ 是否有少尿：大部分患者起病时尿量少于500mL/d，可由少尿引起氮质血症，2周后尿量渐增，肾功能恢复，少数患者可发展为无尿。④ 是否有肾功能受损的表现：如疲乏、厌食、恶心、呕吐、嗜睡、头晕、视物模糊及腰部钝痛等。

（3）应询问患者既往有无系统性红斑狼疮、过敏性紫癜及肾炎史。有无高血压、糖尿病、痛风等病史。既往行尿常规及肾脏

B超等检查是否正常。

## 二、查体要点

（1）高血压　80%可有血压升高，老年人多见，利尿后血压可恢复正常。多为中等程度的血压升高，偶可见严重的高血压。舒张压升高多见。一般无眼底病变。

（2）水肿　90%以上患者均有水肿，常为起病的初发表现，轻者为早起眼睑水肿或伴有下肢轻度凹陷性水肿，严重时可延及全身，体重可较病前增加5kg以上。大部分患者于2周左右可自行利尿，消肿。

（3）肾区压痛及叩击痛　可因肾实质肿大，肾包膜撑胀表现为肾区压痛、叩击痛。

（4）心力衰竭　可表现为颈静脉怒张、奔马律、呼吸困难和肺水肿。全心衰竭在老年AGN中发生率可达40%。

## 三、实验室检查和辅助检查

（1）尿液检查　几乎所有患者都有血尿，有时可见红细胞管型，偶见透明和颗粒管型。尿蛋白通常为（+）～（+++），尿蛋白多属非选择性，大多数<3g/24h。

（2）血液检查　约半数患者有轻度正细胞正色素性贫血。白细胞计数可正常或增高，此与原发感染灶是否继续存在有关。血沉增快，2～3个月内恢复正常。部分患者可有一过性氮质血症，血中尿素氮、肌酐增高。

（3）血清补体　早期血清C3及总补体均明显下降，8周内逐渐恢复正常。C3测定对急性肾炎的鉴别诊断和非典型急性肾小球肾炎的诊断具有重要意义。血清补体下降程度与急性肾炎病情轻重无明显相关，但低补体血症持续8周以上，应怀疑膜增殖性肾炎或其他系统性疾病如冷球蛋白血症或狼疮性肾炎等。

（4）病灶细菌培养及血清免疫学检查 急性肾炎发病后自咽部或皮肤感染灶培养出 β 型溶血性链球菌的阳性率约 30%，抗链球菌溶血素 O 抗体（ASO）滴度升高。

（5）肾脏穿刺活检 肾脏体积可较正常增大达 1 倍。病理类型为弥漫性毛细血管内增生性肾小球肾炎，在重症病例中可见毛细血管血栓及新月体形成。肾小球基底膜、肾小管正常。但在间质中有多核、单核和 T 淋巴细胞浸润。免疫荧光可见 IgG、C3 为主的免疫复合物沿毛细血管壁和（或）系膜区呈弥漫的粗颗粒状沉积，上皮下驼峰样沉积物具有代表性。

（6）病灶细菌培养 在急性肾炎患者未使用青霉素治疗之前，早期做病灶细菌培养，约 1/4 病例可获阳性结果。

（7）双肾超声检查。

## 四、诊断和鉴别诊断

### 1. 诊断要点

（1）有前驱感染及急性肾炎综合征的临床表现，如少尿、血尿、水肿、蛋白尿、高血压、肾功能异常及成年患者的心力衰竭、儿童患者的脑病等。

（2）在本综合征起病 1～6 周前，有咽喉痛、脓疱病或培养证实的链球菌感染病史。

（3）血清补体下降。

（4）肾脏穿刺活检病理类型为毛细血管内增生性肾小球肾炎。

符合上述第（1）～（3）条，排除系统性疾病肾脏受累，如狼疮性肾炎及紫癜性肾炎等后，可临床诊断为急性肾小球肾炎，同时具有第（4）条可确诊。

### 2. 鉴别诊断

（1）急进性肾小球肾炎 起病过程与急性肾炎相同，常在数月内病情持续进行性恶化，出现少尿、无尿、急骤发展的急性肾衰竭。急性肾炎综合征治疗 1 个月以上无缓解，肾功能持续性减退者需及时行肾活检明确诊断。

（2）IgA 肾病　多于上呼吸道感染后数小时至数天内即以血尿起病，一般无补体下降，既往有多次血尿发作史，前驱感染的病原体不是 β 型溶血性链球菌。鉴别困难时需行肾活检。

（3）感染性心内膜炎相关性肾损害　临床上可表现为急性肾炎综合征，可有冷球蛋白血症、低补体血症和循环免疫复合物阳性，抗核抗体阳性。依据多数患者有心瓣膜病或先天性心脏病史，感染性心内膜炎的全身表现和血培养阳性等可鉴别。此外，革兰氏阴性杆菌、葡萄球菌败血症、梅毒、伤寒、病毒（流感病毒、EB 病毒、巨细胞病毒及乙型肝炎病毒等）、肺炎支原体及原虫等均可引起急性肾炎综合征。参考病史、原发感染灶及其各种特点一般均可区别，常不伴低补体血症。

（4）系统性疾病或某些遗传性疾患　系统性红斑狼疮、过敏性紫癜、溶血 - 尿毒综合征、结节性多动脉炎、Goodpasture 综合征、Alport 综合征等。据各病其他系统的表现和实验室检查特点，可以鉴别。必要时可行肾活检协助鉴别。

（5）泌尿系感染　急性肾炎除肉眼血尿或镜下血尿，部分患者可有白细胞和肾小管上皮细胞易与急性泌尿系感染或肾盂肾炎混淆。但后者可有发热、尿路刺激征、腰痛，尿中以白细胞为主，甚至有白细胞管型，尿细菌培养阳性及经抗生素治疗后有效易于鉴别。

# 五、治疗

## 1. 一般治疗

急性期应卧床休息，待肉眼血尿消失、水肿消退及血压恢复正常后逐步增加活动量。应予低盐（3g/d 以下）饮食。肾功能正常者不需限制蛋白质入量，但氮质血症时应限制蛋白质摄入，并以优质动物蛋白为主。明显少尿的急性肾衰竭患者需限制液体入量。本病治疗以休息及对症治疗为主，95%的患者在支持对症治疗后4～14天内可以看到疗效。急性肾衰竭病例应予透析，待其自然恢复。不宜使用激素及细胞毒药物。

**2. 药物治疗**

（1）控制感染

处方一　生理盐水 100mL

　　　　青霉素 240 万～480 万 U ｜ iv drip　q8h

处方二　克林霉素磷酸酯 0.6g+ 氯化钠 250mL　iv drip　bid

处方三　阿奇霉素 0.5g+ 葡萄糖注射液 250mL　iv drip　qd

【说明】以往主张初期使用青霉素10～14天，如病灶细菌培养阳性，则应积极使用抗生素，一般不主张长期预防性使用抗生素。反复发作的慢性扁桃体炎，待病情稳定后（尿蛋白少于 +、尿沉渣红细胞少于 10/HP），应考虑做扁桃体摘除，术前、术后 2 周需注射青霉素。针对链球菌感染者使用青霉素时，大剂量用于重度感染者，对青霉素过敏者可用克林霉素或红霉素类。

（2）利尿消肿　常用利尿药为噻嗪类利尿药，必要时可使用袢利尿药。

处方一　生理盐水 100mL

　　　　呋塞米 80～100mg ｜ iv drip　qd

　　　　或　呋塞米 20～60mg　po　bid～tid

处方二　布美他尼 2mg　po　bid～tid

处方三　托拉塞米胶囊 10～30mg　po　qd

　　　　或　托拉塞米注射液 10～100mg　iv qd

【说明】使用利尿药前要注意，若为容量不足（特别是存在低蛋白血症时）所致的少尿，应先扩充血容量后再利尿，大量使用呋塞米可能引起听力及肾脏的严重损害。

（3）控制高血压

处方一　硝苯地平缓释片（伲福达）20mg　po　q12h

处方二　苯磺酸氨氯地平片 5～10mg　po　qd

处方三　依那普利片 10～20mg　po　qd

处方四　缬沙坦片 80～160mg　po　qd

处方五　美托洛尔 25mg　po　q12h

【说明】积极稳步地控制血压对于增加肾血流量、改善肾功能、预防心脑并发症是很有必要的。一般通过利尿可达到控制血压的目的，必要时可加用钙通道阻滞剂、血管紧张素转换酶抑制药、β受体阻滞药等。

（4）其他　治疗心力衰竭、高钾血症等，参照有关章节。

**3. 透析治疗**

紧急透析的指征：① 急性肺水肿或充血性心力衰竭；② 药物不能控制的严重高钾血症（血钾浓度≥6.5mmol/L 以上），或心电图已出现明显异位心律伴 QRS 波增宽。一般透析的指征：① 少尿或无尿 2 日以上；② 出现尿毒症症状如呕吐、神志淡漠、烦躁或嗜睡；③ 高分解代谢；④ 严重体液潴留；⑤ pH＜7.25，$HCO_3^-$＜15mmol/L，$CO_2CP$＜13mmol/L；⑥ BUN＞17.8mmol/L。

# 第三节　隐匿性肾小球肾炎

隐匿性肾小球肾炎也称无症状性血尿和（或）蛋白尿，患者无水肿、高血压及肾功能损害，而仅表现为蛋白尿和（或）肾小球性血尿的一组肾小球病。

## 一、问诊要点

是否有血尿或泡沫尿等。是否有高血压、糖尿病等病史。

## 二、查体要点

一般无阳性体征。

## 三、实验室检查和辅助检查

（1）尿红细胞位相 尿红细胞位相检查是利用位相显微镜检查尿中红细胞形态的一种方法，其临床意义在于根据尿红细胞形态鉴别血尿的来源，推测血尿是肾小球性或非肾小球性。一般认为，正常人尿中有红细胞者约4%，其中红细胞数（0.5～5.0）×$10^{12}$/mL，多为畸形红细胞。如尿中发现畸形红细胞（其大小、形态呈多形性，血红蛋白含量异常）占70%以上，且红细胞数≥8000/mL者，可诊断为肾小球性血尿。

（2）尿常规 可见尿蛋白阳性或潜血阳性。

（3）24h尿蛋白定量 24h尿蛋白定量>0.5g/24h，但通常<2.0g/24h。

（4）尿蛋白电泳 尿蛋白电泳出现中分子及大分子量蛋白，主要电泳区带在清蛋白附近及以上。

（5）B超 肾、输尿管、膀胱B超等。

## 四、诊断和鉴别诊断

### 1. 诊断

相差显微镜检查尿红细胞以异常形态为主（畸形红细胞>70%），可考虑肾小球性血尿；蛋白定量<1g/d，以白蛋白为主，而无血尿者，称为单纯性蛋白尿。

### 2. 鉴别诊断

（1）功能性蛋白尿 仅发生于剧烈运动、发热或寒冷时。

（2）体位性蛋白尿 见于青少年，直立时脊柱前凸所致，卧床后蛋白尿消失。

## 五、治疗

本病无特殊疗法，但应采取以下措施。

（1）对患者应定期（至少每 3～6 个月 1 次）检查，监测尿沉渣、肾功能和血压的变化，女性患者在妊娠前及其过程中更需加强监测。

（2）保护肾功能，避免肾损伤的因素。

（3）对伴血尿的蛋白尿病人，或单纯尿蛋白明显增多（尤其＞1.0g/d）者，建议考虑使用 ACEI/ARB 类药物治疗，治疗时需监测血压。

（4）对合并慢性扁桃体炎反复发作，尤其是与血尿、蛋白尿发生密切相关的病人，可待急性期过后行扁桃体切除术。

（5）随访中如出现高血压或肾功能损害，按慢性肾小球肾炎治疗。

（6）可适当用中医药辨证施治，但需避免肾毒性中药。

# 第四节　IgA 肾病

IgA 肾病是指肾小球系膜区以 IgA 或 IgA 沉积为主的肾小球疾病，是目前世界范围内最常见的原发性肾小球疾病。是我国最常见的肾小球疾病，也是终末期肾病（ESRD）的重要病因。IgA 肾病可发生于任何年龄，但以 20～30 岁男性为多见。其临床表现多种多样，主要表现为血尿，可伴有不同程度的蛋白尿、高血压和肾功能受损，是导致终末期肾脏病常见的原发性肾小球疾病之一。

## 一、问诊要点

缺乏特异性表现，问诊应该询问是否有血尿、蛋白尿及伴随相关症状，是否有高血压、糖尿病、长期用药史等。

## 二、查体要点

是否有高血压、肾衰竭等体征。

## 三、实验室检查和辅助检查

IgA 肾病尚缺乏特异性的血清学或实验室诊断性检查。

（1）尿常规　持续性镜下血尿和（或）蛋白尿。尿相差显微镜异型红细胞增多＞50%，提示为肾小球源性血尿，部分患者表现为混合性血尿，有时可见红细胞管型。多数患者为轻度蛋白尿（小于 1g/24h），但也有患者表现为大量蛋白尿甚至肾病综合征。

（2）肾功能　可有不同程度肾功能减退。主要表现为肌酐清除率降低，血尿素氮和肌酐逐渐升高，血尿酸常增高；同时伴不同程度的肾小管功能减退。

（3）免疫学检查　IgA 肾病患者血清中 IgA 水平增高的比例各国报道不同，占30%~70%不等。IgA-纤粘连蛋白复合物（IgA-FN）曾被认为是 IgA 肾病患者的一个标志物，但尚未证实其临床意义。

（4）病理学检查　肾脏免疫病理检查是确诊 IgA 肾病的必备手段，特征的免疫病理表现是以 IgA 为主的免疫球蛋白在肾小球系膜区呈颗粒状或团块状弥漫沉积，常伴补体 C3 沉积。

## 四、诊断和鉴别诊断

### 1. 诊断

IgA 肾病临床表现多种多样，多见于青壮年，与感染同步的血尿（镜下或肉眼），伴或不伴蛋白尿，从临床上应考虑 IgA 肾病的可能性。但是 IgA 肾病的确诊依赖于肾活检，尤其需免疫病理明确 IgA 或以 IgA 为主的免疫复合物在肾小球系膜区弥漫沉积。

因此，肾脏病理活检是确诊 IgA 肾病的必要条件。

**2. 鉴别诊断**

（1）链球菌感染后急性肾小球肾炎　典型表现为上呼吸道感染（或急性扁桃体炎）后出现血尿，感染潜伏期为 1～2 周，可有蛋白尿、水肿、高血压甚至一过性氮质血症等肾炎综合征表现，初期血清 C3 下降并随病情好转而恢复。部分患者 ASO 水平增高，病程为良性过程，多数经休息和一般支持治疗数周或数月可痊愈。如果病情反复发作，需要依靠肾活检免疫病理检查进行鉴别。

（2）非 IgA 系膜增生性肾小球肾炎　约 1/3 患者表现为肉眼血尿，临床上与 IgA 肾病很难鉴别，需靠免疫病理检查区别。

（3）过敏性紫癜性肾炎　起病多为急性，除肾脏表现外，还可有典型的皮肤紫癜、黑粪、关节痛、全身血管炎改变。

（4）肾小球疾病　主要有薄基底膜肾病和 Alport 综合征，前者主要临床表现为持续镜下血尿（变形红细胞尿），肾脏是唯一受累器官，通常血压正常，肾功能长期维持在正常范围，病程为良性过程。后者以血尿、进行性肾功能减退直至终末期肾脏病、感觉神经性耳聋及眼部病变为临床特点的遗传性疾病综合征，除肾脏受累外，还有多个器官受累。

# 五、治疗方法（参照急性肾小球肾炎）

**1. 控制感染**

感染可刺激或诱发 IgA 肾病急性发作，因此应积极治疗和去除可能的皮肤黏膜感染，包括咽炎、扁桃体炎和龋齿，对合并呼吸道或其他黏膜感染时，可常规抗生素治疗 1～2 周，注意避免使用肾脏毒性药物。

**2. 控制高血压**

若尿蛋白 <1g/24h，目标血压应控制在 130/80mmHg 以下，若尿蛋白 >1g/24h 目标血压应控制在 125/75mmHg 以下。血管紧张素转换酶抑制药（ACEI）或血管紧张素Ⅰ受体阻滞药（ARB）为首选抗高血压药物。

**3. 减少尿蛋白**

尽可能达到蛋白尿缓解（<0.3～0.5g/d），使用 ACEI/ARB、激素及免疫抑制药。

**4. 治疗肾功能衰竭**

IgA 肾病到达终末期肾衰竭，必要时需要行肾脏替代治疗。

# 第五节 急性肾小管间质性肾炎

急性肾小管间质性肾炎又称急性间质性肾炎（AIN），是以肾间质炎细胞浸润及肾小管变性为主要病理表现的急性肾脏病。据病因可分为药物过敏性急性间质性肾炎、感染相关性急性间质性肾炎及病因不明的特发性急性间质性肾炎。

## 一、问诊和查体要点

临床表现无特异性，是否有用药史；是否有恶心、呕吐、腹痛、乏力、发热、皮疹、淋巴结肿大、关节痛以及消瘦等表现。合并肾小管功能损伤可出现肾小管性蛋白尿及水、电解质和酸碱平衡紊乱；药物相关性者常伴发热、皮疹、嗜酸性粒细胞增多三联征。

## 二、实验室检查和辅助检查

（1）尿液检查 常出现无菌性白细胞尿（可伴白细胞管型，早期还可发现嗜酸性粒细胞尿）、血尿及蛋白尿。非甾体抗炎药引起肾小球微小病变病时，可出现大量蛋白尿。

（2）血常规 白细胞增多，以嗜酸性粒细胞为主。

（3）肾功能　尿 $\beta_2$- 微球蛋白、$N$- 乙酰 -$\beta$- 葡萄糖酐酶（NAG）、$\alpha_1$- 球蛋白及溶菌酶增多，肾性糖尿，低比重及低渗透压尿，不同程度的肾小球滤过率低下、血清肌酐升高和血尿素氮升高。

（4）超声检查　双肾大小正常或增大。

（5）肾组织病理　光镜检查可见肾间质水肿，弥漫性淋巴细胞及单核细胞浸润，散在嗜酸性粒细胞浸润，并偶见肉芽肿。肾小管上皮细胞呈严重空泡及颗粒变性，刷毛缘脱落，管腔扩张，而肾小球及肾血管正常。

## 三、诊断和鉴别诊断

### 1. 诊断

典型病例临床诊断：① 近期用药史；② 药物过敏表现；③ 尿检异常；④ 肾小管及小球功能损害。一般认为具备①、②，再加上③、④ 任何一条，即可临床诊断本病。但是，非典型病例（尤其是非甾体抗炎药所致者）常无第② 条，必须依靠肾脏病理诊断。

### 2. 鉴别诊断

（1）急性肾小球肾炎　其临床特点为感染后出现以血尿、蛋白尿、水肿和高血压，并可伴有一过性氮质血症，一般不合并皮疹、嗜酸性粒细胞增多等表现，急性期血清补体 C3 下降，8 周后可恢复正常，感染潜伏期一般为 1～2 周。

（2）急进性肾小球肾炎　临床上表现为血尿、蛋白尿、水肿和高血压，常在数周及数月内病情持续进展，出现进行性少尿、无尿和高血压，肾功能急骤恶化，肾活检可明确诊断。

## 四、治疗

### 1. 一般治疗

去除病因，积极控制感染，立即停用有关致敏药物，治疗原发病。在感染控制或停用相关药物后，病情可得到不同程度的好转。

**2. 药物治疗（参照肾病综合征）**

一般激素的疗效是得到肯定的。而药物相关性急性间质性肾炎及感染相关性急性间质性肾炎在停用相关药物或控制感染后，肾功能若无改善或者病理检查提示肾间质呈弥漫性炎症或肉芽肿性间质性肾炎者，有必要早期使用糖皮质激素。对非甾体抗炎药（NSAID）所致者，通常认为皮质激素类药物无益。很少需要联合使用细胞毒药物，建议使用免疫抑制药前行肾活检术确诊急性间质性肾炎，了解间质纤维化程度。出现尿毒症表现，有血液净化指征者应及时进行透析治疗。

# 第六节　良性小动脉性肾硬化症

良性小动脉性肾硬化症（BANS）是高血压病的常见并发症之一，是全身动脉粥样硬化的一部分，随着高血压病的进展，肾脏损害几乎不可避免，一般病程 10～15 年。

## 一、问诊和查体要点

是否有长期缓慢进展的高血压病史。是否有头晕、胸闷、夜尿增多、乏力等。是否有水肿。查体血压高，可常伴有高血压其他靶器官（心、脑）损害及眼底病变。

## 二、实验室检查和辅助检查

（1）尿常规及尿沉渣镜检　尿比重降低；镜检有形成分（红细胞、白细胞、透明管型）少，可有血尿，且以畸形红细胞为主。

（2）尿微量白蛋白测定　高血压肾损害早期尿中微量白蛋白

可增高。

（3）尿蛋白定量　24h 尿蛋白定量多在 1.5～2.0g。

（4）血、尿 $\beta_2$- 微球蛋白测定　测定血、尿 $\beta_2$- 微球蛋白，目前已被公认为测定肾小球滤过率和肾小管重吸收功能的敏感指标，高血压患者的尿中 $\beta_2$- 微球蛋白排出可增加，血压控制后可减少。在肾功能有轻度损害时，血中 $\beta_2$- 微球蛋白即可升高。

（5）尿 NAG 测定　肾小管和尿路上皮细胞含 NAG，未经治疗的高血压患者尿中 NAG 排出增加，血压控制后可减少。

（6）尿浓缩功能试验　尿浓缩功能下降，尿渗透压降低。

（7）肾功能检查　肾小球滤过率多缓慢下降，血尿素氮、血肌酐升高。

（8）影像学检查　肾脏多无变化，发展至肾衰竭时可出现肾脏不同程度缩小；核素检查早期即出现肾功能损害。

（9）心电图常提示左心室高电压；胸部 X 线或超声心动图常提示主动脉硬化、左心室肥厚或扩大。

## 三、诊断和鉴别诊断

### 1. 诊断

有高血压伴肾损伤证据（蛋白尿或血肌酐增高）的患者出现以下临床表现者应考虑良性小动脉性肾硬化症。

（1）长期高血压病史，病程在 5～10 年或以上。

（2）突出表现为肾小管功能的损害，如夜尿增多、肾小管性蛋白尿、尿 NAG 及 $\beta_2$- 微球蛋白增高等，部分存在中度蛋白尿、少量红细胞及肾功能进行性减退，24h 尿蛋白定量一般不超过 1～1.5g。

（3）伴有高血压其他靶器官损害，如高血压眼底血管病变、心室增厚及脑卒中病史等。

（4）排除其他引起的尿检异常和肾功能减退的原因，包括各种原发性肾脏疾病及其他继发性肾脏疾病。

**2. 鉴别诊断**

（1）肾性高血压（其他肾小球疾病继发的高血压） 高血压常发生于肾小球疾病后或同时发现，尿检变化常较明显，可有血尿、中等量至大量蛋白尿以及与原发病相应的临床和实验室检查证据。

（2）肾动脉狭窄 肾动脉狭窄是肾血管性高血压中最主要的原因，引起肾动脉狭窄的原因主要包括以下几种。动脉粥样硬化症是常见于中老年患者的一种全身性阻塞性血管病变，主要累及大中动脉，男性发病率多于女性。本病在肾血管主要累及肾动脉主干，多为双侧性损害，单侧受累者左侧多于右侧。肾动脉纤维肌性结构不良（FMD）多见于中青年女性，由于肾动脉内膜纤维或中层肌肉异常增生导致管腔狭窄，病变主要累及肾动脉远端，也可波及肾动脉分支，单侧受累者以右侧多见。病变常造成肾动脉管腔多处狭窄，使肾动脉造影片上呈现"串珠状"改变。

（3）大动脉炎 常见于青少年，病因不明，近年认为与免疫损伤有关，病理变化为全身大中动脉（包括肾动脉）的慢性进行性闭塞性炎症，病变自动脉外膜开始，逐渐侵及中层和内膜，引起动脉管腔狭窄。侵及肾动脉者（约22%）可在上腹部和肾区听到收缩期杂音，并可继发高血压。

# 四、治疗

积极有效地控制高血压是避免或减轻对包括肾脏在内靶器官损害的根本措施。高血压肾病患者血压控制目标值一般为130/80mmHg，脑卒中后的高血压患者一般血压目标为140/90mmHg，65岁及以上老年人的收缩压应控制在150mmHg以下。在患者能耐受的情况下，逐步降压达标。

（1）一般治疗 ① 低盐饮食：饮食限盐有助于患者血压控制，推荐每日饮食盐＜6g/d。② 适当运动，肥胖者减肥，保持体重指数<25kg/m²。③ 戒烟，限酒。

（2）药物治疗　降压治疗如钙通道阻滞剂、血管紧张素转换酶抑制药（ACEI）、血管紧张素受体阻滞药（ARB）、β受体阻滞药、α受体阻滞药、利尿药均可酌情使用。其中钙通道阻滞剂、ACEI对肾脏的血流动力学更有利，ACEI降低尿蛋白优于其他的抗高血压药物。用药参见高血压病章节。

（3）有肾功能不全时还应给予非透析治疗和替代治疗，见本章"慢性肾衰竭"一节。

# 第七节　尿路感染

尿路感染（UTI）又称泌尿系感染，是指病原体侵犯尿路黏膜或组织引起的尿路炎症。根据感染部位，尿路感染可分为上尿路感染（肾盂肾炎、输尿管炎）和下尿路感染（膀胱炎、尿道炎）。

## 一、问诊要点

（1）询问有无易感因素，如梗阻（尿路梗阻、前列腺增生）、膀胱输尿管反流、尿路的器械使用、妊娠、糖尿病、各种慢性肾脏疾病等，且本病发病急骤，常在过度劳累、受凉、长时间憋尿、性生活后发病。

（2）询问有无排尿困难、尿频、尿急、尿痛，常有肉眼血尿甚至血块尿等膀胱刺激症状。是否有发热、头痛、恶心、呕吐等症状；部分患者小腹痛或坠胀感明显。全身感染症状不明显，少数患者可有腰痛、低热，血白细胞计数通常不升高。

## 二、查体要点

检查有无膀胱区压痛，有无体温升高。

## 三、实验室检查和辅助检查

（1）血常规 急性肾盂肾炎时血白细胞计数常升高，中性粒细胞增多，核左移。血沉可增快。

（2）尿常规检查 尿液有白细胞、血尿、蛋白尿。尿沉渣镜检白细胞＞5/HP 称为白细胞尿，几乎所有尿路感染都有白细胞尿，对尿路感染诊断意义较大。部分患者可伴镜下血尿或肉眼血尿。偶见微量蛋白尿。尿中发现白细胞管型提示肾盂肾炎。

（3）尿细菌培养 清洁中段尿培养菌落计数≥$10^5$/mL。

（4）亚硝酸盐试验 临床常采用浸试纸条法。

（5）影像学检查 可酌情选用 X 线检查、放射性核素肾图检查、超声检查等。

## 四、诊断和鉴别诊断

### 1. 诊断

（1）膀胱穿刺尿培养，有细菌生长，或菌落数＞$10^2$/mL。

（2）导尿细菌定量培养≥$10^5$/mL。

（3）清洁中段尿定量培养≥$10^5$/mL，一次准确性 80%；连续两次培养得到同一菌株，菌落数≥$10^5$/mL，准确性达 95%；如中段尿培养杆菌菌落数在 $10^4$～$10^5$/mL，列为可疑，应重复培养；如为球菌，中段尿培养菌落数≥200/mL，即有诊断意义。

### 2. 尿路感染的定位诊断

具备了上述尿路感染标准，兼有下列情况者。

（1）尿抗体包裹细菌检查阳性者，多为肾盂肾炎，阴性者多为膀胱炎。

（2）膀胱灭菌后的尿标本细菌培养结果阳性者为肾盂肾炎，阴性者为膀胱炎。

（3）参考临床症状，有发热（＞38℃）或腰痛、肾区叩压痛或尿中白细胞、管型者，多为肾盂肾炎。

（4）经治疗后，症状已消失，但又复发者多为肾盂肾炎（多在停药后 6 周内）；用单剂量抗菌药治疗无效，或复发者多为肾盂肾炎。

（5）经治疗后，仍有肾功能不全表现，能排除其他原因所致者；或 X 线肾盂造影有异常改变者为肾盂肾炎。

**3. 鉴别诊断**

（1）慢性肾盂肾炎　需与反复发作尿路感染作鉴别诊断，目前认为影像学检查发现有局灶性粗糙的肾皮质瘢痕，伴有相应的肾盏变形者，才能诊断为慢性肾盂肾炎，否则尿路感染病史虽长，亦不能诊断为本病。

（2）肾结核　本病尿频、尿急、尿痛更突出，一般抗菌药物治疗无效，晨尿培养结核分枝杆菌阳性，尿沉渣可找到抗酸杆菌，而普通细菌培养为阴性。静脉肾盂造影可发现肾结核病灶 X 线征，部分患者可有肺、附睾等肾外结核，可资鉴别。

（3）尿道综合征　患者虽有尿频、尿急、尿痛，但多次检查均无真性细菌尿，可资鉴别。

# 五、治疗

**1. 一般治疗**

一般情况下，尿路感染的患者应该多饮水、勤排尿。注意阴部的清洁卫生。宜休息 3～5 天。

**2. 药物治疗**

（1）抗菌治疗

处方一　复方磺胺甲噁唑片 2 片　po　bid

处方二　氧氟沙星片 0.2g　po　bid

处方三　头孢呋辛 0.25g　po　bid

处方四　阿莫西林 0.5g　po　tid

【说明】没有药敏试验结果前，应选用肾毒性小且在肾脏及尿中浓度高的抗菌药物。一般首选对革兰氏阴性杆菌有效的抗生素，但应兼顾革兰氏阳性菌感染。必要时选择其他抗生素静脉用药。必要时静脉给予抗生素。上尿路感染一般用药 10～14 天，下尿路感染一般用药 3～5 天。

（2）碱化尿液

处方　碳酸氢钠片 1.0g　po　tid

【说明】可减轻膀胱刺激征，减少磺胺类析出结晶。需注意尿碱化剂可减低喹诺酮类在尿中的溶解度，导致结晶尿和肾毒性。故喹诺酮类药物应避免与有尿碱化作用的药物（如碳酸氢钠、碳酸钙、制酸药、枸橼酸盐）同时使用。

（3）中药

处方一　三金片 3 片　po　tid

处方二　金钱草颗粒 1 袋　po　tid

【说明】中医多以清热祛湿通淋为法。可根据不同的辨证分型选用不同的治疗原则和方药。

**3. 疗效评估**

（1）治愈　症状消失，尿菌阴性，疗程结束后 2 周、6 周复查尿菌仍阴性。

（2）治疗失败　治疗后尿菌仍阳性，或治疗后尿菌阴性，但 2 周或 6 周复查尿菌转为阳性，且为同一种菌株。

# 第八节　泌尿系统结石

泌尿系统结石是指发生于泌尿系统的结石，又称尿石症，包括肾、输尿管、膀胱和尿道的结石。肾结石的病因很多，代谢性疾病如甲状旁腺功能亢进症、痛风及草酸、胱氨酸等代谢异常也可以是尿石形成的病因。

## 一、问诊要点

（1）是否有突然发生的一侧腰部疼痛，并向下腹部放射性疼痛，是否伴有恶心、呕吐、发热、水肿等症状。

（2）是否有小便时突然疼痛，有无尿色淡红等变化。

（3）既往是否有泌尿系统结石、甲状旁腺功能亢进症、痛风等病史。

## 二、查体要点

肾区是否有叩击痛，小腹是否有压痛等。

## 三、实验室检查和辅助检查

（1）尿液检查　尿中出现红细胞，是提示结石的重要依据，白细胞和脓细胞提示感染。在正常饮食情况下，收集24h尿标本，测定每日排出的钙、草酸和磷酸量。尿液一般检查与尿液沉渣显微镜检查，可以看到有没有尿糖、尿蛋白、血尿、结晶物等。尿pH测定。尿中有白细胞时，可做尿液细菌培养。

（2）血液检查　全血球计数若发现白细胞数过高表示可能有感染，也可抽血检查肾功能和血中的钙浓度。

（3）B超检查　常作为首选常规诊断，主要目的是探测输尿管有无梗阻。在患者因种种原因不能做IVP时，B超对结石的诊断亦有帮助。

（4）X线检查　临床上怀疑有结石的可能，首先应做腹部平片（KUB）和静脉肾盂造影（IVP）。结石透过X线的程度主要与结石的化学成分、大小、厚度和密度有关。含钙结石、磷酸铵镁结石及胱氨酸均不同程度地不透过X线。有些结石（如尿酸结石）透X线，经腹平片检查可阴性。静脉肾盂造影可以明确有无结石存在，并能确定其位置和尿路有否梗阻及整个泌尿系的情况。泌尿系统 X 线片也可以作为初步检查和治疗后的复查，但要注意有 1/10 的肾结石在 X 线片上不显影，通常称为"阴性结石"。因为 B 超或 X 线片上的"亮点"不一定都是结石，CT 对 IVP 阴性结石的诊断准确率相当高，是目前检查肾结石最精准的仪器。

## 四、诊断和鉴别诊断

### 1. 诊断

（1）有典型的肾绞痛症状。

（2）有尿常规异常（白细胞尿或血尿）的证据。

（3）泌尿系统 B 超或腹部 X 线平片初步诊断。

（4）确诊依靠 CT 及静脉尿路造影（IVU）。

（5）如能获得结石，分析结石的成分，以确定结石及其核心的晶体的排列和结构。

### 2. 鉴别诊断

（1）急性胆囊炎、胆囊结石　疼痛均在上腹部，向肩背放射，多伴有胆区压痛、反跳痛，墨菲征阳性，尿常规阴性。

（2）急性阑尾炎　为转移性持续性右下腹痛，伴麦氏点压痛，可有反跳痛或肌紧张，尿常规多正常。

（3）卵巢囊肿蒂扭转和宫外孕　均为下腹剧痛，后者可有停经史，尿中无红细胞。腹部 X 线平片、静脉尿路造影、B 超可协助诊断。

（4）肾结核、肾肿瘤、血管瘤、淋巴结钙化等都可能在 X 线片上呈现出上腹部"亮点"，需要进行甄别。通过 CT 可以明确诊断。

## 五、治疗

### 1. 一般治疗

每日进水量需 3000mL，保持每日排出 1500mL 以上的尿液，尿量多，能降低尿结石盐类的饱和度，且对尿路的冲刷作用也可防止小结石的滞留，适用于各类结石的预防。根据结石采用恰当的饮食治疗。对于草酸钙结石的患者，应当减少容易产生草酸的食物的摄入，如菠菜、苋菜、空心菜、芥菜等，避免摄入大量维生素 C。对于老年人，一般不限制补钙，但补钙应当与吃饭同时进行。尿酸结石采用低嘌呤饮食。胱氨酸结石时采用低蛋氨酸饮食等。结石小而健康状况好者，可采用体育运动法，如跳跃、跑步、体操、弯腰时叩击肾区等，以增加结石的活动度，有利于较小结石的排出。

**2. 解除绞痛**

处方一　山莨菪碱 10mg　im　bid

　　　　或　阿托品 0.5mg　im　prn

处方二　哌替啶 50～100mg　im　prn

处方三　吗啡 5～10mg　im　prn

**3. 控制尿路感染**

尿路结石患者极易并发尿路感染，故应尽早解除梗阻。参照尿路感染用药。

**4. 体外震波碎石**

肾及输尿管结石（除结石下方有梗阻者）均可治疗，去除结石的方法需要根据结石的部位、数目、大小、肾功能、是否合并解剖异常、是否合并感染以及身体状态等情况来制定。一般来说，5mm 以下的肾结石以保守治疗或观察为主。5mm～2.5cm 的肾结石首选体外震波碎石。此法利用震波将结石崩裂成碎片，并发症少，成功率高。常见并发症有：① 有结石碎片而致输尿管梗阻。② 疼痛。这两种并发症与结石的大小有关。③ 碎石术后败血症。多并发于脓尿、菌尿、感染性结石的 ESWL 患者。④ 术后镜下血尿相当常见，但严重的肾实质出血及明显肾周血肿较罕见。不宜做 ESWL 者：过度肥胖、全身性出血性疾病、妊娠、肾功能不全

（血肌酐＞177μmol/L）、严重的高血压、心功能不全者。

**5. 泌尿外科治疗指征**

结石引起尿流梗阻已影响肾功能或经非手术疗法无效、无体外冲击波碎石条件者；合并严重梗阻、感染危及肾实质；急性梗阻性无尿或少尿；结石引起癌变等情况应考虑手术治疗。

# 第九节 慢性肾衰竭

慢性肾衰竭（CRF）是各种慢性肾脏病（CKD）持续进展至后期的共同结局。它是以体内代谢产物潴留，水、电解质及酸碱平衡失调和全身各系统症状为表现的一种临床综合征。我国仍以慢性肾小球肾炎为主，继发性因素引起的 CRF 逐年增多，依次为糖尿病、高血压、系统性红斑狼疮，近年来乙肝相关性肾炎导致的 CRF 明显增多。

## 一、问诊要点

（1）患者就诊时应仔细询问患者的尿量情况，有无夜尿增多、少尿；有无水肿。

（2）有无系统症状，如食欲缺乏、厌食、恶心、呕吐、腹泻、便血等消化道症状；有无贫血等血液系统症状；有无头痛、头昏等高血压症状及胸闷、气急等心力衰竭表现的心血管系统症状；有无失眠、注意力不集中、抑郁、幻觉、意识障碍、抽搐、扑翼样震颤、肌无力、不宁腿、感觉异常等精神、神经及肌肉系统症状；有无骨痛、自发性骨折与畸形等肾性骨病症状；有无口有氨味、库斯莫尔呼吸、尿毒症肺等呼吸系统症状；有无皮肤瘙痒、尿素霜、尿毒症面容等皮肤与外貌症状以及内分泌系统、代谢系统、免疫系统相关症状。

（3）有无原发或继发性肾脏病史，如慢性肾炎、肾病综合征、慢性肾盂肾炎、糖尿病、高血压、系统性红斑狼疮、尿路结石、痛风、多囊肾等。

## 二、查体要点

CRF 患者常有面色萎黄、贫血、高血压、水肿、浆膜腔积液体征，重症患者常有气紧、呼吸困难、颈静脉怒张等心衰体征及酸中毒呼吸深长体征。

## 三、实验室检查和辅助检查

（1）尿蛋白测定　持续性尿蛋白排出是肾功能损害的标志，对 CRF 基础疾病的诊断也有重要的意义。蛋白尿的量与性质是判断肾脏疾病进展与预后的重要指标。

（2）尿沉渣检查　包括尿红细胞、白细胞、管型、畸形红细胞检查，与尿蛋白的分析相结合，对于 CRF 基础疾病的诊断有一定意义；尿中红细胞可能源于肾脏或泌尿道其他部位或外生殖器。管型是由于肾小管上皮细胞分泌的高分子糖蛋白（Tamm-Horsfall 蛋白）在小管内形成凝胶，包含细胞、细胞碎片、结晶、脂肪和滤过的蛋白，因而管型必定来源于肾脏，浓缩尿和酸性尿利于管型的形成。

（3）血常规　CRF 患者表现有贫血症状，血红蛋白是反映贫血严重程度的最好指标；红细胞平均体积（MCV）、红细胞平均血红蛋白量（MCH）、红细胞平均血红蛋白浓度（MCHC）可反映贫血类型。

（4）肾功能　Ccr 是判断肾小球损害的敏感指标，能较早的反映肾小球滤过功能；BUN 也可以作为反映肾小球滤过功能的指标；尿酸在肾脏病变早期首先升高，因而有助于肾功能损害的较早期诊断。血清胱抑素 C 也作为评估 GFR 的指标。

（5）血电解质检查 当各种原因引起的肾脏疾病出现肾功能衰竭时，水、电解质（钾、钠、钙和磷）、酸碱平衡就会受到影响，甚至出现严重代谢紊乱。

（6）甲状旁腺激素（IPTH）测定 CRF患者血中IPTH随着GFR下降而升高，即IPTH升高程度与肾衰程度一致，这种病理生理变化可能是骨矿物质代谢异常最早期标志。

（7）泌尿系影像学检查 主要是超声检查，了解肾脏大小，当肾脏体积缩小与GFR下降成正比，这是判断患者是否罹患CRF的重要参数，也是区别于急性肾损伤的重要标志。

## 四、诊断和鉴别诊断

### 1. 诊断要点

慢性肾衰竭诊断应包括病因诊断和肾功能分期。根据患者病史、临床症状和体征及血尿素氮（BUN）和血肌酐（Cr）升高，一般可作出正确诊断。如有贫血、肾脏萎缩及肾皮质变薄，进一步支持诊断。诊断要点：① 慢性肾脏病（CKD）病史超过3个月。所谓CKD，是指各种原因引起的慢性肾脏结构和功能障碍，包括病理损伤、血液或尿液成分异常及影像学检查异常。② 不明原因的或单纯的GFR下降<60mL/min（老年人GFR<50mL/min）超过3个月。③ 在GFR下降过程中出现与肾衰竭相关的各种代谢紊乱和临床症状。以上三条中，第一条是诊断的主要依据。根据第二条做诊断时宜慎重或从严掌握。如第三条同时具备，则诊断依据更为充分。

### 2. 定义和分期

（1）慢性肾脏病（CKD）各种原因引起的肾脏结构或功能异常≥3个月，包括出现肾脏损伤标志（白蛋白尿、尿沉渣异常、肾小管相关病变、组织学检查异常及影像学检查异常）或有肾移植病史，伴或不伴肾小球滤过率（GFR）下降；或不明原因的

GFR 下降（＜60mL/min）≥3 个月。目前国际公认的慢性肾脏病分期依据肾脏病预后质量倡议（K/DOQI）制定的指南分为 1～5期，见表 4-1。应当指出，单纯 CFR 轻度下降（60～89mL/min）而无肾损害表现者，不能认为存在 CKD；只有当 CFR＜60mL/min 时，才可按 CKD3 期对待。另外改善全球肾脏病预后组织（KDIGO）建议对 eGFR 处于 45～59mL/（min・1.73m$^2$）无肾损伤标志物的人群进一步以胱抑素 C 为基础估算的 eGFR（eGFRcys）来判断是否为 CKD，同时新增尿蛋白含量作为判断预后的指标。

**表 4-1　2012 年 KDIGO 指南中 CKD 分期**

| 分期 | eGFR/[mL/(min・1.73m$^2$)] |
|---|---|
| 1 期 | 正常或升高 |
| 2 期 | 60～89 |
| 3a 期 | 45～59 |
| 3b 期 | 30～44 |
| 4 期 | 15～29 |
| 5 期 | ＜15 |

（2）慢性肾衰竭（CRF）是指慢性肾脏病引起的 GFR 下降及与此相关的代谢紊乱和临床症状组成的综合征。CKD 囊括了疾病的整个过程，即 CKD1 期至 CKD5 期，部分 CKD 在疾病进展过程中 GFR 可逐渐下降，进展至 CRF。CRF 则代表 CKD 中 GFR 下降至失代偿期的那一部分群体，主要为 CKD 4～5 期。

**3. 鉴别诊断**

（1）肾前性氮质血症　CRF 与肾前性氮质血症的鉴别并不困难，在有效血容量补足 48～72h 后肾前性氮质血症患者肾功能即可恢复，而 CRF 则肾功能难以恢复。

（2）急性肾损伤　CRF 与急性肾损伤的鉴别多数情况下并不

困难，往往根据患者的病史即可作出鉴别诊断。在患者病史欠详时，可借助于影像学检查（如 B 超、CT 等）或肾图检查结果进行分析，如双肾明显缩小或肾图提示慢性病变，则支持 CRF 的诊断。

（3）慢性肾衰有时可发生急性加重或伴发急性肾衰　如慢性肾衰本身已相对较重，或其病程加重过程未能反映急性肾衰演变特点，则称之为"慢性肾衰急性加重"，如果慢性肾衰较轻，而急性肾衰相对突出，且其病程发展符合急性肾衰演变过程，则可称为"慢性肾衰合并急性肾衰"，其处理原则基本上与急性肾衰相同。

## 五、治疗

### 1. 一般治疗

（1）积极治疗原发病及消除诱因　对于初诊的 CRF 患者，必须重视原发病的诊断并进行长期治疗和随访，同时积极寻找引起 CRF 的各种诱因，合理纠正，可使病变减轻或趋于稳定。

（2）饮食疗法　慢性肾功能衰竭的饮食疗法是其疾病的基本治疗措施。目前的饮食治疗不能仅是限制蛋白的摄入，因为长期的低蛋白饮食造成的营养不良的发生率高达 20%～50%，严重的营养不良现在认为是 CRF 独立的危险因素，直接与患病率与死亡率呈正相关，因此饮食治疗是给患者制订更为合理的营养治疗方案，保证足够的能量摄入，能量摄入不足引起蛋白质合成不足，机体蛋白质分解增加，保证热量至少达每日 126～147kJ/（kg·d）[30～35kcal/（kg·d）]。以植物油和糖类为主，比例为 30%∶70%。一般认为，GFR 降至 50mL/min 以下时需要进行蛋白质限制。对于非透析患者，蛋白摄入量以 GFR 为参照依据。GFR 为 20～40mL/min 时为 0.7～0.8g/（kg·d）；GFR 为 10～20mL/min 时为 0.6～0.7g/（kg·d）；当 GFR 小于 10mL/min 时为 0.6g/（kg·d）。

对于蛋白质量以动物性蛋白为主。减少蛋白质的摄入能使血尿素氮水平下降，尿毒症症状减轻，利于降低血磷和减轻代谢性酸中毒。对于维持性血液透析的患者无需限制蛋白摄入量，蛋白质摄入量约为 1.2g/（kg·d）。

（3）其他 ① 钠的摄入：水肿、高血压和少尿患者要限制食盐摄入。② 钾的摄入：只要尿量每日超过 1000mL，一般无需要限制饮食中的钾。③ 给予低磷饮食，每日不超过 600mg。④ 饮水：有尿少、水肿、心衰患者，必须严格控制进水量；但对于尿量＞1000mL 且无水肿者，则不宜限制水的摄入。

**2. 药物治疗**

（1）必需氨基酸

处方 α-酮酸片 2.52g po tid

【说明】低蛋白饮食加必需氨基酸治疗可减轻氮质血症，减轻继发性甲状旁腺激素功能亢进，改善营养状况，使尿毒症症状得到改善，而且可减轻高滤过、肾小管高代谢及肾间质的异位钙化和脂质代谢紊乱，从而延缓 CRF 的进展。如果 GFR≤10mL/min，患者由于食欲差，蛋白质摄入减少，均有明显的必需氨基酸缺乏，补充必需氨基酸或 α-酮酸对于 CRF 有一定疗效，目前临床上主张低蛋白饮食加酮酸相结合的方法；少数患者应用 α-酮酸可出现血钙高，停药或减药后可自愈，高钙血症者禁用或慎用。

（2）控制高血压及肾小球内高压

处方一 盐酸贝那普利片 10～20mg po qd

处方二 氯沙坦片 50～100mg po qd

处方三 硝苯地平控释片 20mg po bid

处方四 氨氯地平片 5～10mg po qd

处方五 呋塞米片 20～40mg po tid

处方六 盐酸特拉唑嗪 1～2mg po tid

处方七 酒石酸美托洛尔 25～50mg po bid

【说明】目前为主要药物治疗措施，对于 CRF 患者进行降压治疗，既要考虑药物的降压作用，又要考虑药物对肾脏的影响，争取达到不仅控制系统性高血压并且能够控制肾小球内高压的目的。使用抗高血压药时不宜使血压降得过快和过低，以免使肾血流量锐减，导致肾功能不全恶化，另外对于较大年龄者，血压降得过低，容易出现脑供血不足。目前临床上常用的药物有 ACEI、ARB、CCB、利尿药、β 受体阻滞药。将血压严格控制至如下目标值：尿蛋白<1g/d 者，平均动脉压控制在 97mmHg（血压 130/80mmHg 以下）；尿蛋白>1g/d 者，平均动脉压应控制在 92mmHg（血压 125/75mmHg）以下。当血肌酐水平大于 256μmol/L，禁用 ACEI，慎用 ARB，有高钾血症时禁用 ACEI、ARB。

（3）纠正水、电解质紊乱和酸碱平衡失调

处方一　呋塞米 40mg　po　tid

处方二　布美他尼 1mg　po　tid

【说明】CRF 患者入量为前一日尿量加 500mL，如有出汗、发热、环境温度高，入量酌增，补液不宜过多过快，以口服补液为最佳，有水钠潴留时应酌减或者加用强效利尿药，当 GFR 小于 30mL/min 时，中效利尿药常无效，可使用呋塞米、布美他尼等。对钠的摄入量应根据血压、24h 尿量、尿内电解质而定，多数 CRF 患者每日食盐 3g 左右。尤其是大剂量或长期应用时，易发生水、电解质紊乱，如直立性低血压、休克、低钾血症、低氯血症、低氯性碱中毒、低钠血症、低钙血症以及与此有关的口渴、乏力、肌肉酸痛、心律失常等。

处方三　10% 葡萄糖酸钙 20mL　稀释后 iv drip　qd

处方四　5% 碳酸氢钠 125mL　iv drip　qd

处方五　50% 葡萄糖注射液 50～100mL ⎱
　　　　胰岛素 6～12U 　　　　　　　 ⎰ iv drip　qd

处方六　呋塞米注射液 40mg　iv qd

处方七　降钾树脂 15～30g（事先可用水调匀）po　qd

【说明】多尿者可有缺钾，宜谨慎地补充钾盐。有钾潴留或高钾血症者，应限制钾摄入，并予相应处理（如排钾利尿药、碳酸氢钠、高糖胰岛素、葡萄糖酸钙、降钾树脂、血液透析等）。库血、青霉素钾盐均含钾，使用时应谨慎。

处方八　碳酸氢钠片 1～2g　po　tid

【说明】酸中毒现已被列为慢性肾脏病进展的一个重要原因，并且是 CRF 骨病和营养不良的重要机制，因此要积极纠正酸中毒，常用口服或静脉补充碳酸氢钠，注意同时补钙。治疗中要注意防止低钾血症和低钙血症，警惕发生高钠血症、高渗血症和诱发心衰，注意监测血生化。

处方九　碳酸钙 0.2～0.4g　po　tid

处方十　葡萄糖酸钙 1g　po　tid

【说明】高磷血症患者应严格限制磷的摄入和使用磷结合剂，首选碳酸钙，氢氧化铝有引起铝中毒可能，尽量少用。血钙过低者可口服或静脉补充葡萄糖酸钙，也可口服乳酸钙和碳酸钙。碳酸钙与噻嗪类利尿药合用时，易发生高钙血症（因增加肾小管对钙的重吸收）。本品与含钾药物合用时，应注意心律失常。

（4）贫血的治疗

处方一　重组人红细胞生成素（rhuEPO）3000U　ih 或　iv
　　　　　每周 3 次

处方二　多糖铁复合物胶囊 0.15～0.3g　po　qd

处方三　叶酸片 10～15mg　po　tid

处方四　维生素 $B_{12}$ 片 250μg　im　qod

【说明】rhuEPO 开始剂量为每周 50～150U/kg 皮下注射（血液透析患者亦可从血管通路静脉端注射），以使血红蛋白每月上升 10～20g/L，若每月上升达不到 10g/L，则每周应增加剂量 50U/kg，当达到 100～110g/L 后，渐减（每周减 30U/kg）rhuE-PO 用量至维持量。不良反应主要是高血压。必须同时补充铁剂、叶酸、维生素 $B_{12}$ 等。

（5）肾性骨营养不良的治疗

处方一　碳酸钙片 0.5～2g　po　tid

处方二　骨化三醇片 0.25µg　po　qd

处方三　醋酸钙片 2～4 片　po　tid（随餐服药）

处方四　司维拉姆 0.8g 或 1.6g　po　tid（随餐服药）

处方五　碳酸镧 0.75～3.0g　po　tid（随餐服药）

【说明】肾性骨病发病率高，早期不易诊断。肾性骨病的治疗目的为：维持血钙、血磷水平在正常范围；防止和纠正甲状旁腺增生；预防和逆转骨外钙化；防止铝或其他毒物沉积；避免相关不良因素（动力缺陷骨病）。司维拉姆、碳酸镧为新型不含钙的磷结合剂，可有效降低血磷水平而不增加血钙水平。

（6）吸附疗法

处方一　药用炭片 1.2g　po　tid

处方二　包醛氧淀粉 5～10g　po　bid

【说明】通过胃肠道途径增加尿毒症毒素的排出。这些疗法主要应用于早中期 CRF 患者，对减轻患者氮质血症起到一定辅助作用，但不能依赖这些疗法作为治疗的主要手段。

（7）控制感染　CRF 患者极易发生感染，特别是肺部和尿路感染，应及时选择敏感抗生素，禁用或慎用肾毒性大的抗生素治疗，注意抗生素中钾、钠含量，抗生素给药剂量应根据 GFR 及药代动力学给予，不能套用非 CRF 患者的剂量和间隔。

（8）心衰、心律失常及心包炎的治疗　心衰处理原则与非 CRF 心衰患者处理相似，对于利尿药效果差的高容量性心衰应尽早透析。心律失常在纠正电解质和酸碱平衡紊乱的基础上使用抗心律失常药物或除颤治疗。心包炎应尽早透析和限制水钠摄入。

（9）精神神经症状的治疗　纠正水、电解质和酸碱平衡紊乱，大部分患者症状缓解。抽搐可用地西泮，严重烦躁可在保持基本生命体征稳定的前提下使用氯丙嗪（冬眠灵）。选择合适的血液净化方法和强化透析，以及防止药物体内蓄积都可使大部分患者得到改善。周围神经病变患者可充分透析、血液滤过和使用大剂量B族维生素。

**3. 肾脏替代治疗**

包括血液净化疗法和肾移植。

（1）血液净化疗法　其能有效清除体内代谢产物、内源性抗体、异常血浆成分以及蓄积在体内的药物或毒素，能替代患者肾脏的部分排泄功能，但不能代替肾脏内分泌和代谢功能，是目前终末期肾衰竭最有效的治疗方法之一。临床常用的血液净化方法有血液透析和腹膜透析。当有下列情况之一时，应积极动员患者尽早开始血液透析：① 有明显的尿毒症症状，如出现严重恶心、呕吐等消化道症状或神经、精神症状；② 严重的贫血，红细胞的容积在15%以下；③ 原发病是糖尿病肾病或结缔组织肾病；④ 患者年龄大于60岁；⑤ 有明显的周围神经病变。与血液透析比较，腹膜透析具有以下优点：① 不需昂贵的透析机，行腹膜透析置管术后即可开始透析治疗；② 不需透析血管通路，对建立血管通路有困难者不影响腹膜透析治疗的实施；③ 对循环动力学无影响，老年、儿童、有严重高血压、低血压、缺血性心脏病以及心血管功能不稳定的患者能很好地接受腹膜透析治疗；④ 不需体内肝素化，尤其适合糖尿病并视网膜病变以及其他有出血倾向的患者；⑤ 清除中分子量毒素的作用强，有利于改善尿毒症周围神经病变和贫血；⑥ 溶质清除持续时间长，有利于维持机体内环境稳定和水、电解质平衡；⑦ 开展家庭腹膜透析能减少患者往返医院的次数，有利于改善患者的生活质量。

（2）肾移植　同种肾移植是目前治疗终末期肾衰竭最有效的方法，具有肾移植指征的慢性肾衰竭均应考虑肾移植。成功的肾移植不但可恢复肾脏排泄功能，还能恢复内分泌和代谢功能。适于进行肾移植的疾病种类有肾小球疾病、慢性肾盂肾炎、遗传性疾病、糖尿病肾病、狼疮性肾炎、尿路梗阻性疾病或孤立肾外伤意外丧失。肾移植后需长期使用免疫抑制药预防排斥反应，常用药物有肾上腺糖皮质激素、环孢素和（或）硫唑嘌呤、他克莫司、吗替麦考酚酯等。

对肾脏替代治疗及其方式和时机的选择需要社会、心理学及医疗上的准备。对准备进行家庭透析和移植治疗的患者，还需要对家庭成员早期教育。准备接受血液净化治疗的患者，需要血液透析或腹膜透析前2个月建立血管或腹膜通路。

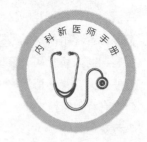

# 第五章
# 血液系统疾病

## 第一节　急性白血病

急性白血病是造血干祖细胞的恶性克隆性疾病，发病时骨髓中异常的原始细胞及幼稚细胞（白血病细胞）大量繁殖并抑制正常造血，可广泛浸润肝、脾、淋巴结等各种脏器。表现为贫血、出血、感染和浸润等征象。我国白血病发病率为（3～4）/10万，恶性肿瘤死亡率中，白血病居第6位（男性）和第7位（女性），在儿童及35岁以下成人中则居第1位。

### 一、问诊要点

（1）详细询问有无鼻衄、牙龈出血、月经量过多、皮肤紫癜等出血症状及上述症状出现的时间。

（2）详细询问有无头晕、萎靡、失眠、多梦、耳鸣、记忆力减退、面色苍白及心悸等贫血症状及上述症状出现的时间。

（3）应详细询问患者有无发热及发热持续时间、热型、是否应用退热药物及其疗效等情况。

（4）详细询问患者有无骨骼和关节疼痛等白血病细胞髓外浸润的症状。

（5）既往有无EB病毒、HIV病毒与淋巴系统恶性肿瘤的病史及家族成员中有无血液病等病史。

（6）询问是否接触 X 线、γ 射线、电离辐射、苯及其衍生物、烷化剂等。

## 二、查体要点

（1）注意查有无肝、脾、全身浅表淋巴结肿大及骨关节疼痛和胸骨压痛。

（2）查有无牙龈增生、皮肤结节或斑疹、泪腺、唾液腺无痛性肿大、男性睾丸肿大及颈项强直、视盘水肿等白血病细胞浸润引起的体征。

## 三、实验室检查和辅助检查

（1）血常规（包括网织红细胞）、血型（ABO、Rh）。

（2）外周血涂片、WBC 分类。

（3）尿常规、粪常规（包括潜血）。

（4）MICM 分型

① 形态学：骨髓涂片及活检，细胞化学染色，包括髓过氧化物酶（MPO）、酯酶（NSE+NaF 抑制试验、特异性酯酶、酯酶双染色）、糖原染色（PAS）。

② 免疫表型（取肝素抗凝骨髓液 5mL，如白细胞计数高且白血病细胞比例也高者，可取外周血）。

③ 染色体和分子生物学检查（有条件尽量送检查）：a. 常规送检染色体。疑为 AML-M2、M3、M4Eo 型或 ALL 可同时做 FISH。b. 酌情送检融合基因：ⓐ AML-M2，AML/ETO；ⓑ AML-M3，PML/RARA；ⓒ 疑为 M4Eo，CBFB/MYH11；ⓓ ALL，BCR/ABL（p190/p210）。c. 预后判断：c-KIT、FLT3-ITD、NPM1、CEBPA。

（5）血液生化 肝肾功能全项、电解质、血糖、乙肝 5 项、输血前五项、凝血功能（PT、APTT、纤维蛋白原）。

（6）胸部 X 线片、心电图、腹部 B 超、使用蒽环类药物或原有心脏病史者查心脏彩超、心肌酶谱，必要时查胸腹 CT、肺功能。

（7）细菌学检查（酌情选择）　咽拭子、鼻拭子培养；皮肤、黏膜破溃炎症处，应做局部拭子培养；疑肛周感染者，行肛拭子培养；下呼吸道感染者做痰培养；高热、寒战原因未明者，应连续血培养 2～3 次，且宜在使用抗生素前抽取。

（8）有中枢神经系统转移时行脑脊液检查。

## 四、诊断和鉴别诊断

### 1. 诊断

（1）患者临床表现　如发热、贫血、出血及各组织浸润的表现。

（2）血常规　血红蛋白、血小板进行性减少，白细胞计数可增高或减少，分类可见原始或幼稚细胞。

（3）骨髓象的特点　增生活跃至极度活跃，主要是原始的白血病细胞大量增生，原始细胞≥20%（WHO 分型），可伴骨髓纤维化或骨髓坏死。

（4）细胞化学　主要用于协助形态学鉴别各类白血病。

（5）因白血病细胞类型、染色体改变、免疫表型和融合基因的不同，治疗方案及预后亦随之改变，故初诊患者应尽量做免疫学检查、染色体和基因检测，获得全面 MICM 资料，以便评价预后，指导治疗。

### 2. 急性白血病分类

根据主要受累的细胞系列，急性白血病可分为两类：急性淋巴细胞白血病和急性非淋巴细胞白血病（或称急性髓系白血病）。

（1）急性非淋巴细胞白血病（ANLL）　共分 8 型（FAB 分型）。

① $M_0$（急性髓细胞白血病微分化型）：骨髓原始细胞＞30%，无嗜天青颗粒及 Auer 小体，核仁明显，光镜下髓过氧化物酶（MPO）及苏丹黑 B 阳性细胞＜3%；在电镜下，MPO 阳性；

CD33 或 CD13 等髓系标志可呈阳性，淋系抗原通常为阴性。血小板抗原阴性。

② $M_1$（急性粒细胞白血病未分化型）：原粒细胞（Ⅰ型＋Ⅱ型，原粒细胞胞浆中无颗粒为Ⅰ型，出现少数颗粒为Ⅱ型）占骨髓非红系有核细胞（NEC，指不包括浆细胞、淋巴细胞、组织嗜碱细胞、巨噬细胞及所有红系有核细胞的骨髓有核细胞计数）的 90% 以上，其中至少 3% 以上细胞为 MPO 阳性。

③ $M_2$（急性粒细胞白血病部分分化型）：原粒细胞占骨髓 NEC 的 30%～89%，其他粒细胞≥10%，单核细胞＜20%。

④ $M_3$（急性早幼粒细胞白血病 APL）：骨髓中以颗粒增多的早幼粒细胞为主，此类细胞在 NEC 中≥30%。

⑤ $M_4$（急性粒-单核细胞白血病 AMMoL）：骨髓中原始细胞占 NEC 的 30% 以上，各阶段粒细胞≥20%，各阶段单核细胞＞20%。

⑥ $M_5$（急性单核细胞白血病 AMoL）：骨髓 NEC 中原单核、幼单核≥30%，且原单核、幼单核及单核细胞≥80%。如果原单核细胞≥80% 为 M5a、＜80% 为 M5b。

⑦ $M_6$（红白血病，EL）：骨髓中幼红细胞≥50%，NEC 中原始细胞（Ⅰ型＋Ⅱ型）≥30%。

⑧ $M_7$（急性巨核细胞白血病 AMeL）：骨髓中原始巨核细胞≥30%。血小板抗原阳性，血小板过氧化酶阳性。

（2）急性淋巴细胞白血病（ALL） 共分 3 型。

① $L_1$：原始和幼淋巴细胞以小细胞（直径≤12μm）为主。

② $L_2$：原始和幼淋巴细胞以大细胞（直径＞12μm）为主。

③ $L_3$（Burkitt 型）：原始和幼淋巴细胞以大细胞为主，大小较一致，细胞内有明显空泡，胞浆嗜碱性，染色深。

WHO 髓系和淋巴肿瘤分类法（2016 年）将患者的临床特点与形态学和细胞化学、免疫学、细胞遗传学和分子生物学结合起来，形成 MICM 分型。

**3. 鉴别诊断**

（1）骨髓增生异常综合征（MDS） 本病有病态造血，同时原始细胞不到 20%。

（2）某些感染引起的白细胞异常 如传染性单核细胞增多症。这些疾病可有单核细胞增多，但形态与原始细胞不同，血清中嗜异性抗体效价逐步上升，有原发病的其他表现，病程短，可自愈。

（3）再生障碍性贫血及特发性血小板减少性紫癜 与低增生性白血病相似，但血涂片及骨髓即可区别。

（4）急性粒细胞缺乏症恢复期 粒细胞缺乏恢复的早期，骨髓检查可能与急性粒细胞白血病很相似，但随着恢复的继续，就可以区别了。

# 五、治疗

白血病确诊后，医生应权衡患者知情权和保护性医疗制度，以适当的方式告知患者和家属。根据患者的 MICM 结果及临床特点，进行预后危险分层，按照患方意愿、经济能力，选择并设计最佳完整、系统的治疗方案。适合行异基因造血干细胞移植（HSCT）者应抽血做 HLA 配型。

## （一）急性淋巴细胞白血病

**1.Ph-ALL 的治疗**

（1）诱导治疗方案

处方一 VDCLP 方案

长春新碱 1.4mg/m$^2$ iv［最大 2mg/d，第 1、第 8、第 15、第 22 天（可以长春地辛 4mg/d 取代）］

柔红霉素 30～45mg/m$^2$ iv［第 1～3 天或去甲氧柔红霉素 6～10mg/（m$^2$·d），第 1～3 天，第 1 周或第 1 周、

第 3 周用药（依照第 14 天骨髓及临床情况调整）]

环磷酰胺 600mg/m² iv drip（第 1、第 15 天）

L- 门冬酰胺酶 6000IU/m² im（第 12、15、18、21、24、27 天）

泼尼松 40～60mg/m² po［第 1～28 天（第 28 天复查骨髓）]

【说明】也可以根据患者病情在 VDCLP 基础上减去相应药物，即为 VDP/VDLP/VDCP/VP 方案。

处方二 Hyper-CVAD/MA 方案，分 A、B 两个阶段。

A 方案（Hyper-CVAD）第 1、3、5、7 疗程

环磷酰胺 300mg/m² q12h（第 1、2、3 天）

长春新碱 2mg（第 4、11 天）

多柔比星 50mg/m²（第 4 天）

地塞米松 40mg/d（第 1～4 天，第 11～14 天）

甲氨蝶呤 12mg 鞘内注射（第 2 天）

阿糖胞苷 70mg 鞘内注射（第 7 天）

B 方案（MA）第 2、4、6、8 疗程

MTX 1g/（m²·d）持续静滴 24h（第 1 天）

四氢叶酸钙 25mg/m² 静滴 q6h，MTX 用药后 12h 开始解救

Ara-C 3g/m² 持续静滴 2h q12h（第 2、3 天）

【说明】

① VP 方案是急淋患者的诱导缓解治疗的基本方案，但该方案复发率较高。故目前 ALL 标准诱导治疗方案以 DVP 方案为基础。该方案降低了复发率，CR 提高至 70% 以上。DVP 加门冬酰胺酶（L-ASP）或培门冬酶（PEG-Asp）组成 DVLP 方案，是目前 ALL 常采用的诱导方案。在 DVLP 基础上加用其他药物，包括环磷酰胺（CTX）或阿糖胞苷（Ara-C），可提高部分 ALL 的

CR 率和 DFS。老年患者可适当调整治疗强度或使用 POMP 方案。CD20 表达阳性的患者可联合 CD20 单克隆抗体（利妥昔单抗）。

② 预治疗处理：WBC≥$30×10^9$/L，或者肝、脾、淋巴结肿大明显；或有发生肿瘤溶解特征（生化、电解质检查等结果）的患者进行预治疗，以防止肿瘤溶解综合征的发生。预治疗方案为：糖皮质激素［如泼尼松或地塞米松等，按泼尼松 1mg/（kg·d）口服或静脉用，连续 3~5d］。可以联合应用 CTX（$200mg/m^2$，静脉滴注，连续 3~5d）。

③ 环磷酰胺主要不良反应为骨髓抑制和出血性膀胱炎，故治疗期间应多饮水，应用时应鼓励患者多饮水。大剂量应用时（超过 1g）应水化、利尿，同时给予尿路保护药美司钠。骨髓抑制、感染、肝肾功能损害者、对本品过敏者、妊娠及哺乳期妇女禁用。用药期间应观察骨髓功能、肝肾功能、心肌炎、中毒性肝炎及肺纤维化等。

④ 甲氨蝶呤的主要不良反应为黏膜炎，肝肾功能损害，故在大剂量化疗（>$500mg/m^2$）时需要充分水化、碱化，停药后 12h 以亚叶酸钙解救（12~$15mg/m^2$，肌注每 6h1 次，共 8 次），直至 MTX 血药浓度<0.1μmol/L。

（2）缓解后的治疗

① 一般应给予多疗程的治疗，可以包括 1~2 个疗程再诱导方案（如 VDLP 方案），MTX 和 Ara-C 为基础的方案各 2~4 个疗程；条件允许的患者可包括多个疗程 CD19/CD3 双特异性抗体（可给予 4~5 个疗程，如果桥接 HSCT，可给予 1~2 个疗程）。

② HSCT：有条件的可以做造血干细胞移植。

（3）维持治疗

基本方案：6-MP 60~$75mg/m^2$　每日 1 次

　　　　　　MTX 15~$20 mg/m^2$　每周 1 次

【说明】6-MP 晚上用药效果较好。可以用硫鸟嘌呤（6-TG）

替代 6-MP。维持治疗期间应注意监测血常规和肝功能，调整用药剂量。维持治疗既可以在完成巩固强化治疗之后单独连续使用，也可与强化巩固方案交替序贯进行。自取得 CR 后总的治疗周期至少 2 年。

**2. Ph+ALL 的治疗**

（1）诱导化疗方案　和 Ph-ALL 一样，若融合基因筛查（PCR 方法）或染色体核型 /FISH 证实为 Ph/BCR：ABL1 阳性 ALL（P210、P190 或少见类型转录本），诱导化疗基础方案为 VDP，可以不再应用 ASP。自确诊之日起即加用 TKI 靶向治疗，CR 率可提高 90%～95%。常用的 TKI 药物推荐：伊马替尼 400～600mg/d；达沙替尼 100～140mg/d；尼罗替尼 400mg，每日 2 次（bid）；氟马替尼 400～600mg/d，泊那替尼 30～45mg/d，奥雷巴替尼 40mg，隔日 1 次（qod）。诱导治疗也可以在保证 TKI 用药的前提下适当降低化疗强度（如采用长春碱类药物、糖皮质激素联合 TKI 的方案），以保证患者安全。有 HSCT 条件者，行 HLA 配型、积极寻找供者。

（2）缓解后的治疗　原则上参考一般 Ph-ALL 的治疗（但可以不再使用 ASP），TKI 优先推荐持续应用至维持治疗结束；无条件应用 TKI 或多种 TKI 不耐受的患者按一般 Ph-ALL 的方案治疗。有合适供者的患者建议选择 allo-HSCT，移植后继续用 TKI 维持治疗（使用时间为 1～2 年）。

（3）维持治疗　可以应用 TKI 治疗者，采用 TKI 为基础的维持治疗（可以联合 VCR、糖皮质激素，或 6-MP 和 MTX；或干扰素），至 CR 后至少 2 年，其后可用 TKI 维持治疗。不能坚持 TKI 治疗者，采用干扰素（可以联合 VCR、糖皮质激素）维持治疗，300 万 U/ 次，隔日 1 次，缓解后至少治疗 2 年。或参考 Ph-ALL 进行维持治疗。

**3. 中枢神经系统白血病（CNSL）的防治**

CNSL 是急性白血病（尤其是 ALL）复发的主要根源之一，

严重影响 ALL 的疗效。目前 CNSL 尚无统一诊断标准。1985 年讨论关于 ALL 预后差的危险因素时，提出 CNSL 下列诊断标准：脑脊液白细胞计数≥$0.005×10^9$/L（5 个 /μL），离心标本证明细胞为原始细胞者，即可诊断 CNSL。流式细胞术检测脑脊液在 CNSL 中的诊断意义尚无一致意见，但出现阳性应按 CNSL 对待。

中枢神经系统白血病（CNSL）预防贯穿于 ALL 的整个治疗过程，包括颅脊椎照射、鞘内注射两联或三联化疗（MTX 10～15mg/ 次、Ara-C 30～50mg/ 次、地塞米松 5～10mg/ 次）和（或）高剂量全身化疗（HDMTX、Ara-C）。（鞘注总次数一般应达 6 次以上，高危组 12 次以上，拟行 HSCT 的患者一般在 HSCT 前应完成 4～6 次，鞘注频率一般不超过 2 次 / 周）。

确诊为 CNSL 的 ALL 患者，尤其是症状和体征明显者，建议先行腰穿、鞘注，每周 2 次，直至脑脊液正常；以后每周 1 次 ×（4～6）周。也可以在症状、体征好转后再行放疗。进行过预防性头颅放疗的患者原则上不进行二次放疗。

## （二）急性非淋巴细胞白血病

### 1. 急性髓系白血病（非 APL）

（1）能耐受强化疗 AML

① 诱导治疗

处方一　DA 方案

　　　　柔红霉素 60～90mg/m$^2$　iv（第 1～3 天）

　　　　阿糖胞苷 100～200mg/m$^2$　iv drip（第 1～7 日）

处方二　MA 方案

　　　　米托蒽醌 8～12mg/m$^2$　iv drip（第 1～3 天）

　　　　阿糖胞苷 100～200mg/m$^2$　iv drip（第 1～7 日）

处方三　IA 方案

　　　　去甲氧柔红霉素 12mg/m$^2$　iv（第 1～3 天）

阿糖胞苷 100~200mg/m² iv drip（第1~7日）

处方四 常规剂量 HA 方案

高三尖杉酯碱 2~2.5mg/m² iv drip［第1~5（或7）天］

阿糖胞苷 100~200mg/m² iv drip（第1~7天）

处方五 含中剂量 Ara-C 的诱导方案

高三尖杉酯碱（HHT）2 mg/m² iv drip（第1~7天）

DNR 40mg/m² iv drip（第1~3天）

Ara-C 100mg/m²（第1~4天），1g/m² q12h（第5~7天）

【说明】a.上述方案为能耐受强化疗 AML 患者，每3周重复，21天为1个疗程，2个标准疗程仍未 CR 者提示患者存在原发耐药，需换方案或进行异基因造血干细胞移植。

b.FLT3 突变患者可以联合 FLT3 抑制剂；IDH 突变患者可以联合 IDH 抑制剂。

c. 应注意蒽环类药物的心脏毒性问题，注意监测心功能（包括心电图、心肌酶、超声心动图等）。DNR 的最大累积剂量为550 mg/m²。对于具有活动性或隐匿性心血管疾病、目前或既往接受过纵隔/心脏周围区域放疗、既往使用其他蒽环类或蒽二酮类药物治疗、同时使用其他抑制心肌收缩功能药物或具有心脏毒性药物（如曲妥珠单抗）的患者，累积剂量一般不超过400mg/m²。IDA 的最大累积剂量290mg/m²，Mitox 的最大累积剂量160mg/m²。心脏毒性风险为1%~10%。

② 缓解后治疗 按预后危险度分组治疗。可选多疗程的中大剂量 Ara-C（1.5~3g/m²，q12h，6个剂量），3~4个疗程，单药应用。所有患者，尤其是微小残留病（minimal residual disease，MRD）阳性患者，若有条件均应尽早行异基因造血干细胞移植。

③ 维持治疗 中高危组患者可用去甲基化药物（如阿扎胞苷

或地西他滨）进行维持治疗，直至疾病进展；异基因造血干细胞移植后，FLT3-ITD 阳性患者可以选择 FLT3 抑制剂维持，其他患者可以选择去甲基化药物维持治疗。

（2）不能耐受强化疗 AML

① 诱导治疗

处方一　低强度的诱导方案

　　　　　维奈克拉 100mg　po（第 1 天），200mg（第 2 天），400mg（第 3～28 天）

　　　　　阿扎胞苷 75mg/m$^2$（第 1～7 天）；或地西他滨 20mg/m$^2$（第 1～5 天，每 28d 一个周期）

处方二　阿扎胞苷 75mg/m$^2$（第 1～7 天）

　　　　　或地西他滨 20mg/m$^2$（第 1～5 天）

② 缓解后的治疗：继续前期的低强度治疗方案。对于预后良好患者，达到完全缓解后，能够耐受标准剂量化疗，可以按照可耐受强化疗 AML 部分提供的方案进行治疗，包括减剂量 / 减毒性预处理方案的造血干细胞移植。

③ AML 患者中枢神经系统白血病（CNSL）的预防和治疗：AML 患者 CNSL 的发生率远低于急性淋巴细胞白血病（ALL），一般不到 3%。对无症状的患者不建议常规行腰椎穿刺检查。有头痛、精神症状、感觉异常的患者，应先行影像学检查（CT/MRI），排除神经系统出血或占位。脑脊液中发现白血病细胞者，应在全身化疗的同时鞘内注射阿糖胞苷（Ara-C，40～50mg/次）和（或）甲氨蝶呤（MTX，5～15mg/次）和地塞米松（5～10mg/次）。

**2. 急性早幼粒细胞白血病（APL）**

（1）低（中）危 APL 患者的治疗

处方　全反式维 A 酸（ATRA）+ 砷剂治疗方案

① 诱导治疗：ATRA［25mg/（m$^2$·d）］+ 亚砷酸［0.16mg/

(kg·d)]或者复方黄黛片［60mg/（kg·d），直到完全缓解（CR），总计约 1 个月［治疗前白细胞计数（4～10）×$10^9$/L，予以羟基脲 1.0g，每日 3 次，口服，应用天数按白细胞计数而定；治疗前白细胞计数 <4×$10^9$/L，待治疗中白细胞计数 >4×$10^9$/L 时加羟基脲 1.0g，每日 3 次，口服，应用天数按白细胞计数而定；治疗中白细胞计数 >10×$10^9$/L 时，酌情加用蒽环类药物或阿糖胞苷］。

② 巩固治疗：ATRA［25mg/（$m^2$·d）］×2 周，间歇 2 周，为 1 个疗程，共 7 个疗程。亚砷酸［0.16mg/（kg·d）］或者复方黄黛片［60mg/（kg·d）］×4 周，间歇 4 周，为 1 个疗程，共 4 个疗程。总计约 7 个月。

③ 维持治疗（可用或不用）：每 3 个月为 1 个周期。第 1 个月：ATRA［25mg/（$m^2$·d）］×2 周，间歇 2 周；第 2 个月和第 3 个月亚砷酸［0.16mg/（kg·d）］或复方黄黛片［60mg/（kg·d）］×2 周，间歇 2 周。完成 3 个周期，维持治疗期共计约 9 个月。

【说明】上述亚砷酸均为静脉滴注。复方黄黛片（主要含四硫化四砷的复方制剂）及 ATRA 均为口服。

（2）高危 APL 患者的治疗　ATRA+ 砷剂 + 化疗诱导、化疗巩固、ATRA/ 砷剂交替维持治疗。

① 诱导治疗：ATRA［25mg/（$m^2$·d）］联合亚砷酸［0.16mg/（kg·d）］或复方黄黛片［60mg/（kg·d）］，直到 CR；DNR 45mg/（$m^2$·d）或 IDA 8mg/（$m^2$·d），第 1～3 天。

② 巩固治疗（3 个疗程）：可选用以下方案。

a.HA 方案：HHT 2mg/$m^2$，第 1～7 天；Ara-C 100mg/$m^2$，第 1～5 天。

b.MA 方案：MIT 6～8mg/$m^2$，第 1～3 天；Ara-C 100mg/$m^2$，第 1～5 天。

c.DA 方案：DNR 45mg/$m^2$，第 1～3 天；Ara-C 100mg/$m^2$，第 1～5 天。

d.IA 方案：IDA 8mg/m$^2$，第 1～3 天；Ara-C 100mg/m$^2$，第 1～5 天。

若第 3 次巩固化疗后未达到分子学转阴，可加用 IDA（8mg/m$^2$，第 1～3 天）和 Ara-C（1.0g/m$^2$，每 12h 1 次，第 1～3 天）。必须达到分子学转阴后方可开始维持治疗。

③ 维持治疗 每 3 个月为 1 个周期，第 1 个月：ATRA 25mg/（m$^2$·d）×14d，间歇 14d；第 2 个月和第 3 个月：亚砷酸 0.16mg/（kg·d）或复方黄黛片 60mg/（kg·d），间歇 14d。完成 8 个周期，维持治疗期总计约 2 年。

【说明】使用全反式维 A 酸时注意分化综合征，临床表现为发热、体重增加、肌肉骨骼疼痛、呼吸窘迫、肺间质浸润、胸腔积液、心包积液、皮肤水肿、低血压、急性肾功能衰竭，甚至死亡。初诊时白细胞较高及治疗后迅速上升者易发生分化综合征。治疗包括暂时停服 ATRA，予以激素、吸氧、利尿等。ATRA 的其他不良反应为头痛、颅内压增高、骨痛、肝功能损害等。APL 合并凝血功能障碍和出血者积极输注血小板、新鲜冰冻血浆、冷沉淀，可减少出血导致的早期死亡。

# 第二节　慢性淋巴细胞白血病

慢性淋巴细胞白血病（CLL）是一种进展缓慢的成熟 B 淋巴细胞增殖性肿瘤，以外周血、骨髓、脾和淋巴结等淋巴组织中出现大量克隆性 B 淋巴细胞为特征。CLL 细胞形态类似成熟淋巴细胞，但免疫表型和功能异常。本病在西方国家较常见，但在亚洲人群发病率显著下降。

## 一、问诊要点

（1）询问有无低热、盗汗、乏力、疲倦、食欲减退、消瘦、疲倦等症状。

（2）询问有无上腹部胀满。

（3）询问有无免疫系统疾病的病史。

（4）询问患者的职业、生活工作环境，提问有无射线、辐射照射史，化学物质接触史。

## 二、查体要点

（1）查有无浅表淋巴结肿大及其特点。

（2）查肝、脾是否肿大。

（3）查有无皮肤、黏膜贫血的体征。

## 三、实验室检查和辅助检查

血常规、骨髓象检查、免疫学检查、细胞遗传学检查、分子生物学检查。

## 四、诊断和鉴别诊断

### 1. 诊断

临床出现乏力、消瘦，或有贫血、出血。可有淋巴结、肝、脾大等体征。外周血 B 淋巴细胞绝对值≥$5×10^9$/L 至少持续 3 个月，骨髓中淋巴细胞≥40%，以成熟淋巴细胞为主。排除病毒、结核和伤寒等引起的反应性淋巴细胞增多以及慢性淋巴细胞增生性疾病如幼淋巴细胞白血病、毛细胞白血病等即可诊断慢淋白血病。根据免疫学表面标志，可以作出免疫分型诊断。

### 2. 临床分期

诊断和免疫分型诊断明确后应按表 5-1 作分期诊断。

表 5-1　慢性淋巴细胞白血病临床分期（Binet 分期）

| 分期 | 标准 | 中数存活期 / 年 |
|---|---|---|
| A | 血和骨髓中淋巴细胞增多，可有少于三个区域的淋巴组织肿大[①] | > 12 |
| B | 血和骨髓中淋巴细胞增多，有三个或三个以上区域的淋巴组织肿大 | 7 |
| C | 与 B 期相同外，尚有贫血（Hb：男性 < 110g/L，女性 < 100g/L），或血小板减少（< 100×10⁹/L） | 2 |

① 不论一侧或双侧头颈部、腋下、腹股沟淋巴结各作为一个区域，肝、脾各作为一个区域，共计 5 个区域。

### 3. 鉴别诊断

与感染引起的反应性淋巴细胞增多，淋巴瘤转化为淋巴细胞白血病，幼淋巴细胞白血病，毛细胞白血病相鉴别。

# 五、治疗

## （一）化学治疗

### 1. 烷化剂

苯丁酸氮芥（CLB）对初治 CLL 单药治疗反应率 50%～60%，但 CR 率不足 10%。目前多用于年龄较大、不能耐受其他药物化疗或有并发症的病人。环磷酰胺的疗效与 CLB 相当，组成 COP 或 CHOP 方案并不优于单药。苯达莫司汀是一种新型烷化剂，兼具有抗代谢功能和烷化剂作用，单药治疗 CLL，不论是初治或复发难治性病人，均显示了较高的治疗反应率和 CR 率。

处方一　苯丁酸氮芥（CLB）4～8mg/m² po　连用 4～8 周

　　　　或　苯丁酸氮芥 0.4～0.7mg/kg　po（1 天或分 4 天）

　　　　　　每 2～4 周重复

处方二　苯达莫司汀 120mg/m²　d1～2，每 3 周重复

【说明】苯丁酸氮芥能抑制肿瘤细胞和一切增生迅速的组织

（如骨髓、淋巴组织）的细胞核分裂，为一种细胞周期非特异性药物。有研究显示大剂量间歇给药在控制症状和恢复造血方面更为有效。主要不良反应为骨髓抑制和胃肠道反应，一般可耐受。对其所含成分过敏的患者，肌酐清除率小于 30mL/min 的肾功能不全患者和失代偿性溶血性贫血的患者禁用。

**2. 嘌呤类似物**

氟达拉滨（Flu）总反应率 60%～80%，CR 率达 20%～30%，中位缓解期约是 CLB 的 2 倍，但二者总生存期无差异。烷化剂耐药者换用 Flu 仍有效。嘌呤类似物联合烷化剂，如 Flu 联合环磷酰胺（FC 方案），优于单用 Flu，能有效延长初治 CLL 的无进展生存期，也可用于治疗难治性复发 CLL。

处方　氟达拉滨 25mg/m$^2$　d1～5，每 4 周重复

**3. 糖皮质激素**

主要用于合并自身免疫性血细胞减少时的治疗，一般不单独应用，但大剂量甲泼尼龙对难治性 CLL，尤其是 17p 缺失病人有较高的治疗反应率。

## （二）免疫治疗

利妥昔单抗是人鼠嵌合型抗 CD20 单克隆抗体，对于表达 CD20 的 CLL 细胞有显著的治疗作用，但因 CLL 细胞表面 CD20 表达较少、血浆中存在可溶性 CD20 分子，利妥昔单抗在 CLL 病人体内清除过快，需要大剂量才能有效。

处方　利妥昔单抗 375mg/m$^2$　iv drip　qw

【说明】利妥昔单抗初次给药 50mg/h，然后每小时增加 50mg 直至 375mg。每周一次，共 4 次。利妥昔单抗可使药物抵抗性的人体淋巴细胞对一些化疗药的细胞毒性敏感，可与氟达拉滨、环磷酰胺等联合应用。禁用于已知对该产品的任何成分及鼠蛋白高敏感的患者、哺乳期妇女、儿童。用药前可以给予苯海拉明预防

过敏反应。服用抗高血压药物的患者需在用药前 12h 停用抗高血压药物。

### （三）化学免疫治疗

利妥昔单抗联合化疗药物可以产生协同抗肿瘤效应，提高病人治疗的总体反应率和生存率。FC 联合利妥昔单抗（FCR 方案）治疗初始 CLL，CR 率可达 70%，总治疗反应率＞90%，40% 以上 CR 病人经 PCR 检测未发现微小残留病灶。

### （四）分子靶向治疗

CLL 细胞内存在 BTK、PI3K、Syk 等多种分子信号通路异常激活，针对以上信号通路的特异性抑制剂可能成为治疗 CLL 的药物。目前针对 BTK 通路的特异性抑制剂伊布替尼已经应用于 CLL 病人的一线和挽救治疗，单药伊布替尼一线治疗 CLL 的反应率达到 90%，11% 的病人达到 CR，并且不良反应较少。

处方　伊布替尼 420mg　po　qd（直至进展或不可耐受）

### （五）造血干细胞移植

大多数 CLL 病人无需一线接受造血干细胞移植，但是高危或复发难治病人可作为二线治疗。Allo-HSCT 可使部分病人长期存活甚至治愈。但常规移植的相关并发症多，非清髓性移植（NST）可降低 CLL 移植相关死亡率，延长生存期。

### （六）并发症治疗

抗感染、输注免疫球蛋白、局部放疗等。

# 第三节　慢性粒细胞白血病

慢性粒细胞白血病（CML，简称慢粒）是一种发生在多能造血干细胞上的恶性骨髓增生性疾病（获得性造血干细胞恶性克隆性疾病），主要涉及髓系。外周血粒细胞显著增多，在受累的细胞系中，可找到 Ph 染色体和（或）BCR-ABL 融合基因。病程发展缓慢。各种年龄均可发病，以中年最多见，大多数患者因急变而死亡。

## 一、问诊要点

（1）询问有无乏力、低热、多汗或盗汗、体重减轻等贫血及代谢亢进表现。

（2）询问有无左季肋部或左上腹沉重不适、食后饱胀等由脾大引起的感觉。

（3）询问有无背痛、四肢痛，有无脾脏梗死引起的左上腹或左下胸剧痛。

（4）询问有无皮肤瘀点、齿龈出血、月经过多等出血症状。

（5）询问有无如视力模糊、呼吸窘迫以及阴茎异常勃起等由于白细胞在血管内"阻滞"或栓塞而诱发的症状。

（6）有无骨髓增生异常综合征、淋巴瘤、多发性骨髓瘤等疾病。

（7）询问患者职业，有无电离辐射接触史，有无病毒感染史及化学物质接触史。

## 二、查体要点

（1）皮肤及黏膜贫血、出血体征。

（2）查视网膜、眼底、眼眶有无病变。

（3）查肋骨、胸骨等骨骼及关节有无压痛。

（4）查肝、脾、淋巴结是否肿大。

## 三、实验室检查和辅助检查

白细胞计数及分类、骨髓细胞学检查、骨髓活检、骨髓祖细胞培养、细胞组织化学、染色体检查及 BCR-ABL 融合基因检测、肝脾 B 超等。

## 四、诊断和鉴别诊断

### 1. 诊断

根据不明原因的持续性白细胞增高、脾大，典型的血象、骨髓改变，Ph 染色体和（或）BCR-ABL 基因阳性可作出诊断。对于临床上符合慢粒条件而 Ph 阴性者，应进一步做 BCR-ABL 融合基因检测。

### 2. 分期诊断

（1）慢性期　无临床症状或有低热、乏力、多汗、体重减轻和脾大等。白细胞计数增多，主要为中性中幼、晚幼和杆状粒细胞。原始细胞<10%。嗜酸性粒细胞和嗜碱性粒细胞增多，可有少量幼红细胞。骨髓增生活跃，以粒系为主，中晚幼粒细胞和杆状核粒细胞增多，原始细胞<10%。

（2）加速期　具有下列之一者，可考虑本期：① 不明原因的发热，贫血和出血加重，可伴骨骼疼痛；② 脾进行性大；③ 非药物引起的血小板减少或增加；④ 原始细胞在血或骨髓中占大于等于 10%；⑤ 嗜碱性粒细胞在外周血中>20%；⑥ 出现 Ph 以外的染色体畸变；⑦ 对原来有效的药物无效。

（3）急变期　加速期的临床症状进一步恶化，如具有下列之一即可诊断本期：外周血中或骨髓中原始细胞>20%；有髓外原始细胞浸润的临床表现和病理证据。

### 3. 鉴别诊断

与 Ph 染色体阳性的其他白血病，其他原因引起的脾大如血吸虫病肝病、慢性疟疾、黑热病、肝硬化、脾功能亢进等均有脾大、类白血病反应、骨髓纤维化等鉴别。

# 五、治疗

（1）高白细胞血症紧急处理 白细胞单采。

（2）分子靶向治疗 第一代 TKI 甲磺酸伊马替尼、第二代 TKI 尼洛替尼靶向治疗；

处方一 甲磺酸伊马替尼

CP 400mg/d po 分 2 次服用

AP 600mg/d po 分 2 次服用

BP/BC 600～800mg/d po 分 2 次服用

处方二 尼洛替尼 300mg/d po bid

（3）其他药物 羟基脲、白消安等。

处方一 羟基脲 3g/d po 分 2 次服用

处方二 白消安 4～6mg po（分次） qd

（4）异基因造血干细胞移植 这是一项根治性方法，但在 CML 慢性期不作为一线选择。

【说明】羟基脲对慢性粒细胞白血病有效，也可用于急性变者。白细胞降至 $20×10^9/L$ 时剂量减半；降至 $10×10^9/L$ 时改为 0.5～1g/d 维持治疗。甲磺酸伊马替尼慢粒患者应服药至疾病进展。治疗过程中应根据是否出现严重非血液学不良反应及肝肾功能、骨髓抑制等调节剂量。

# 第四节 多发性骨髓瘤

多发性骨髓瘤（MM）是浆细胞的恶性肿瘤，骨髓瘤细胞在骨髓内克隆性增殖，引起溶骨性骨骼破坏；骨髓瘤细胞分泌单株免疫球蛋白，正常的多株免疫球蛋白合成受抑，本周蛋白随尿液排出；常伴有贫血、肾衰竭和骨髓瘤细胞髓外浸润所致的各种损害。多发于中老年人，男性多于女性，目前仍无法治愈。

# 一、问诊要点

（1）问诊时应注意有无面色苍白、头晕眼花、记忆力减退、失眠、多梦等表现。

（2）采集有无机体某些器官和组织反复感染、出血等信息。

（3）注意有无淋巴结肿大、中枢神经损害及腰痛、多尿、少尿等肾功能损害的表现。

（4）既往有无慢性骨髓炎、肾盂肾炎、结核病、慢性肝炎、自身免疫性疾病等疾病史。

（5）是否有病毒感染史、电离辐射、接触工业或农业毒物史。

# 二、查体要点

（1）注意检查有无贫血体征，如皮肤黏膜苍白。

（2）检查有无皮肤黏膜出血、瘀斑等。

（3）注意颈部、锁骨上下窝、腋窝、腹股沟等处的浅表淋巴结。

（4）检查有无肝脾大，肾区有无压痛或叩击痛。

（5）检查有无骨骼压痛，如常见骶部骨痛，其次是胸廓和肢体。

（6）注意胸锁关节处有无串珠样结节。

# 三、实验室检查和辅助检查

（1）血、尿、粪常规，血沉，外周血涂片。

（2）骨髓涂片，异常浆细胞≥10%；细胞遗传学。

（3）血清与尿 M 蛋白的检测　血清蛋白电泳、血清免疫固定电泳、血清游离轻链定量及受累与非受累游离轻链比值、血清总蛋白、白蛋白定量检测、血清免疫球蛋白定量、轻链定量，轻链

K/λ 比值。

（4）血生化检查、血钙、血碱性磷酸酶定量、血尿素氮、血肌酐、$\beta_2$-微球蛋白、LDH、C 反应蛋白。

（5）骨髓或组织活检。

（6）头颅和骨盆或受累部位的 X 线平片。有骨痛但 X 线未见异常的病人，可做 CT、MRI 或 PET-CT 检查。

## 四、诊断、分型、分期、鉴别诊断

**1. 诊断**

（1）骨髓中单克隆浆细胞≥10% 或活组织检查证实为浆细胞瘤。

（2）血清和（或）尿出现单克隆 M 蛋白。

（3）骨髓瘤引起的相关表现　① CRAB（高钙血症、肾功能不全、贫血、溶骨性破坏）。② 无靶器官损害表现，但出现以下 1 项或多项指标异常（SLiM）：[S] 骨髓单克隆浆细胞比例≥60%，[Li] 受累/非受累血清游离轻链比≥100，[M] MRI 检查出现>1 处 5mm 以上的局灶性骨质破坏。

无症状性骨髓瘤：① 血清单克隆 M 蛋白≥30g/L 或 24h 尿轻链≥0.5g；② 骨髓克隆性浆细胞比例 10%～60%；③ 无相关靶器官及组织损害。

**2. 分型**

根据骨髓瘤细胞是否分泌和分泌的单克隆免疫球蛋白类型的不同，可将多发性骨髓瘤分为 IgG 型、IgA 型、轻链型、IgD 型、IgM 型、IgE 型、双克隆、不分泌型。

**3. 分期（Durie-Salmon 分期体系）**

Ⅰ期：血红蛋白>100g/L；血 M 蛋白 IgG<50g/L，IgA<30g/L，尿轻链 M 蛋白<4g/24h；血清钙正常；骨骼 X 线正常，或只有孤立的溶骨损害。

Ⅱ期：各项指标介于Ⅰ期和Ⅲ期之间。

Ⅲ期：符合以下任何一项指标，血红蛋白＜85g/L；血M蛋白IgG＞70g/L，IgA＞50g/L，尿轻链M蛋白＞12g/24h；血清钙＞11.5mg/dL（＞2.65mmol/L）；骨骼检查中溶骨损害大于3处。

每期根据肾功能状态分为A、B亚型。A：肾功能正常或轻微受损（血清肌酐＜2mg/dL）。B：肾功能异常（血清肌酐＞2mg/dL）。

**4. 鉴别诊断**

（1）反应性浆细胞增多症（RP） 见于慢性炎症、结核、伤寒、肝硬化、转移癌、自身免疫病等，一般骨髓浆细胞不超过15%，且均为成熟浆细胞，无单克隆免疫球蛋白或其片段。

（2）原发性巨球蛋白血症（WM） 血中IgM型免疫球蛋白呈单克隆性增高，骨髓或其他组织中以淋巴样浆细胞浸润。

（3）意义未明的单克隆免疫球蛋白血症（MGUS） 血清和（或）尿中出现中M蛋白，骨髓中单克隆浆细胞增多但未达到MM诊断标准，且无组织器官损伤的证据。

（4）骨转移癌 多伴成骨表现，溶骨性缺损周围有骨密度增加，且血清碱性磷酸酶明显升高。有原发病灶存在，骨髓涂片或活检可见成堆癌细胞。

# 五、治疗

（1）诱导治疗 移植候选病人诱导治疗时间不宜长于4～6个疗程，以免损伤干细胞并影响其动员采集。

初始治疗可选方案：

VD（硼替佐米、地塞米松）。

RD（来那度胺、地塞米松）。

VRD（硼替佐米、来那度胺、地塞米松）。

PAD（硼替佐米、多柔比星、地塞米松）。

VCD（硼替佐米、环磷酰胺、地塞米松）。

VTD（硼替佐米、沙利度胺、地塞米松）。

TAD（沙利度胺、多柔比星、地塞米松）。

TD（沙利度胺、地塞米松）。

TCD（沙利度胺、环磷酰胺、地塞米松）。

VAD（长春新碱、多柔比星、地塞米松）。

不适合移植病人初始治疗方案，除上述方案外尚可选用以下方案：

VMP（美法仑、泼尼松、硼替佐米）。

MPT（美法仑、泼尼松、沙利度胺）。

MPR（美法仑、泼尼松、来那度胺）。

Rd（来那度胺、低剂量地塞米松）。

MP（美法仑、泼尼松）。

处方一 MP方案

苯丙氨酸氮芥 10mg/m² po（分次） 第1～4天

泼尼松 2mg/kg po（分次） 第1～4天

处方二 VAD方案

长春新碱 0.4mg iv drip 第1～4天

多柔比星 10mg iv drip 第1～4天

地塞米松 40mg po 第1～4天

处方三 VD方案

硼替佐米 1.3mg/m² 皮下 第1、4、8、11天

地塞米松 20mg po 第1～2、4～5、8～9、11～12天

（2）外周血干细胞移植 肾功能不全及老年并非移植禁忌，早期移植无事件生存期更长。

（3）巩固治疗 可采取原诱导方案短期巩固治疗2～4个疗程。

（4）维持治疗 可选择硼替佐米、来那度胺等单药或联合糖

皮质激素。

（5）异基因造血干细胞移植　年轻、高危、复发难治病人可选择。

（6）支持治疗　护骨、降钙、水化、抗感染等。

处方　　5% 葡萄糖注射液 100mL ｜ iv drip　每月 1 次
　　　　唑来膦酸 4mg

【说明】适用于恶性肿瘤溶骨性骨转移疼痛。使用该药过程中应注意监测血清钙、磷等电解质水平。

# 第五节　再生障碍性贫血

再生障碍性贫血（AA，简称再障）是一种可能由不同病因和机制引起的骨髓造血功能衰竭症。主要表现为骨髓造血功能低下、全血细胞减少和贫血、出血、感染。可发生于各年龄段，青年人和老年人发病率较高。

## 一、问诊要点

（1）问诊时应注意有无面色苍白、乏力、头晕、心悸和气短等症状。

（2）有无发热、咽痛、咳嗽、咳痰、呼吸困难、尿频、尿急、尿痛、腰痛以及皮肤、黏膜溃疡、化脓等感染症状。

（3）有无皮肤黏膜紫癜、出血，是否有鼻衄、牙龈出血以及呕血、黑粪、血尿、阴道出血、眼底出血等表现。

（4）既往有无病毒感染，特别是肝炎病毒、微小病毒 B19 等感染史。

（5）有无氯霉素类抗生素、磺胺类抗生素、抗肿瘤化疗药物、杀虫剂、苯及其化合物等接触史。有无 X 线、镭及放射性核素等物质接触史及家族史。

## 二、查体要点

（1）皮肤黏膜或其他器官贫血、出血、感染的体征。

（2）一般排除淋巴结肿大和脾大。

## 三、实验室检查和辅助检查

查血常规、骨髓象和骨髓活检、T细胞亚群、染色体检测等。

## 四、诊断和鉴别诊断

### 1.AA诊断标准

① 全血细胞减少，网织红细胞百分数＜0.01%，淋巴细胞比例增高；② 一般无肝、脾大；③ 骨髓多部位增生减低，造血细胞减少，非造血细胞比例增高，骨髓小粒空虚。有条件者做骨髓活检，可见造血组织均匀减少；④ 除外引起全血细胞减少的其他疾病，详见鉴别诊断。

### 2.AA分型诊断标准

重型再生障碍性贫血（SAA），发病急，贫血进行性加重，严重感染和出血。血象具备下述三项中两项：① 网织红细胞绝对值＜$15×10^9$/L；② 中性粒细胞＜$0.5×10^9$/L；③ 血小板＜$20×10^9$/L。骨髓增生广泛重度减低。非重型再障（NSAA），起病和进展缓慢，贫血、感染和出血的程度轻。

### 3. 鉴别诊断

与阵发性睡眠性血红蛋白尿（PNH）、骨髓增生异常综合征（MDS）、自身抗体介导的全血细胞减少、急性造血功能停滞、急性白血病（AL），反应性噬血细胞综合征等鉴别。

# 五、治疗

**1. 支持治疗**

保护措施、纠正贫血、控制感染、控制出血、护肝、去铁等。

**2. 药物治疗**

（1）免疫抑制治疗 抗淋巴 / 胸腺细胞球蛋白（ALG/ATG）、环孢素、CD3 单克隆抗体、环磷酰胺、甲泼尼龙等。

处方一 环孢素 3～5mg/（kg·d） po 分次（或一次）

处方二 抗淋巴 / 胸腺细胞球蛋白

兔 ATG 3～5mg/kg iv drip qd

或 马 ALG 10～15mg/kg iv drip qd（皮试后）

（2）促造血治疗 雄激素、司坦唑醇、达那唑及造血生长因子。

处方一 丙酸睾酮 100mg im qd

处方二 司坦唑醇（康力龙）2mg po tid

处方三 达那唑 0.2g po tid

【说明】雄激素为慢性或轻型再障首选治疗，疗程不少于 6 个月；若服用半年以上仍无上述反应，则可认为无效，应停药。部分患者可产生药物依赖性，故病情缓解后宜进行维持治疗，以减少复发。雄激素治疗的主要副作用是雄性化作用、肝功能损害及水钠潴留，注射剂有局部硬结、化脓。

**3. 造血干细胞移植**

对 40 岁以下、无感染及其他并发症、有合适的供体的重型再障，可考虑造血干细胞移植。

# 第六节 缺铁性贫血

铁是合成血红蛋白必需的元素。当体内铁储备耗竭时，血红蛋白合成减少引起的贫血称为缺铁性贫血（IDA）。缺铁性贫血是最常见的营养性贫血，以儿童和女性人群尤其是妊娠妇女的发病率最高。

## 一、问诊要点

（1）有无慢性失血史（如月经过多、溃疡病出血、痔出血等）及导致铁吸收障碍的原发疾病（如胃大部切除史、萎缩性胃炎、长期腹泻史等）。

（2）问诊时应注意有无面色苍白、乏力、头晕、心悸和气短等症状。

（3）精神行为异常如烦躁、易怒、注意力不集中、异食癖、口腔炎、舌炎等由于组织缺铁引起的症状。

## 二、查体要点

（1）查皮肤黏膜有无缺血的体征，一般以观察甲床、口腔黏膜、睑结膜较为可靠。

（2）查有无生长发育、智力、舌乳头、毛发、皮肤、指（趾）甲等组织缺铁引起的体征。

（3）查有无引起缺铁原发病的体征。

## 三、辅助检查或实验室检查

（1）查血常规、网织红细胞计数、血清铁蛋白、血清铁、总铁结合力或红细胞游离原卟啉等。

（2）骨髓检查。

## 四、诊断和鉴别诊断

### 1. 诊断

IDA诊断包括以下三方面。

（1）贫血为小细胞低色素性　男性Hb<120g/L，女性

Hb＜110g/L，孕妇 Hb＜100g/L；MCV＜80fL，MCH＜27pg，MCHC＜32%。

（2）有缺铁的依据　符合贮铁耗尽（ID）或缺铁性红细胞生成（IDE）的诊断。

① ID：符合下列任一条即可诊断。a. 血清铁蛋白＜12μg/L；b. 骨髓铁染色显示骨髓小粒可染铁消失，铁粒幼红细胞少于 15%。

② IDE：a. 符合 ID 诊断标准；b. 转铁蛋白饱和度＜15%；c.FEP/Hb＞4.5μg/gHb。

（3）存在铁缺乏的病因，铁剂治疗有效。

**2. 鉴别诊断**

与铁粒幼细胞性贫血、地中海贫血、慢性病贫血如慢性炎症、感染或肿瘤等引起的铁代谢异常性贫血及转铁蛋白缺乏症的贫血鉴别。

# 五、治疗

**1. 病因治疗**

IDA 的病因诊断是治疗 IDA 的前提，只有明确诊断后方有可能去除病因。

**2. 药物治疗**

有机铁和无机铁，首选口服补铁。

处方一　琥珀酸亚铁 0.1g　po　tid

处方二　硫酸亚铁 0.3g　po　tid

处方三　右旋糖酐铁 50mg　im　qd 或 qod

【说明】口服铁剂后，先是外周血网织红细胞增多，高峰在开始服药后 5～10 天，2 周后血红蛋白浓度上升，一般 2 个月左右恢复正常。铁剂治疗在血红蛋白恢复正常后至少持续 4～6 个月，待铁蛋白正常后停药。餐后服用胃肠道反应小且易耐受。应注意，进食谷类、乳类和茶等会抑制铁剂的吸收，鱼、肉类、维生素 C

可加强铁剂的吸收。右旋糖酐铁肌注局部可引起疼痛、变态反应、头痛、关节痛、呼吸困难、心动过速，甚至休克。

# 第七节　淋巴瘤

淋巴瘤是起源于淋巴结和淋巴组织，其发生大多与免疫应答过程中淋巴细胞增殖分化产生的某种免疫细胞恶变有关，是免疫系统的恶性肿瘤。目前我国淋巴瘤的死亡率为 1.5/10 万，排在恶性肿瘤死亡的第 11～13 位。

## 一、问诊要点

（1）询问有无发热及发热的特点。

（2）询问有无进行性消瘦及皮肤瘙痒、各种皮疹。

（3）淋巴结肿大的初始部位、蔓延的部位、有无疼痛以及深部淋巴结肿大产生的相应症状。

（4）注意询问有无病毒感染史。

## 二、查体要点

（1）查浅表淋巴结、扁桃体、肝、脾。

（2）查骨压痛、皮肤损害。

（3）鼻咽部检查及其他器官检查。

## 三、实验室检查和辅助检查

血常规检查、骨髓检查、肝肾功能检查、血清乳酸脱氢酶、血清碱性磷酸酶、血钙、抗人球蛋白试验，CT、B 超、MRI 以及PET。

行淋巴结活检，对切片行免疫组化、FISH 检查。选取较大的淋巴结，完整取出淋巴结。深部淋巴结行 CT 或 B 超引导下穿刺活检。

## 四、诊断和鉴别诊断

### 1. 诊断

根据组织病理学检查结果，作出淋巴瘤的诊断和分类分型诊断。应采用单克隆单抗、细胞遗传学、分子生物学技术，按 WHO（2016）的淋巴组织肿瘤分型标准分型。根据淋巴瘤的分布范围，按照 Ann Arbor（1971 年）提出的 HL 临床分期方案进行分期。

### 2. 分类

按组织病理学改变，淋巴瘤可分为霍奇金淋巴瘤（HL）和非霍奇金淋巴瘤（NHL）两大类。

（1）非霍奇金淋巴瘤（NHL） 分为前驱淋巴性肿瘤、成熟 B 细胞来源淋巴瘤、成熟 T 和 NK 细胞淋巴瘤。

（2）霍奇金淋巴瘤（HL） 分为结节性淋巴细胞为主 HL、经典型霍奇金淋巴瘤。

### 3. 分期标准

根据组织病理学作出淋巴的诊断和分类分型诊断后，还需根据淋巴瘤的分布范围分期。

Ⅰ期：病变仅限于 1 个淋巴结区（Ⅰ）或单个结外器官局部受累（ⅠE）。

Ⅱ期：病变累及横膈同侧两个或更多的淋巴结区（Ⅱ），或病变局限侵犯淋巴结以外器官及横膈同侧 1 个以上淋巴结区（ⅡE）。

Ⅲ期：横膈上下均有淋巴结病变（Ⅲ）。可伴脾累及（ⅢS）、结外器官局限受累（ⅢE），或脾与局限性结外器官受累（ⅢSE）。

Ⅳ期：1 个或多个结外器官受到广泛性或播散性侵犯，伴或不伴淋巴结肿大。肝或骨髓只要受到累及均属Ⅳ期。

累及的部位可采用下列记录符号：E，结外；X，直径 10cm

以上的巨块；M，骨髓；S，脾；H，肝；O，骨骼；D，皮肤；P，胸膜；L，肺。

为提高临床分期的准确性，肿大的淋巴结也可穿刺涂片进行细胞形态学、免疫学和分子生物学检查，作为分期的依据。

每一个临床分期按全身症状的有无分为 A、B 两组。无症状者为 A，有症状者为 B。全身症状包括三个方面：① 不明原因的发热，体温大于 38℃；② 6 个月内体重减轻 10% 以上；③ 盗汗。

**4. 鉴别诊断**

与淋巴结结核、淋巴结转移癌、慢性淋巴结炎、巨大淋巴结增生、嗜酸性淋巴肉芽肿、传染性单核细胞增多症、慢性白血病等疾病进行鉴别。

# 五、治疗

**1. 霍奇金淋巴瘤（HD）的治疗**

（1）药物治疗

处方一　MOPP（COPP）方案

氮芥 $4mg/m^2$（或环磷酰胺 $600mg/m^2$）iv 第 1、第 8 天

长春新碱 $1\sim2mg$　iv 第 1、第 8 天

丙卡巴肼 $70mg/m^2$　po　第 $1\sim14$ 天

泼尼松 $40mg/m^2$　po　第 $1\sim14$ 天

处方二　ABVD 方案

多柔比星 $25mg/m^2$　iv 第 1、第 15 天

博来霉素 $10mg/m^2$　iv 第 1、第 15 天

长春新碱 $6mg/m^2$　iv 第 1、第 15 天

达卡巴嗪 $375mg/m^2$　iv drip　第 1、第 15 天

【说明】以上方案 28 天为 1 个周期，通常给 6~8 个周期以上，一般来说应该达到 CR 后至少再给 2 个周期，绝不应在未做评价

前中途过早停止治疗。其中 MOPP 方案一般多用于老年的晚期患者和那些不适于含蒽环类药物方案治疗的患者。ABVD 方案是儿童及未成年患者的首选化疗方案。两个方案互不交叉耐药。

氮芥有致突变、致畸胎作用，对局部组织有较强刺激作用。孕妇禁用。长春新碱主要毒副作用为末梢神经炎和便秘。丙卡巴肼可引起头痛、乏力、嗜睡等症状。多柔比星禁用于严重心脏病患者、孕妇及哺乳期妇女，有肝功能不全者，用量应予酌减。博来霉素长期用药可致肺纤维化，也可因肺功能不全而死亡。表现为干咳、低热、呼吸困难等。在治疗中应定期做肺功能测定或放射科检查，如有异常应立即停药，并给予激素，酌情加抗生素以及对症治疗。偶有过敏性休克。达卡巴嗪需临时配制，溶解后立即注射，并尽量避光，静脉滴注速度不宜太快，肝肾功能损害、感染患者慎用。

（2）放射治疗。

（3）免疫疗法　PD-1 可用于复发性或难治性经典型 HL。

（4）自体造血干细胞移植。

**2. 非霍奇金恶性淋巴瘤（NHL）的治疗**

（1）药物治疗

处方一　CHOP 方案

环磷酰胺 750mg/m$^2$　iv　第 1 天

多柔比星 50mg/m$^2$　iv　第 1 天

长春新碱 1.4mg/m$^2$　iv　第 1 天

泼尼松 100mg/d　po　第 1～5 天

处方二　R-CHOP 方案

环磷酰胺 750mg/m$^2$　iv drip　第 1 天

多柔比星 50mg/m$^2$　iv drip　第 1 天

长春新碱 1.4mg/d　iv　第 1 天

泼尼松 100mg/m$^2$　po　第 1～5 天

　　　　　利妥昔单抗（美罗华）375mg/m$^2$　iv drip　化疗前
　　　　　一天应用

　　处方三　EPOCH 方案

　　　　　环磷酰胺 750mg/m$^2$　iv drip　第 6 天

　　　　　多柔比星 10mg/m$^2$　静脉连续滴注　第 1～4 天

　　　　　长春新碱 0.4mg/m$^2$　静脉连续滴注　第 1～4 天

　　　　　泼尼松 60mg/m$^2$　bid po　第 1～6 天

　　　　　依托泊苷 50mg/m$^2$　静脉连续滴注　第 1～4 天

　　处方四　ESHAP 方案

　　　　　顺铂 25mg/m$^2$　静脉滴注　第 5 天

　　　　　阿糖胞苷 2g/m$^2$　静脉滴注 3h　第 5 天

　　　　　甲泼尼龙 500mg/m$^2$　静脉滴注　第 1～4 天

　　　　　依托泊苷 40mg/m$^2$　静脉滴注 2h　第 1～4 天

　　新药：免疫调节药来那度胺联合化疗，西达本胺、伊布替尼等。

　　【说明】上述方案 21 天为 1 个周期。联合化疗是治疗 NHL Ⅲ期和Ⅳ期病例的主要方法。这些方案由于药物组成的不同和剂量的不同，其治疗强度和毒性作用也不同，需要根据 NHL 恶性程度选择不同强度的化疗方案。同时也要注意患者个体的耐受力，即在患者能够耐受的情况下，尽量选择最强大化疗方案，方能达到最好的治疗效果。CHOP 方案与其他化疗方案比较，疗效高而毒性较低。因此，该方案为侵袭性 NHL 的标准治疗方案。CHOP 方案每 2～3 周为一疗程，4 个疗程不能缓解，应改变化疗方案。完全缓解后巩固 2 个疗程，就可结束治疗，但化疗不应少于 6 个疗程。长期维持治疗并无好处。有条件者化疗前加用利妥昔单抗，即 R-CHOP 方案，主要适用于 CD20（+++），使用前需要对肿瘤组织进行检测。可获得更好的疗效。EPOCH 方案主要用于 NHL 患者在治疗开始或治疗过程中表现抗拒或治疗后复发的解救治疗。

（2）生物治疗

① 单克隆抗体：CD20 单抗（利妥昔单抗）。

② 干扰素：对蕈样肉芽肿等有部分缓解作用。

③ 抗 HP 治疗：胃 MALT 淋巴瘤经抗 HP 治疗部分病人症状改善，淋巴瘤消失。

④ CAR-T 治疗：对复发难治淋巴瘤有疗效。

（3）HSCT　55 岁以下，重要脏器功能正常，缓解期短，难治、易复发的侵袭性淋巴瘤，4 周期 CHOP 方案能使淋巴瘤缩小超过 3/4 者，可考虑大剂量化疗后进行自体或异体造血干细胞移植。

（4）手术治疗　脾亢患者可行脾切除术，提高血象。

# 第八节　过敏性紫癜

过敏性紫癜是一种常见的血管变态反应性疾病，因机体对某些致敏物质产生变态反应，导致毛细血管脆性及通透性增加，血液外渗，产生皮肤、黏膜及某些器官出血。可同时伴发血管神经性水肿、荨麻疹等其他过敏表现，春、秋季节发病较多。

## 一、问诊要点

（1）询问本病的诱发因素，如近期有无细菌与病毒感染史，有无寄生虫感染，有无食物、药物过敏史，有无受冷、外伤、昆虫叮咬、接种、做过结核菌素试验等。

（2）提问有无皮疹及皮疹的特点。

（3）询问有无关节红、肿、痛及活动障碍等症状及特点。

（4）询问有无腹痛及腹痛的部位、特点。

（5）询问有无血尿、蛋白尿、管型尿、水肿及高血压等急性肾小球肾炎表现。

## 二、查体要点

（1）检查有无皮肤瘀点、瘀斑及其分布、特点。

（2）检查有无脐周围或下腹部压痛。

（3）检查有无关节肿痛、压痛。

## 三、实验室检查和辅助检查

（1）血常规、尿常规。

（2）血小板计数、功能及凝血相关检查，毛细血管脆性试验。

（3）肾功能。

（4）必要时做腹部、关节、肾脏的 X 线检查和 B 超检查。

## 四、诊断和鉴别诊断

### 1. 诊断

（1）发病前 1～3 周有低热、咽痛、全身乏力或上呼吸道感染史。

（2）典型四肢皮肤紫癜，可伴腹痛、关节痛及血尿。

（3）血小板计数、功能及凝血相关检查正常。

（4）排除其他原因所致的血管炎及紫癜。

### 2. 分型

（1）单纯型（紫癜型） 为最常见的类型。主要表现为皮肤紫癜，局限于四肢，尤其是下肢及臀部，躯干极少累及。紫癜常成批反复发生、对称分布，可同时伴发皮肤水肿、荨麻疹。紫癜大小不等，初呈深红色，按之不褪色，可融合成片形成瘀斑，数日内渐变成紫色、黄褐色、淡黄色，经 7～14 日逐渐消退。

（2）腹型 除皮肤紫癜外，因消化道黏膜及腹膜脏层毛细血管受累而产生一系列消化道症状及体征，如恶心、呕吐、呕血、腹泻及黏液便、便血等。其中腹痛最为常见，常为阵发性绞痛，多位于脐周、下腹或全腹，发作时可因腹肌紧张及明显压痛、肠鸣音亢进而误诊为外科急腹症。在幼儿可因肠壁水肿、蠕动增强等而致肠套叠。腹部症状、体征多与皮肤紫癜同时出现，偶可发生于紫癜之前。

（3）关节型　除皮肤紫癜外，因关节部位血管受累出现关节肿胀、疼痛、压痛及功能障碍等表现。多发生于膝、踝、肘、腕等大关节，呈游走性、反复性发作，经数日而愈，不遗留关节畸形。

（4）肾型　过敏性紫癜肾炎的病情最为严重，发生率12%～40%。在皮肤紫癜的基础上，因肾小球毛细血管祥炎症反应而出现血尿、蛋白尿及管型尿，偶见水肿、高血压及肾衰竭等表现。肾损害多发生于紫癜出现后1周，亦可延迟出现。多在3～4周恢复，少数病例因反复发作而演变为慢性肾炎或肾病综合征。

（5）混合型　皮肤紫癜合并上述两种以上临床表现。

（6）其他　少数本病患者还可因病变累及眼部、脑及脑膜血管而出现视神经萎缩、虹膜炎、视网膜出血及水肿，以及中枢神经系统相关症状、体征。

**3. 鉴别诊断**

遗传性毛细血管扩张症、单纯性紫癜、原发免疫性血小板减少症、风湿性关节炎、肾小球肾炎、系统性红斑狼疮、外科急腹症等。

# 五、治疗

病因治疗是本病治疗和预防的关键，尽可能寻找病因或致病因素，并清除变应原。

（1）抗组胺药物　马来酸氯苯那敏、苯海拉明、阿司咪唑、氯雷他定、西咪替丁等。

处方一　马来酸氯苯那敏 4mg　po　tid

处方二　苯海拉明 25mg　po　tid

处方三　阿司咪唑（息斯敏）10mg　po　qd

【说明】① 马来酸氯苯那敏，妊娠、癫痫患者禁用；哺乳期妇女、新生儿或早产儿、青光眼或有青光眼倾向者、高血压、甲状腺功能亢进症、前列腺增生症体征明显者以及膀胱颈部梗阻、幽门十二指肠梗阻、消化性溃疡所致幽门狭窄者慎用。服药期间不得操作机器或驾驶车辆。② 服苯海拉明不宜同时饮酒或应用中枢抑制药。妊娠及哺乳期妇女慎用，新生儿和早产儿禁用。肾功能衰竭时应延长给药的间隔时间。③ 阿司咪唑对妊娠及肝肾功能不全者慎用，对本品过敏者禁用。空腹服用吸收率最佳，不宜超过剂量服用。

（2）改善血管通透性药物　维生素 C、曲克芦丁、卡巴克络。

处方一　5% 葡萄糖注射液 250mL ｜ iv drip　qd
　　　　维生素 C 2g

处方二　曲克芦丁 100～200mg　po　bid

【说明】曲克芦丁用药期间避免阳光直射、高温及过久站立。一旦有过敏反应出现，应立即停药。

（3）肾上腺皮质激素

处方一　泼尼松 1～2mg/（kg·d）　po　顿服或分次口服

处方二　5% 葡萄糖注射液 100mL ｜ iv drip　qd
　　　　地塞米松 10～15mg

【说明】糖皮质激素疗程一般不超过 30 天，肾型者可酌情延长。糖皮质激素禁忌证：严重的精神病（过去或现在）和癫痫、角膜溃疡、活动性消化性溃疡病、新近胃肠吻合术、骨折、创伤修复期、肾上腺皮质功能亢进症、糖尿病、严重高血压、孕妇、抗菌药物不能控制的感染如麻疹、水痘、霉菌感染等。

（4）对症治疗　止痛、止吐等。

（5）其他

① 免疫抑制药：长春新碱、环孢素、环磷酰胺。

处方一　环孢素 5mg/（kg·d）　分次口服

处方二　长春新碱 1.4mg/m² （最大剂量 2mg）　每周 1 次，共 4 次

② 抗凝疗法、中医中药等。

# 第九节　原发免疫性血小板减少症

原发免疫性血小板减少症（ITP）是一种复杂的多种机制共同参与的获得性自身免疫性疾病。该病的发生是由于病人对自身血小板抗原免疫失耐受，产生体液免疫和细胞免疫介导的血小板过度破坏与血小板生成受抑，导致血小板减少，伴或不伴皮肤黏膜出血。男女发病相近，育龄期女性高于男性，60 岁以上人群发病率为 60 岁以下人群的 2 倍，且出血风险随年龄增长而增加。

## 一、问诊要点

（1）详细询问皮肤、黏膜出血情况，月经情况，有无鼻衄、牙龈出血及内脏出血表现。

（2）详细询问发病前 1～3 周有无上呼吸道及其他病毒感染史。

（3）询问有无自身免疫性疾病、疫苗接种史及泼尼松使用情况和疗效。

## 二、查体要点

（1）紫癜的分布情况，有无其他皮疹、口鼻出血情况以及毛

细血管脆性试验。

（2）有无颅内出血及内脏出血的体征，有无脾大。

## 三、实验室检查和辅助检查

（1）查血小板计数、出凝血及血小板功能检查。

（2）骨髓检查。

（3）必要时可检测血小板相关抗体（PAIgG）、血清血小板生成素。

（4）肝脾 B 超。

## 四、诊断和鉴别诊断

### 1. 诊断

（1）起病突然，大多在出血症状发作前 1～3 周有感染病史。

（2）ITP 的出血常常是紫癜性，表现为皮肤黏膜瘀点、瘀斑。

（3）一般不伴有贫血，ITP 患者无脾大。

（4）诊断标准　① 至少 2 次化验检查血小板计数减少，血细胞形态无异常。② 脾脏不增大。③ 骨髓检查巨核细胞数增多或正常，有成熟障碍。④ 排除其他继发性血小板减少症。

### 2. 鉴别诊断

与假性血小板减少症、继发性血小板减少症，如再生障碍性贫血、脾功能亢进、MDS、白血病、系统性红斑狼疮、药物性免疫性血小板减少症等鉴别。

## 五、治疗

### 1. 新诊断病人的一线治疗

（1）糖皮质激素

处方一　泼尼松 1mg/（kg·d）　po（分次或清晨一次）　治疗 4 周无反应，迅速减量至停用

处方二　地塞米松 40mg/d　4 天，不需减量及维持治疗

（2）丙种球蛋白　0.4g/（kg・d）×5 天或 1g/（kg・d）×2 天。主要用于 ITP 紧急治疗、不能耐受激素、脾切除前准备、妊娠或分娩前。

**2.ITP 二线治疗**

（1）促血小板生成素　TPO、艾曲泊帕、罗米司亭等。

（2）抗 CD20 单克隆抗体　利妥昔单抗 375mg/m²，每周 1 次，共 4 次。

（3）其他二线药物　长春新碱、环孢素、硫唑嘌呤、环磷酰胺，达那唑等。

处方一　环孢素 5mg/（kg・d）　分次口服，维持量 50～100mg/d

处方二　长春新碱 1.4mg/m²（最大剂量 2mg）　每周 1 次，共 4 次

处方三　达那唑 0.4～0.8g/d　分次口服

**3.脾切除疗法**

脾切除近期有效率 70% 左右。适应证：① 糖皮质激素治疗 4～6 周无效，病程迁延 6 个月以上；② 糖皮质激素维持量需大于 30mg/d；③ 有糖皮质激素使用禁忌证。

# 第十节　弥散性血管内凝血

弥散性血管内凝血（DIC）是一个综合征，不是一个独立的疾病，弥散性血管内凝血是在许多疾病基础上，致病因素损伤微血管体系，导致凝血活化及全身微血管血栓形成，导致循环功能和其他内脏功能障碍，消耗性凝血病，继发性纤维蛋白溶解，产生休克、出血、栓塞、溶血等临床表现。

## 一、问诊要点

（1）有无恶性肿瘤病史、重症感染、产科疾病、近期手术等病史。

（2）有无全身皮肤、黏膜出现出血点或瘀斑等。

（3）有无呼吸困难及神志改变等。

## 二、查体要点

（1）查有无皮肤黏膜、皮肤瘀点、瘀斑，甚至广泛紫癜伴中心皮肤黏膜栓塞性坏死。

（2）查有无皮肤湿冷、血压降低、心率增快、呼吸气促等。

## 三、实验室检查和辅助检查

（1）查血常规。

（2）查血浆纤维蛋白、FDP、D-二聚体、PT 及 APTT 等。

## 四、诊断和鉴别诊断

### 1. 诊断

DIC 必须存在基础疾病，结合临床表现和实验室检查才能作出正确诊断。由于 DIC 是一个复杂和动态的病理变化过程，不能仅依靠单一的实验室检测指标及一次检查结果得出结论，需强调综合分析和动态监测。一般诊断标准如下。

（1）临床表现

① 存在易引起 DIC 的基础疾病。

② 有下列一项以上临床表现：a. 多发性出血倾向。b. 不易用原发病解释的微循环衰竭或休克。c. 多发性微血管栓塞的症状、体征。

（2）实验检查指标　同时有下列 3 项以上异常。

① PLT$<100\times10^9$/L 或进行性下降。

② 血浆纤维蛋白原含量$<$1.5g/L 或进行性下降。

③ 血浆 FDP$>$20mg/L，或 D- 二聚体水平升高或阳性，或 3P 试验阳性。

④ PT 缩短或延长 3s 以上，或 APTT 缩短或延长 10s 以上。

**2. 鉴别诊断**

（1）重症肝炎  因有多发性出血、黄疸、意识障碍、肾功能衰竭、血小板和纤维蛋白原下降，凝血酶原时间延长，易与 DIC 混淆。但肝病无血栓表现，3P 试验阴性，FDP 和优球蛋白溶解时间正常。

（2）血栓性血小板减少性紫癜  本病特点是在毛细血管广泛形成微血栓，极似 DIC。但本病具有特征性透明血栓，血栓中无红细胞、白细胞，不涉及消耗性凝血，故凝血酶原时间及纤维蛋白原一般正常。

（3）原发性纤溶亢进  本病罕见。两者区别主要是纤溶部位，DIC 继发纤溶是对血栓形成的生理性反应，典型部位局限于微循环；原发纤溶是在大血管，内皮细胞释放致活因子。

# 五、治疗

**1. 病因治疗**

治疗基础疾病及去除诱因：根据基础疾病分别采取控制感染、治疗肿瘤、积极处理病理产科及外伤等措施，是终止 DIC 病理过程的最为关键和根本的治疗措施。

**2. 药物治疗**

（1）抗凝治疗  抗凝治疗的目的是阻止凝血过度活化、重建凝血 - 抗凝平衡、中断 DIC 病理过程。一般认为，DIC 的抗凝治疗应在处理基础疾病的前提下，与凝血因子补充同步进行。临床上常用的抗凝药物为肝素，主要包括普通肝素和低分子肝素。

处方一　普通肝素 12500U/d　皮下注射或静脉注射，每 6h
　　　　不超过 5000U，一般连用 3～5d

处方二　低分子肝素 3000～5000U/d　皮下注射　一般连用
　　　　3～5d

【说明】普通肝素的使用需要进行血液学监测，最常用者为
APTT，肝素治疗使其延长为正常值的 1.5～2.0 倍时即为合适剂
量。普通肝素过量可用鱼精蛋白中和。

（2）替代治疗　替代治疗以控制出血风险和临床活动性出
血为目的。适用于有明显血小板或凝血因子减少证据且已进行病
因及抗凝治疗、DIC 未能得到良好控制、有明显出血表现者。可
以给予输注新鲜冰冻血浆、血小板混悬液及 F Ⅷ及凝血酶原复合
物等。

# 第十一节　白细胞减少及粒细胞缺乏

白细胞减少（leukopenia）指外周血白细胞总数持续低于
$4.0×10^9$/L。中性粒细胞减少（neutropenia）是指中性粒细胞绝对
计数在成人低于 $2.0×10^9$/L，≥10 岁儿童低于 1.8<×$10^9$/L 或<10
岁低于 $1.5×10^9$/L；中性粒细胞绝对计数低于 $0.5×10^9$/L 时，称为
粒细胞缺乏症（agranulocytosis）。

## 一、问诊要点

（1）有无感染、接受肿瘤放化疗及服用不明药物等病史。
（2）有无接触放射性物质或放射线等。
（3）有无发热、乏力及纳差等。

## 二、查体要点

有无感染体征（皮肤、口咽部、鼻窦、外耳、肺部、心脏瓣

膜杂音、肛周），有无肝脏、脾脏及淋巴结肿大情况，胸骨有无压痛，有无关节肿胀，有无中枢神经系统体征等。

## 三、实验室检查和辅助检查

（1）查血常规。

（2）特殊检查　可行中性粒细胞特异性抗体测定等。

## 四、诊断和鉴别诊断

### 1. 诊断

根据血常规检查的结果即可作出白细胞减少、中性粒细胞减少或粒细胞缺乏的诊断。为排除检查方法上的误差以及正常生理因素（运动、妊娠、季节等）、年龄和种族、采血部位等影响，必要时要反复检查，包括人工白细胞分类，才能确定白细胞减少或中性粒细胞减少的诊断。

### 2. 鉴别诊断

诊断相对容易。鉴别诊断主要是明确中性粒细胞减少的病因。要注意了解有无药物、化学物质、放射线的接触史或放化疗史，有无感染性疾病、自身免疫性疾病、肿瘤性疾病史等。

## 五、治疗

### 1. 病因治疗

治疗基础疾病及去除诱因：对可疑的药物或其他致病因素，应立即停止接触。继发性减少者应积极治疗原发病。同时要注意做好防护，避免感染。

### 2. 药物治疗

（1）抗生素使用　应根据患者白细胞减少的基础病因、临床情况、中性粒细胞减少的严重程度综合考虑，有助于确定那些可能有生命威胁的感染风险增加的患者。

（2）重组人粒细胞巨噬细胞集落刺激因子（rhGM-CSF） 作用于造血祖细胞，促进其增殖和分化，其重要作用是刺激粒、单核巨噬细胞成熟，促进成熟细胞向外周血释放，并能促进巨噬细胞及嗜酸性细胞的多种功能。

处方　rhGM-CSF 3～10μg/（kg·d）　持续 5～7 天，根据监测结果调整剂量

（3）免疫抑制剂　自身免疫性粒细胞减少和免疫机制所致的粒细胞缺乏可用糖皮质激素等药物。

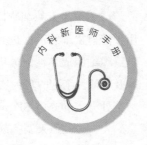

# 第六章
# 内分泌系统疾病

## 第一节　尿崩症

尿崩症是由于下丘脑抗利尿激素（ADH，即精氨酸加压素，AVP）分泌和释放不足，或肾脏对 AVP 反应缺陷（抵抗）或 AVP 降解过快而引起的一组临床综合征，主要表现为多尿、烦渴、多饮、低比重尿和低渗透压尿。可分为中枢性尿崩症（CDI）、肾性尿崩症（NDI）；其中，由肿瘤、外伤、感染、血管病变及全身性疾病如血液病、垂体切除术等引起下丘脑 - 神经垂体破坏，AVP 分泌、释放和贮藏减少所致者称继发性尿崩症；无明显病因者称特发性尿崩症。此外，根据 AVP 缺乏的严重程度，可分为完全性尿崩症及部分性尿崩症。

### 一、问诊要点

（1）发病过程　大部分患者因有明显症状而来就诊，且多为缓慢起病，也有些继发于创伤、手术后急性起病。

（2）尿的改变及口渴情况　问诊时要注意询问患者每天平均排尿次数、每日排尿量、尿的颜色以及限制饮水时尿的变化。多数患者烦渴，并因此而大量饮水，喜冷饮，应了解患者每日饮水量。

（3）全身情况　个别患者病情加重或处于麻醉、脑外伤等情况时口渴感可以消失，甚至神志模糊、日夜不宁、失眠、焦虑、易怒等。

（4）病史　如果为继发性，则可有原发病症状，如颅内肿瘤可有头痛、视力、偏盲及视野改变；结核病有结核中毒症状。询问患者有无颅脑手术史、颅内肿瘤、脑炎及颅脑外伤史，有无结核病、梅毒等传染病史。询问患者的服药史、家族史、既往史，是否合并糖尿病、耳聋、视力障碍。询问有无肾脏疾病、白血病及结缔组织病等病史。

## 二、查体要点

（1）部分患者有慢性脱水体征，如皮肤、唇、舌干燥，舌红苔厚等，如果饮水充足，一般无明显体征。

（2）如为继发性尿崩症，则有相应的体征，如肿瘤、外伤、感染、神经系统的定位体征等。

## 三、实验室检查和辅助检查

（1）尿液检查　每日尿量可达 4～10L，色淡，尿比重小于1.005，尿渗透压可低于200mmol/L，尿蛋白、尿糖及有形成分均为阴性。

（2）血生化检查　血钠、钾、氯、钙、镁、磷等一般正常，血肌酐、尿素氮正常，血渗透压正常或偏高，无条件查血浆渗透压计算单位均用（可以公式推算）：渗透压＝2×（血钠＋血钾）＋血糖＋血尿素氮。

（3）禁水试验　正常禁饮后不出现脱水症状，每小时尿量逐渐减少，尿比重逐渐上升，尿渗透压可达800mmol/L以上，而血钠、血渗透压均正常。尿崩症患者每小时尿量减少不明显，尿比重不超过1.010，尿渗透压变化不大，血清钠和血渗透压分别上升超过145mmol/L和295mmol/L，体重下降3%～5%。

（4）加压素试验　禁水试验结束后，皮下注射垂体后叶素5U（或精氨酸加压素0.1U/kg），然后2h内多次留尿，测定渗透压，如尿渗透压上升峰值超过给药前的50%，则为完全性中枢性尿崩症；9%～50%者为部分性尿崩症，肾性尿崩症小于9%。

（5）血浆AVP测定　直接测定血浆AVP为尿崩症的鉴别诊断提供了新途径，测定血浆AVP结合禁水试验，对鉴别诊断更有价值。中枢性尿崩症血浆AVP浓度低于正常，肾性尿崩症血浆AVP基础状态可测出，禁饮后明显升高而尿液不能浓缩，精神性多饮AVP分泌能力正常，但病程久、病情严重者，由于长期处于低渗状态，AVP的分泌可受到抑制。

（6）影像学检查　选择性进行头颅X线平片、CT或MRI检查，以排除颅内肿瘤，明确病因，指导治疗。

## 四、诊断和鉴别诊断

### 1. 诊断要点

（1）多饮、多尿、烦渴，尿量大于3L/d，一般在4～10L/d，夜尿明显增多。

（2）尿比重小于1.005，尿渗透压为50～200mOsm/L，尿渗透压＜血浆渗透压，血浆渗透压可高于300mOsm/L。

（3）禁水加压素试验阳性。

（4）垂体MR可提示垂体后叶高信号消失或异位，此为中枢性尿崩症的特异性改变。

具备前三条即可诊断尿崩症，但应明确以下几点：a.明确中枢性尿崩症或肾性尿崩症；b.明确尿崩症的病因或原发疾病；c.评估中枢性尿崩症的严重程度，即明确是部分性尿崩症或完全性尿崩症。

① 部分性中枢性尿崩症：症状一般较轻，每日尿量2.5～5L；尿比重1.001～1.005，禁水后尿比重达1.010～1.014，达尿比重峰

值的尿渗透压/血渗透压>1但<1.5，对加压素试验敏感，注射AVP后尿渗透压上升9%~50%，少数可达60%，血AVP下降。

② 完全性中枢性尿崩症：口渴症状严重，每日尿量5L以上；尿比重1.001~1.005，禁水后尿量无明显减少，尿比重无明显增加，尿渗透压不超过血渗透压，注射ADH后尿量显著减少，尿比重明显上升，尿渗透压增幅>50%；血AVP明显下降，甚至低至测不出。

③ 肾性尿崩症：先天性肾性尿崩症少见，多见于男性。临床以获得性肾性尿崩症常见，常继发性肾小管损伤或肾小管遗传缺陷，如慢性肾功能衰竭、碳酸锂、两性霉素B、四环素中毒，低钾性肾脏疾病。一般症状较中枢性尿崩症轻；尿比重、尿渗透压低，血渗透压正常或轻度升高，禁水后血渗透压增高，尿渗透压仍低，对禁水加压素试验无反应（尿渗透压增幅<9%）；血AVP正常或升高。

**2. 鉴别诊断**

（1）精神性烦渴　多见于中青年女性，主要表现烦渴、多饮、多尿、低比重尿，但AVP并不缺乏，经禁水后尿量明显减少，尿比重、尿渗透压显著升高。

（2）渗透性利尿　糖尿病以及原发性甲状旁腺功能亢进症、肿瘤骨转移、维生素D中毒等所致高钙血症可出现渗透性利尿，除烦渴、多饮外，可有原发病表现。

（3）干燥综合征　患者因口咽分泌液减少、黏膜干燥而多饮，导致多尿。此外，干燥综合征本身可累及肾脏，导致肾小管功能障碍。

（4）慢性肾脏疾病　尤其肾小管疾病、高钙血症、低钾血症等均可影响肾浓缩功能而引起多尿、口渴等症状，但有相应原发疾病的临床特征，且多尿的程度也较轻。

# 五、治疗

## 1. 一般治疗

中枢性尿崩症主要采用激素替代治疗，继发性尿崩症应尽量针对病因治疗。治疗的目的是减少尿量，特别是夜间尿量，以使患者获得充分的夜间休息。一般要求控制尿量在 2～3L/d。宜低盐饮食，并限制咖啡、茶或高渗饮料的摄入。蛋白质的摄入宜适量，以免加重利尿。

## 2. 药物治疗

（1）中枢性尿崩症

处方一　醋酸去氨加压素片（弥凝片）0.1～0.4mg　po　q12h～q8h

　　　　或　醋酸去氨加压素鼻喷雾剂 10～20μg　滴鼻　bid

处方二　醋酸去氨加压素注射液 1～4μg　im　qd～bid

处方三　长效尿崩停注射液 2mg（0.1mL）　im　qw

处方四　垂体后叶素注射液 5U　im　qd～bid

【说明】中枢性尿崩症首选 AVP 制剂补充 / 替代治疗。精氨酸加压素类似物 1- 脱氨 -8- 右旋精氨酸血管加压素（DDAVP），为人工合成的精氨酸加压素类似物，目前作为长期替代治疗中枢性尿崩症的首选。临床一般首选口服剂型，即弥凝片。本药禁用于心功能不全或因其他疾病需服利尿药者、中重度肾功能不全（GFR＜50mL/min）、SIADH 及低钠血症患者。65 岁以上老年人使用时亦需注意。

长效尿崩停注射液从每次 0.1mL 起，深部肌注，约维持 1 周，可根据尿量每 1～5 天注射 1 次。必要时可加量至每次 0.2～0.5mL。

部分性中枢性尿崩症患者亦可选用氢氯噻嗪片口服治疗，注意补充电解质。

（2）肾性尿崩症

处方一　氢氯噻嗪 25～50mg　po　bid

处方二　氯磺丙脲 0.125～0.25g　po　qd～bid

处方三　氯贝丁酯 0.5～0.75g　po　tid

处方四　吲达帕胺 2.5～5mg　po　qd～bid

　　　　或　卡马西平 0.1g　po　tid

【说明】肾性尿崩症治疗较为困难。继发性肾性尿崩症应先明确 AVP 抵抗的原因，针对病因治疗。氢氯噻嗪治疗尿崩症原因不清，长期服用可损害肾小管浓缩功能，需长期补钾。氯磺丙脲服药 24h 后开始起作用，4 天后作用达峰值，主要通过增加远曲小管 cAMP 形成，促 AVP 释放，加强 AVP 对肾小管的作用。氯贝丁酯 24～48h 起效，作用机制可能是刺激 AVP 释放，或延缓 AVP 降解。卡马西平抗利尿作用机制大致与氢氯噻嗪相同；吲达帕胺其作用机制类似氢氯噻嗪，用药期间注意监测血钾。

**3.其他治疗**

对继发性尿崩症发现颅内有占位性病变，应请脑外科、放疗科会诊并做相应处理。

# 第二节　甲状腺功能亢进症

甲状腺功能亢进症（简称甲亢）是指由多种原因引起血液循环中甲状腺激素分泌过多、甲状腺功能增强所致的一种内分泌疾病，主要表现为机体多系统的高代谢症候，兴奋性增高和眼部症状等一组临床综合征。根据病因的不同，甲亢可分为甲状腺性甲亢、继发性甲亢（垂体性甲亢、异位性 TSH 综合征）、异源性甲亢（卵巢甲状腺肿伴甲亢、甲状腺转移性肿瘤引起的甲亢）、药物诱导的甲亢等类型。其中甲状腺性甲亢又包括弥漫性毒性甲状腺肿（又称 Graves 病，以下简称 GD）、多结节性毒性甲状腺肿、甲状腺自主高功能腺瘤、碘源性甲亢、新生儿甲亢、滤泡性甲状腺癌等多种类型。在各种类型的甲亢中，以 Graves 病最为常见，且以女性多见，其发病率甚高，多发生在 20～40 岁。

## 一、问诊要点

（1）起病情况　本病起病一般较慢，少数可在精神创伤和感染等应激后急性起病，或因妊娠而诱发本病。

（2）高代谢临床表现　注意询问患者怕热、多汗、低热、心悸、兴奋多动、易怒或焦虑等症状。有无易饿多食、体重明显下降，是否有大便频数、不成形等。

（3）眼部情况　注意有无突眼，询问有无眼内异物感、胀痛、畏光、流泪、复视、斜视、视力下降等。

（4）其他　如为女性，应询问有无月经稀少、闭经、不孕等；如为男性，则询问有无乳房发育、阳痿。有无发作性低钾血症以及肌肉柔软无力等甲状腺功能亢进症的表现。

（5）既往诊治情况　询问既往有无甲亢史，如有，应询问患者以往的诊治经过、所用药物及效果如何。有无长期服用含碘的药物，如有，应询问具体药物名称、剂量及时间。

## 二、查体要点

（1）皮肤温暖潮湿、多汗和低热。

（2）眼部症状　多有中度或重度进行性单侧或双侧突眼，突眼多在 19～20mm 或以上。眶内、眶周组织充血，眼睑水肿，伴眼球胀痛，畏光，流泪，视力减退，眼肌麻痹，眼球转动受限，或伴有斜视、复视，甚至球结膜膨出、红肿而易感染。因眼球突出，眼睑收缩，眼睑闭合不良或不能闭合，角膜暴露，出现角膜干燥、炎症、溃疡甚至角膜穿孔而失明。根据美国甲状腺协会修订的 Werner 对 Graves 眼部病变的分类如下。第 1 级：仅有上眼睑挛缩，凝视等眼症，没有特殊的眼部症状。第 2 级：为软组织受累表现，患者自觉畏光，多泪，眼内异物感，眼睑肿胀，结膜充血，水肿等。第 3 级：为眼球突出，突眼度一般在 22mm 以上，可轻可重，发展变化的快慢不一。第 4 级：为眼外肌受累，患者有复视，眼球活动受限，甚至眼球固定，不能活动。第 5 级：为角膜受累，角膜炎及溃疡，严重者角膜穿孔，失明。第 6 级：为视神经受累，患者视力减退，甚者失明。

（3）甲状腺肿大　可有不同程度的弥漫性肿大，肿大程度与病情不一定平行，质软，有弹性，无压痛，随吞咽上下移动，肿大的甲状腺上可听到血管杂音，呈吹风样，以收缩期为主，重者可扪及震颤。

（4）心脏　听诊可闻及心动过速，休息和睡眠时心率仍＞100次/分，心前区第一心音亢进，有收缩期杂音，严重者表现心律失常、心脏扩大及心力衰竭，老年甲亢可表现为心房纤颤。收缩压升高，舒张压正常或偏低，表现脉压增大。

（5）消化系统　肠蠕动增快。

（6）生殖系统　女性常有月经减少或闭经，男性有阳痿、乳腺发育等表现。

（7）运动系统　手震颤试验阳性。部分患者有甲亢性肌病、肌无力、肌萎缩、周期性瘫痪、骨质疏松、杵状指、胫前黏液性水肿等表现。

（8）精神、神经系统　紧张焦虑，偶尔表现为抑郁、神情冷漠。腱反射亢进，跟腱反射时间缩短。

（9）血液系统　可有轻度贫血，及皮肤、黏膜紫癜。

## 三、辅助检查或实验室检查

### 1.血清甲状腺激素测定

（1）血清游离甲状腺素（$FT_4$）与游离三碘甲状腺原氨

酸（$FT_3$） $FT_3$、$FT_4$ 直接反映甲状腺功能状态。$FT_3$ 正常范围 2.2～6.8pmol/L 或 1.4～4.4pg/mL；$FT_4$ 正常范围 10.3～25.8pmol/L 或 0.8～2.0ng/dL。

（2）血清总甲状腺素（$TT_4$） 是判定甲状腺功能最基本的筛选指标。测量结果大于 161nmol/L 时为甲亢。

（3）血清总三碘甲状腺原氨酸（$TT_3$） $TT_3$ 为诊断本病较为敏感的指标；对本病初起诊断、治疗中疗效观察与作为治后复发先兆，更为敏感，更是诊断 $T_3$ 型甲亢的特异指标。测量结果大于 2.9nmol/L 为甲亢。

（4）$T_3$ 摄取试验（$T_3U$） 反映甲状腺激素结合球蛋白的饱和程度，测量数值大于 35% 或 1.3 时，支持甲亢。

（5）游离甲状腺素指数（$FT_4I$） 为 $TT_4$ 乘 $T_3U$，可以反映游离甲状腺素（$FT_4$）情况。在甲亢时升高（成人正常范围为 0.96～4.38 或 3.2～13.5）。

**2. 血清 TSH 免疫放射测定分析（IRMA 法）**

广泛用于甲亢和甲减的诊断及治疗监测。在 Graves 病患者血中，TSH 多数是降低的。

**3. 促甲状腺激素释放激素（TRH）兴奋试验**

TSH 不增高（无反应）则支持甲亢的诊断。本试验不良反应少，对冠心病或甲亢心脏病较 $T_3$ 抑制试验更为安全。

**4. 甲状腺 $^{131}I$ 摄取率**

本法不能反映病情严重程度与治疗中的病情变化，但可用于鉴别不同病因的甲亢，如亚急性甲状腺炎。

**5. 三碘甲状腺原氨酸抑制试验（简称 $T_3$ 抑制试验）**

用于鉴别甲亢与单纯甲状腺肿。

**6. 甲状腺刺激性抗体（TSAb）测定**

有助于病因诊断。

血清甲状腺激素总 $T_3$、总 $T_4$、游离 $T_3$、游离 $T_4$、超敏垂体促甲状腺激素（sTSH）的测定对甲亢尤其轻中度甲亢的诊断极为重要，而甲状腺 TSH 受体抗体（TRAb）测定对判断自身免疫性病因、病情活动性和治后复发性具有一定的参考价值。

### 7. 血生化

血脂可降低，少数可有糖耐量低减，血糖升高，钙磷代谢呈现负平衡。

### 8. 超声

Graves 病的甲状腺腺体呈弥漫性或局灶性回声减低，在回声减低处，血流信号明显增加，甲状腺上动脉和腺体内动脉流速明显增快，阻力减低。

## 四、诊断和鉴别诊断

### 1. 诊断要点

（1）典型 GD 诊断　患者先有甲亢的临床表现，如高代谢症状和体征；眼球突出和其他浸润性眼征；甲状腺弥漫性肿大（触诊及 B 超证实），少数病例可以无甲状腺肿大。测血清 $TT_4$、$TT_3$、$FT_4$ 和 $FT_3$ 增高，TSH 降低；TSH 受体抗体（TRAb）、TSAb、甲状腺过氧化物酶抗体（TPOAb）、甲状腺球蛋白抗体（TGAb）阳性。或可伴有胫前黏液性水肿等。在甲状腺部位听到血管杂音和触到震颤，则更具有诊断意义。对一些轻症或临床表现不典型的病例，常需借助实验室检查，才能明确诊断。

（2）特殊类型

① 淡漠型甲亢：甲亢的高兴奋性、高代谢综合征不明显，临床表现为神情淡漠，思维迟钝，少动懒言，长期低热，腹泻，厌食，消瘦，头晕，心悸等。多见于老年患者，常因表现淡漠、抑郁和发呆而误诊为老年性痴呆；因老人生理、脏器功能减退可不表现甲状腺肿和眼球突出、食欲亢进等甲亢典型症状，但可伴有心房颤动和肌病。

② 甲状腺危象：甲状腺危象是甲状腺毒症急性加重的一个综合征，发生原因可能与循环血内甲状腺激素释放增高，心脏和神经系统的儿茶酚胺激素受体数目增加、敏感性增强有关。主要诱因包括急性感染，外伤手术，精神刺激，急性心肌梗死，创伤，过度劳累，严重的药物反应，糖尿病酮症酸中毒等。临床表现为原有的甲亢症状加重，包括高热大汗、心动过速（140～240 次/分）、脉压增大，伴心律失常、心房颤动、烦躁不安、呼吸急促、厌食、恶心呕吐、腹痛腹泻等，严重者出现心衰、休克、嗜睡、意识朦胧、昏迷。

③ $T_3$ 型甲状腺毒症：甲亢时仅有 $T_3$ 增高或 $T_3$ 显著高于 $T_4$、$^{131}I$ 摄取率增加、TSH 减低称为 $T_3$ 型甲亢，在碘缺乏地区和老年人群中常见。$T_3$ 型甲亢可以是普通型甲亢的前驱表现，也可见于治疗过程或复发早期，可伴有轻微眼征、甲状腺肿。

④ 亚临床甲亢症：除外可能引起血清 TSH 降低的其他疾病，主要依赖实验室检查结果而诊断，表现为血清 $T_3$、$T_4$ 正常，TSH 水平减低，不伴或伴有不确切、不特异的甲亢症状。

⑤ 新生儿甲亢：母体的 TSAb 可以透过胎盘刺激胎儿的甲状腺引起新生儿甲亢。患儿喂养困难、呕吐腹泻、肤色潮红、前额突出、小头畸形。不经治疗，大多在出生后 1～3 个月自行缓解，无复发，也不留后遗症。持续的甲状腺功能亢进可引起颅骨骨缝早闭、智力下降、生长迟缓（身材矮小）以及以后在儿童期的多动症。少数患儿为 TSH 受体突变，甲亢不能自行缓解。

⑥ 妊娠期甲状腺功能亢进症：妊娠期因为 TBG（妊娠期甲状腺激素结合球蛋白）增高会导致 $TT_3$、$TT_4$ 增高，故妊娠期甲亢的诊断应该依赖血清 $FT_3$、$FT_4$、TSH 测定。临床多见甲状腺功能亢进症患者合并妊娠，因此甲状腺功能亢进症多已在孕前诊断，妊娠期发现者较少。另外，由于妊娠期高代谢表现，如食欲增强、多食易饥、畏热多汗、焦虑、皮肤温湿、甲状腺轻度增大及心动

过速等表现类似甲亢症状，可影响与轻度甲亢患者的鉴别。

**2. 鉴别诊断**

（1）单纯性甲状腺肿 除甲状腺肿大、不规则增生和再生外，无甲亢的症状和体征，即甲状腺功能无异常。虽然测甲状腺 $^{131}I$ 摄取率有时可增高，但高峰不前移，且 $T_3$ 抑制试验可被抑制。TRH 兴奋试验正常，TSH 反应低于正常，血清 $T_3$、$T_4$ 水平正常。

（2）神经官能症 神经官能症的患者由于自主神经调节紊乱、外环境精神应激而引发的神经症性障碍，也可出现脸红、心悸气促、紧张焦虑、抑郁多疑、手颤、恶心、乏力、多汗等症状，与本病患者临床表现相似，但无突眼，甲状腺不肿大，血清 $T_3$、$T_4$ 水平及甲状腺摄 $^{131}I$ 率等检查结果正常。

（3）亚急性甲状腺炎 有急性炎症的全身症状，如甲状腺疼痛、全身不适、肌肉疼痛、发热、食欲减退、心动过速、多汗等，伴有高代谢表现。甲状腺轻至中度肿大，有时单侧肿大明显，中等硬度，触痛明显，血清甲状腺激素水平增高，与 GD 患者临床表现类似。根据实验室检查结果将本病患者分为三期。① 甲状腺毒症期：$T_3$、$T_4$ 升高，TSH 降低，$^{131}I$ 摄取率减低（24h 常 $<10\%$，甚至 $<2\%$）；炎症损伤引起甲状腺细胞摄碘能力下降。② 甲减期：$T_3$、$T_4$ 逐渐下降至正常水平以下，TSH 回升至正常值以上，$^{131}I$ 摄取率渐渐恢复。③ 恢复期：$T_3$、$T_4$、TSH 和 $^{131}I$ 摄取率恢复至正常。

（4）其他 老年甲亢的临床表现多不典型，常有淡漠、厌食等，且消瘦明显，应与癌症相鉴别；以低热、多汗、消瘦、心动过速为主要表现者，需与结核病和风湿病鉴别；部分甲亢患者并发早搏、心房纤颤或充血性心力衰竭时，易被误诊为心脏疾病；甲亢伴有肌病时，应与家族性周期性麻痹和重症肌无力相鉴别；单侧浸润性突眼症需与眶内和颅底肿瘤鉴别。

# 五、治疗

## 1. 一般治疗

患者应注意休息，消除精神紧张，减轻工作压力，避免精神刺激和重体力活动。适当支持疗法，均衡膳食，以补充足够的热量和营养物质以纠正本病引起的过多消耗，如糖、蛋白质、矿物质、钙剂和多种维生素等。忌食辛辣及含碘丰富的食物，少喝咖啡、浓茶等以免促使患者精神更为兴奋、加重病情。

## 2. 对症治疗

处方一　普萘洛尔（心得安）10～20mg　po　tid 或 qid

【说明】心率过快者，给予 β 受体阻滞药，不仅可减慢心率，还可抑制外周 $T_4$ 转换为 $T_3$，有利于改善症状，但需注意并发有支气管哮喘、心功能不佳、心脏传导阻滞者禁用。

处方二　地西泮 5mg　po　qn

【说明】精神紧张、不安、失眠较重者，可给予适量安定类镇静药。

## 3. 甲亢的治疗

包括药物、放射性碘及手术治疗三种，各有其优缺点。药物治疗疗效肯定，较安全，但疗程长，其余两者均为创伤性，易致永久性甲减。

（1）抗甲状腺药物治疗

处方一　甲巯咪唑 10mg　po　tid

处方二　丙硫氧嘧啶 100mg　po　tid

【说明】适应证：① 初发轻症甲亢，甲状腺轻度或中度肿大的患者。② 年龄在 20 岁以下的患者、妊娠妇女、年老体弱的中重度患者和伴有其他严重疾病不宜手术者。③ 甲状腺术前准备或术后复发且不适宜 [131]I 治疗者。④ 用作 [131]I 治疗的辅助措施。⑤ 甲状腺危象的治疗。禁忌证：有粒细胞缺乏、剥脱性皮炎或中毒性肝炎等。

给药方式及疗程如下。① 初治期：甲硫氧嘧啶或丙硫氧嘧啶 300～400mg/d，甲巯咪唑或卡比马唑 30～40mg/d，分 3 次口服。每 4 周复查血清甲状腺激素水平一次，初治期需 1.5～3 个月。② 减量期：若患者临床症状缓解、体征显著改善，$T_3$、$T_4$ 恢复正常时，每 2～4 周减量一次，丙硫氧嘧啶每次减 50mg，甲巯咪唑或卡比马唑每次减 5mg，递减剂量不宜过快，减量期需 3～4 个月，待症状完全消除，体征明显好转后再减至维持量。③ 维持量期：甲硫氧嘧啶或丙硫氧嘧啶为 50～100mg/d，甲巯咪唑或卡比马唑为 5～10mg/d，停药前药量可再分别减至 25～50mg 和 2.5～5mg。维持量期 1～1.5 年或更长。

抗甲状腺药物的不良反应主要有粒细胞减少或缺乏，多发生于用药后 2～3 个月内，但也可见于任何时期，应警惕。定期监测外周血白细胞数，若总数 $<3×10^9/L$ 或中性粒细胞数 $<1.5×10^9/L$，应考虑停用抗甲状腺药物，试用升白细胞药物如鲨肝醇、利血生、脱氧核糖核酸等，并应严密观察。此外，药疹常见，可用抗组胺药，一般不必停药，但仍应严密观察，以免发生剥脱性皮炎。甲亢或抗甲状腺药物均可引起肝损害，严重者可致中毒性肝炎甚至死亡，应警惕。

（2）放射性 $^{131}$I 治疗　此法安全、方便、低廉，治愈率高，复发率低。疗效约在服 $^{131}$I 后第 3～4 周出现，随后症状逐月减轻；甲状腺缩小，体重增加，绝大多数患者可达正常甲状腺功能水平，少数患者 $^{131}$I 的作用比较缓慢，症状消失较慢。部分患者可并发永久性甲状腺功能减退。

适应证：① ATD 治疗医从性及疗效差、严重过敏或治疗后易复发的患者。② 甲状腺次全切除术后复发者。③ 甲亢合并心脏病或糖尿病患者。④ 甲亢伴粒细胞或血小板或全血细胞减少者。⑤ 甲亢伴有浸润性突眼者。⑥ 严重肝、肾功能损害等和有手术禁忌证者等。

禁忌证：① 妊娠及哺乳期妇女。② 甲状腺危象者。③ 重症浸润性突眼者。④ 有严重的心、肝、肾功能衰竭或活动性肺结核者。⑤ 轻度初发甲亢及年龄在 25 岁以下患者。⑥ 甲状腺明显肿大，有压迫症状，或向胸骨后延展者。⑦ 以往曾用大量碘而甲状腺不能摄碘者。

不良反应：早期不良反应主要为放射性甲状腺炎。远期并发症是甲状腺功能减退症和突眼加重。

（3）手术治疗　可行甲状腺次全切除术，部分患者术后可复发或致永久性甲减。

适应证：① ATD 治疗无效，或停药后复发者，或不能坚持服药者。② 多结节性甲状腺肿伴甲亢者。③ 甲状腺肿大明显，压迫邻近器官者。④ 胸骨后甲状腺肿伴甲亢者。⑤ 毒性甲状腺瘤伴甲亢或 GD 疑有癌变者。

禁忌证：① 妊娠早晚期妇女（初 3 个月及第 6 个月以后）。② 年老体弱或合并严重心、肝、肾功能不全等，不能耐受手术者。③ 甲状腺手术后复发，局部粘连较明显者。④ 患有严重恶性突眼。⑤ 甲亢症状尚未控制者。

手术并发症：① 主要为喉返神经或喉上神经损伤，导致声音嘶哑，音调改变。② 永久性的甲状腺功能减退症。③ 少数患者出现突眼加重或甲亢危象。④ 局部术后出血和伤口感染。⑤ 甲状旁腺被损伤或被完全切除，导致暂时性或永久性手足抽搐等。

（4）突眼的治疗

① 局部治疗和护理：限制钠盐摄入量；戴有色眼镜防强光及灰尘刺激；可用 1%～2% 甲基纤维素滴眼液或抗生素眼膏，尤其睡前，可防止角膜干燥、角膜炎、结膜炎；复视者可戴单侧眼罩；高枕卧位；戒烟。

② 突眼的药物治疗

处方一　呋塞米（速尿）20mg　po　bid～tid

【说明】眼睑、眶内水肿明显者可用适量利尿药。

处方二　泼尼松 30～60mg/d　po　qd（晨服）

【说明】按病情逐渐减量，并隔日用药，一般疗程需 3～6 个月甚至更长，疗程中需严密观察激素可能出现的不良反应，并对症治疗之，严重浸润性突眼，可先用甲泼尼龙 0.5～1.0g，加入生理盐水中静注，每日或隔日 1 次，连用 2～3 次，继以泼尼松口服。

处方三　环磷酰胺 0.2g　po　qod

$$\left.\begin{array}{l} 或 \quad 生理盐水 20mL \\ 环磷酰胺 200mg \end{array}\right| \; iv \; qod$$

处方四　环孢素 4～5mg/（kg·d）　po　分 2 次服

【说明】必要时，可酌情慎用其他免疫抑制药如环磷酰胺、硫唑嘌呤或环孢素等，但应警惕其对血液系统和肝脏可能的毒副作用。

③ 眶部放疗：一般剂量为 20Gy（2000rad），2 周内分 10 次给予。

④ 眼眶内减压术：对静止期严重突眼、药物无效并累及视神经和视觉者，应考虑使用。

（5）甲亢危象的防治　甲亢危象属内科急危症，应紧急救治，主要措施如下。

① 去除诱因，积极防治感染，做好术前准备。应监护心、肾、肝、脑功能，迅速纠正水、电解质和酸碱平衡紊乱。高热时，除物理降温外，必要时，可用中枢性退热药，如对乙酰氨基酚（扑热息痛）等，但不能使用乙酰水杨酸类药物（因可使 $FT_3$、$FT_4$ 升高）。

② 阻断甲状腺激素合成

处方　丙硫氧嘧啶（PTU）600mg　po 或胃管注入（首次）

继 PTU 200mg　po 或胃管注入　tid

【说明】直至症状明显减轻后过渡至一般性治疗剂量。

③ 抑制甲状腺激素释放

处方一　复方碘溶液 10～30 滴　po　qd

处方二　碳酸锂 250mg　tid

【说明】抑制甲状腺激素释放，可服复方碘溶液。首剂 30～60 滴，以后每 6～8h 10～30 滴，或用碘化钠或碘化钾 0.5～1.0g，加入 5% 葡萄糖氯化钠液中，静脉滴注 12～24h，后视病情调整剂量，一般使用 3～7 日。如患者对碘剂过敏，可改用碳酸锂，连服 3～7 日。

④ 清除血循环中过高的甲状腺激素，可选用血液透析、腹膜透析或血浆置换。

⑤ 其他药物治疗

处方一　普萘洛尔 30～50mg　口服或鼻饲　每 6～8h 1 次

【说明】可有助于降低周围组织对甲状腺素 - 儿茶酚胺的高反应性。但禁用于有哮喘、严重房室传导阻滞、窦性心动过缓和充血性心力衰竭者。

处方二　5% 葡萄糖氯化钠液 100mL　｜ iv drip
　　　　氢化可的松琥珀酸钠 200～300mg　｜ q6h～q8h

【说明】糖皮质激素可阻抑外周组织中 $T_4$ 转换为 $T_3$，阻止甲状腺激素的释放，降低组织对甲状腺激素的反应性，增强机体抗炎抗休克、退热的应激能力，有助于控制症状，解除危象。

（6）妊娠期甲亢的治疗

【说明】妊娠常可加重甲亢或诱致甲亢复发，而甲亢并发妊娠，不宜使用较大剂量的抗甲状腺药物，又禁用 [131]I 治疗（因可能致胎儿先天性甲减），而妊娠早期（前 3 个月）、后期（后 3 个月）又不宜行甲状腺切除术，因此，应尽可能劝阻甲亢患者在未完全控制［一般指甲状腺激素降至正常范围，TRAb（TSAb）滴度降低后半年以上〕前妊娠。一旦甲亢并发妊娠又欲维持妊娠，应采取下列措施。

处方 丙硫氧嘧啶（PTU）50～300mg/d 分2～3次口服

【说明】应及早控制甲亢，一旦控制（$FT_3$、$FT_4$正常），即用维持量25～50mg/d，慎用甲巯咪唑（MM），因有报道其可致畸。

（7）甲亢性肌病（周期性麻痹）的防治

【说明】积极治疗甲亢，尽早使血甲状腺激素水平正常化。避免饱食、寒冷、大汗、呕吐、腹泻、久坐、久睡等诱发因素。伴低钾周期性麻痹者，应定时监测血钾，低血钾时及时补钾。

处方一 补达秀0.5～1.0g po tid

处方二 5%葡萄糖液500mL ⎫
⎬ iv drip qd
10%氯化钾10～15mL ⎭

【说明】每小时补钾量不宜超过1g，否则要用心电图监测，严防高血钾的出现。

处方三 普萘洛尔10～40mg q4h

【说明】既可治疗本病，又可预防发作。

# 第三节 甲状腺功能减退症

甲状腺功能减退症（hypothyroidism，简称甲减），是由各种原因导致的低甲状腺激素血症或甲状腺激素抵抗而引起的全身性低代谢综合征。按发病年龄可分为三型：起病于胎儿或新生儿者，称呆小病；起病于青春期发育前儿童者及青春期发病者，称幼年型甲减；起病于成年者，称成年型甲减。

## 一、问诊要点

（1）常见的临床症状 多数患者隐袭起病，浑身软弱无力，易疲乏，畏寒，爱睡觉，反应迟钝，动作减慢，声音嘶哑，水肿，体重增加，原来爱出汗者会感到出汗明显减少，皮肤粗糙发干、落屑，毛发干燥、稀少、脱落，工作提不起精神，注意力不集中，记忆力下降，理解力和计算力减弱，智力减退，食欲欠佳，时常感到肚子胀，便秘，心率减慢，重者感心悸、气短，性欲减退，男性可出现阳痿，女性多有月经过多、经期延长、泌乳，有的可出现不孕症，而且总感到自己脸胀、手胀、腿胀，但用手按却没有凹陷，严重者可出现心包积液、黏液性水肿、肌肉疼痛、肌无力、手指疼痛、感觉异常等表现。

（2）婴幼儿体重较重，不活泼，不主动吸奶，或表情呆滞，声音低哑，前额多皱纹，眼距增宽，舌大外伸，生长发育低于同龄等。

（3）病史情况　询问患者既往是否有自身免疫性疾病、病毒感染、甲状腺大部或全部切除术、颈部放射线外照射治疗、甲状腺癌及 $^{131}$I 放疗史，有无硫脲类抗甲状腺药、对氨基水杨酸、碘化物、保泰松及锂盐服用史。是否位于缺碘或本疾病的高发疫区。

## 二、查体要点

（1）一般情况　患者颜面有水肿，贫血貌，眼睑水肿，眼裂变窄，毛发稀少、干、脆，眉毛稀疏（外 1/3 脱落），唇厚舌大，皮肤蜡黄、干燥、凉、缺乏弹性，指（趾）甲脆而增厚、表面常有裂纹，体温偏低。

（2）颈部是否有手术瘢痕。甲状腺检查有或没有肿大。

（3）呼吸系统　由于肥胖、黏液性水肿、胸腔积液、贫血及循环系统功能差等综合因素可导致呼吸道症状甚至二氧化碳麻醉现象。

（4）循环系统　脉搏缓慢，心动过缓，心浊音界扩大，心音低弱。

（5）少数患者有溢乳。

（6）消化系统　肠蠕动减弱，鼓肠。

（7）肌肉和骨骼　主要表现为肌肉松弛无力、水肿及肥大，可有暂时性肌肉痉挛、强直、疼痛或出现齿轮样动作，关节疼痛，可见腕管综合征。

（8）神经系统　偶有共济失调。腱反射松弛期延长，跟腱反射减退，膝反射多正常。

（9）严重者可出现黏液性水肿昏迷，如嗜睡、低体温（<35℃）、呼吸浅慢、心动过缓、心音微弱、血压下降、四肢肌肉松弛、反射消失，甚至昏迷、休克等。多见于长期未获治疗的老年患者。

## 三、实验室检查和辅助检查

（1）甲状腺激素及 TSH 测定　血清 TSH 增高、$FT_4$ 降低是诊断原发性甲减的必备指标。$TT_3$ 和 $FT_3$ 可在正常范围，严重甲减时也可见降低；只有 TSH 升高而 $T_3$、$T_4$ 正常，为亚临床甲减；如 TSH 无明显升高而 $T_3$、$T_4$ 降低，则属垂体或下丘脑性甲减。采脐血、新生儿血，或妊娠第 22 周采羊水测 sTSH 有助于新生儿和胎儿甲减的诊断。

（2）血常规　常为轻中度贫血，多为正常细胞正常色素性贫血，小细胞低色素性贫血及大细胞性贫血亦可发生。

（3）血脂　原发性甲减者，胆固醇常升高，中枢性甲减者胆固醇多正常或偏低，但在呆小病婴儿可无高胆固醇血症。甘油三酯和低密度脂蛋白增高，高密度脂蛋白降低。

（4）基础代谢率降低，血糖正常或偏低，糖耐量试验呈扁平曲线，胰岛素反应延迟；血胡萝卜素增高。心肌酶谱如磷酸肌酸激酶、乳酸脱氢酶可增高。

（5）甲状腺自身抗体　如甲状腺过氧化物酶抗体（TPOAb）、

甲状腺球蛋白抗体（TGAb）等增高，表明甲减由自身免疫性甲状腺炎所致。

（6）甲状腺摄 $^{131}$I 率　明显低于正常，常为低平曲线。

（7）促甲状腺激素释放激素（TRH）兴奋试验　主要用于原发性甲减及中枢性甲减的鉴别。静注 TRH 后，血清 TSH 不升高提示垂体性甲减，延迟升高者为下丘脑性甲减；如血清 TSH 基值已增高，TRH 刺激后更高，提示为原发性甲减。

（8）X 线检查　可见心脏向两侧增大，可伴心包积液和胸腔积液。部分患者有蝶鞍增大。骨龄检查有助于呆小病的早期诊断。骨骼的 X 线特征：成骨中心出现和成长迟缓（骨龄延迟），骨骺与骨干愈合延迟，骨化中心不均匀呈斑点状（多发性骨化灶）。

（9）心电图　示低电压、窦性心动过缓、T 波低平或倒置，偶有 P-R 间期延长（房室传导阻滞）及 QRS 波时限增加。

（10）病理检查　可鉴别甲状腺病变的性质，但一般仅在有甲状腺结节而病因不明时采用。如发现多数淋巴细胞浸润有助于慢性淋巴细胞性甲状腺炎的诊断。

## 四、诊断和鉴别诊断

### 1. 诊断要点

（1）典型的临床表现、体征和实验室检查。

（2）血清 TSH 增高，血清 $TT_3$、$TT_4$、$FT_3$ 和 $FT_4$ 均可减低，但以 $FT_4$ 为主。

（3）血清甲状腺过氧化物酶抗体（TPOAb）、甲状腺球蛋白体抗体（TGAb）强阳性提示为自身免疫性甲状腺疾病，如慢性淋巴细胞性甲状腺炎（又称桥本病）和原发性萎缩性甲状腺炎。

（4）甲状腺 $^{131}$I 摄取率降低。

### 2. 鉴别诊断

（1）低 $T_3$ 综合征　亦称甲状腺功能正常的病态综合征（ESS），

指非甲状腺源性低 $T_3$ 血症和低 $T_3$、$T_4$ 血症。急性与慢性全身性非甲状腺疾病对甲状腺功能有明显影响，是机体的一种保护性反应，这类疾病包括营养不良、糖尿病、肝脏疾病等。主要表现为血清 $TT_3$、$FT_3$ 减低，血清 $T_4$、$TSH$ 正常。严重病例可以出现 $TT_4$ 和 $FT_4$ 减低，$TSH$ 仍然正常。本征不必治疗。其在急慢性重症疾病恢复前很难与中枢性甲减鉴别，在疾病恢复后应注意检查下丘脑 - 垂体 - 甲状腺轴功能，排除下丘脑和垂体性甲减。

（2）慢性肾炎、肾病综合征　由于甲状腺结合球蛋白减少，血 $T_3$、$T_4$ 减少，同时血浆胆固醇也可增高，易误为甲减。但甲减患者尿液检查正常，血压不高，肾功能大多正常。

（3）与其他疾病引起的贫血、水肿相鉴别　如缺铁性贫血、特发性水肿，甲状腺功能测定有助鉴别。

（4）蝶鞍增大　原发性甲减可以导致高催乳素血症、溢乳及蝶鞍增大，应与垂体催乳素瘤鉴别，原发性甲减在治疗后血催乳素恢复正常，垂体 MRI 有助鉴别。

# 五、治疗

## 1. 一般治疗

有贫血者可补充铁剂、维生素 $B_{12}$、叶酸等；胃酸不足者可补充稀盐酸（处方参见贫血相关章节）。

【说明】其他治疗必须与 TH 合用才能取得疗效。主要采用甲状腺激素替代治疗，一般多需终身采用。

## 2. 主要治疗药物

处方一　左甲状腺素（$LT_4$）25～50μg　po　qd

处方二　甲状腺片 60mg　po　qd

【说明】一般服药时间较长，甚至需要终身服用，因此宜首选作用较缓的甲状腺片。首选 $LT_4$，该药的半衰期为 7 日，吸收缓慢，每天晨间服药一次即可维持较稳定的血药浓度。长期替代治疗维持量 50～200μg/d。一般初始剂量为 25～50μg/d，每 2～3 周增加 12.5μg/d，直到达到最佳疗效。老年患者，初始剂量为 12.5～25μg/d，每 4～6 周增加 12.5pg/d，避免诱发和加重冠心病。$LT_4$ 通过胎盘的剂量极小，胎儿不能获得替代作用，因此妊娠时母体所需的替代治疗显著加大，一般主张维持血清 TSH 水平在正常范围上限，以有益于胎儿的正常发育。甲状腺粉 60mg 大致相当于 $LT_4$ 100μg，但是该药的甲状腺激素含量不恒定，$T_3/T_4$ 比值较高，容易导致高 $T_3$ 血症。该药的初始剂量为 15～30mg/d，每 2 周增加 15～30mg/d，长期维持剂量 60～180mg/d。$LT_3$ 起效快，但持续时间短，一般不用于替代治疗。老年、有冠心病或其他心脏病史或有精神障碍者应从很小剂量开始，剂量递增更应缓慢。治疗中出现心悸、心律不齐、心动过速、多汗、烦躁等症状，应减少剂量或暂停服用。治疗有效的标准：患者症状及体征改善，在最初 2～3 天内即出现尿量增多、体重下降，随后面容改变，皮肤病变亦渐渐减轻，耐寒力增加；2 周后，患者声音恢复正常，食欲改善，便秘减轻，月经亦趋正常。过量标准：患者出现心悸、神经紧张、脉压升高，提示药物过量，宜适当减量。需调整剂量的几种情况：冬季酌增，夏季酌减。甲状腺激素丢失过多，如腹泻或多食大豆及大豆制品，或蛋白尿较多时，甲状腺激素与蛋白结合随尿液排出。感染、创伤或手术等应激时，若出现甲状腺激素不足现象，应酌情增量。

### 3. 特殊情况的治疗

老年患者或伴有心绞痛者，甲状腺素使用后可诱发或加重心绞痛，有时甚至引起心力衰竭。宜谨慎给药，初始剂量应减少，加量间隔时间应延长，每次增加剂量亦应减少；必要时可加用 $T_3$ 治疗。伴有精神病的患者，使用甲状腺激素之初有可能诱发或加重原有的精神失常，应先停药，等精神症状好转后再从小剂量开始治疗。伴有贫血的患者，应给予铁剂、维生素 $B_{12}$ 和叶酸；继发性甲减患者，为防止发生肾上腺皮质功能危象，应给予一定量的激素；心衰的患者，可用洋地黄，但剂量应减少；需谨慎使用麻醉药、镇痛药、胰岛素。

**4. 黏液性水肿昏迷（甲状腺功能减退症危象）的治疗**

（1）支持、对症治疗　吸氧，保温，抗感染，保持呼吸道通畅。谨慎补液，可用 5%～10% 葡萄糖生理盐水 500～1000mg/d，缓慢静脉滴注，每日补液量宜控制在 1000mL 以内，补液过多可以引起心衰与脑水肿，必要时，氢化可的松 50～100mg 静脉滴注，酌情每 6～8h 一次。

（2）补充甲状腺素

处方一　$LT_3$ 10μg　iv q6h

处方二　$LT_4$ 50～300μg　iv qd

处方三　$LT_3$ 5～10μg　po　bid

【说明】宜用作用快速的三碘甲状腺原氨酸（$LT_3$）。抢救黏液性昏迷时，立即用 $LT_3$ 40～120μg 静注，以后每 6h 静注 5～10μg，直至患者症状改善，清醒后改为口服；$LT_4$ 首次 300μg 静脉注射，以后 50μg/d，至患者清醒后改为口服。

# 第四节　甲状腺结节

甲状腺结节是指甲状腺细胞在局部异常生长所引起的散在病变。虽能触及，但在超声检查中未能证实的"结节"，不能诊断为甲状腺结节。体检未能触及，而在影像学检查偶然发现的结节称作"甲状腺意外结节"。甲状腺结节很常见，一般人群中通过触诊的检出率为 3%～7%，借助高分辨率超声的检出率可高达 20%～76%。甲状腺结节多为良性，恶性结节占甲状腺结节的

5%～15%。

## 一、问诊要点

① 大多数甲状腺结节患者没有临床症状，通常是通过体检或自身触摸或影像学检查发现。问诊注意有无经常出现声音嘶哑、呼吸困难、吞咽困难等。

② 有没有头痛、视力模糊等，及肠鸣音亢进、气促、面颈部阵发性皮肤潮红等。

③ 注意患者是否有童年期头颈部放射线照射史，有无暴露于核辐射污染的环境史，是否因其他疾病进行过全身放射治疗，有无甲状腺癌、多发性内分泌腺瘤病 2 型（MEN2 型）、家族性多发性息肉病等的既往史或家族史。

## 二、查体要点

甲状腺触诊均表现为可扪及的"甲状腺结节"。质地较软、光滑、可活动的结节，大多为良性结节。甲状腺癌多为单个结节，结节形状不规则，质硬，无压痛，常与周围组织粘连固定；若发生淋巴结转移，常在颈中下部或胸锁乳突肌旁触及肿大的淋巴结。

## 三、辅助检查和实验室检查

（1）甲状腺功能测定  所有甲状腺结节患者都应检测甲状腺功能。研究显示，血清 TSH 水平低于正常的甲状腺结节患者，其结节为恶性的比例低于 TSH 水平正常或升高者。如果血清 TSH 减低，甲状腺激素增高，为高功能结节，绝大多数为良性。

（2）甲状腺自身抗体  血清甲状腺过氧化物酶抗体（TPOAb）和甲状腺球蛋白抗体（TGAb）是诊断桥本甲状腺炎的金指标之一，特别是血清 TSH 增高者。少数桥本甲状腺炎可合并甲状腺乳头状癌或甲状腺淋巴瘤。

（3）甲状腺球蛋白（Tg）水平测定 多种甲状腺疾病均可引起血清 Tg 水平升高，对鉴别甲状腺结节的性质没有帮助。Tg 测定主要用于分化良好的甲状腺癌的复发判断。

（4）血清降钙素水平的测定 血清降钙素水平明显升高（＞100pg/mL）提示甲状腺结节为髓样癌。

（5）甲状腺超声检查 高分辨率超声检查是评估甲状腺结节的首选方法。所有甲状腺结节患者均应行甲状腺超声检查。可以借超声了解结节的位置、形态、大小、数目，结节边缘状态、内部结构、回声形式、血流状况和颈部淋巴结情况。也可用于超声引导下甲状腺细针穿刺抽吸活检。根据结节的超声征象，能初步判断结节的良恶性。超声表现为纯囊性结节或由多个小囊泡占据 50% 以上结节体积、呈海绵状改变的结节几乎都为良性结节。而以下超声征象提示甲状腺癌的可能性大：① 实性低回声结节；② 结节内血供丰富（TSH 正常情况下）；③ 结节形态不规则，边缘不清、晕圈缺如；④ 微小钙化、针尖样弥散分布或簇状分布的钙化；⑤ 同时伴有颈部淋巴结超声影像异常，如淋巴结边界不规则或模糊、内部回声不均、内部出现钙化、皮髓质分界不清、淋巴门消失或囊性变等。通过超声检查鉴别甲状腺结节良恶性的能力与超声医师的临床经验相关。

（6）甲状腺核素显像 采用 $^{131}$I 或 $^{99m}$Tc 作为示踪剂对甲状腺进行扫描，其特点是能评价结节的功能，有助于结节性质及异位甲状腺肿块的鉴别与定位。直径＞1cm 且伴有血清 TSH 降低的甲状腺结节，应行甲状腺核素显像，判断结节是否有自主摄取功能。

（7）磁共振成像（MRI）和计算机断层扫描（CT）检查在评估甲状腺结节良恶性方面，CT 和 MRI 检查不优于超声，且价格昂贵，故不推荐常规使用。但对评估甲状腺结节与周围解剖结构的关系，特别是发现胸骨后甲状腺肿有诊断价值。拟行手术治疗的甲状腺结节，术前行颈部 CT 或 MRI 检查有助于制订手术方案。

（8）细针穿刺抽吸活检（FNAB） 是鉴别结节良恶性最可靠、最有价值的诊断方法。

## 四、诊断

（1）具有甲状腺结节相关临床表现。

（2）甲状腺彩超等检查确定为甲状腺结节。

（3）评估甲状腺结节的数量和功能状况。

（4）确定为良性或是恶性结节。

## 五、治疗

临床对甲状腺功能正常，体积较小，无临床症状或不影响外观的甲状腺良性结节，仅需定期随访即可，随访间隔为 6～12 个月。甲状腺恶性结节及少数良性结节需要治疗，目前西医治疗方法有以下几种。

**1. 手术治疗**

甲状腺癌一经诊断或高度怀疑甲状腺癌患者，一般均需尽早手术治疗。如甲状腺癌诊断时已有远处转移，应采用综合治疗。

**2. 放疗和化疗**

甲状腺癌对外放射治疗和化疗很不敏感，一般情况下手术后不需要外放射治疗或化疗。但甲状腺淋巴瘤对化疗和放疗敏感，如确诊应采用化疗或放疗。

**3. 放射性 $^{131}$I 治疗**

甲状腺癌手术后定期行 $^{131}$I 全身扫描并测定血 Tg 浓度，如 $^{131}$I 扫描有阳性显像或 Tg 升高说明有肿瘤组织存在或复发，即行大剂量 $^{131}$I 治疗。$^{131}$I 亦用于良性甲状腺结节，主要用于结节有自主摄取功能并伴有甲亢的患者，对结节有自主摄取功能但不伴甲亢的患者，可作为治疗选择之一。

**4. 左甲状腺素（LT₄）抑制治疗**

应用 LT₄ 将血清 TSH 水平抑制到正常低限甚至低限以下，通过抑制 TSH 对甲状腺细胞的促生长作用，达到缩小甲状腺结节的目的。

# 第五节　原发性慢性肾上腺皮质功能减退症

肾上腺皮质功能减退症按病因可分为原发性和继发性，按病程可分为急性和慢性。原发性肾上腺皮质功能减退症中最常见的是艾迪生（Addison）病，其常见病因为肾上腺结核或自身免疫性肾上腺炎；少见的病因包括深部真菌感染、免疫缺陷、病毒感染、恶性肿瘤、肾上腺广泛出血、手术切除、肾上腺脑白质营养不良及 POEMS 病等。继发性肾上腺皮质功能减退症，最常见于长期应用超生理剂量的糖皮质激素后，或继发于其他下丘脑 - 垂体疾病，如鞍区肿瘤、自身免疫性垂体炎、外伤、手术切除、产后大出血引起垂体大面积梗死，即希恩（Sheehan）综合征等。

## 一、问诊要点

（1）相关症状　询问是否有色素沉着、乏力、食欲缺乏、恶心、呕吐、上腹、右下腹或无定位腹痛等表现。有否腹泻或便秘、喜高钠饮食。经常伴有消瘦（消化道症状多见于病程久，病情严重者）。患者是否有低血压（收缩压及舒张压均下降）、直立性低血压、心率减慢、心音低钝的表现。是否有饥饿感、出汗、头痛、软弱、不安、震颤、视力模糊、复视、精神失常甚至抽搐、昏迷。同时应该了解有无精神不振、表情淡漠、记忆力减退、头昏、嗜睡、失眠、烦躁、谵妄和精神失常的表现。

（2）相关病史　有无肝硬化、肺结核、恶性肿瘤、白血病、双侧肾上腺手术、淀粉样变性等疾病史。

## 二、查体要点

患者为消瘦体型，神志淡漠，体毛稀少，皮肤色素沉着，测量血压偏低，可呈直立性低血压，心脏检查提示心脏缩小，收缩力下降，上腹部疼痛，肌无力，低血糖，因结核导致可有结核相关体征。

## 三、实验室检查和辅助检查

（1）血液生化　可有低钠血症、高钾血症。脱水严重时低钠血症可不明显，高钾血症一般不重，如明显需考虑肾功能不良或其他原因。少数患者可有轻度或中度高钙血症（糖皮质激素有促进肾、肠排钙作用），如有低钙血症和高磷血症则提示同时合并有甲状旁腺功能减退症。脱水明显时有氮质血症。

（2）血常规检查　常有正细胞正色素性贫血，少数患者合并有恶性贫血。

（3）影像学检查　可示心脏缩小，呈垂直位，肾上腺区摄片及 CT 检查在结核病患者可示肾上腺增大及钙化阴影。

（4）心电图　可示低电压、T 波低平或倒置，P-R 间期与 Q-T 间期可延长。

（5）激素检查

① 基础血、尿皮质醇及尿 17- 羟皮质类固醇（简称尿 17- 羟）测定，常降低，但也可接近正常。

② ACTH 试验：探查肾上腺皮质储备功能，具诊断价值，并可鉴别原发性及继发性肾上腺皮质功能不全。

③ 血浆基础 ACTH 测定：原发性肾上腺皮质功能减退者明

显增高，超过 55pmol/L，常介于 88～440pmol/L（正常人低于 18pmol/L），而继发性肾上腺皮质功能减退者，在血浆皮质醇降低的条件下，ACTH 浓度也甚低。

## 四、诊断和鉴别诊断

### 1. 诊断要点

（1）皮肤色素沉着，全身虚弱，头晕，食欲减退，消瘦，低血压，直立性晕厥，心脏缩小，女性腋毛和阴毛稀少或脱落，结核者可有低热、盗汗。

（2）血嗜酸性粒细胞、淋巴细胞增多，轻度正色素性贫血，少数合并恶性贫血，中性粒细胞减少。

（3）低钠血症、高钾血症、低血糖、葡萄糖耐量试验呈低平曲线。

（4）血浆皮质醇及 24h 尿游离皮质醇降低。

（5）24h 尿 17- 羟皮质类固醇，17- 酮类固醇含量减低。

（6）血浆 ACTH 增高，ACTH 兴奋试验无明显反应。

（7）X 线胸腹片可发现心脏影缩小，肺结核征象，结核菌素试验阳性。

（8）肾上腺 CT、磁共振成像检查可发现病变。

### 2. 鉴别诊断

（1）有色素沉着者应与黑棘皮病、血色病、慢性肾功能不全、慢性肝病、硬皮病、药源性黑色素沉着等所致的皮肤色素沉着相鉴别。因原发性肾上腺皮质功能减退症者色素沉着为棕褐色，其分布为全身性的，尤以乳晕、束腰带部位、掌纹、甲床、瘢痕、舌体和颊黏膜等暴露部位及皱褶部位明显，故从色素的颜色及部位可以鉴别。

（2）与一些慢性消耗性疾病鉴别。如肠结核、腹腔结核者亦有慢性腹痛、腹泻、腹胀、低热等，可行血浆皮质醇及 24h 尿游离皮质醇、肾上腺 CT/MRI 等检查进一步鉴别。

（3）与继发性肾上腺皮质功能减退症鉴别。继发性肾上腺皮质功能减退症由于 ACTH 和黑色素细胞刺激素分泌不足，患者无皮肤黏膜色素沉着；且低血糖及严重乏力倾向更明显，故鉴别不难。

（4）替代治疗　应用生理量的糖皮质激素。Addison 病应用氢化可的松，早上 20mg，下午（4～6 点）10mg，或可的松早上 25mg，下午 12.5mg。继发性肾上腺皮质功能减退症者可用强的松早上 5mg，下午 2.5mg。上述剂量可根据病人的实际情况作适当调整。

（5）在轻度应激情况下（如发热 38℃以下，小手术等），上述激素量应增加 2～3 倍。在中等以上手术、严重外伤等应激情况下，应静脉滴注氢化可的松 100～200mg/24h。

（6）当病人同时服用利福平时，激素剂量要适当加大。

（7）肾上腺危象时，先静脉注射琥珀酸氢化可的松 100mg，头 24d 内静脉滴注氢化可的松 300～400mg。在危象基本控制后，3～7d 内将激素剂量逐渐减至平时的替代剂量。同时应补充足够的液体，纠正水、电解质和酸碱平衡紊乱，尽快消除引起危象的诱发因素（如感染时，给予有效的抗生素治疗）。

# 第六节　皮质醇增多症

皮质醇增多症又名库欣（Cushing）综合征，是多种原因使肾上腺皮质分泌过多的糖皮质激素（主要为皮质醇）所致。临床表现为满月脸、多血质外貌、向心性肥胖、皮肤紫纹、痤疮、高血压和骨质疏松等。由其主要病因可分两大类，即 ACTH 依赖性和非 ACTH 依赖性皮质醇增多症。前者包括垂体 ACTH 瘤或

ACTH 分泌细胞增生即库欣病，及分泌 ACTH 的垂体外肿瘤即异位 ACTH 综合征；后者包括自主性分泌皮质醇的肾上腺皮质腺瘤、腺癌或结节样增生。本病成人多于儿童，女性多于男性。

## 一、问诊要点

（1）相关症状 询问患者有无脸部及躯干部肥胖、四肢细小、食欲增加表现，有无皮肤菲薄、紫纹、皮下瘀斑，有无血压升高、下肢水肿，有无胸、背、腰部疼痛，有无多毛、痤疮，脱发，头皮多油，有无欣快感、失眠、注意力不集中、情绪不稳定、记忆力下降、躁狂、忧郁、精神分裂、头痛、视力减退，有无脸红、唇紫、舌质瘀紫，有无皮肤色深等表现，女性有无月经紊乱、闭经、乳房萎缩、阴毛菱形分布、阴蒂肥大，男性有无阴茎缩小、性功能低下、阳痿，儿童有无发育迟缓、青春期延迟。

（2）感染情况 询问患者有无皮肤毛囊炎、牙周炎、泌尿系感染、甲癣及体癣等反复感染史。

（3）病史 有无泌尿系结石病史，有无长期服用糖皮质激素药物及酒精饮用史。既往有无单纯性肥胖、高血压、糖尿病、多囊卵巢综合征病史。

## 二、查体要点

发育迟缓，身材矮小，满月脸，水牛背，悬垂腹，锁骨上脂肪垫，四肢肌肉萎缩，皮肤菲薄、宽大紫纹、色素加深，高血压，水钠潴留，脊柱、四肢佝偻畸形，面部、下颌、腹部及腰背部多毛、痤疮，乳房萎缩，生殖器畸形，球结膜水肿、轻度突眼、视力下降、视野缺损。

## 三、实验室检查和辅助检查

（1）尿游离皮质醇（UFC）测定 用于诊断皮质醇增多症，

反映机体的皮质醇分泌情况，正常值为 20～100μg/24h（具体参考值请根据各实验室而定）。一般留 2～3 次 24h 尿测 UFC，如果几次均正常，则皮质醇增多症难成立。过量的液体摄入（≥5L/d）会增加 UFC 的水平，中重度肾功能不全时，UFC 往往呈假阴性。

（2）唾液和血皮质醇测定　用于诊断皮质醇增多症。正常人的皮质醇分泌有明显的昼夜节律性，清晨 06：00～08：00 最高，午夜 24：00 最低。皮质醇增多症时皮质醇昼夜节律消失，表现为清晨皮质醇正常或升高，午夜皮质醇水平与早晨水平相当。唾液中皮质醇浓度与血游离皮质醇平行，因此测定午夜及早上唾液皮质醇浓度可用于皮质醇增多症的诊断，此外结合 24h 尿 UFC 排泄增加，其诊断皮质醇增多症的敏感性可明显提高。

（3）小剂量地塞米松抑制试验　2mg/d（0.5mg 口服，每 6h 一次），连续服用 2 天。先测定 24h 尿 17- 羟皮质类固醇（17-OHCS），做对照。然后行小剂量地塞米松抑制试验，留尿测 17-OHCS，正常人服用地塞米松片后尿 17-OHCS 明显下降（低于对照值 50%），库欣综合征患者的尿 17-OHCS 不被抑制，仍高于对照值 50% 以上。

（4）1mg 过夜地塞米松抑制试验　午夜服用地塞米松 1mg，次日清晨 08：00 测血浆皮质醇、ACTH，若下降至正常值的 50% 以下，可排除皮质醇增多症，若皮质醇大于 275nmol/L，则高度怀疑库欣综合征。

（5）血浆促肾上腺皮质激素（ACTH）测定　血 ACTH 升高，主要见于 ACTH 依赖性肾上腺皮质功能亢进症（ACTH 瘤、库欣病）、异位 ACTH 分泌综合征。

（6）大剂量地塞米松抑制试验　8mg/d（2mg 口服，每 6h 一次），连续服用 2 天，用于病因诊断。与基础皮质醇对比，服用地塞米松 48h 血、尿皮质醇抑制率大于 50% 为阳性反应，大约 90% 皮质醇增多症可被抑制。肾上腺肿瘤、皮质癌及大多数异位

ACTH 综合征不被抑制。

（7）MRI　大约 90% 的垂体 ACTH 分泌瘤为微腺瘤（直径小于 10mm），此类肿瘤 CT 扫描的特异性、敏感性低，因此多选 MRI 作为检查方法。

（8）CT　对于肾上腺扫描，CT 比 MRI 有更好的空间分辨率。但是超过 5% 的正常人存在肾上腺意外瘤，除非生化检测提示原发病变在肾上腺（如 ACTH 降低），不建议常规行肾上腺影像学检查。

（9）胸腹部 CT/MRI　查找异位内分泌肿瘤。5%～15% 的患者经过详细的检查仍不能发现具体的病因，应严密随访。

## 四、诊断和鉴别诊断

### 1. 诊断要点

皮质醇增多症的诊断包括：① 功能诊断，确定是否为皮质醇增多症；② 病因诊断，明确属于 ACTH 依赖性还是非 ACTH 依赖性；③ 定位诊断，明确病变部位在下丘脑、垂体，还是垂体以外其他组织起源的肿瘤，或是肾上腺本身。

早期线索诊断：有下面表现者应考虑皮质醇增多症：① 肥胖，尤其是向心性肥胖；② 高血压，同时伴低钾血症者；③ 糖耐量受损或糖尿病；④ 原因不明的精神失常；⑤ 原因不明的尿钾排泄增多者；⑥ 创口难愈合，反复感染及病理性骨折；⑦ 红细胞、血红蛋白增多，多血质外貌，原因不明的淋巴细胞及嗜酸性粒细胞减少；⑧ 原因不明的高皮质醇血症者。

高皮质醇血症的诊断：血皮质醇的昼夜节律、尿游离皮质醇测定、小剂量地塞米松抑制试验。

附皮质醇增多症的定性诊断：美国内分泌协会推荐以下试验中的一项作为初步实验室检查：24h 尿游离皮质醇测定（至少 2 次）、午夜唾液皮质醇（2 次）、1mg 过夜地塞米松抑制试验和小剂量地塞米松抑制试验。初期检查结果正常可基本排除皮质醇增多症，高度怀疑者应同时进行两项试验。

病因诊断：多数情况下主要靠血的促肾上腺皮质激素（ACTH）测定、大剂量地塞米松抑制试验，但有时需要做进一步特殊的动态试验来确定。如甲吡酮刺激试验、岩下静脉窦采血、肿瘤指标、影像学检查等。

**2. 鉴别诊断**

（1）假性库欣状态　可见库欣的部分或全部临床症状或体征，单去除引起库欣样表现的原发病时，临床表现也随之消失，常见于抑郁症、长期酗酒者，例如少数抑郁症的患者可出现进食增多、肥胖、月经稀少或闭经等皮质醇增多症的临床表现，实验室检查可见血皮质醇升高、昼夜节律消失、尿 17-OHCS 增加等，与皮质醇增多症不易鉴别，最好的鉴别方法是抗抑郁治疗，经抗抑郁治疗后，抑郁症患者的皮质醇增多症状会消失。

（2）单纯肥胖　部分单纯性肥厚者可有类似皮质醇增多症的表现，如痤疮、多毛、腹部出现条纹、高血压、月经稀少、闭经等。但多数单纯性肥胖者午夜血、唾液皮质醇不升高，血皮质醇保持正常节律。

（3）精神性厌食　血游离皮质醇升高，单尿 17-OHCS 排泄量降低，皮质醇保持正常昼夜节律。

（4）多囊卵巢综合征　此类病症可见闭经、多毛、肥胖等，24h 尿 17-OHCS 升高，单血皮质醇一般不高，且昼夜节律正常。

# 五、治疗

## （一）手术治疗

（1）库欣病　首选经鼻经蝶窦显微手术切除垂体 ACTH 分泌瘤；如不能做上述手术，则行一侧肾上腺全切除、另一侧肾上腺大部切除，然后行垂体放疗；还可行双侧肾上腺全切除术及部分肾上腺自体移植加垂体放疗。

（2）异位 ACTH 综合征 尽可能发现和手术切除分泌 ACTH 的原发肿瘤及转移瘤。

（3）肾上腺肿瘤 手术切除肾上腺腺瘤或腺癌。

## （二）药物治疗

（1）氨鲁米特（氨基导眠能） 可抑制皮质醇生成，一般用于不能进行手术治疗的病人，或用于术前辅助治疗。用量 0.25～0.5g，3 次 / 日，服药过程中应监测肾上腺皮质功能，如出现肾上腺皮质功能减退时，可将药物减量或加用小剂量肾上腺皮质激素治疗。

（2）米托坦（三氯苯三氯乙烷，OP'-DDD） 可抑制皮质醇生成及肿瘤生长，用于肾上腺皮质癌的治疗，起始量 0.5g、3 次 / 日，最大量 3.0g、3 次 / 日。

（3）酮康唑 抑制皮质醇生成，起始剂量 0.2g、2 次 / 日，最大量 0.4g、3 次 / 日。

（4）甲吡酮 抑制皮质醇生成，起始剂量 0.25g、4 次 / 日，最大量 1.5g、4 次 / 日。

（5）肾上腺皮质激素 肾上腺肿瘤及 Cushing 病在手术后，会出现暂时性肾上腺皮质功能减退，可酌情补充肾上腺皮质激素半年至一年。并逐渐减量至停用。

## （三）放射治疗

（1）库欣病术后复发或不能不愿手术者可予放射治疗，如 γ 刀治疗。而肾上腺手术后为防止 Nelson 综合征也行垂体放疗，常用加速器。

（2）异位 ACTH 综合征如类癌或手术后的辅助治疗。

# 第七节　嗜铬细胞瘤

嗜铬细胞瘤是由于嗜铬细胞肿瘤或增生并分泌过多儿茶酚胺所致的疾病。肿瘤细胞大多来源于肾上腺髓质。少数来源于肾上腺外的嗜铬细胞。由于肿瘤或增生细胞阵发或持续性分泌过量的儿茶酚胺（CA）及其他激素（如血清素、血管活性肠肽、肾上腺髓质素和神经肽 Y 等），而导致血压异常（常表现为高血压）与代谢紊乱症候群。某些患者可因长期高血压致严重的心、脑、肾损害或因突发严重高血压而导致危象，危及生命，但如能及时、早期获得诊断和治疗，又是一种可能治愈的继发性高血压。

## 一、问诊要点

（1）高血压及伴随症状　询问有无阵发性高血压（发作时血压可达 200/120mmHg）。注意询问有无剧烈头痛、面色苍白、大汗淋漓、心动过速、心律失常等伴随症状。有无焦虑、恐惧、恶心、呕吐、视物模糊、复视、皮肤潮红、发热、流涎、瞳孔缩小等表现。本病发作严重者，可有脑血管意外或左心衰竭的表现，询问时应注意。如有持续性高血压，则应询问患者是否伴有低热、怕热、多汗、心悸、心律失常、头痛、烦躁、焦虑、体重下降等表现，本病患者站立时有发生低血压或血压波动较大的特点。

（2）发病的诱因　注意询问发作前有无情绪激动、吸烟、创伤、用力排便、灌肠、挤压、麻醉诱导、分娩及服用 β 受体阻滞药等发作诱因。

（3）相关病史　有无原发性高血压、焦虑症、甲状腺功能亢进症、糖尿病并发神经病变病史。询问患者既往对该病的诊疗史及用药史。

## 二、查体要点

① 患者有阵发性交感神经兴奋的表现，如头痛、心动过速、大汗淋漓（被称为三联征）、焦虑、恐惧、面色苍白或潮红、恐怖、濒死等。

② 高血压特征：发作时血压明显升高，可达 200/130mmHg。发作可持续 30min 至数小时，甚至长达 1 周，多数在 40min 内，发作次数不定，有时数周或数月发作一次，频繁时每 1～2 天发作一次。也可缓慢起病，血压持续性升高，少数可表现为晕厥、休克。

③ 由于高血压引起的并发症，长期高血压患者可出现心律失常、心界扩大、心功能不全等表现。

④ 眼底检查：可发现眼底动脉变细、动静脉交叉压迫、出血、渗出等征象。

⑤ 肠蠕动及张力减弱，极少数患者可在左或右中上腹扪及肿块。

## 三、实验室检查和辅助检查

（1）尿儿茶酚胺　尿儿茶酚胺正常参考值为 13～42μg/24h，阵发性者平时儿茶酚胺可无明显升高，而在发作后才高于正常，本病多超出正常高限的 2 倍以上。

（2）血儿茶酚胺　血儿茶酚胺可反映瞬间的血浆浓度，正常值为 100～500pg/mL，500～1500pg/mL 为可疑诊断，>2000pg/mL 或基础状态偏高而发作时明显增高，或每 0.5h 持续增高一次，有高度诊断意义。因血儿茶酚胺往往与高血压程度不平行，所以不能作为筛选试验，其诊断价值低于尿儿茶酚胺测定。

（3）尿 3- 甲氧基 -4- 羟基苦杏仁酸（VMA）　尿 VMA 为尿儿茶酚胺的终末代谢产物，其正常参考值为 5～44μmoL/24h

（1～8mg/24h），本病多在 45μmoL/24h（9mg/24h）以上，注意排除多种食物和药物对检查结果的影响。

（4）甲氧基肾上腺素（MN）和甲氧基去甲肾上腺素（NMN）

甲氧基肾上腺素（MN）和甲氧基去甲肾上腺素（NMN）为尿儿茶酚胺的中间代谢产物，其正常参考值：血浆 MN 为 60～310pmoL/L（12～61pg/mL）；血浆 NMN 为 90～570pmol/L（18～102pg/mL）。本病常高于正常值的 2～3 倍。

（5）药理试验　①胰高血糖素试验：先做冷加压试验做对照，冷加压试验即试验前应卧床 30min，测血压数次，直至稳定时，将患者左手浸入 4℃冰水中至腕部，持续 1min。从左手接触冰水开始，每 30s 测定血压 1 次，直至血压恢复原来水平时试验终止。胰高血糖素试验时给患者静注胰高血糖素 1mg，血压上升超过冷加压试验的血压 20/15mmHg 以上，并持续 5min 以上为阳性。阳性者则支持诊断嗜铬细胞瘤。②酚妥拉明试验：静脉快速注射该药 1～5mg 后，每隔 30s 或 1min 测血压，2～3min 血压迅速下降超过 35/25mmHg，并持续 3～5min 或以上为阳性。阳性者则支持诊断嗜铬细胞瘤。

（6）影像学检查　①B 超：可以检出肾上腺内直径＞2cm 的肿瘤，一般瘤体有包膜，边缘回声增强，内部为低回声均质。如肿瘤较大，生长快时内部有出血、坏死或囊性变，超声表现为无回声区。但 B 超对于过小或是肾上腺外一些特殊部位的肿瘤（如颈部、胸腔内等）不能显示。②CT：是目前首选的定位检查手段。嗜铬细胞瘤在 CT 上多表现为类圆形肿块，密度不均匀，出血区或钙化灶呈高密度，增强扫描时肿瘤实质明显强化，而坏死区无或略有强化。对于肾上腺外嗜铬细胞瘤，如腹腔内小而分散的肿瘤不易与肠腔的断面相区分，因此有可能漏诊。③MRI：在 MRI 的 T1 加权像实性肿瘤强度类似肝实质，T2 加权像信号较高。坏死、囊变区在 T1 像呈低信号，在 T2 像为高信号。MRI 诊断嗜铬细胞瘤的敏感性及特异性与 CT 相似，其优势在于是三维成像，有利于观察肿瘤与周围器官与血管的解剖关系。

肾上腺 CT 扫描为首选，其诊断定位为嗜铬细胞瘤的灵敏性为 85%～98%，但特异性仅为 70%。磁共振显像（MRI）可显示肿瘤与周围组织的解剖关系及结构特征，有较高的诊断价值。其灵敏性为 85%～100%，但特异性却为 67%，因其检查价格较贵，目前不作为诊断嗜铬细胞瘤的首选手段。因较小的嗜铬细胞肿瘤 B 超不易发现，其灵敏性不如 CT，仅作为粗略定位。

## 四、诊断和鉴别诊断

### 1. 诊断要点

（1）典型发作症状、腹部肿块、高血压、糖尿病、基础代谢增高等。

（2）定性诊断　血尿儿茶酚胺或其代谢产物升高是诊断嗜铬细胞瘤敏感而特异的指标。

（3）定位诊断　各种影像学检查可协助对嗜铬细胞瘤进行定位。

### 2. 鉴别诊断

（1）原发性高血压　该病常有血压升高及其相应症状，但血 / 尿儿茶酚胺及其代谢产物、药理试验阴性，无定位诊断依据，抗高血压药治疗效果尚可，有助于鉴别。

（2）继发性高血压　如皮质醇增多症及原发性醛固酮增多症、肾性高血压、肾动脉狭窄等，均无阵发性血压波动，B 超及皮质醇、血 / 尿儿茶酚胺及其代谢产物、醛固酮等检查有助于鉴别。

（3）甲状腺功能亢进症　因嗜铬细胞瘤有基础代谢率增高表现，与甲亢有某些相似的表现，故测定甲状腺激素和血 / 尿儿茶酚胺及其代谢产物有助于鉴别。

## 五、治疗

嗜铬细胞瘤的治疗首选手术，在切除肿瘤后高血压可以治愈，只有在患者不能耐受手术时才长期应用内科药物治疗。

### 1. 手术治疗

本病如能早期正确地诊治，手术治疗是可以治愈的。为了避免在麻醉、手术过程中出现血压波动甚至诱发高血压危象和休克，一定要做好术前准备工作，术前应用 α 受体阻滞药或合用 β 受体阻滞药 2 周以上，使血压控制在正常范围，心率小于 90 次 / 分，并使血容量恢复。术前 3 天可以每天输血 200mL，以减少术中低血压的风险。术中探查肿瘤可能引起嗜铬细胞分泌大量儿茶酚胺，引起血压升高，立即予酚妥拉明 10～50mg 加入 5% 葡萄糖 500mL 中静脉滴注或硝普钠注射液 10mg 加入 5% 葡萄糖 250～500mL 中静脉滴注。

### 2. 抗高血压药物治疗

术前应该常规给予药物治疗，以控制血压和临床症状，保证手术成功。

（1）α 受体阻滞药

处方一　酚妥拉明 5mg　iv

　　　　或　5% 葡萄糖注射液 250mL　｜ iv drip（视血压
　　　　　　酚妥拉明 100mg　　　　　｜ 情况调整用量）

处方二　酚苄明 10～40mg　po　bid

处方三　哌唑嗪 1～2mg　po　tid

处方四　特拉唑嗪 0.5～6mg　po　qd

处方五　乌拉地尔 30～60mg　po　bid

　　　　或　5% 葡萄糖注射液 250mL　｜ iv drip（血压下降
　　　　　　乌拉地尔 250mg　　　　　｜ 后 2mg/min）

【说明】酚妥拉明作用迅速，半衰期短，静脉注射作用时间

15～30min，故需要反复静脉注射或持续静脉滴注，常用于诊断试验、高血压危象发作、手术中控制血压。注意该药所致的低血压不能应用肾上腺素治疗。酚苄明作用时间长，控制血压平稳，常用于术前准备。服用后的不良反应有鼻塞、心动过速、直立性低血压。哌唑嗪、特拉唑嗪是选择性α受体阻滞药，应注意直立性低血压的发生，尤其是首剂口服后。乌拉地尔也是一种α受体阻滞药，在降压的同时对心率没有影响，开始时滴速6mg/min，血压下降后改用维持量，孕妇、主动脉狭窄或动静脉分流的患者禁用。

（2）β受体阻滞药

处方一 美托洛尔 12.5～50mg po bid

处方二 阿替洛尔 25～100mg po bid

【说明】用α受体阻滞药治疗后，由于α受体被部分阻断，而β肾上腺素能相对增强致心动过速、心肌收缩力增强，故临床上常选用β受体阻滞药治疗。

（3）CCB

处方一 硝苯地平缓释片 20mg po bid

处方二 氨氯地平 5～10mg po qd

【说明】CCB特别适用于伴有冠心病或儿茶酚胺心肌病的患者，或与α、β受体阻滞药联用进行长期的治疗。

（4）ACEI

处方一 卡托普利 12.5～25mg po bid

处方二 贝那普利 5～20mg po qd

【说明】由于嗜铬细胞瘤患者血中去甲肾上腺素水平增高，低血容量或直立性低血压刺激肾素水平升高，因此ACEI通过抑制肾素而降低血压，可作为术前联合降压的选择。

# 第八节　原发性醛固酮增多症

原发性醛固酮增多症（简称原醛症）是一种因肾上腺皮质肿瘤或增生分泌过多的醛固酮所致的，以高血压、低血钾、低血浆肾素及高醛固酮为主要特征的疾病。

本症的病因以肾上腺皮质增生多见，约占原醛症的 60%，其次为分泌醛固酮的肾上腺皮质腺瘤（又称 Conn 综合征），约占原醛症的 35%。多为单侧腺瘤，包膜完整。少见由分泌醛固酮的肾上腺癌所致，约占 1%。近年，另有一种由 11β- 羟化酶的基因 5'-端调节区（受 ACTH 调控）和编码醛固酮合成酶的序列交叉融合所致的糖皮质激素可抑制性原醛症（GRA），多见于青少年男性，可为家族性或散发性，家族性者常呈常染色体显性遗传。

## 一、问诊要点

（1）高血压引起的相关症状　询问有无高血压的头痛、头晕、耳鸣等症状。高血压为最早出现症状，一般不呈现恶性演进，但随着病情进展，血压渐高，大多数在 170/100mmHg 左右，高时可达 210/130mmhg。

（2）询问有无神经肌肉功能障碍肌无力及周期性麻痹甚为常见。一般说来血钾愈低，肌肉受累愈重，常见诱因为劳累或服用氢氯噻嗪、呋塞米等促进排钾的利尿药，麻痹多累及下肢，严重时累及四肢，也可发生呼吸、吞咽困难，麻痹时间短者数小时，长者数日或更长，补钾后麻痹即暂时缓解，但常复发，肢体麻木，手足搐搦。在低钾严重时，由于神经应激性降低，手足搐搦可较轻或不出现，而在补钾后，手足搐搦往往更加明显。

（3）尿的改变　了解有无多尿，尤其夜尿多，继发口渴、多饮，常易并发尿路感染。

（4）病史情况　有无肾上腺肿瘤、醛固酮肿瘤、肾上腺增生、卵巢癌及其他部位肿瘤、甲状腺功能亢进、周期性麻痹、高血压、慢性腹泻等病史，如有，应询问其诊断、治疗情况。有无家族史。

## 二、查体要点

（1）轻至中度高血压，可有弱视及高血压眼底改变。

（2）心脏　过早搏动或阵发性室上性心动过速，最严重时可发生心室颤动。

（3）泌尿系统　肾上腺肿瘤及醛固酮肿瘤触诊时或可触及。部分患者有泌尿系统感染的体征。

（4）有肌无力发作时，可出现肌腱反射减弱或消失。如有肌痉挛，则患者面神经叩击试验阳性。

（5）部分患者需测量其身高、体重等，以了解生长发育情况。

## 三、实验室检查和辅助检查

（1）血浆醛固酮与肾素浓度的比值（ARR）　早晨起床后 2h 进行，最佳时间为 8：00～10：00，抽血前要保持坐位 5～15min，血浆醛固酮和肾素活性测定应同时采集血标本。注意，在肾功能减退时，ARR 可出现假阳性结果。

（2）口服钠负荷试验　将每日钠的摄入量增至 218mmol/L，共 3 天，第三天测定尿钠、醛固酮、肌酐含量。在肾功能正常的情况下，24h 尿钠＞200mmol，醛固酮被抑制在＜10μg/24h，如果尿醛固酮大于 12μg/24h，符合原醛症。该试验禁用于严重肾功能减退、心衰、心律失常、重度低钾血症者。高盐饮食者（每日摄入食盐 12g）不需做该试验。

（3）静脉生理盐水试验　过夜空腹后，静卧位时在 4h 内经静脉输入 2000mL 生理盐水，于输液开始和结束时抽血测血浆醛固酮水平。试验过程中注意监测血压及脉搏。正常人血浆醛固酮水平在 5ng/dL 以下，原醛症超过 10ng/dL，在 5～10ng/dL 者高度怀疑，应进一步检查。禁忌证同口服钠负荷试验。

（4）氟氢可的松抑制试验　醋酸氟氢可的松 0.1mg，q6h，连用 4 天，同时，每日三餐中各增加氯化钠 2g（摄入高盐饮食者不必另加氯化钠）。试验期间每日测定血钾水平，注意补充足量的钾以维持血钾正常。用药后第 4 日上午 10：00 站立 10～15min 取血测醛固酮及肾素活性，原醛症患者血浆醛固酮水平在 6ng/dL，而肾素活性小于 1ng/（mL·h）。注意，氟氢可的松试验过程中会出现 Q-T 间期延长，同时伴心功能减退，目前该试验在临床诊断中应用逐渐减少。试验过程中应严密监测生命体征，有禁忌证者不可行此试验。

（5）卡托普利激发试验　正常生理情况下，卡托普利可抑制醛固酮分泌，增加肾素水平。受试者在坐位或站位至少 1h 后，服用卡托普利片 25mg，在服药前、服药后 1h、2h 采血测血浆醛固酮、肾素活性及皮质醇。试验期间受试者采取坐位。正常人醛固酮被抑制（＞30%），肾素活性升高；原醛症患者醛固酮仍保持高水平，肾素活性仍处于抑制状态。此试验尤其适用于在盐负荷试验有禁忌证的患者。试验过程中有可能出现血压下降，因此要注意监测血压。

（6）肾上腺静脉取血（AVS）　AVS 是分侧定位原醛症的金标准，但 AVS 为有创检查，费用高，仅推荐于 PHA 确诊、拟行手术治疗，但 CT 显示为"正常"肾上腺、单侧肢体增厚、单侧小腺瘤（＜1cm）、双侧腺瘤等。对于年龄＜40 岁者，如 CT 为明显的单侧孤立肾上腺腺瘤，不推荐 AVS，直接手术。

（7）卧立位醛固酮试验　受试者于平卧过夜后，于上午 8:00于卧位抽血测醛固酮、皮质醇，随后站立 4h 再次抽血测醛固酮、皮质醇浓度，特醛症患者基础血浆醛固酮仅轻度升高，站立 4h 后明显升高，至少超过基础值 33%。醛固酮瘤患者基础血浆醛固酮明显增高，多超过 20ng/dL，站立后醛固酮不增高反而下降。试验同时测血浆皮质醇，同期皮质醇与醛固酮均增高则无意义。

（8）肾上腺 CT 平扫加增强　APA 多＜1～2cm，低密度或等密度，强化不明显，CT 值低于分泌皮质醇的腺瘤和嗜铬细胞瘤。＞3～4cm 者可能为醛固酮癌。检查中必须注意肝面和肾脏面的小腺瘤。CT 测量肾上腺各肢的厚度可用来鉴别 APA 和 IHA，厚度＞5mm，应考虑 IHA。CT 诊断定位单侧 PHA 的敏感性和特异性分别为 78% 和 75%。但不能单独依赖 CT 定位：CT 不能区分结节样增生的 IHA，小的 APA 可能漏诊。APA 正确定位率仅53%，其中＜1cm 者仅 25%；约 47% 的 APA 诊断失策，以 CT 为依据被不恰当排除手术或手术者分别为 22% 和 25%。

## 四、诊断和鉴别诊断

### 1. 诊断

（1）对可疑人群进行 ARR 筛查　难治性高血压；高血压病2 级 [＞（160～179）/（100～109）mmHg]，高血压病 3 级（＞180/110mmHg）；发病年龄早者（＜50 岁）；不能解释的低血钾；早发性家族史，或脑血管意外＜40 岁者；有原醛症高血压的一级亲属；肾上腺意外瘤的高血压病患者。

血浆 ARR 为首选筛查试验：血浆醛固酮的单位为 ng/dL，肾素活性单位为 ng/（mL·h）。血浆醛固酮＞15ng/dL，肾素活性＞0.2ng/（mL·h），计算 ARR 有意义。当比值＞20 时，诊断原醛症的敏感性为 95%，特异性为 75%；当比值＞50 时，特异性明显提高。

多种药物治疗可能干扰 ARR 的测定：如螺内酯、β 受体阻滞药、钙通道阻滞剂、血管紧张素转换酶抑制药、血管紧张素受体阻滞药等，建议试验前至少停用螺内酯 4～6 周以上，其他上述药物 2 周。α 受体阻滞药和非二氢吡啶类 CCB 等对肾素和醛固酮水平影响较小，在诊断 PHA 过程中，推荐短期应用控制血压。此外抽血前要注意补充钾盐，使血钾达到 4.0mmol/L。

（2）原醛症的定性诊断　口服钠负荷试验、静脉生理盐水试验、氟氢可的松抑制试验、卡托普利激发试验。

注意口服和静脉摄钠的相关试验（前三种）禁用于重度高血压或充血性心力衰竭者。服用卡托普利后测 ARR 比值，可以提高卡托普利抑制试验诊断 PHA 的准确性；对于醛固酮腺瘤（APA）和特发性醛固酮增多症（IHA）的患者，其测定的醛固酮结果有差别，APA 者仍然升高，IHA 反而下降。

（3）定位及分型诊断　影像定位首选肾上腺 CT 平扫加增强；推荐有条件的单位选择肾上腺静脉取血（adrenal vein sample，AVS），可鉴别过度分泌的醛固酮是来自单侧还是双侧；卧立位醛固酮试验：APA 不易受体位改变引起的血管紧张素 Ⅱ 的影响，而 IHA 则反之。体位试验的准确性为 85%。推荐于 AVS 失败的单侧病变。APA 为自主分泌，肾素不被兴奋，而 IAH 肾素可兴奋。

**2. 鉴别诊断**

临床上还有一些疾病表现为高血压、低钾血症，在确诊和治疗 PHA 前需要进行鉴别诊断。

（1）Liddle 综合征　为遗传性疾病，临床表现为高血压、钠潴留、低钾血症、碱中毒等，但血尿醛固酮反而降低，对螺内酯无反应。

（2）原发性低肾素性高血压　15%～20% 原发性高血压患者的肾素是被抑制的，易与 IAH 混淆，但卡托普利试验血浆醛固酮水平被抑制。

（3）肾素分泌瘤　该病青年起病，伴严重高血压，可伴低钾血症，血浆肾素活性高，血管造影可显示肿瘤。

# 五、治疗

醛固酮瘤（APA）的根治方法为手术切除。特发性醛固酮增多症（IHA）者以往做大部分肾切除术，但手术效果差，目前采用药物治疗。有时难以确定为腺瘤或特发性增生，可先用药物治疗，继续观察，定期做影像学检查，有时原来未能发现的小腺瘤，在随访过程中可显现出来。

**1. 药物治疗**

治疗指征：① IHA；② 糖皮质激素可治性醛固酮增多症（GRA）；③ 不能耐受手术或不愿手术的 APA 者。

（1）利尿药

处方一　螺内酯 20～100mg　po　tid

处方二　氨苯蝶啶 50～100mg　po　tid

【说明】螺内酯有抗雄激素和增加雌激素的作用，长期大量服用，可引起男性乳房发育和阳痿、女性月经紊乱和多毛等。可改用氨苯蝶啶。注意观察血清电解质浓度和心电图变化，以避免高钾血症。

处方三　依普利酮 12.5mg　po　bid；逐渐加量至 25～50mg

【说明】依普利酮为新一代无抗雄激素和孕激素作用的选择性醛固酮受体拮抗剂，该药可减少内分泌系统的不良反应。其药物半衰期较短，需每天 2 次服用。其引起男性乳房发育率较螺内酯明显降低。在用药期间注意监测肾功能及血钾。血钾＞5.5mmol/L，血清肌酐男性超过 2.0mg/dL，女性超过 1.8mg/dL，已有糖尿病伴尿微量白蛋白超标时禁用该药。常见不良反应为眩晕、头痛、乏力、腹泻、肝酶升高、甘油三酯高等。

（2）CCB 和 ACEI

处方一　硝苯地平缓释片 10～20mg　po　tid

处方二　氨氯地平 5～10mg　po　qd

处方三　依那普利 5～10mg　po　bid

处方四　卡托普利 12.5～25mg　po　tid

【说明】药物治疗用于手术前控制血压或不能进行手术治疗的患者。如果患者不能耐受螺内酯时，可以改用氨苯蝶啶。

**2. 其他治疗方法**

（1）介入治疗　在 CT 或 B 超定位下可以经皮穿刺注射无水酒精治疗腺瘤。

（2）手术治疗

① 适应证：a.单侧肾上腺增生（UNAH）；b.醛固酮瘤（APA）；c. 由于药物不良反应不能耐受长期药物治疗的特发性醛固酮增多症（IHA）者；d. 分泌醛固酮肾上腺皮质癌或异位肿瘤。

② 手术方法：a.UNAH 推荐醛固酮优势分泌侧腹腔镜肾上腺全切。b.APA 推荐首选腹腔镜肾上腺肿瘤切除术，尽可能保留肾上腺组织。腹腔镜与开放手术疗效一致。如疑多发性 APA 者，推荐患侧肾上腺全切除术。c.IHA、糖皮质激素可治性醛固酮增多症 GRA：以药物治疗为主，双侧肾上腺全切仍难控制高血压和低钾血症，不推荐手术。但当患者因药物不良反应无法坚持内科治疗时可考虑手术，切除醛固酮分泌较多侧或体积较大侧肾上腺。单侧或双侧肾上腺切除术后高血压治愈率仅 19%。

# 第九节　围绝经期综合征

围绝经期综合征是指妇女在绝经前后出现性激素波动或减少所致的一系列躯体及精神心理症状。多发生于 45～55 岁，或有手术或放射线破坏卵巢的病史。一般在绝经过渡期月经紊乱时，这些症状已经开始出现，可持续至绝经后 2～3 年。围绝经期综合征虽然表现为许多症状，但它的本质却是妇女在一生中必然要经历的一个内分泌变化的过程。

## 一、问诊要点

（1）询问年龄，是否月经周期紊乱、月经周期缩短或淋沥不止；小部分妇女出现不规则出血，量多然后逐渐停止；是否有潮红、烘热等表现；是否有心悸、眩晕、头痛、失眠、耳鸣等；是否有忧虑、抑郁、烦躁、易激动与失眠。

（2）是否有阴道干燥、性交困难及反复阴道感染，排尿困难、尿痛、尿急、尿路感染；骨质疏松。

（3）是否有冠心病、骨质疏松等病史。

## 二、查体要点

缺乏阳性体征，检测血压等。

## 三、辅助检查或实验室检查

（1）血、尿雌激素水平检查了解更年期雌激素水平改变情况。

（2）催乳素、卵泡刺激素（FSH）及黄体生成素（LH）的检查判断卵巢储备功能。

（3）钙、磷、铁等微量元素测定了解微量元素变化。

（4）盆腔 B 超和（或）阴道 B 超能具体反映卵巢及子宫形态学改变。

（5）骨密度检测了解有无骨质疏松及骨量减低情况。

（6）心电图或动态心电图检查了解有无心律失常等改变。

（7）阴道涂片做超薄细胞学检查（TCT），必要时做诊断性刮宫，排除宫颈癌变。

## 四、诊断和鉴别诊断

### 1. 诊断

具有上述症状的围绝经期妇女，经全身和妇科检查，排除心血管、精神神经及内分泌腺等器质性病变，结合实验室检查，即可拟诊为更年期综合征。

（1）FSH 测定　FSH＞10U/L，提示卵巢储备功能下降；FSH＞40U/L 提示卵巢功能衰竭。

（2）氯米芬兴奋试验　月经第 5 日起每日服用氯米芬 50mg，共 5 日，停药 1 日测定血 FSH，若 FSH＞12U/L，提示卵巢储备功能下降。

（3）性激素改变　雌酮（$E_1$）高于雌二醇（$E_2$），$E_1/E_2＞1$；孕酮减低或无孕酮。

**2. 鉴别诊断**

（1）原发性高血压　家族有高血压史，多年来以高血压为主症，病程缓慢，发作期收缩压和舒张压同时升高，晚期常合并心、脑、肾损害。

（2）心绞痛　劳累过度、情绪激动或饱餐等诱发胸骨后疼痛，甚至放射至左上肢，持续 1～5min，经休息或舌下含服硝酸甘油片后，症状得以缓解和控制。

（3）围绝经期精神病　进入围绝经期首次出现忧郁症、妄想症（如嫉妒妄想、被害妄想、疑病妄想等）和神经官能症。

（4）子宫肌瘤、子宫内膜癌　子宫肌瘤好发于 30～50 岁女性，子宫内膜癌多发生于 50 岁以上者。二者均可见不规则阴道出血，前者通过妇科检查和 B 超可行鉴别，后者通过诊刮病检可与围绝经期月经失调鉴别。

（5）尿道炎及膀胱炎　虽有尿频、尿急、尿痛甚至尿失禁，但尿常规化验可见白细胞，尿培养有致病菌，经抗感染治疗能迅速缓解和消除症状。

（6）增生性关节炎　如脊柱、髋关节、膝关节等酸痛和发僵，且随年龄增长而加重。X 线检查示关节有骨质增生或关节间隙变窄等。

# 五、治疗

## 1. 一般治疗

围绝经期精神神经症状可因神经类型不稳定或精神状态不健全而加剧。应进行心理治疗。必要时选用适量镇静药以助睡眠，老年妇女应坚持锻炼身体，增加日晒时间，摄入足量蛋白质及含钙丰富的食物，预防骨质疏松。

## 2. 性激素治疗

（1）雌激素

处方一　妊马雌酮 0.625～1.25mg　po　qd

处方二　微粒化雌二醇 1～2mg　po　qd

【说明】多数学者推荐绝经后采用激素替代治疗（HRT），理由是合理用药方案及定期监护可将雌激素的潜在有害因素完全消除或降到最低程度。而且，激素替代治疗对提高妇女生活质量的有益作用远远超过其潜在的有害作用。

（2）孕激素

处方　甲羟孕酮 2.5mg　po　bid

【说明】甲羟孕酮单独应用可缓解自主神经症状。与雌激素合用可以预防子宫内膜癌的发生。与雄激素合用可增强防治骨质疏松的作用。1 般采用联合用药，雌孕激素周期序贯疗法是：每日雌激素用妊马雌酮 0.625mg，或微粒化雌二醇 1mg，后 14 日孕激素用甲羟孕酮每日 5mg 或炔诺酮每日 0.7mg；90% 应用雌孕激素序贯法的妇女将发生孕激素撤退性出血。雌孕激素连续联合法是：每日口服雌激素制剂同时加服孕激素制剂，即每日加用孕激素制剂：甲羟孕酮 2.5mg 或炔诺酮 0.35mg。50% 以上绝经后妇女在 1 年内有不规则激素突破性出血；1 年以后激素突破性出血将明显减少。孕激素的禁忌证及不良反应与上面雌激素替代疗法基本相同，应用孕激素可以导致抑郁、易怒、乳房痛和水肿，患者常不易耐受。

### 3. 非激素类药物

（1）选择性 5-羟色胺再摄取抑制剂盐酸帕罗西汀 20mg，每日一次早上口服，可有效改善血管舒缩症状及神经精神症状。

（2）钙剂氨基酸螯合钙胶囊每日口服 1 粒（含 1g），可缓解骨质丢失。

（3）维生素 D 适用于围绝经期妇女缺少户外运动者，每日口服 400～500U，与钙剂合用有利于钙的吸收完全。

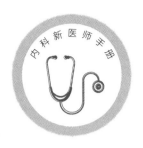

# 第七章
# 代谢疾病和营养疾病

## 第一节　糖尿病

糖尿病是一组常见的代谢内分泌病，分原发性及继发性两类，与遗传、自身免疫及环境因素相关，以血糖升高和伴有微血管及大血管尤其是心血管并发症为主要特征的代谢紊乱性临床症候群，是一组慢性非传染性流行病。其并发症极大增加了该病的死亡率，降低患者的生活质量。按病因分为四类：1型糖尿病、2型糖尿病、其他特殊类型糖尿病和妊娠期糖尿病。

### 一、问诊要点

（1）初诊患者病史采集　在采集一般病史的基础上，重点深入采集与糖尿病及其并发症相关病史。仔细询问患者有无多饮、多尿、多食和体重下降的表现，及其发生的时间和进展，有无手足麻木及疼痛，是否有视物模糊、肢体水肿等，一般实验室检查及确诊糖尿病的相关检测结果。询问患者既往有无高血压、痛风、肥胖等病史，慢性胰腺炎病史。询问患者就诊前的生活方式，包括饮食结构、营养状况、体重变化、儿童及青少年的生长发育史、运动史，吸烟、饮酒史。询问患者有无家族相关疾病的家族遗传史。女性患者询问妊娠史及妊娠期高血糖、糖尿病史，分娩巨大胎儿史及早产、过期产等其他妊娠并发症史。以往有无反复就诊，如有，应询问相关的诊疗经过，包括饮食、运动、药物及效果等。询问患者有无升高血糖的用药史。部分患者的疾病早期或轻症时无症状，而常在体检时发现，询问病史时应注意。另有部分患者以糖尿病的并发症如心血管疾病、视力障碍、反复皮肤和泌尿系感染、肾病或外阴瘙痒等就诊，如有此类情况，应注意糖尿病的可能性。

（2）复诊患者病史采集　了解患者治疗计划及各项治疗措施（饮食、运动、药物、血糖监测）的落实情况，治疗后效果及相关各项指标（空腹血糖、餐后血糖、糖化血红蛋白、血脂、血压、体重指数及腰围等）的达标状态和持续达标时间。了解患者有无急慢性并发症及相关危险因素的发生，一旦发生并发症，应询问患者相关症状、治疗、发展及转归。了解患者有无其他伴发疾病及其治疗情况，如甲状腺功能减退症、癌症或实施过大手术。

## 二、查体要点

（1）疾病早期常无阳性体征，体格检查在遵照一般患者全身体格检查内容及程序基础上，还应重点检查与糖尿病及相关并发症（心、脑血管，眼，肾，神经，足部，皮肤等）的表现；有无继发性糖尿病或特殊类型糖尿病的表现。

（2）测量患者身高、体重、腰围、臀围，计算 BMI 和 WHR（腰臀比值，男性＞0.9、女性＞0.85 定为腹型肥胖）。亚洲成人暂定男性 90cm，女性 80cm 作为腰围的较低标准，超过此值为腹型肥胖。

（3）血压测量　糖尿病患者，尤其是 2 型糖尿病患者常伴血压升高。

（4）眼部检查　注意有无糖尿病性白内障、眼底病变及眼外肌麻痹。

（5）口腔检查　注意口腔干燥程度、龋齿、牙石、牙周炎、牙龈炎，乃至口腔颌面部间隙感染等。

（6）甲状腺检查 注意甲状腺大小、质地，有无结节、触痛、震颤、杂音等。

（7）心脏检查 注意心界大小，有无心律失常等。

（8）腹部检查 注意有无肝脾大、腹部包块。

（9）足部检查 注意有无破溃、发绀、皮温及感觉、触动觉等，注意双足背动脉及上肢桡动脉搏动有无减弱或消失或不对称。

（10）皮肤及关节检查 注意有无感染性皮肤病、糖尿病性皮肤病、红斑坏死、大疱、成人硬肿病、黑棘皮病、类脂质渐进性坏死及胰高糖素瘤的皮肤表现，注意有无糖尿病融骨性变化，通常累及膝关节、踝关节，部分表现为 Charcot 关节等。

（11）神经系统检查 注意有无对称性周围神经病变末梢神经炎，检查深感觉、浅感觉和膝腱反射、跟腱反射，另外根据临床表现做相应的神经系统检查。

## 三、实验室检查和辅助检查

（1）尿糖测定 尿糖阳性是诊断糖尿病的重要线索，但不能作为糖尿病的诊断依据。正常人肾糖阈为 8.96～10.08mmoL/L，超过此水平才出现尿糖。并发肾脏疾病时，肾糖阈升高，此时虽血糖升高，但尿糖可呈假阴性，妊娠期肾糖阈降低，此时虽血糖正常，但尿糖可呈假阳性。

（2）血葡萄糖（血糖）测定 血糖升高是诊断糖尿病的主要依据，目前多用葡萄糖氧化酶法测定。空腹血糖正常范围为 3.9～6.0mmol/L。血糖测定又是监测病情变化、疗效追踪的关键性指标。

（3）葡萄糖耐量试验 血糖高于正常范围而又未达到诊断糖尿病标准者，需进行口服葡萄糖耐量（OGTT）试验。OGTT 应清晨空腹进行，禁食至少 10h。成人口服 75g 无水葡萄糖或 82.5g 含一分子水的葡萄糖，溶于 250～300mL 水中，5min 内饮完，于服糖前及服糖后 1h、2h、3h 分别抽静脉血测血浆葡萄糖。儿童按每千克体重 1.75g 计算，总量不超过 75g。

（4）糖化血红蛋白（GHbA1）测定和糖化血浆白蛋白测定 GHbA1 是葡萄糖或其他糖与血红蛋白的氨基发生非酶催化反应（一种不可逆的蛋白糖化反应）的产物，GHbA1 有 a、b、c 三种，以 GHbA1c 最为主要，其量与血糖浓度呈正相关，能比较稳定地反映采血前 2～3 个月内平均血糖水平。果糖胺（FA）是葡萄糖与人血浆蛋白（主要为白蛋白）发生非酶催化的糖化反应的产物，其量与血糖浓度亦呈正相关，可反映患者近 2～3 周内血糖总的水平。两者均为糖尿病病情监测的重要指标之一。正常人 GHbA1 为 8%～10%，GHbA1c 为 3%～6%，FA 为 1.7～2.8mmol/L。

（5）胰岛 B 细胞功能检查

① 胰岛素释放试验：血浆中的胰岛素测定主要用于了解胰岛 B 细胞功能，协助判断糖尿病分型和指导治疗，也可协助诊断胰岛素瘤。正常人早晨空腹基础血浆胰岛素水平为 35～145pmol/L（5～20mU/L），口服 75g 无水葡萄糖（或 100g 标准面粉制作的馒头餐）后 30～60min 胰岛素水平上升至高峰，为基础值的 5～10 倍，3～4h 恢复到基础水平。1 型糖尿病患者胰岛素分泌绝对减少，空腹及餐后胰岛素水平均明显低于正常，进餐后胰岛素分泌无明显增加（无峰值）；2 型糖尿病患者空腹胰岛素水平可正常或呈高胰岛素血症（胰岛素抵抗），服糖刺激后有峰值，但往往高峰延迟，常在服糖后 2h 或 3h 出现。

② C 肽释放试验：C 肽水平测定与血浆胰岛素测定意义相同。由于 C 肽不被肝脏破坏，半衰期较胰岛素明显为长，且不受外源性胰岛素影响，故更能反映胰岛 B 细胞合成与释放胰岛素的功能。正常人基础血浆 C 肽水平约为 400pmol/L，餐后 C 肽水平则升高 5～6 倍。

（6）胰岛自身抗体测定　谷氨酸脱羧酶抗体（GAD-Ab）和（或）胰岛细胞抗体（ICA）的检测阳性，对 1 型糖尿病的诊断有意义，特别在成人迟发型自身免疫性糖尿病（LADA）或成人隐匿型自身免疫性糖尿病，GAD-Ab 有更大的诊断价值。1 型糖尿病者 GAD-Ab 阳性，但 ICA 可为阴性。

（7）其他检查　根据病情需要选用心、肝、肾、脑、眼科以及神经系统的各项辅助检查，当出现急性并发症时要进行血酮、电解质、渗透压、酸碱度等相应的检查。

## 四、诊断和鉴别诊断

### 1. 诊断

① 典型的 DM 症状（多饮、多食、多尿及不能解释的体重下降），并且随机（餐后任何时间）血浆葡萄糖（VPG）≥11.1mmol/L。

② 空腹（禁热量摄入至少 8h）血浆葡萄糖（FPG）水平≥7.0mmol/L。

③ 口服葡萄糖（75g 脱水葡萄糖）耐量试验（OGTT）中 2h 的血浆葡萄糖（2hPG）水平≥11.1mmol/L。

### 2. 分型与分期

（1）分型　目前国际上通用 WHO 糖尿病专家委员会提出的病因学分型标准（1999 年），见表 7-1。

表 7-1　病因学分型标准（1999 年）

| 一、1 型糖尿病（B 细胞破坏，导致胰岛素绝对缺乏） |
| --- |
| 免疫介导：急性型及缓发型 |
| 特发性：无自身免疫证据 |
| 二、2 型糖尿病（以胰岛素抵抗为主伴胰岛素分泌相对缺乏到以胰岛素分泌不足为主伴胰岛素抵抗） |

续表

| 三、特殊类型 |
| --- |
| （一）B 细胞功能遗传性缺陷 |
| （二）胰岛素作用的基因异常 |
| （三）胰腺外分泌疾病 |
| （四）内分泌疾病 |
| （五）药物或化学因素所致糖尿病 |
| （六）感染 |
| （七）非常见的免疫介导糖尿病 |
| （八）其他可能与糖尿病相关的遗传性综合征 |
| 四、妊娠期糖尿病（GDM） |

（2）分期 糖尿病的发生与发展均有一定的阶段性。一般将血糖高于正常但未达到糖尿病诊断标准的血糖异常状况，分为葡萄糖耐量障碍（IGT）和空腹葡萄糖受损（IFG）两种，统称为糖尿病前期；糖尿病及其前期诊断标准见表 7-2。

表 7-2 糖尿病、IGT 和 IFG 诊断标准

| 项目 | 全血 | | 血浆 | |
| --- | --- | --- | --- | --- |
| | 静脉血 | 毛细血管血 | 静脉血 | 毛细血管血 |
| 糖尿病 | | | | |
| 空腹 | ≥ 6.1 | ≥ 6.1 | ≥ 7.0 | ≥ 7.0 |
| 糖负荷后 2h | ≥ 10.0 | ≥ 11.1 | ≥ 11.1 | ≥ 12.1 |
| IGT | | | | |
| 空腹 | < 6.1 ≥ 6.7 | < 6.1 | < 7.0 | < 7.0 |
| 糖负荷后 2h | < 10.0 | ≥ 7.8 < 11.1 | ≥ 7.8 < 11.1 | ≥ 8.9 < 12.1 |
| IFG | | | | |
| 空腹 | ≥ 5.6 < 6.1 | ≥ 5.6 < 6.1 | ≥ 6.1 < 7.0 | ≥ 6.1 < 7.0 |
| 糖负荷后 2h | < 6.7 | < 7.8 | < 7.8 | < 8.9 |

### 3. 鉴别诊断

（1）其他原因所致尿糖阳性　肾性糖尿因肾糖阈降低所致，尿糖阳性，但血糖及 OGTT 正常。某些非葡萄糖的糖尿如果糖尿、乳糖尿、半乳糖尿，用班氏试剂（硫酸铜）检测呈阳性反应，用葡萄糖氧化酶试剂检测呈阴性反应。此外，大量维生素 C、水杨酸盐、青霉素、丙磺舒也可引起尿糖假阳性反应，但血糖及 OGTT 正常。

（2）弥漫性肝病　患者葡萄糖转化为肝糖原功能减弱，肝糖原贮存减少，进食后 1/2～1h 血糖过高，出现糖尿，但 FPG 偏低，餐后 2～3h 血糖正常或低于正常。

（3）急性应激状态　急性应激状态时胰岛素拮抗激素（如肾上腺素、促肾上腺皮质激素、肾上腺皮质激素和生长激素）分泌增加，可使糖耐量减低，出现一过性血糖升高、尿糖阳性，应激过后可恢复正常。

## 五、治疗

由于目前对糖尿病的病因和发病机制尚未完全阐明，缺乏病因治疗。目前强调早期治疗、长期治疗、综合治疗、治疗措施个体化的原则。治疗目标为纠正代谢紊乱，消除症状，防止或延缓并发症的发生，维持良好的健康和学习、劳动能力，保障儿童生长发育，延长寿命，降低病死率，提高患者生活质量。

### （一）糖尿病知识教育和生活方式调整

（1）将糖尿病知识教育切实贯穿到所有的医护工作中，以增加患者对糖尿病及其控制知识的了解程度，长期保持健康的生活方式。

（2）饮食治疗的原则　控制每日摄食的总热量，同时应将体重维持在理想的水平。减少食物中脂肪尤其是饱和脂肪酸的含量，增加食物中纤维含量，使食物中碳水化合物、脂肪和蛋白质所占比例合理。肥胖者的总热量限制更严，消瘦者可偏宽，且蛋白质摄入量可适当增加。减少钠摄入，控制饮酒。

（3）无严重或活动性并发症者，鼓励适当增加体力活动。

（4）戒烟。

## （二）降糖治疗

### 1. 降糖目标

原则要求空腹及餐后血糖控制达标。对于不容易发生低血糖的 2 型糖尿病患者，应 FPG＜6.1mmol/L，2hPPG＜7.8mmol/L，HbA1C＜6.5%。

妊娠糖尿病的血糖控制水平要求更为严格，FPG 应≤5.8 mmol/L，1hPPG≤8.6mmol/L，2hPPG≤7.2mmol/L。

特殊情况如老、幼、已有较重晚期并发症或反复发作低血糖者，血糖控制标准可适当放宽：FPG＜7.8mmol/L，2hPPG＜12mmol/L。

### 2. 降糖药物治疗

经糖尿病饮食营养疗法（MNT）及运动疗法 1 个月血糖控制不达标者，应在继续上述处理的基础上加用降糖药物治疗。

（1）口服降糖药

① 磺脲类药物

处方一　格列本脲（优降糖）2.5～10mg　po（餐前 0.5h）
　　　　qd 或 bid

处方二　格列齐特（达美康）80mg　po（餐前 0.5h）　bid

处方三　格列吡嗪（美吡哒）2.5～10mg　po（餐前 0.5h）
　　　　bid 或 tid

处方四　格列喹酮（糖适平）15～60mg　po（餐前 0.5h）
　　　　tid

【说明】磺脲类药物主要适用于新诊断的 T2DM 非肥胖患者、用饮食和运动治疗血糖控制不理想时；随着疾病进展，磺脲类药物需与其他作用机制不同的口服降糖药或胰岛素联合应用。当 T2DM 晚期 B 细胞功能消失殆尽时，必须采用外源性胰岛素替代治疗。治疗应从小剂量开始，根据血糖调整降糖药量，多于餐前 30min 口服。老年患者或以餐后血糖升高为主者宜选用短效类，如格列吡嗪、格列喹酮。轻、中度肾功能不全患者可选用格列喹酮。病程长、空腹血糖较高的 T2DM 患者可选用中长效类药物（格列本脲、格列美脲、格列吡嗪控释剂、格列齐特、格列齐特缓释片）。

磺脲类药物主要的不良反应是低血糖，常发生于老年患者、肝肾功能不全或营养不良、药物剂量过大、体力活动过度、进食不规则、进食减少、饮含酒精饮料等；其次是消化系统的不良反应如上腹不适、食欲减退等；偶见肝功能损害、胆汁淤滞性黄疸；此外尚有皮肤过敏反应、体重增加等；某些磺脲类可能对心血管系统带来不利影响，但有待于以心血管事件为终点的随机对照临床试验证实。

磺脲类药物禁用于：T1DM；T2DM 患者 B 细胞功能已衰竭；T2DM 合并急性严重代谢紊乱（如酮症酸中毒或高渗性昏迷）；糖尿病合并妊娠或糖尿病妊娠和哺乳期；T2DM 患者伴应急状态者（如严重感染、急性心肌梗死、严重创伤及手术期间）；已有严重的心、肝、脑、肾、眼部并发症者；对磺脲类药物过敏或有严重不良反应者。

② 格列奈类

处方一　瑞格列奈（诺和龙）0.5～2mg　po（进餐时服）　tid

处方二　那格列奈片 60～120mg　po　tid

【说明】格列奈类是一类快速作用的胰岛素促分泌剂，可改善早相胰岛素分泌，降血糖作用快而短，主要用于控制餐后高血糖。低血糖发生率低、程度较轻而且限于餐后。主要适用于经饮食、运动及其他药物控制不佳的 T2DM，尤其是以餐后血糖增高为主，而 B 细胞尚有一定的胰岛素分泌功能者。可单独或与二甲双胍、α- 糖苷酶抑制剂、胰岛素增敏剂等联合使用。因口服吸收快，起效快，服后大部分经肝、胆排泄，体内无蓄积，更适用于老年及有轻中度肾功能障碍的 T2DM 患者；还可用于 IGT 患者。瑞格列奈餐前 10～15min 服用，每日 3 次，疗效优于每日 2 次法。起始剂量每次餐前 0.5mg（对使用过另一种口服降糖药而换成瑞格列奈者，开始即可用每餐 1mg），根据血糖调节用量，最大单次剂量为 4mg，每日为 16mg。那格列奈单一或联合应用的开始剂量为 120mg，每日 3 次，餐前 10～15min 服用，老年 T2DM 患者开始时，宜在餐前服用 60mg。

格列奈类禁用于：T1DM；严重的肝肾功能不全；合并妊娠或哺乳；有急性并发症（如糖尿病酮症酸中毒、乳酸酸中毒、非酮症高渗性昏迷、感染以及手术等）。

③ 增加胰岛素敏感性的药物

a. 双胍类药物

处方一　二甲双胍 250～500mg　po（餐前或餐中）　bid 或 tid

处方二　二甲双胍缓释片 500～1000mg　po　qd 或 bid

【说明】二甲双胍主要适用于：a. 肥胖的 T2DM 患者经饮食、运动治疗后，血糖仍控制不佳者，可作为首选药物。b. 非肥胖 T2DM 患者与磺脲类或 α- 葡萄糖苷酶抑制剂合用可增强降糖效果。c. 接受胰岛素治疗的糖尿病患者（包括 T1DM、T2DM 和一些特殊类型的糖尿病），血糖波动大或胰岛素用量大，有 IR 者可合用双胍类药物。d. 可用于治疗肥胖的非糖尿病患者及多囊卵巢综合征患者。e.IGT 或 IFG 者，使用双胍类药物可防止和延缓其发展为糖尿病。f. 青少年 T2DM，尤其是肥胖和超重者。

二甲双胍治疗开始宜小剂量，250mg，每日 2 次，餐前或餐后口服，1～3 天后，加至 250mg，每日 3 次，如无特殊反应，可逐渐加到 500mg，每日 2～3 次，或 850mg，每日 2 次。以后视病情调整剂量。最小有效量约为 500mg，在 500～3000mg 的范围内有效，最佳控制血糖的日剂量为 2000mg。

二甲双胍主要不良反应是胃肠道反应，罕见的严重不良反应是诱发乳酸酸中毒，长期大剂量服用致维生素 $B_{12}$ 缺乏的危险性明显增加。

二甲双胍禁忌证：a. T1DM；b. 酮症酸中毒、非酮症高渗性昏迷、乳酸酸中毒等急性并发症者；c. 严重肝肾功能不全者，严重贫血、缺氧、心力衰竭、酗酒、慢性严重肝脏病等；d. 感染、手术等应激情况，严重高血压、明显的视网膜病变，进食过少的患者；e. 妊娠、哺乳期妇女；f. 近期有上消化道出血者；g. 血管对比剂使用当天；h. 血液系统疾病，特别是巨幼细胞性贫血和溶血性贫血患者；i. 线粒体基因突变性糖尿病也不宜使用。

b. 噻唑烷二酮衍生物

处方一　罗格列酮 4～8mg　po　qd

处方二　吡格列酮 15～30mg　po　qd

【说明】噻唑烷二酮类的适应证主要是：a. 单独或与其他口服降糖药联合应用治疗肥胖的 T2DM 和严重胰岛素抵抗的患者。b. 与胰岛素联合应用可减少 T1DM 和需用胰岛素治疗的 T2DM 患者的胰岛素剂量。c. 治疗 IGT，预防其向糖尿病进展。d. 非糖尿病胰岛素抵抗状态，如肥胖、高血压、多囊卵巢综合征等。e. 代谢综合征。

罗格列酮每次 4mg，每天 1 次口服，如治疗需要，每天剂量可增至 8mg。餐前、餐后均可服用。吡格列酮每次 15mg，每天 15～30mg（不宜超过 45mg），一日 1 次口服即可发挥最佳疗效，且与进食无关。

常见不良反应有：a. 最常见的不良反应是呼吸道感染、头痛。

b. 最严重的不良反应是程度不等的肝功能异常，用药期间需监测肝功能。c. 单独用本药时，不发生低血糖反应，而与其他降糖药合用时则可能发生，需密切观察，及时调整药物剂量。d. 由于增加血容量达 6%～7%，可发生轻度或中度水肿（4.8%～15.3%）、贫血和红细胞减少等症状。e. 体重增加，原因为刺激前脂肪细胞分化为成熟的脂肪细胞，与体脂增加有关。f. 尚可引起乏力、鼻窦炎、腹泻、骨密度降低或骨折。

该类药物的主要禁忌证是：a. 不能单独应用治疗 T1DM；b. 在肝脏代谢，主要从胆汁排出，肝病者慎用，血清谷丙转氨酶升高者（高出正常上限的 2.5 倍，应停药）；c. 对本品及其辅助成分过敏者禁用；不能用于糖尿病酮症酸中毒等急性并发症的治疗；心功能 3 级、4 级患者禁用；d. 妊娠、哺乳期妇女以及 18 岁以下患者禁用。

④ α- 糖苷酶抑制剂

处方一　阿卡波糖（拜糖平）25～100mg　po（餐中）　tid

处方二　伏格列波糖片 0.2～0.3mg　po　tid

【说明】α- 糖苷酶抑制剂的适应证主要有：a.T2DM，单独应用治疗轻中度高血糖患者；尤其是餐后血糖增高者为首选药物；与其他药物联合应用治疗较重型或磺脲类、双胍类药物继发失效的患者。b.T1DM，与胰岛素联合应用可改善血糖控制，并可减少低血糖症（特别是夜间低血糖症）的发生。c. 治疗 IGT，预防其向糖尿病发展。d. 反应性低血糖症，如胃排空过快、IGT 或功能性低血糖症等。

本类药物均应在开始进餐时服用（吃第一口饭的同时，嚼碎药物咽下），以期达到竞争性抑制作用；应从小剂量开始，观察血糖控制及胃肠反应逐渐增加剂量；进食热量中 50% 或以上应由碳水化合物所提供才能发挥其最大作用，尤其适用于中国膳食。

常见不良反应为胃肠反应，如腹胀、腹泻、排气增多，从小剂量开始用药可减轻其发生率。单用本药不引起低血糖，但与磺脲类或胰岛素合用，仍可发生低血糖，且一旦发生，应直接给予葡萄糖口服或静脉注射，进食双糖或淀粉类食物无效。不宜用于有胃肠功能紊乱、孕妇、哺乳期妇女和儿童患者，肝肾功能不全者慎用。

⑤ 二肽基肽酶Ⅳ（DPP- Ⅳ）抑制剂

处方　西格列汀片 100mg　po　qd

【说明】主要适用于 T2DM 患者。不良反应有超敏反应（包括过敏反应、血管性水肿、皮疹、荨麻疹、皮肤血管炎以及剥脱性皮肤损害，包括 Stevens-Johnson 综合征），肝酶升高，上呼吸道感染，鼻咽炎等。T1DM、糖尿病酮症酸中毒患者、中重度肾功能不全、肝损害、对本类药物过敏、孕妇、哺乳期妇女、儿童不宜使用此类药物。

上述各类口服降糖药可以单用或联合应用（两种或三种），并可与胰岛素合用。联合用药时各制剂均应减少剂量。对每一名患者而言，药物的选择取决于病情（空腹或餐后血糖水平，胰岛功能，肝肾功能，并发症情况，肥胖与消瘦等）、药物特点、病人对药物的敏感性、年龄、价格、货源等因素。

（2）胰高糖素样多肽 -1 受体激动剂

处方一　艾塞那肽 5～10μg　皮下注射　每日 2 次

处方二　利拉鲁肽 0.6～1.8mg　皮下注射　每日 1 次

通过与 GLP-1 受体的结合而发挥类似于 GLP-1 的作用，可促进胰岛素的分泌，并可抑制食欲和胃肠道的蠕动，胃肠道反应较明显，有显著降低体重作用，单独使用不增加低血糖风险。有胰腺炎病史的患者禁用此类药物。

（3）胰岛素　原则上使用以人胰岛素或人胰岛素类似物为主的胰岛素品种。常用的胰岛素制剂及其使用见表 7-3。

表 7-3　常用胰岛素制剂的使用

| 分类 | 剂型 | 皮下注射作用时间 /h | | | 用法 |
|------|------|------|------|------|------|
| | | 开始 | 最强 | 持续 | |
| 短效 | 普通胰岛素（RI） | 0.5 | 2～4 | 6～8 | 餐前 15～30min，2～4 次 / 日 |
| 中效 | 中性鱼精蛋白锌 | 2～4 | 8～12 | 18～24 | 早、晚餐前 15～30min，1～4 次 / 日 |
| | 预混（30R，50R） | 0.5 | 2～8 | 18～24 | 每日早、晚各一次 |
| 长效 | 鱼精蛋白锌胰岛素（PZI） | 4～6 | 14～20 | 24～36 | 早、晚餐前 1h，1 次 / 日 |
| | 特慢胰岛素锌混悬液 | 1～1.5 | 16～24 | 30～36 | 多加用短效胰岛素 |
| 速效类似物 | 门冬胰岛素 | 10～15min | 1～2 | 4～6 | 餐前 0～10min，1～4 次 / 日 |
| | 赖脯胰岛素 | 10～15min | 1.0～1.5 | 4～5 | 餐前 0～10min，1～4 次 / 日 |
| 预混胰岛素类似物 | 预混门冬胰岛素 30（50） | 10～20min | 1～4 | 14～24 | 餐前 0～10min，1～3 次 / 日 |
| | 预混赖脯胰岛素 25（50） | 15min | 30～70min | 16～24 | 餐前 0～10min，1～3 次 / 日 |
| 长效胰岛素类似物 | 甘精胰岛素 | 2～3 | 无峰 | 30 | 1 次 / 日 |
| | 地特胰岛素 | 3～4 | 3～14 | 24 | 1～2 次 / 日 |

① 适应证　1 型糖尿病；2 型糖尿病胰岛功能较差、饮食控制及口服降糖药不能使代谢控制达标者，伴严重应激时（如较大手术、较严重感染、心肌梗死、脑血管意外等），合并急性并发症（如酮症酸中毒、高血糖高渗综合征），伴有严重心、眼、肾、神经等并发症，以及禁忌使用口服降糖药时；妊娠糖尿病或 2 型糖尿病伴妊娠和分娩时。

② 剂量　根据病情可先给予 10～30U/d，其后则根据血糖控

制情况逐步进行调整。

③ 用法　一般于餐前 30min 皮下注射。a. 轻型患者可将每日剂量于早餐前一次注射（通常长效和短效胰岛素各占 1/3 和 2/3，或用预混胰岛素）；b. 病情较重或胰岛素用量大于 30U/d 者，应每日早晚餐前各 1 次或每餐各 1 次；严重者每日 3～4 次或使用胰岛素泵。

④ 在胰岛素应用的过程中，低血糖是最常见且严重的不良反应，应通过严密的血糖监测加以预防和及时处理。

⑤ 出现空腹高血糖时，需监测晚上睡前及夜间和凌晨的血糖水平，以区别是夜间胰岛素剂量不足，还是黎明现象，或是 Somogyi 现象，并给予相应的处理。

⑥ 低血糖的处置　无意识障碍的患者治疗首选葡萄糖（15～20g），也可选用任何含有葡萄糖的碳水化合物。如果治疗 15min 后血糖监测显示仍未纠正，应再次服糖或进食含糖食物。血糖正常后，患者应该继续追加一次正常饮食或小吃，以预防低血糖复发。

发生严重低血糖的患者，应立即静脉注射 50% 葡萄糖溶液 60mL，必要时可重复注射。情况危重时可给予胰高血糖素 1mg 皮下或肌内注射，或给予氢化可的松 200～300mg/d。

对于无症状低血糖或出现过一次或多次严重低血糖的患者，应降低血糖控制目标，严格避免再次发生低血糖。

## （三）降压治疗

对于伴有高血压的糖尿病患者，应给予强化降压治疗，以保护心、脑、肾等靶器官、减少心血管事件发生率及病死率。收缩压≥140mmHg 或舒张压≥90mmHg 的患者，除接受生活方式治疗外，还应接受药物治疗。高血压的生活方式治疗包括：超重者减轻体重、低盐饮食、增加钾的摄入以及增加体力活动。

糖尿病合并高血压的患者，药物治疗方案包括血管紧张素转换酶（ACE）抑制药、血管紧张素受体阻滞药（ARB）、钙通道阻滞剂、利尿药和β受体阻滞药等。为确保血压控制达标，可使用多种药物联合治疗。使用 ACE 抑制药、ARB 或利尿药者，应监测肾功能和血钾水平。对于多数患者来讲，血压控制目标为＜130/80mmHg。

## （四）调脂治疗

甘油三酯＞2.3mmol/L 和（或）HDL-C＜1.0mmol/L 者，可使用贝特类调脂药物，如非诺贝特。对于没有心血管疾病且年龄在40 岁以上者，如果 LDL-C 在 2.6mmol/L 以上或 TC 在 4.5mmol/L以上，应使用他汀类调脂药；年龄在 40 岁以下者，如同时存在其他心血管疾病危险因素（高血压、吸烟、微量白蛋白尿、早发性心血管疾病的家族史及估计的心血管疾病整体危险性增加）时亦应开始使用他汀类药物。

## （五）抗血小板治疗

有心血管疾病病史的糖尿病患者应用阿司匹林 75～150mg/d作为二级预防措施。

具有高危心血管风险，但无血管疾病史及明显出血风险的患者应服用小剂量（75～150mg/d）阿司匹林作为一级预防。心血管风险增加的患者包括大部分年龄＞50 岁的男性或＞60 岁的女性合并 1 项危险因素者（即心血管疾病家族史、高血压、吸烟、血脂异常或蛋白尿）。

有 1 个或多个危险因素的中青年患者（即男性＜50 岁或女性＜60 岁），或无危险因素的老年患者（即男性＞50 岁或女性＞60 岁），或 10 年心血管风险 5%～10% 的患者，可考虑使用小剂量阿司匹林（75～150mg/d）作为一级预防。

# 附1　糖尿病酮症酸中毒

糖尿病酮症酸中毒（CKA）是指糖尿病患者在各种诱因作用下，导致体内胰岛素严重缺乏，对抗胰岛素的激素增加，引起的糖、蛋白质、脂肪乃至水、电解质代谢紊乱，以高糖、高酮血症、酮尿、脱水、水电解质紊乱和代谢性酸中毒为特征的临床综合征。是糖尿病常见的严重急性并发症。

## （一）问诊要点

（1）病史及诱因　询问有无糖尿病史，既往诊疗经过、用药及治疗效果，询问有无饮食不控制、擅自减停药物或急性感染、呕吐、腹泻、手术、创伤、妊娠、应激等发病的诱因。询问有无慢性胰腺炎、高血压、痛风、肥胖等病史，如有相关病史，进一步询问目前所有药物及治疗情况。

（2）相关症状　对于轻症患者可无明显临床表现，随着病情加重，注意询问患者有无疲乏软弱、肢体无力、极度口渴、多饮多尿、脱水严重时尿量减少、恶心、呕吐、腹痛、头昏、头痛、嗜睡、反应迟钝、意识障碍等症状，严重者可出现昏迷，以昏迷就诊者，应在简单询问家属后先予以紧急处理，待病情相对稳定后，再仔细询问并记录。

## （二）查体要点

① 有不同程度的脱水表现，如皮肤弹性差、干燥、眼球下陷、眼压低、舌干、尿量减少、脉细速，少数患者伴腹肌紧张及肠鸣音减弱，严重者血压及体温下降（合并感染除外）。

② 呼吸常加深加速，呈酸中毒深大呼吸，呼吸有类似烂苹果味的酮臭。

③ 累及神经系统时，患者神志淡漠、反应迟钝、部分患者表

现为木僵状态或昏迷，对称性肌张力减退，腱反射减弱或消失。瞳孔呈对称性扩大等。

## （三）实验室检查和辅助检查

（1）尿常规　可以发现尿糖、尿酮阳性或强阳性，简便易行并可提供诊断的线索。

（2）血糖、血酮　血糖增高，一般为 $16.7\sim33.3mmol/L$，有时可达 $55.5mmol/L$；血酮体升高，正常 $<0.6mmol/L$，$>1.0mmol/L$ 为高血酮，$>3.0mmol/L$ 提示酸中毒。

（3）血气分析　血实际 $HCO^-$ 和标准 $HCO^-$ 降低，$CO_2$ 结合力降低，酸中毒失代偿后血 pH 下降；剩余碱负值增大，阴离子间隙增大，与 $HCO^-$ 降低大致相等。

（4）电解质、肾功能　血钾初期正常或偏低，尿量减少后可偏高，治疗后若补钾不足可严重降低。血钠、血氯降低，血尿素氮和血肌酐常偏高，一般为肾前性。血浆渗透压轻度上升。部分患者即使无胰腺炎存在，也可出现血清淀粉酶和脂肪酶升高，治疗后数天内降至正常。

（5）其他检查　胸 X 线片检查有助于寻找诱因或伴发疾病；心电图、心肌酶学检查可发现有无心肌梗死。外周血象检查，白细胞数、中性粒细胞比例在无感染情况下也可升高。血细胞比容及血红蛋白可增高，提示因失水致血液浓缩而引起。另外，可行头部 CT 或 MRI 检查，协助鉴别脑梗死或脑出血。

## （四）诊断和鉴别诊断

### 1. 诊断要点

患者原有的烦渴、多饮、多尿症状加重，有恶心、呕吐、腹痛，呼吸深大、有烂苹果味，皮肤干燥，失水征，血压下降，进行性意识障碍，均应想到本病的可能。

当血酮≥3mmol/L 或尿糖阳性，血糖＞13.9mmol/L 或已知为糖尿病患者，血清 HCO⁻＞18mmol/L 和（或）动脉血 pH＞7.30 时可诊断为糖尿病酮症，而血清 HCO⁻＜18mmol/L 和（或）动脉血 pH＜7.30 时即可诊断为 DKA，如发生昏迷可诊断为 DKA 伴昏迷。

**2. 鉴别诊断**

（1）饥饿性酮症　因较长时间的饥饿，致使热量摄入不足，体内脂肪大量分解造成，出现类似糖尿病酮症的症候群。但是血糖正常或偏低，酸中毒多较轻，无糖尿病史，进食或补充葡萄糖后较容易纠正。

（2）乳酸酸中毒　多发生于严重感染、各种休克、肝肾功能不全、饮酒及服用双胍类药物的患者。血糖可正常或虽有升高，但血乳酸显著升高，酮体增高不明显。

（3）低血糖昏迷　发病前有进食量过少，多有过量注射胰岛素或过量服用降糖药史。起病急，也会出现嗜睡甚至昏迷状态，但尿糖、尿酮阴性，血糖显著降低，迅速纠正低血糖后可很快恢复意识。

## （五）治疗

治疗原则：首先要坚持预防优先，严格控制好糖尿病，坚持良好而长久的治疗达标为本，按酸中毒程度采取相应治疗措施，注意去除诱因，注意监测。

**1. 一般治疗**

患者应卧床休息。单纯酮症者，可密切观察病情，按血糖测定结果，调整平素应用的胰岛素剂量；注意补液，纠正水、电解质平衡紊乱。

**2. 药物治疗**

（1）补液治疗　补液量一般按患者体重的 10% 估算，成人 DKA 一般失水 4～6L，开始补液以生理盐水为主，如果开始输液时血糖不是严重升高或治疗后血糖下降至 13.9mmol/L 后，应输入 5% 葡萄糖或糖盐水，以利于消除酮症。补液速度按先快后慢原则，原则上在前 4h 输入总失水量堵塞 1/3～1/2，在前 12h 内达补液总量的 2/3，其余液体于 24～48h 内补足。

处方　生理盐水 1000～2000mL

【说明】如有低血压或休克，可予新鲜全血、血浆或其他胶体溶液等抗休克措施。若治疗前血钾低于正常，开始补液时即应补钾，在 1～2h 内补给氯化钾 1～1.5g；治疗前血钾正常，而每小时尿量在 40mL 以上，在输液和胰岛素治疗的同时开始补钾；若每小时尿量小于 30mL，宜暂缓补钾，待尿量增加后即补钾；治疗前血钾高于正常，应暂缓补钾。以后根据尿量、血钾水平或心电监护来调整补钾量和速度。神志清楚可以进食者，同时口服氯化钾。

（2）胰岛素治疗

处方　生理盐水注射液 500mL

【说明】多采用小剂量胰岛素疗法。输注胰岛素按 0.1U/（kg·h）静脉滴注；酮体消失前胰岛素用量为 2～3U/h，使血糖维持于 13.9mmol/L；当血糖降至 13.9mmol/L 后，由原来的 0.9% 氯化钠注射液改为 5% 葡萄糖氯化钠注射液，其中加用胰岛素 6～12U，以免低血糖和脑水肿发生。用药过程中要严密检测血糖。

（3）纠正水、电解质紊乱

处方　5% 碳酸氢钠溶液 100mL　iv drip　st

【说明】无尿、高钾、肾功能不全者暂缓补钾，一般均应在静脉滴注胰岛素后补钾。当 $CO_2CP \leqslant 12$ 或 $pH \leqslant 7.2$ 时，可用 5% 碳酸氢钠溶液 0.5mL/kg，使 $CO_2CP$ 升高 0.449mmol/L。用量过大可致碱中毒，尤其对肾功能差的患者，使用时注意血酸碱平衡指标监测，根据血 pH、碳酸氢根浓度决定追加剂量。

（4）对症处理　如证实有感染、休克、心力衰竭、心律失常、肾功能衰竭等，可给予对症治疗。

# 附2　高渗性非酮症糖尿病昏迷

高渗性非酮症糖尿病昏迷（HNDC）是因高血糖引起血浆渗透度高、严重脱水、进行性意识障碍的临床综合征。

## （一）问诊要点

（1）病史　该病多见于60岁以上老年患者，无性别差异，约半数患者发病前可无糖尿病病史，或仅为轻型、从未有过DKA病史的2型糖尿病患者，也可偶发于年轻的1型糖尿病患者，可单独存在，还可与DKA并存或次第发生。有无糖尿病史，有无高血压、动脉硬化、肾脏疾病等病史。

（2）神经症状及相关症状　注意向患者家属询问相关病情，有无嗜睡、昏迷、抽搐等意识障碍，并询问其发生、发展过程及持续时间。询问意识障碍前是否有多饮、多尿等症状的加重，是否伴有乏力、疲倦、食欲缺乏、恶心、呕吐、腹泻等症状。询问发病前有无急性感染、手术、创伤、服用药物（激素、噻嗪类利尿药等）等诱因。如原有糖尿病病史，则询问其"三多一少"症状有无明显加重。

## （二）查体要点

① 明显脱水者皮肤干燥和弹性差，眼球内陷，舌干并有纵行裂纹，脉细速，卧位时颈静脉充盈不全，直立性低血压，严重者血压下降。

② 可有嗜睡、木僵状态、昏迷、抽搐、扑翼样震颤、偏盲、腱反射亢进或消失、病理反射阳性等体征。

③ 部分患者呼吸呈酸中毒深大呼吸，体温多正常或升高，如体温降低，注意伴有酸中毒或败血症，应予以足够重视。

**（三）实验室检查和辅助检查**

（1）血糖　明显增高，多为 33.3～66.6mmol/L。

（2）尿常规　尿糖呈强阳性。尿酮阴性或弱阳性，尿比重较高。常伴有蛋白尿和管型尿。

（3）电解质　血钠多明显升高，可达 155mmol/L 以上。血钾一般正常或偏低，肾功能不全者可升高。

（4）血浆渗透压　血浆渗透压显著升高是 HHS 的重要特征和诊断依据，一般在 350mOsm/L 以上。除了直接测定血浆渗透压外，还可按公式计算：血浆渗透压（mmol/L）= 2×（$Na^+$+$K^+$）mmol/L+（血糖）mmol/L+（尿素氮）mmol/L。如尿素氮不计在内，则为有效血浆渗透压，数值大于 320mmol/L 则为高渗状态。

（5）肾功能　血尿素氮、血肌酐不同程度升高，多为肾前性。

（6）血酮　血酮正常或略高。

（7）血气分析　提示血 pH 和 $CO_2CP$ 正常或偏低。

（8）血常规　因脱水致血液浓缩，可见血白细胞升高，一般血红蛋白和血细胞比容也均升高。若白细胞明显升高应注意存在感染。

（9）头颅 CT 或 MRI 检查　有助于脑血管意外的鉴别。

**（四）诊断和鉴别诊断**

**1. 诊断要点**

诊断参考标准是：① 血糖≥33.3mmol/L；② 有效血浆渗透压≥320mOsm/L；③ 血清碳酸氢根≥15mmol/L，或动脉血 pH≥7.30；④ 尿糖呈强阳性，而尿酮阴性或为弱阳性。

**2. 鉴别诊断**

（1）糖尿病酮症酸中毒昏迷　患者呼吸深快，呼气中闻及丙酮味，血糖升高，多为 16.7～33.3mmol/L，尿酮体阳性或强阳性，血钠正常或稍高，血 pH 及 $CO_2CP$ 降低，血浆渗透压正常或稍高。

（2）脑血管意外　临床表现有相应的神经系统损害的症状及

体征，头颅 CT 或 MRI 检查可助明确诊断。

## （五）治疗

原则基本同 DKA，包括搜寻并去除诱因，密切观察病情变化，及时并因人实施有效的治疗，治疗关键是纠正严重脱水，恢复血容量，纠正高渗状态及其相关病理生理变化，治疗方法包括补液、使用胰岛素、纠正电解质紊乱和酸中毒。

### 1. 一般治疗

立即按危重症救治，做好监护及治疗记录，立即开放静脉并进行血糖、电解质、血肌酐、血尿素氮、血气分析、血培养、血常规、尿常规、尿糖及酮体、心电图等检查，从开放的静脉立即补液纠正高渗脱水，老年合并心功能不全者应监测中心静脉压。

### 2. 补液

患者常有严重失水，尤其脑细胞失水可危及生命，故及时积极补液是挽救患者生命、决定预后的关键措施。

输液总量一般按患者原体重的 10%～20% 估算，开始 2h 内输 1000～2000mL，头 12h 给予估计输液总量的 1/2，再加上所排尿量的液体量，其余在 24h 内输入。

处方一　生理盐水 500mL　｜　iv drip　st
　　　　　胰岛素 20U　　　｜

【说明】一般因患者失水严重，故迅速补液、扩容、纠正高渗为处理关键。主张先用等渗氯化钠溶液。第一小时可静脉滴注 500～1000mL，4h 内可给 2000～3000mL。当血糖下降至 13.88～16.65mmol/L（250～300mg/dL）时可开始补含葡萄糖溶液加适量胰岛素。第一日补液总量，一般 3000～5000mL，补液总量多在 6～10L，静脉输液滴速需根据血压、心率、尿量、血浆渗透压、血糖、电解质及心、肾、肺、脑功能与年龄等因素而定。

处方二　0.45% 氯化钠注射液 1000mL　iv drip　st

【说明】如无休克或休克已纠正，在输注生理盐水后血浆渗透压 >350mOsm/（kg·$H_2O$），血钠 >150mmol/L 时，考虑输注 0.45% 氯化钠低渗溶液。当血浆渗透压降至 330mOsm/（kg·$H_2O$）时，再改输等渗溶液。低渗溶液虽可使血浆渗透压下降较快，但可能诱发脑水肿，并可能发生溶血反应，故应慎用。可鼻饲适量温开水配合治疗。

**3. 胰岛素**

处方一　胰岛素 10U　iv st

【说明】当血糖在 33.3mmol/L 左右时，可先静脉注射胰岛素首次负荷量，应用短效胰岛素 0.2U/kg，之后继续以每小时每千克体重 0.1U 的速度静脉滴注胰岛素。

处方二　5% 葡萄糖注射液 500mL　｜
　　　　胰岛素 6～12U　　　　　　｜ iv drip　st

【说明】当血糖下降至 13.88～16.65mmol/L 时，可开始输入 5% 葡萄糖溶液并加胰岛素，每 3～4g 葡萄糖 1U 短效胰岛素。同时监测血糖，注意补钾及防止脑水肿，如果在未充分补液情况下即大量使用胰岛素，则可因为血糖及血浆渗透压的急剧下降，液体返回细胞而导致血容量进一步下降，加重病情。

**4. 纠正电解质失衡**

（1）补钠　一般在补充生理盐水的同时，血钠失衡多可得到纠正。

（2）补钾

处方　5% 葡萄糖氯化钠注射液 500mL　｜
　　　10% 氯化钾注射液 15mL　　　　 ｜ iv drip　st

【说明】失水时必然失钾，但有时血钾未必降低，故在输注生理盐水和应用胰岛素后 2～4h 应参考每小时尿量适当补钾，除非有肾功能不全或血钾偏高时暂不补钾，严密观察，由于 HNDC 患者所丢失的钾在救治过程中只能部分补充，故在 HNDC 纠正后应继续口服补钾至少 1 周，补钾过程中应对血钾进行严密监测。

### 5. 纠正酸中毒

轻度酸中毒不需用碱性药物治疗，如不适当补碱反而有可能加重低钾血症并引起抽搐。当二氧化碳结合力小于 11mmol/L，可补充碳酸氢钠，当二氧化碳结合力恢复到 11～14mmol/L 时，停止补碱。

处方　　1.4% 碳酸氢钠注射液 125mL　　iv drip　　st

【说明】高渗 NaHCO₃ 不宜用于 HNDC 患者，乳酸钠可加重乳酸酸中毒，也不宜使用。

### 6. 诱因及并发症治疗

如控制感染，纠正心力衰竭，改善肾功能，治疗脑水肿等。

# 第二节　低血糖症

低血糖症是指血糖<2.8mmol/L（50mg/dL），并产生一系列高级神经功能失常及交感神经兴奋症状。发作时间因病而异，可于清晨空腹或餐后空腹发作。分为空腹（禁食性）低血糖症、餐后（反应性）低血糖症、药物（诱导性）低血糖症、无症状性低血糖症。

## 一、问诊要点

（1）交感神经兴奋相关症状　注意询问有无心悸、软弱、饥饿、心动过速、皮肤苍白、冷汗及手足震颤等交感神经过度兴奋的症状，如有，应询问发作时间、持续时间及发作频率，进食后能否缓解。询问有无精神不集中、思维和言语迟钝、头晕、视物不清、焦虑、不安、步态不稳等脑功能障碍表现。

（2）其他精神和神经症状　有无精神症状，如狂躁、易怒、幻觉及行为怪异等。严重病例是否有神志不清、肌肉颤动、昏迷或癫痫样抽搐等表现。如为糖尿病患者，询问应用胰岛素和口服降糖药治疗的过程。糖尿病患者治疗中出现低血糖反应临床最常见，症状轻重与药物剂量或病情轻重有关，合并有自主神经损害者可无交感神经受刺激表现，常以低血糖脑病为主要表现；如为非糖尿病者，以功能性（餐后反应性）低血糖最常见，应询问低血糖症发作的规律：病史可较长，但症状轻持续时间短，常在餐后 2～4h 发作，虽多次发作但无进行性加重、无昏迷病史。

（3）相关病史　有无慢性肝病、胰岛素瘤、脑垂体前叶功能减退、甲状腺功能减退等病史。有无胃切除手术史。有无糖尿病史，如有，应询问饮食及具体用药情况，有无口服磺脲类或使用胰岛素治疗史。

## 二、查体要点

（1）低血糖时，多数患者均有软弱无力、饥饿感、出汗、震颤、面色苍白及呕吐等交感神经兴奋的体征。

（2）病情严重者可有脑功能障碍的体征，包括头痛、头昏、意识朦胧、定向错乱、计算不能、语言障碍、幻觉等；可有阵发性惊厥、锥体束征阳性，甚至深昏迷、去大脑强直、呼吸浅弱、血压下降、瞳孔缩小、多种反射消失等。

（3）体态较胖的中年女性应注意功能性低血糖症。如为向心性肥胖伴多毛、痤疮、紫纹应考虑皮质醇增多症。如体态消瘦、皮肤色素减少、毛发脱落、性腺及乳房萎缩常提示垂体功能低下；如体态消瘦、色素加深、低血压等又提示艾迪生病的可能。黏液性水肿体征提示甲状腺功能减退的存在。肢端肥大症外貌提示垂体生长激素瘤的存在、阵发性或持续性高血压伴阵发性加剧应除外嗜铬细胞瘤的存在。皮肤、淋巴结、胸腹部检查对肝源性低血糖、胰腺内或外肿瘤等的诊断常提供重要依据。

## 三、实验室检查和辅助检查

（1）血糖、血浆胰岛素和 C 肽测定　空腹和（或）低血糖发作时应同时抽血检测血糖、血浆胰岛素和 C 肽，以证实有无胰岛素和 C 肽不适当分泌过多，对于空腹低血糖症（如胰岛素瘤）的诊断具有重要意义。低血糖时胰岛素分泌不降低，血浆胰岛素和 C 肽仍然明显增高，提示胰岛素瘤。

（2）延长 5h 葡萄糖耐量试验（OGTT）、胰岛素及 C 肽释放试验　主要用于餐后低血糖症的诊断和病因鉴别。服糖后任何一次血糖＜2.8mmol/L，即可诊断反应性低血糖。OGTT 检查对确定是否存在空腹低血糖症没有意义。

（3）72h 饥饿试验　用以明确是否存在胰岛素不适当分泌过多。正常人禁食后血糖会有所下降，但不会出现低血糖及其症状体征。胰岛素瘤患者，35% 在 12h 内出现阳性症状，75% 在 24h 内，92% 在 48h 内结束试验，禁食 72h 不发生低血糖者可除外该病。

① 方法：应在严密观察下进行，受试者从晚餐后开始禁食 72h，可饮水，鼓励患者活动，以促发低血糖症。开始时及禁食后每 6h 抽血检测血糖、血浆胰岛素和 C 肽、胰岛素原，若血糖＜3.3mmol/L，则每 1～2h 检测一次。当血糖＜2.8mmol/L 且出现低血糖症状时结束试验；若已经证实存在 Whipple 三联征者血糖＜3.0mmol/L 时即可结束；禁食达 72h 未出现低血糖者，也结束禁食。结束禁食时必须先取血标本检测血糖、胰岛素、C 肽，然后让患者进食，结束试验。

② 结果判断：正常人和非胰岛素分泌过多导致的低血糖，当血糖＜2.8mmol/L 时血浆胰岛素＜3μU/mL（18pmol/L，ICMA 法），C 肽 ＜200pmol/L（0.6ng/mL，ICMA 法），若血糖＜2.8mmol/L 时（有人提出更严格的新标准为＜2.5～2.2mmol/L），

血浆胰岛素≥6μU/mL（36pmol/L，ICMA 法），C 肽≥200pmol/L（0.6ng/mL，ICMA 法），提示胰岛素分泌过多，如胰岛素瘤或使用促胰岛素分泌剂，在排除使用促胰岛素分泌剂后，应高度怀疑胰岛素瘤。若 C 肽低而胰岛素高，可能为外源性胰岛素所致的低血糖（如注射胰岛素）。

（4）血清电解质、肝肾功能、甲状腺功能，必要时测定血浆皮质醇、促肾上腺皮质激素、生长激素、胰岛素抗体、胰岛素样生长因子 -1、胰岛素样生长因子 -2 等，以协助低血糖症的病因诊断。

（5）B 超检查　腹部 B 超、超声内镜检查了解有无胰岛细胞瘤。

（6）影像学检查　胸腹腔 CT、MRI 检查了解有无胰岛细胞瘤或胸腹腔其他肿瘤导致的低血糖。

## 四、诊断和鉴别诊断

### 1. 诊断要点

① 与低血糖相符的临床表现。

② 对非糖尿病患者来说，低血糖的诊断标准为血糖＜2.8 mmol/L（50mg/dL），而对糖尿病患者低血糖的诊断标准为血糖≤3.9mmol/L（70mg/dL）。

具有上述两条即可诊断，但需注意以下几点。

① 具有典型的 Whipple 三联征者［有低血糖的症状和（或）体征；测血糖值低；口服或静脉注射葡萄糖后血糖升高同时上述症状或体征可立即消失］更具有诊断价值。

② 新生儿无论胎龄和出生体重，凡出生 24h 内血糖＜2.2 mmol/L（40mg/dL），出生 24h 后及婴幼儿的诊断标准同成人即血糖＜2.8mmol/L（50mg/dL）。

③ 低血糖昏迷是指低血糖症导致的神经精神障碍。

④ 一般空腹血糖或症状发作时血糖＞3.9mmol/L 可排除低血糖的可能。

**2. 鉴别诊断**

（1）低血糖症主要与糖尿病酮症酸中毒、糖尿病高血糖高渗状态、癫痫、晕厥、脑瘤、脑血管意外、无痛性心肌梗死、癔症及其他引起昏迷的疾病相鉴别。根据症状发作时血糖状态、临床表现特点等可鉴别。

（2）低血糖症的病因鉴别药物是低血糖的最常见原因，必须详细询问病史及其发病前的用药情况，实验室及其他检查有助于鉴别低血糖的病因。

（3）低血糖、低血糖症、低血糖反应的鉴别三者在临床上容易混淆，低血糖指血糖低，有或无症状，无症状者称"无症状性低血糖"。低血糖症指血糖低，有症状；低血糖反应指有症状，有或无血糖低。

# 五、治疗

治疗原则：尽早明确病因，是治疗的关键，急性发作时需对症处理。

**1. 轻度或慢性低血糖症的治疗**

对症治疗，发作时给予饼干、糖块、糖水饮料等，监测血糖，必要时静脉补充葡萄糖，高蛋白、高脂肪、低碳水化合物饮食，少食多餐，查找病因，予相应治疗。

**2. 急性低血糖症的治疗**

（1）葡萄糖应用 对急重症低血糖伴昏迷者必须快速静脉注射高渗糖，必要时反复使用，持续补充。

处方 50% 葡萄糖 60～100mL iv st

5%～10% 葡萄糖液 500mL iv drip

【说明】静脉注射 50% 葡萄糖 60～100mL 后，如症状仍不缓解，可继续给予 5%～10% 葡萄糖液静滴，直至病情缓解。疑似低血糖昏迷的患者，应及时测定毛细血管血糖值，甚至不等血糖结果，及时给予 50% 葡萄糖液 60～100mL 静脉注射。神志不清者切忌经口喂食而导致呼吸道窒息而死亡。神志转清后又陷入昏迷者，应静脉持续滴注 5%～10% 葡萄糖液，直至病情稳定、神志清醒后改为口服进食。

（2）胰高糖素应用

处方　胰高糖素 1mg　im　prn

【说明】胰高糖素 1mg 皮下或肌注适用于有足够肝糖原且无肝病者。

（3）肾上腺素皮质激素

处方　10% 葡萄糖注射液 500～1000mL ｜ iv drip　st
　　　氢化可的松 100～200mg

【说明】静脉滴注氢化可的松或地塞米松可促进肝糖异生和输出，使血糖浓度增加，对抗低血糖症起辅助作用。

（4）肾上腺素应用

处方　肾上腺素 0.3～0.5mg　im　prn

【说明】严重低血糖伴休克者，可中小剂量应用肾上腺素，高血压和老年患者慎用。

（5）甘露醇应用

处方　20% 甘露醇 200mL　iv drip　prn（20min 内滴完）

【说明】经处理后低血糖恢复，但仍昏迷超过 30min 者，考虑存在低血糖昏迷伴脑水肿。

### 3. 病因治疗

【说明】确诊为低血糖症，尤其空腹低血糖发作者，大多为器质性疾病所致，应积极寻找致病原因，进行对因治疗。若因药物引起者应停药或合理用药；若因胰岛素瘤导致低血糖症，则应术前明确定位并进行肿瘤切除术。预后大多良好。

# 第三节　高尿酸血症和痛风

　　高尿酸血症和痛风是嘌呤代谢障碍引起的代谢性疾病，高尿酸血症的患病率逐年增高，我国目前已达 5%～23.5%。痛风是一组尿酸盐沉积所致的晶体相关异质性疾病，除高尿酸血症外，还有反复发作急性关节炎、慢性关节炎、痛风石、间质性肾炎等，常并发代谢综合征相关组分，如腹型肥胖、高脂血症、高血压、2型糖尿病以及心血管疾病。痛风可分为原发性和继发性两大类，多见于 40 岁以上人群，男性居多，女性多发生在绝经之后，我国痛风的患病率为 0.15%～0.67%。

## 一、问诊要点

　　病史采集对高尿酸血症和痛风的诊断具有重要的意义。因此，在询问病史时，应当全面地、有逻辑地记录。在病史采集过程中应该注意收集的信息包括发作时间、持续时间和频率、有无诱因，肿痛的关节部位、是否可以自行缓解，以及是否有家族史、并发症、既往的治疗经过和治疗反应等。

　　（1）询问患者发病年龄、性别及家族史　高尿酸血症和痛风在 40 岁以后的男性多见，随着年龄增长发病率有增高的趋势。部分患者有痛风的家族史，与遗传有一定的关系。一般情况下无症状期无相关症状。

　　（2）注意发作时间和诱发因素　例如急性痛风性关节炎的第一次发作往往是在夜间发生，疼痛剧烈，可于夜间痛醒。发作的诱因可以包括饮酒或吃高嘌呤食物，受寒、劳累、感染、口服氢氯噻嗪、肿瘤化疗药物、创伤和手术等也可诱发。

　　（3）询问肿痛部位　最常见的部位是足部第一跖趾关节，其他部位还有足背、踝关节、膝关节、腕关节、指关节和肘关节等也是比较常见的发病部位。

（4）注意询问发作时的症状　急性发作时关节周围皮肤发红、明显肿胀、局部发热、疼痛剧烈，常常有关节活动障碍。有时候会出现发热、头痛等全身不适感。

（5）询问患者症状的持续时间、发作频率　症状比较轻的患者一般经过几小时到几天症状可以自行消失，严重的持续1~2周甚至更长的时间。发作间歇期长短不一，从数月到数年不等，治疗不规则或者不注意预防的话，发作会越来越频繁。

（6）详询患者的既往治疗史　既往是否发作过类似的疼痛，疼痛的部位、性质、持续时间是否相似，当时的诊疗经过及相关检查结果，服用秋水仙碱后症状是否能迅速缓解。

（7）慢性关节炎期随着急性发作次数的增多和病程的进展而进入慢性期，这个时期可以出现关节变形、活动受限，出现痛风石和肾功能的损伤。如病程较长，应询问有无腰痛、血尿或夜尿增多等肾功能不全表现。有无风湿性关节炎、类风湿关节炎、急性化脓性或创伤性关节炎等病史。有无高血压、糖尿病和高血脂史。如有相关病史，应询问目前所用药物及治疗情况。

## 二、查体要点

（1）一般检查　注意体温、营养、发育、姿势等全身的一般情况，有无皮疹及色素沉着，有无皮下结节、痛风石，有无心肺异常，是否肝脾大，肾区叩击痛等。

（2）关节检查　初始主要为单关节或多关节肿胀、局部发热、红及明显触痛等。局部皮肤紧张、发热、有光泽感，外观呈暗红色或紫红色。大趾的跖趾关节累及最常见（足痛风），足弓、踝关节、膝关节、腕关节和肘关节等也是常见发病部位。疾病反复发作，可有关节积液及运动功能障碍，并出现永久性破坏性关节畸形，手足可出现增大的痛风石并排出白垩样尿酸盐结晶块。

（3）软组织检查 耳轮软组织红肿热痛，跖趾、手指、前臂伸肌、肘部肌肉及软组织肌肉萎缩，肌腱增厚、肿胀、压痛，关节囊肿胀、压痛及炎症，韧带压痛及固定，有无腱鞘肿胀等。

## 三、实验室检查和辅助检查

（1）血尿酸（SUA）检测 成年男性血尿酸正常值为150～380μmol/L（2.4～6.4mg/dL）（1mg/dL ＝ 59.49μmol/L），绝经前女性为100～300μmol/L（1.6～5.0mg/dL），绝经后女性的血尿酸接近男性。由于血尿酸受多种因素影响而波动，应反复测定。

（2）尿尿酸检测 低嘌呤饮食5天后测定24h尿尿酸，排泄量＞600mg（3.57mmol）为尿酸生成过多，＜600mg为尿酸排泄减少，约90%为尿尿酸排泄减少型，也有生成增多和排泄减少同时存在的情况［若是正常饮食则24h尿尿酸排泄量应以800mg（4.76mmol）进行区分］。通过检测24h尿尿酸，可初步判定高尿酸血症的生化分型，有助于降尿酸药物选择及判断尿路结石的性质。

（3）尿酸盐检查 关节腔穿刺抽取滑囊液或痛风石抽吸物，偏振光显微镜下可见负性双折光的针状或杆状的尿酸盐晶体。

（4）影像学检测 ① X线检查：急性关节炎期受累关节软组织肿胀，慢性期可见关节面不规则、关节间隙变窄，骨质有圆形或不规整穿凿样、虫蚀样破坏。② CT：可清晰显示痛风石及骨侵蚀，三维CT可测定痛风石体积。③ MRI：能清楚显示痛风结节影，边缘模糊。T1WI均呈等信号，T2WI可呈等信号或略高混杂信号。

（5）超声检查 超声检查可发现受累关节积液、关节内或周围软组织的痛风石、钙质沉积等。超声检查也可发现X线下不显影的尿酸性尿路结石，超声下出现肾髓质特别是锥体乳头部散在强回声光点，则提示尿酸盐肾病。

（6）其他　急性发作期血常规可见血白细胞升高，血沉加快，C 反应蛋白升高，尿常规可见白细胞、红细胞等，尿 pH 通常偏低。检测肝肾功能。

## 四、诊断和鉴别诊断

**1. 高尿酸血症的诊断标准和分型**

（1）诊断标准　正常嘌呤饮食状态下，非同日两次空腹血尿酸水平：男性＞420μmol/L，绝经前女性＞360μmol/L。

（2）分型诊断　高尿酸血症患者低嘌呤饮食 5 天后，留取 24h 尿检测尿尿酸水平。根据血尿酸水平和尿尿酸排泄情况分为以下三型。

① 尿酸排泄不良型：尿酸排泄＜0.48mg/（kg·h），尿酸清除率＜6.2mL/min。

② 尿酸生成过多型：尿酸排泄＞0.51mg/（kg·h），尿酸清除率≥6.2mL/min。

③ 混合型：尿酸排泄＞0.51mg/（kg·h），尿酸清除率＜6.2mL/min。

注：尿酸清除率（Cua）＝尿尿酸×每分钟尿量/血尿酸。考虑到肾功能对尿酸排泄的影响，以肌酐清除率（Ccr）校正。Cua/Ccr 比值对高尿酸血症分型如下：＞10% 为尿酸生成过多型，＜5% 为尿酸排泄不良型，5%～10% 为混合型。

**2. 痛风的诊断**

（1）急性痛风性关节炎　中老年患者，在明显诱发因素基础上，出现典型关节炎表现，血尿酸水平常常升高，对秋水仙碱治疗有特效，可临床诊断，确诊的金标准是在关节滑液或痛风石中检测到尿酸盐晶体。

（2）间歇期痛风　间歇期的诊断有赖于既往急性痛风性关节

炎反复发作的病史及高尿酸血症，在曾受累关节滑液中发现尿酸盐晶体可确诊。

（3）慢性期痛风 痛风石是慢性期标志，结合骨关节的 X 线检查及在痛风石抽吸物中发现尿酸盐晶体，可以确诊。

（4）肾脏病变 慢性尿酸盐肾病有夜尿增多，低比重尿、红白细胞尿、蛋白尿、氮质血症等，但应排除其他肾脏疾病引起的继发性痛风；尿酸性尿路结石 X 线片大多不显影，而 B 超检查则可发现；急性尿酸性肾病血及尿中尿酸急骤显著升高，多见于肿瘤广泛播散或接受放射治疗、化学治疗的患者。

**3. 鉴别诊断**

（1）风湿性关节炎 多见于青少年，起病前常有溶血性链球菌感染病史，关节疼痛呈游走性、对称性，受累关节多为膝、肩、肘、踝等大关节，实验室检查抗溶血性链球菌抗体升高，血尿酸正常。

（2）类风湿关节炎 常累及小关节，呈对称性肿胀，与单侧不对称的痛风关节炎截然不同，类风湿因子阳性，关节液无尿酸盐结晶，X 线摄片显示关节面粗糙、关节间隙变窄，但无骨皮质缺损性改变。

（3）化脓性关节炎 多发生在负重大关节如髋关节、膝关节，可发现原发感染或化脓病灶，伴有高热、寒战等症状，关节腔穿刺液为脓性渗出液而无尿酸盐结晶。

（4）外伤性关节炎 有关节外伤史，受累关节固定，血尿酸不高，滑液中无尿酸盐结晶。

（5）淋病性关节炎 有冶游史或淋病表现，滑液中可查见淋病双球菌或细菌培养阳性，无尿酸结晶。

（6）银屑病性关节炎 关节病变发生于银屑病之后，症状随皮损好转而减轻或随皮损恶化而加重，病变多侵犯指（趾）关节远端，半数以上患者伴有指甲增厚凹陷成脊形隆起，X 线像可见严重的关节破坏，关节间隙增宽、指（趾）末节骨端骨质吸收、缩短、呈刀削状。

（7）结核变态反应性关节炎　患者体内可发现活动性结核病灶，病变关节常先累及小关节，逐渐波及大关节，呈多发性、游走性特征，关节周围皮肤常有结节红斑，但从无关节强直畸形；结核菌素试验强阳性，血尿酸水平不高，X 线摄片显示骨质疏松而无骨皮质缺损性改变，滑液可见较多单核细胞，但无尿酸盐结晶。

（8）假性痛风　老年人多见，病变主要侵犯膝、肩、髋等大关节，血清尿酸含量往往正常，X 线摄片见关节间隙变窄和软骨钙化灶呈密点状或线状，无骨质破坏改变，滑液中可查见焦磷酸钙单斜或三斜晶体。

## 五、治疗

### 1.一般治疗

（1）控制体重，防止肥胖。

（2）多喝水，增加尿排泄，每日尿量 2000mL 以上。

（3）饮食治疗　避免摄入动物内脏（尤其是脑、肝、肾）、高果糖谷物糖浆的饮料（如汽水、果汁）、发作期或进展期者严格禁酒；对牛肉、羊肉、猪肉及富含嘌呤的海鲜、天然水果汁、糖、甜点、盐（包括酱油和调味汁）等要限制摄入；鼓励摄入低脂或无脂食品、蔬菜等。

（4）避免过劳、受寒、受伤，戒烟、戒酒等。

（5）急性痛风性关节炎期的治疗　卧床休息，抬高患肢，一般应休息至关节痛缓解 72h 后方可恢复活动。

### 2.药物治疗

（1）秋水仙碱治疗

处方　秋水仙碱 1mg　q2h

| 或　生理盐水 40mL | |
|---|---|
| 秋水仙碱 1mg | iv（5～10min 内） |

**【说明】**秋水仙碱是治疗急性痛风性关节炎的特效药物。越早用药疗效越好，如延迟用药，疗效可随时间的推移而下降。初始口服剂量为 1mg，随后每小时 0.5mg 或每 2h 1mg，直到症状缓解，或出现恶心、呕吐、水样腹泻等胃肠道不良反应时停药。第一日最大剂量 6～8mg，若用到最大剂量症状仍无明显改善时，应及时停药。90% 的患者口服秋水仙碱后 48h 内疼痛缓解。症状缓解后可继续给予每次 0.5mg，2～3 次 / 日，维持数天后停药。口服秋水仙碱的不良反应一般以恶心、呕吐、厌食、腹胀和水样腹泻多见，发生率高（40%～75%）。此外，该药还可以引起白细胞减少、血小板减少等骨髓抑制表现以及脱发。胃肠道不良反应可先于或与临床症状缓解同时发生。

如果开始口服秋水仙碱即出现严重的胃肠道反应，可考虑静脉用药。如病情需要，可在 4～5h 后重复注射 1mg，24h 总剂量不超过 4mg。静脉注射时需注意避免药液外漏，否则可引起剧烈疼痛和局部组织坏死；此外，静脉给药可产生严重的不良反应，如骨髓抑制、肾衰竭、弥漫性血管内凝血、肝坏死、癫痫样发作甚至死亡，应用时必须慎重。

（2）非甾体抗炎药

处方一　吲哚美辛（消炎痛）25～50mg　po（饭后）　tid

处方二　布洛芬 0.2g　po　tid

处方三　双氯芬酸钠（扶他林）25～50mg　po　tid

处方四　美洛昔康 7.5mg　po　qd

处方五　塞来昔布 200mg　po　bid

**【说明】**禁止同时服用两种同类药物，否则疗效不增加而不良反应增加。一旦症状缓解即渐减量，5～7 天后停用。应用时注意活动性消化性溃疡、消化道出血等禁忌证。

（3）糖皮质激素

处方一　泼尼松 10mg　po　tid

处方二　5% 葡萄糖注射液 250mL
　　　　促肾上腺皮质激素（ACTH）50U 〕 iv drip　prn

【说明】上述药物常规治疗无效或因严重不良反应不能使用秋水仙碱和非甾体抗炎药时，可考虑使用糖皮质激素或 ACTH 短程治疗。该类药物的特点是起效快、缓解率高，但容易出现症状的"反跳"现象。可同时口服秋水仙碱 1～2mg/d，以防止症状"反跳"。

**3. 间歇期及慢性期的治疗**

治疗目的是使血尿酸维持在正常水平。

（1）排尿酸药　适合肾功能尚好的患者，主要是抑制近端肾小管对尿酸盐的重吸收，增加尿酸的排泄，从而降低尿酸水平。当内生肌酐清除率<30mL/min 时无效。已有尿酸盐结石形成，或每日从尿排出尿酸盐>3.75mmol（600mg）以上时不宜使用。用药期间应多饮水，服碳酸氢钠 3～6g/d 等碱性药物。剂量应从小剂量开始逐步递增。

处方一　苯溴马隆 50～100mg　po　qd

【说明】该药的不良反应轻，一般不影响肝肾功能。少数有胃肠道反应、过敏性皮炎，发热少见。

处方二　丙磺舒（羧苯磺胺）0.5g　po　bid～tid

【说明】初始剂量为 0.25g，2 次 / 日。2 周后可逐渐增加剂量，每日最大剂量不超过 2g。约 5% 的患者可出现皮疹、发热、胃肠道刺激等不良反应。

处方三　磺吡酮（苯磺唑酮）100mg　po　tid

【说明】该药为保泰松的衍生物，排尿酸作用较丙磺舒强。一般初始剂量 50mg，2 次 / 日；渐增至 100mg，3 次 / 日，最大剂量 600mg/d。该药对胃黏膜有刺激作用，溃疡病患者慎用。

（2）抑制尿酸生成药物

处方　别嘌醇 0.1g　po　tid

【说明】可使尿酸的生成减少，适用于尿酸生成过多者或不适合使用排尿酸药物者，最大剂量可至 600mg/d。待血尿酸降至 360μmol/L 以下，则可减量至能维持此水平的最适宜剂量。与排尿酸药合用效果更好。不良反应有胃肠道刺激、皮疹、发热、肝损害、骨髓抑制等。多发生于肾功能不全的患者，因此，若患者有肾功能不全，别嘌醇的剂量应减半。

**4. 无症状高尿酸血症治疗**

一般认为血尿酸浓度 476～535.6μmol/L 以下者不须治疗，但平时应注意控制饮食，避免急性发作的诱因。血尿酸高者可予别嘌醇治疗。

**5. 痛风性肾病治疗**

积极治疗痛风，使血尿酸保持正常，防治泌尿系感染，积极控制高血压，避免使用肾毒性药物，晚期氮质血症者给予血液透析或肾移植。

**6. 其他**

关节活动障碍者可进行理疗和体疗。痛风石较大或表皮溃破，可用手术将痛风石剔除。治疗原发病，对伴有高血压、糖尿病、冠心病、肥胖症、高脂血症者，必须进行治疗。

# 第四节　原发性骨质疏松症

骨质疏松症（osteoporosis，OP）是一种以骨量低下，骨组织微结构破坏，导致骨脆性增加，易发生骨折为特征的代谢性骨病。2001 年美国国立卫生研究院（NIH）提出骨质疏松症是以骨强度下降、骨折风险性增加为特征的骨骼系统疾病，骨强度反映骨骼的两个主要方面，即骨矿密度和骨质量。可分为原发性（primary）和继发性（secondary）两型。原发性骨质疏松症（primary osteoporosis）包括绝经后骨质疏松症（postmenopausal osteoporosis，PMOP，Ⅰ型骨质疏松症）、老年性骨质疏松症（senile osteoporosis，SOP，Ⅱ型骨质疏松症）和特发性青少年低骨量/骨质疏松症（juvenile idiopathic osteopenia/osteoporosis，JIO）三类。绝经后骨质疏松症一般发生在妇女绝经后5～10年内，为最常见的临床类型（80%以上）；老年性骨质疏松症一般指老年人70岁后发生的骨质疏松；也有人将上述Ⅰ型和Ⅱ型骨质疏松症统称为退行性骨质疏松症（degenerative osteoporosis），而特发性青少年低骨量/骨质疏松症是原发性骨质疏松中的特殊类型，特指绝经前女性或年轻男性不明原因的低骨量（osteopenia）或骨质疏松。继发性骨质疏松症指由任何影响骨代谢的疾病和（或）药物导致的骨质疏松。本章主要介绍原发性骨质疏松症。

# 一、问诊要点

（1）发病特点和疼痛的部位　询问有无疲乏、骨痛、腰腿酸软不适，询问有无反复发生、自行缓解等发病的特点，疼痛部位是否位于腰部、髋部，疼痛的性质是否以钝痛为主。询问患者有无脊柱、骨盆的持续性疼痛，常提示已有腰椎压缩性骨折、骨盆骨折或畸形。部分患者以骨折就诊，询问发病前有无咳嗽、下台阶、挤压、跌倒等，注意了解骨折部位，如脊柱（胸椎、腰椎）、股骨颈、尺骨、桡骨、肋骨等。询问患者有无爬坡、上梯、下蹲或突然改变体位时使疼痛加剧。

（2）相关病史　询问有无骨质软化症、类风湿关节炎、肌纤维组织炎等引起骨痛的病史。有无糖尿病、高血压的病史。有无长期室内作业、挑食、严重营养不良等病史。女性应询问月经史，绝经期妇女应询问具体绝经时间。有无烟、酒嗜好。

## 二、查体要点

（1）可完全无体征，或有不同程度的骨压痛。

（2）可有脊柱畸形、驼背、身长缩短，骨折好发于下胸椎及腰椎，颈椎和上胸椎从不累及。

（3）部分患者可有四肢畸形，肢体肌肉萎缩。

## 三、实验室检查和辅助检查

（1）骨骼 X 线片 关注骨骼任何影像学的改变与疾病的关系。基本改变是骨小梁数目减少、变细和骨皮质变薄，颅骨变薄，出现多发性斑点状透亮区，鞍背和鞍底变薄，颌骨牙硬板致密线的密度下降或消失，脊柱的椎体骨密度降低，出现双凹变形，椎间隙增宽，椎体前缘扁平，呈楔形，四肢长骨的生长障碍线明显，可合并骨折和骨畸形，处于生长发育期的骨质疏松患者可出现干骺端的宽阔钙化带、角征和骨刺。

（2）实验室检查 血常规、尿常规；肝肾功能；钙、磷、碱性磷酸酶、血清蛋白电泳等。原发性骨质疏松症通常血钙、血磷和碱性磷酸酶值在正常范围，当有骨折时血碱性磷酸酶值水平轻度升高。

（3）为进一步鉴别诊断的需要，可酌情选择性地进行以下检查，如血沉、性腺激素、25-OHD、1,25-(OH)$_2$D、甲状旁腺激素、尿钙和尿磷、甲状腺功能、皮质醇、血气分析、血尿轻链、肿瘤标志物。

（4）骨密度测量 单光子吸收骨密度测量主要反映皮质骨的变化；双光子吸收法骨密度测量可测定股骨颈及脊椎骨的骨矿含量，更早发现骨质疏松；CT 骨密度测量主要用于脊椎骨的骨密度测量；双能 X 线吸收测量是目前测量骨矿密度和骨矿含量的最常用方法，具有自动化程度高、放射线辐射量低、扫描时间短、准确度和精密度高的优点。

（5）骨扫描　可对全身骨骼或局部骨骼进行扫描，以显示骨骼形态与密度，可早期发现局限性骨损害。

## 四、诊断和鉴别诊断

### 1. 诊断要点

临床用于诊断骨质疏松症的通用标准是：发生了脆性骨折和（或）骨密度低下。因目前尚缺乏直接测定骨强度的临床手段，故骨密度或骨矿含量测定是骨质疏松症临床诊断及评估疾病程度的客观量化指标。

### 2. 鉴别诊断

与骨质软化、纤维囊性骨炎等疾病进行鉴别。

## 五、治疗

### 1. 一般治疗

一旦发生骨质疏松性骨折，生活质量下降，出现各种合并症，可致残、致死。所以骨质疏松症的预防比治疗更现实和重要。骨质疏松症的预防和治疗策略包括基础措施、药物干预及康复治疗三个方面。预防与治疗的最终目的是避免发生骨折或再次骨折，总的治疗原则为缓解疼痛、增加骨量、减少骨折。运动可增加和保持骨量，并可以使老年人的应变能力增强，减少骨折意外的发生。运动的类型、方式和量应根据患者的具体情况而定。有规律而积极地锻炼，避免过度的吸烟、饮酒、饮用咖啡均有助于预防。

### 2. 药物治疗

（1）钙剂

处方一　碳酸钙 1～2g　po　tid

处方二　钙尔奇 D1 片　qd

处方三　骨化三醇 0.25μg　qd

【说明】补充钙剂是本病的最基本治疗。碳酸钙 2.5g（含钙量 40%）、氯化钙 2.8g（含钙量 36%）、乳酸钙 7.7g（含钙量 13%）、葡萄糖酸钙 11g（含钙量 9%）分别相当于 1g 元素钙。骨质疏松者需补元素钙 1.0～2.0g/d。维生素 D 及其代谢产物可促进小肠钙的吸收和骨的矿化，活性维生素可以促进骨形成。≥60 岁的老年人更适合用维生素 D 制剂。

（2）减少骨吸收的药物　现多采用雌激素替代治疗。

处方　普瑞马林（倍美力）0.625mg　qd

【说明】此药一般连服 20～22 大后，停药 10 天。雌激素是最有效的预防和治疗骨质疏松症的药物。雌激素可减少妇女的骨丢失。绝经后妇女用雌激素治疗，骨折发生率减少为未经雌激素治疗妇女的 60%。假如在绝经开始的 3～6 年内给予雌激素，甚至可以增加骨量。

（3）骨痛治疗

处方　阿仑膦酸钠 10mg　qd

【说明】适用于骨痛明显者。目前主张在每天第一次进食或给予其他药物治疗之前的至少半小时，用 200mL 液体送服。6 个月为 1 个疗程。

处方　鳗鱼降钙素注射剂 20U　qw　im

【说明】作为一种钙调节激素，降钙素能抑制破骨细胞的生物活性和减少破骨细胞的数量，从而阻止骨量丢失并增加骨量。此外，降钙素能明显缓解骨疼痛，对于骨质疏松性骨折或骨骼变形所造成的慢性疼痛及骨肿瘤致骨痛均有效，临床更适用于疼痛症状明显的骨质疏松症患者。

**3. 康复治疗**

运动是保证骨骼健康的主要措施之一，儿童时期运动可增加骨量，成人期以获得并保存骨量为目的，老年期注重保存骨量、减少骨丢失。此外，运动可从提高骨密度和预防跌倒两个方面预防脆性骨折。临床可选择快步走、哑铃操、举重、划船、蹬踏等运动方式，建议负重运动每周4～5次，抗阻运动每周2～3次，强度以每次运动后肌肉酸胀感和疲乏感而休息后次日诸感觉消失为宜。由于个体生理状态和运动机能的差异，临床应指导患者选择适合自己的运动方式。

**4. 其他治疗**

有骨畸形者应采用局部固定或其他矫形措施防止畸形加剧；有骨折者应给予牵引、固定、复位或手术治疗，同时应尽早辅以物理疗法和康复治疗，努力恢复运动功能。骨折患者要尽量避免长期卧床，多活动，必要时可由医护人员给予被动运动，以减少制动或废用所致的骨质疏松症。

# 第五节　肥胖症

肥胖症（obesity）是指因原发性或继发性因素导致体内脂肪堆积过多和（或）分布异常，导致体重增加，对健康造成一定影响的慢性代谢性疾病。本病按病因不同，可分为原发性肥胖和继发性肥胖；按脂肪分布部位不同可分为向心性肥胖和非向心性肥胖，其中向心性肥胖更易罹患糖尿病、高血压病及冠心病等疾病，临床上尤为关注。近十多年来，本病发病率有逐年增高趋势，不仅导致身心障碍，还可伴发骨关节、呼吸、循环等系统疾病，是代谢综合征（metablic syndrome，MS）的重要组分之一。

## 一、问诊要点

（1）询问患者有无肥胖家族史，出现肥胖的时间，有无暴饮暴食及过度摄取高脂肪类食物的不良饮食习惯，询问平素运动量多少，及有无焦虑、忧郁等心理性疾病。

（2）询问患者有无善食易饥、倦怠思睡、多汗怕热、腹胀便秘、恶心、厌油腻、胆绞痛等表现，有无呼吸气促、睡眠呼吸暂停、憋喘、胸闷、气短、胸痛、不能平卧、活动后加重的表现，有无关节疼痛、肌肉酸痛、体力活动减少等表现，有无关节肿痛、痛风石表现，有无双下肢水肿、晨轻暮重表现，有无皮肤出现淡紫纹或白纹，皮肤皱褶处有无磨损、皮炎、皮损等。女性有无闭经、不育、多毛、男性化表现，男性有无阳痿不育、睾丸成熟迟缓等表现。

（3）询问患者既往有无糖尿病、高血压、冠心病、动脉粥样硬化、痛风、胆石症等病史。询问患者有无服用肾上腺皮质激素、口服避孕药、他莫昔芬、苯二氮䓬类精神药物、三环类抗抑郁药物及噻唑烷二酮等降糖药物史。

## 二、查体要点

（1）测量患者身高（m）、体重（kg）、体温、血压、腹围及臀围等以了解患者有无肥胖及其程度，是否合并体温调节异常（下丘脑综合征时体温调节异常）和血压升高。

（2）观察身体外形及脂肪分布情况　单纯性肥胖症患者男性脂肪分布以颈项部头部躯干部为主；女性以腹部下腹部胸部乳房及臀部为主继发性肥胖随不同病因而异。如向心性肥胖、满月脸、水牛背、多脂外貌、紫纹、痤疮为皮质醇增多症的特征；女性肥胖伴多毛、闭经、不孕可能为多囊卵巢所致；体态肥胖伴面容虚肿、皮肤干而粗糙、反应迟钝为甲状腺功能减退特征；四肢末端肥大、面容丑陋为肢端肥大症特征。

（3）视力及视野检查　下丘脑及垂体性肥胖，尤其是该部位的肿瘤，可导致视力障碍、偏盲等。

## 三、实验室检查和辅助检查

（1）生化检测　血脂、血糖、胰岛素、肝功能、甲状腺功能、皮质醇、促肾上腺皮质激素（ACTH）、性激素、生长激素（GH）等。

（2）心电图和彩色超声心动图　了解心脏结构和功能等。

（3）肺功能检查和多导睡眠图　了解肺功能及判断有无睡眠呼吸暂停综合征。

（4）B超　了解肝脏结构，是否有脂肪肝。女性患者可行妇科B超检查，排除多囊卵巢综合征（PCOS）等。

（5）CT或MRI　用于计算皮下脂肪厚度或内脏脂肪量，评估体内脂肪分布情况。头颅及垂体MRI检查了解有无颅内肿瘤、垂体发育不良等。

（6）双能X线（DEXA）　测定体脂总量。

## 四、诊断及鉴别诊断

### 1. 诊断

根据患者症状和体重，排除肌肉发达、水潴留所致的体重增加，并结合以下指标可作出诊断。

（1）体重指数（BMI）　BMI是较常用的指标，BMI＝体重（kg）/ 身高（m）$^2$。据2003年中国成人超重和肥胖症预防控制指南（试行），BMI值在$18.5 \sim 23.9 kg/m^2$为正常体重，$\geqslant 24 kg/m^2$为超重，$\geqslant 28 kg/m^2$为肥胖。但是，如果体重增加仅仅是肌肉发达所致，则不应该认为是肥胖。

（2）理想体重（ideal body weight，IBW）　IBW（kg）＝身高（cm）–105，或IBW（kg）＝［身高（cm）–100］×0.9（男性）或0.85（女性）。少用。正常人体重波动范围在10%。实际体重超过理想体重的20%为肥胖，其中20%～50%为轻度肥胖，超过 50% 为重度肥胖。

（3）腰围　第 12 肋骨下缘与髂前上棘连线中点的径线为腰围，男性腰围≥85cm、女性腰围≥80cm 为中心型肥胖。

（4）腰臀比（WHR）　股骨粗隆水平的径线为臀围。分别测量腰围与臀围，算出比值。正常成人 WHR 男性＜0.90、女性＜0.85，超过此值为中心型肥胖。

（5）CT 和 MRI　CT 和 MRI 是诊断中心型肥胖最精确的方法。CT 或 MRI 扫描腹部第 4～5 腰椎间水平面计算内脏脂肪面积时，以腹内脂肪面积≥100cm$^2$ 作为判断腹内脂肪增多的切点。

**2. 鉴别诊断**

（1）库欣综合征　表现为向心性肥胖，有满月脸、水牛背、皮肤紫纹、多毛、痤疮等。血、尿皮质醇水平增高，进一步检测血 ACTH、促皮质激素释放激素（CRH）以及影像学（如 CT）检查肾上腺和垂体等可鉴别。

（2）甲状腺功能减退症　多伴有黏液性水肿、怕冷、纳差、皮肤干燥、表情淡漠、反应迟钝等，检查甲状腺功能（血清 $FT_3$、$FT_4$、$TT_3$、$TT_4$、TSH）可鉴别。

（3）多囊卵巢综合征　伴有月经不规则或闭经、不育，血浆 LH 水平增高，FSH 水平较低，B 型超声可见卵巢呈多囊样改变等，可资鉴别。

（4）下丘脑性肥胖　下丘脑的炎症、肿瘤、创伤等导致的下丘脑综合征，多有精神异常、睡眠错乱、出汗异常、体温调节异常，并伴有内分泌功能的异常，垂体激素和下丘脑激素兴奋试验及影像学检查可鉴别。

（5）遗传病相关的肥胖　Laurence-Moon-Biedl 综合征、Prader-Labhart-Willi 综合征等，在肥胖的同时有各病的特征性表现。

（6）药物相关性肥胖　长期使用抗精神病药物如氯丙嗪以及

糖皮质激素、胰岛素、促进蛋白合成制剂等药物者可导致肥胖，有相关的药物服用史可资鉴别。

# 五、治疗

肥胖症是慢性疾病，其治疗要坚持一生。肥胖的防治应从幼年开始，治疗上强调以饮食、运动及行为治疗为主，必要时辅以药物和手术的综合疗法。

## 1. 饮食治疗

控制总进食量，采用低热量、低脂肪饮食。对肥胖患者应制订能使之接受并长期坚持下去的个体化饮食方案，使体重逐渐减轻到适当水平，再继续维持。只有当摄入的能量低于生理需要量、达到一定程度负平衡，才能把贮存的脂肪动员出来消耗掉。由于每千克身体脂肪含热量 31050kJ（7500kcal），因而如果每天热量负平衡达到 2070kJ（500kcal）则每 15 天可使体重减轻 1kg。热量过低患者难以坚持，而且可引起衰弱、脱发、抑郁甚至心律失常等，有一定危险性。一般所谓低热量饮食指每天 62～83kJ（15～20kcal）/kg，极低热量饮食指每天＜62kJ（15kcal）/kg。减重极少需要极低热量饮食，而且极低热量饮食不能超过 12 周。饮食的合理构成极为重要，需采用混合的平衡饮食，即糖类、蛋白质和脂肪提供能量的比例分别占总热量的 60%～65%、15%～20% 和 25%，含有适量优质蛋白质、复杂糖类（例如谷类）、足够新鲜蔬菜（400～500g/d）和水果（100～200g/d）、适量维生素和微量营养素。避免油煎食品、方便食品、快餐、巧克力和零食等，少吃甜食，少吃盐。适当增加膳食纤维、非吸收食物及无热量液体以满足饱腹感。

## 2. 运动疗法

体力活动和体育运动与医学营养治疗相结合，并长期坚持，可以预防肥胖或使肥胖患者体重减轻。必须进行教育并给予指导，运动方式和运动量应适合患者具体情况，注意循序渐进，有心血管并发症和肺功能不好的患者必须更为慎重。尽量创造多活动的机会，减少静坐时间，鼓励多步行。

**3. 行为治疗**

通过宣传教育使患者及其家属对肥胖症及其危害性有正确认识，从而配合治疗，采取健康的生活方式，改变饮食和运动习惯，自觉地长期坚持，是治疗肥胖症最重要的步骤。

**4. 药物治疗**

适应证：① 食欲旺盛，餐前饥饿难忍，每餐进食量较多；② 合并高血糖、高血压、血脂异常和脂肪肝；③ 合并负重关节疼痛；④ 肥胖引起呼吸困难或有睡眠中阻塞性呼吸暂停综合征；⑤ BMI≥24 有上述合并症情况，或 BMI≥28 不论是否有合并症，经过 3～6 个月单纯控制饮食和增加活动量处理仍不能减重 5%，甚至体重仍有上升趋势者，可考虑用药物辅助治疗。下列情况不宜应用减重药物：① 儿童；② 孕妇、乳母；③ 对该类药物有不良反应者；④ 正在服用其他选择性 5-羟色胺再摄取抑制剂者。

（1）减少肠道脂肪吸收的药物

处方　奥利司他 120mg　po　tid

**【说明】**非中枢性作用减重药。治疗早期可见轻度消化系统不良反应如胃肠胀气、大便次数增多和脂肪便等。需关注是否影响脂溶性维生素吸收等。

（2）其他类

处方　二甲双胍 0.25～0.85g　po　tid

**【说明】**该药能增加周围组织对葡萄糖的转运、利用和氧化，抑制肠道葡萄糖吸收，抑制糖原分解，降低 VLDL、甘油三酯水平。每次剂量为 0.25～0.85g，每日 3 次，适用于肥胖伴有 2 型糖尿病者。

其余大部分减肥药物都被禁用。抗高血糖药物如二甲双胍、α-糖苷酶抑制剂、噻唑烷二酮类药物可考虑选用；当合并高血糖时，胰高糖素样肽-1受体激动剂（艾塞那肽）、胰高糖素样肽-1类似物（利拉鲁肽）等也可选用，有一定的减重作用。

**5. 外科治疗**

一些减重手术如胃束带术、空回肠短路手术、胆管胰腺短路手术、胃短路手术、胃成形术、迷走神经切断术及胃气囊术等，可供选择。手术有效（指体重降低＞20%）率可达95%，死亡率＜1%，不少患者可获得长期疗效，术前并发症可不同程度地得到改善或治愈。但手术可能并发吸收不良、贫血、管道狭窄等，有一定的危险性，仅用于重度肥胖、减肥失败又有严重并发症，而这些并发症有可能通过体重减轻而改善者。术前要对患者的全身情况作出充分评估，特别是糖尿病、高血压和心肺功能等，给予相应的监测和处理。

**6. 肥胖症的预防**

肥胖应以预防为主，应使人们认识到其危险性而尽可能地使体重维持在正常范围内。预防肥胖症应从儿童时期开始。

# 第六节　水钠潴留

水钠潴留是指钠、水的摄入量超过排泄量，以致体液在体内积聚过多而出现的一组临床症候群。可以表现为组织水肿、血压过高以及心血管功能不全等。临床上大多继发于心、肝、肾及内分泌等疾病基础上。

# 一、问诊要点

（1）水肿相关情况　患者就诊时应仔细询问水肿发生时间、轻重、起始部位，体重变化，尿量的多少，水、盐的摄入量，同时询问有无胸闷、咳嗽、呼吸困难、咳粉红色泡沫样痰，夜间不能平卧、高血压、腹水、黄疸、肝掌、蜘蛛痣等情况。

（2）病史 询问患者既往有无类似发作史，有无慢性肾脏病史，有无心脏病、高血压、糖尿病等病史，有无肝炎病史及以上疾病的诊治过程。询问有无药物、食物过敏史。询问有无肾脏病、肝炎、高血压、心脏病、糖尿病家族史。

## 二、查体要点

（1）水肿 常表现为水肿，充血性心力衰竭水肿主要在身体下垂部位，肝硬化形成腹水及下肢水肿，肾脏疾病患者水肿分布广泛，尤其是肾病综合征患者呈凹陷性水肿，内分泌性水肿主要为甲状腺功能减退性水肿，为眼睑、下肢及手指黏液性水肿，水肿不受体位影响。

（2）其他 体重增加、颈静脉怒张、心脏杂音、肺部湿啰音、腹水征阳性、黄疸、肝掌、蜘蛛痣、血压升高，下肺听诊有无呼吸音减弱或消失、叩诊呈实音等。

## 三、实验室检查和辅助检查

水钠潴留需做肝功能、肾功能、电解质、血清甲状腺素测定、中心静脉压、心电图、胸部 X 线、超声等检查。

## 四、诊断

诊断要点如下。

（1）水肿 轻者仅发生于组织疏松部位，严重者遍及全身，甚至出现腹水、胸腔积液、心力衰竭。

（2）电解质紊乱 血钠多正常或降低，若钠潴留明显重于水潴留，则血钠升高。常伴有低钾血症、低氯血症，但尿毒症患者因肾排钾障碍，可见高钾血症。

（3）原发疾病诊断　多见于各种肾脏疾病、肝硬化、心衰、甲状腺功能减退症等。

# 五、治疗

## 1. 一般治疗与治疗原则

水钠潴留患者一般支持措施包括卧床休息，除低盐饮食外，还应严格控制水摄入量。此外，本病常为其他疾病的并发症，因此应积极治疗原发病。严重水钠潴留可并发胸腔积液、腹水甚至心力衰竭，应及时入院，监测电解质，拍胸部 X 线及胸腹水 B 超探查。血容量多者，使用较大剂量的髓袢利尿药。有心力衰竭者，宜进行透析脱水。

## 2. 利尿治疗

处方一　氢氯噻嗪片 25mg　po　tid

处方二　呋塞米片 20mg　po　bid

　　　　或　呋塞米针 40mg　iv qd

处方三　螺内酯片 50mg　po　tid

处方四　布美他尼（丁脲胺）1mg　po　qd

处方五　右旋糖酐 40 注射液 250mL　iv drip　qd

　　　　扩容后给予呋塞米注射液　40mg　iv qd

【说明】利尿药易导致电解质紊乱，应注意监测；连续使用某种利尿药后，易产生利尿药抵抗，可更换其他药物；利尿药可使血尿酸增高，因此痛风患者慎用；尚应注意利尿药其他不良反应，如耳毒性、B 族维生素缺乏、药物过敏等。右旋糖酐 40 可引起肾小管损害，不宜连续或长期使用。

## 3. 其他治疗方式的选择

血透超滤治疗。其他治疗效果差，病情严重者，可行血液透析超滤治疗。治疗原发病是控制本病复发或加重的关键。

# 第七节　低钾血症

血清钾低于 3.5mmol/L 为低钾血症。低钾血症是临床最常见的电解质紊乱之一，老年患者及长期服用利尿药的患者最容易发生低钾血症。引起低钾血症的原因为摄入不足、丢失过多、钾分布异常。

## 一、问诊要点

（1）诱发病史及药物　患者就诊时应仔细询问发病前有无长期厌食、饥饿史，有无剧烈恶心呕吐、腹泻、过度出汗史，有无尿频、多尿及大量使用排钾利尿药物及纠正高钾血症时胰岛素及阳离子交换树脂使用过量史。

（2）神经、心血管等表现　仔细询问患者有无乏力、疲劳，对称性肌肉无力、痉挛、瘫痪、压痛，肢体麻木，腹胀，便秘，尿潴留，心悸，胸闷，心律失常，多尿，烦渴，夜尿增多等表现。

（3）病史　询问患者既往有无慢性肾病、糖尿病、醛固酮增多症等病史，家族中有无周期性麻痹、Liddle 综合征患者。

## 二、查体要点

（1）心血管系统　低钾可使心肌应激性减低并出现各种心律失常和传导阻滞。轻症者有窦性心动过速、房性或室性期前收缩、房室传导阻滞；重症者发生阵发性房性或室性心动过速，甚至心室纤颤。缺钾可加重洋地黄和锑剂中毒，可导致死亡。周围末梢血管扩张，血压可下降；心肌张力减低可致心脏扩大，重者发生心衰。

（2）神经肌肉系统　肌肉压痛，肌张力减弱，对称性肌力下降，一般从下肢开始，继而出现躯干、上肢肌力下降，直至肌力为 0 级，严重时可影响呼吸肌，呼吸频率及深度下降，呼吸衰竭。腹部叩诊鼓音，肠蠕动减缓，肠鸣音减弱，腹壁可见肠型。中枢神经系统一般无异常，神志清楚，可有表情淡漠，记忆力及定向力丧失，浅反射减弱或完全消失，深腱反射、腹壁反射较少受影响。

## 三、实验室检查和辅助检查

（1）心电图　表现为 T 波低平、U 波升高（超过 T 波）、Q-T 间期延长，进一步加重表现为 ST 段下移、QRS 波增宽、P-R 间期延长，出现室上性或室性异位节律，乃至心室颤动、心跳骤停。

（2）血、尿检查，肾功能、电解质、血常规、血气分析、血糖、卧立位醛固酮、尿常规、酮体、尿渗透压、NAG 酶、尿钾等实验室检查。

## 四、诊断

### 1. 诊断要点

（1）血清钾＜3.5mmol/L，根据血钾降低的不同程度可分为轻度（3.0～3.5mmol/L）、中度（2.5～3.0mmol/L）、重度低钾血症（低于 2.5mmol/L）。

（2）见乏力、呼吸困难、腹胀、便秘、肠蠕动减弱甚至肠鸣音消失等轻重不一的表现。

（3）心电图　出现 T 波低平、ST 段下降、U 波明显、Q-T 间期延长中的一项或多项。

（4）排除假性低钾血症　见于血标本体外存留时钾离子被代谢活跃的细胞摄取所致，常见于急性白血病患者。

### 2. 鉴别诊断

与原发性醛固酮增多症、皮质醇增多症、17α- 羟化酶缺乏症、11β-羟化酶缺乏症、肾小管酸中毒、低血钾性周期性麻痹、遗传性疾病表现低钾血症相鉴别。此外，一些少见的肿瘤亦可表现低钾血症，如肾素瘤为肾入球小动脉球旁细胞的肿瘤。大量分泌肾素导致低钾血症；胰岛舒血管肠肽瘤，分泌大量舒血管肠肽（VIP），可因大量水泻而致严重低钾血症；结肠及直肠绒毛样腺瘤，其分泌的新液中含有大量钾。

# 五、治疗

## 1. 一般治疗

积极治疗原发病。低钾血症临床表现与缺钾的严重程度有关，可诱发严重心律失常甚至危及生命。对长期低钾血症，给予富含钾的食物。原发病治疗效果不佳需长期口服补钾者宜进食富含钾的食物（如红枣、香蕉、橘子），定期复查监测血钾浓度变化。严重心律失常需进行动态心电监护，呼吸费力者予吸氧，呼吸肌麻痹时需行呼吸机辅助通气，并注意尿量。Bartter 综合征低钾血症部分病例可用吲哚美辛治疗而使症状缓解。

## 2. 药物治疗处方

（1）轻中度缺钾

处方一　10% 氯化钾口服液 10～20mL　po　tid

处方二　氯化钾缓释片 1.0g　po　bid

【说明】如需长期补钾，可予缓释剂型的氯化钾（如"补达秀"）以减少对胃肠道的刺激和血钾浓度的波动。

（2）重度缺钾或不宜口服补钾时

处方一　5% 葡萄糖液 500mL　｜ iv drip（慢！）
　　　　10% 氯化钾注射液 15mL｜

处方二　5% 葡萄糖液 50mL　　｜ 微泵泵入（慢！）
　　　　10% 氯化钾注射液 15mL｜

【说明】静脉补钾时，浓度不超过 0.3% 氯化钾，严重者最高浓度不超过 0.45% 氯化钾；速度宜在 20mmol/h（相当于氯化钾 1.5g）以内，每日最大剂量不超过 12g 氯化钾；伴高氯性酸中毒的低钾血症不宜用氯化钾补钾，可使用枸橼酸钾；伴代谢性酸中毒者在纠正酸中毒时可进一步加重低钾血症，此时应在允许的范围内相应提高补钾的剂量和速度；注意见尿补钾；合并低钙血症者补钾过程中出现抽搐应及时补钙；需控制输液量的患者用微泵泵入。

# 第八节　高钾血症

血清钾高于 5.5mmol/L 时称为高钾血症。高钾血症常见于肾功能不全、老年、糖尿病和应用血管紧张素转换酶抑制药等药物治疗的患者。心肌细胞对高钾血症的敏感性远远超过其他组织的细胞，因此临床上高钾血症患者以心脏功能的异常和损害为主要特征。急性高钾血症可引起心跳骤停，应及时抢救。

## 一、问诊要点

（1）相关诱因病史　患者就诊时应仔细询问有无口渴、头晕、嗜睡、胸闷、心悸、肌无力、肌肉酸痛、肢端麻木、发热，饮食情况，注意尿量及尿液的颜色。近日有无过快过多地摄入富钾食物、输注氯化钾、使用洋地黄类药物和（或）血管紧张素转换酶抑制药、输库存血、创伤、发热、溶血、应用大剂量青霉素钾盐、含钾中草药、潴钾利尿药及高渗药物。

（2）疾病史　有无慢性肾病、各种原因引起的肾血流灌注不足、急性肾小管坏死、泌尿系梗阻、原发性醛固酮减少、肿瘤化疗术后等相关疾病。家族中有无高钾性周期性麻痹（本病为常染色体显性遗传性疾病）者。

## 二、查体要点

（1）心血管系统 心动徐缓、心脏扩大、心音减弱、心律失常，无心力衰竭。

（2）神经肌肉系统 皮肤感觉异常，肌肉无力甚至松弛性瘫痪，浅反射消失，中枢神经系统表现为烦躁不安或神志不清。

（3）其他 高钾血症引起乙酰胆碱释放增加，兴奋肠道，引起肠鸣音亢进。

## 三、实验室检查和辅助检查

（1）心电图 开始 T 波高尖，Q-T 间期缩短，随后 T 波改变逐渐更加明显，QRS 波渐增宽，并幅度下降，P 波形态逐渐消失，心电图呈正弦波形，进一步可演变为室性心动过速、心室扑动和心室纤颤，最后停搏于舒张期。

（2）血、尿检查，肾功能、电解质、血气分析、血糖、尿常规、尿渗透压、尿钠、尿血红蛋白等检查。

## 四、诊断

### 1. 诊断要点

（1）有使血钾增高的病史及存在诱发高血钾的因素（输库存血、高分解代谢、应用潴钾利尿药、血液浓缩等）。

（2）血清钾＞5.5mmol/L。

（3）心电图表现 血清钾＞5.5mmol/L 时 T 波高尖；血清钾＞6.5mmol/L 时 P-R 间期延长、QRS 波增宽以及 S 波加深；血清钾＞7.0mmol/L 时 P 波扁平或消失；血清钾＞8.0mmol/L 时可见房室传导阻滞；血清钾＞10mmol/L 时则出现心室颤动、心跳骤停。

（4）神经、肌肉系统症状　迟钝、嗜睡、神志模糊、肌无力、肌肉酸痛、肢端麻木等。

符合上述第（2）项，伴有其他一项或多项，可诊断为高钾血症；若不存在血液浓缩，但有第（2）项即可诊断。

**2. 鉴别诊断**

高钾血症首先排除试管内溶血引起的假性高钾血症后，应进行病因鉴别。与急性肾衰竭少尿期、慢性肾功能不全、低肾素性低醛固酮症、α1- 羟化酶缺乏症、高血钾性周期性麻痹等鉴别。

# 五、治疗

**1. 药物治疗**

处方一　50% 葡萄糖注射液 20mL
　　　　10% 葡萄糖酸钙注射液 10～20mL　｜iv（慢）

【说明】静脉注射时严密注意心率、心律的变化，1～2h 后可重复一次，但 10% 葡萄糖酸钙注射液 24h 总量不超过 40mL。

处方二　5% 碳酸氢钠注射液 150～250mL　iv drip

【说明】碱性药物通过使血液中的钾往细胞内转移起到降血钾的作用。

处方三　50% 葡萄糖注射液 50mL
　　　　胰岛素针 10U　｜iv（缓慢泵入）

处方四　呋塞米注射液 20～40mL　iv

【说明】适用于肾功能正常无血容量不足者，有较强的排钾作用。

处方五　离子交换（降钾）树脂 15～30g　po　tid

【说明】如不能口服，可予灌肠，可引起恶心、便秘，可使钙离子从肠道排出，另外树脂中所含钠离子与血钾交换后进入体内，在心脏功能不全者中有可能促使心力衰竭的发生。

**2.血液透析**

为最快、最有效的方法。

**3.其他治疗**

包括处理原发疾病，如清创、排除肠道积血、避免摄入含钾过多饮食。如酸中毒引起高钾血症应尽快同时纠正酸中毒。停用可使血钾升高的药物及抑制钾离子在远端肾小管分泌的药物，如果循环功能允许，可予补液扩容治疗，促进钾离子排出。

# 第九节 代谢性酸中毒

代谢性酸中毒是最常见的一种酸碱平衡紊乱，是由于体内酸性物质产生过多或者肾脏排泄减少，$HCO$ 丢失到体外过多而造成的一种临床表现。以原发性血［$HCO_3^-$］降低（＜21mmol/L）和pH 值降低（＜7.35）（有时可因为呼吸代偿等缓冲机制的作用而正常或接近正常）为特征。可根据血中阴离子间隙（AG）是否增加分为高 AG 性和正常 AG 性两类：AG 增加类代谢性酸中毒，患者血浆［$Cl^-$］水平正常，即正常血氯性代谢性酸中毒；AG 正常类代谢性酸中毒，患者血浆［$Cl^-$］水平升高，即高血氯性代谢性酸中毒。前者主要因为内源性酸性物质产生过多或外源性可产生酸的物质进入体内过多，以及肾脏功能衰竭及致酸性物质不能充分排出等引起；后者则指由于肾小管分泌 $H^+$ 减少，$HCO_3^-$从体内丢失，或摄入含 $Cl^-$ 的酸性物质过多包括 $HCl$、$NH_4Cl$ 等引起。

## 一、问诊要点

（1）消化道、心血管系统临床表现 患者就诊时应仔细询问有无恶心、呕吐、食欲缺乏、头痛、头胀、心悸、呼吸困难、口渴、腹痛、腹泻、尿少等，结合既往史进行相应的询问（如对尿毒症维持性血液透析的患者询问末次透析时间、消瘦者询问其进食情况）。

（2）病史　有无糖尿病、肾功能衰竭、肾小管酸中毒、肠瘘或输尿管乙状结肠吻合术史，近期有无进行胃肠减压、大量输注生理盐水（AG 正常类高血氯性代谢性酸中毒）、接触甲醇（甲醇中毒可引起严重酸中毒）、口服大剂量水杨酸制剂等，有无药物、食物过敏史。

## 二、查体要点

（1）整体状况　面色潮红，皮肤黏膜干燥。

（2）心血管系统　心肌收缩力下降，心律失常，血压下降。

（3）神经系统　反应迟钝，嗜睡，昏迷，肌张力降低，腱反射减退和消失。

（4）呼吸系统　呼吸频率加快，幅度加深，称为 Kussmaul 呼吸，呼出气体的气味（有时呼气中带有酮味，如烂苹果的味道）。但在极其严重的代谢性酸中毒合并低血钾时，呼吸减弱。

## 三、实验室检查和辅助检查

（1）血气分析、氧分压、氧饱和度检测。

（2）血电解质钠、钾、钙、镁、磷检测。

（3）尿常规检查。

（4）肝、肾功能检测。

（5）根据病因、临床症状选做 B 超、X 线检查等。

## 四、诊断

### 1. 诊断要点

血气分析见血 pH 及 $HCO_3^-$ 下降，BE 负值增加是代谢性酸中毒的典型表现。排除呼吸因素，$CO_2CP$ 降低，$AG > 16mmol/L$ 可诊断代谢性酸中毒。

对于高 AG 性代谢性酸中毒者，可根据有无 DM、缺氧、营养不良、肾脏疾病、消化道疾病等，选择血糖、血酮、血乳酸、尿素氮、肌酐等检查来协助诊断。

对于正常 AG 性代谢酸中毒者，可寻找有无肝、肾疾病导致的低蛋白血症及应用过多含氯化物、卤素族离子等药物史来判断。

**2. 鉴别诊断**

主要是病因鉴别（如肾功能衰竭、糖尿病、艾迪生病）和出现严重临床表现时的鉴别，如呼吸困难时需排除呼吸系统疾病和中枢性病变；出现休克时需与失血性休克、感染性休克相鉴别等。

# 五、治疗

一般应根据原发病病因、发病缓急和酸中毒严重程度而定。

（1）DM 酮症酸中毒　补液及小剂量胰岛素治疗是关键。多需补钾，而补碱宜慎重。一般当动脉血 pH$<$7.0$\sim$7.1 或血 $HCO_3^-$ $<$5mmol/L、$CO_2CP$ 4.5$\sim$6.7mmol/L（10$\sim$25 容积%）时，可给予少量的 1.25% 碳酸氢钠。当血 pH$>$7.1 或 $HCO_3^-$$>$10mmol/L、$CO_2CP$ 11.2$\sim$13.5mmol/L（25$\sim$30 容积%）可停止补碱，因过多过快补充碳酸氢钠溶液可致脑脊液 pH 反常性降低，血红蛋白的氧亲和力上升而加重组织缺氧。饥饿性酮症酸中毒一般不必补给碱性液体，仅给予葡萄糖即可纠正。

（2）乳酸酸中毒　原则是针对病因治疗，如纠正缺氧，改善循环功能和肝功能等。对急性严重 A 型乳酸酸中毒者要避免使用缩血管药物。当血 pH$<$7.1、$HCO_3^-$$<$8mmol/L 时可给予碳酸氢钠液。一般在 30$\sim$40min 内将 pH 提高至维持血 $HCO_3^-$ 8$\sim$10mmol/L、7.1$<$血 pH$<$7.2 即可，不必彻底纠正。B 型乳酸酸中毒以治疗病因为主。乳酸酸中毒用碳酸氢钠治疗的依据为：① pH 过低对机体有害，如损害心血管功能；② 注射碳酸氢钠可使动脉血 pH 升

高；③升高的 pH 有益于心血管功能等；④碳酸氢钠使用的好处远超过其所导致的诸如水钠潴留的不良反应。但是也有不少动物及人体试验证实，其所谓改善血流动力学的作用证据不够充分，故不主张使用碳酸氢钠以提高血 pH，即使血 pH ＜7.2。

（3）D- 乳酸酸中毒　通过限制碳水化合物饮食及增加静脉内营养素供应量常可纠正。效果不佳时，可予肠道吸收差的抗生素口服，如克林霉素（300mg，3 次 / 日）、四环素（500mg，3 次 / 日）、万古霉素（125mg，4 次 / 日）、新霉素（500mg，3 次 / 日）以改变肠道菌群。严重者亦可应用碳酸氢钠纠正。

（4）甲醇、乙二醇中毒　可尽早选用血液透析或腹膜透析。血［$HCO_3^-$］＜15mmol/L 时必须进行血液透析，并在透析液内加入乙醇 0.6g/kg，以竞争肝内乙醇脱氢酶。不具备透析条件者，可留置胃管抽吸胃液，并予碳酸氢钠纠正。当血水杨酸浓度＞100mg/dL 时，应给予血液透析；＜100mg/dL 时，可用生理盐水洗胃，继以活性炭，并同时予碳酸氢钠静脉滴注以碱化尿液，使尿pH＞7.5。或用乙酰唑胺碱化尿液，防止尿中水杨酸转化为非离子状态而被重吸收，并同时予碳酸氢钠。

（5）肾功能衰竭　高分解代谢型代谢性酸中毒应给予碳酸氢钠治疗，因其可抑制肾小管上皮细胞的高代谢状态，对延缓肾衰恶化有一定意义。

（6）肾小管酸中毒　Ⅰ型肾小管酸中毒主要是治疗原发病，同时可予碳酸氢钠及枸橼酸钾，减轻高氯血症。Ⅱ型肾小管酸中毒可给予碳酸氢钠 10～15mmol/（kg•d），同时补充钾盐，必要时可用噻嗪类利尿药。Ⅳ型肾小管酸中毒的治疗着重于醛固酮或盐皮质激素（9α- 氟氢可的松）的补充。

（7）经胃肠道丢失　减压、引流等造成的代谢性酸中毒，通过纠正脱水及失衡的电解质大多可改善。严重者（如 pH＜7.1 时）可补充碳酸氢钠，至血［$HCO_3^-$］升至 16mmol/L 即可。

处方一　5% 碳酸氢钠注射液 100～250mL　iv drip　qd

处方二　正常血氯性酸中毒

　　　　10% 氯化钾口服液 10mL　po　tid

　　　　或　生理盐水 50mL
　　　　　　　　　　　　　　　　｜静脉缓慢微泵注入
　　　　10% 氯化钾注射液 10mL｜

处方三　高血氯性代谢性酸中毒

　　　　枸橼酸钾颗粒 1～2 小包　po　tid

【说明】具体补钾量视低钾严重程度而定（具体参考低钾血症章节），高血氯性代谢性酸中毒不宜应用氯化钾，以免加重高氯酸中毒。

## 六、注意事项

（1）碳酸氢钠用量计算可分别按 $[HCO_3^-]$、$CO_2CP$ 及 BE 计算，即所需补碱量（mmol）=（要求纠正的 $CO_2CP$– 实测 $CO_2CP$）（mmol/L）×0.4× 体重（kg）

或所需补碱量（mmol）={ 要求纠正的 $[HCO_3^-]$ – 实测 $[HCO_3^-]$}（mmol）×0.4× 体重（kg）

或所需补碱量（mmol）=[（–2.3）– 测得的 BE ]×0.4× 体重（kg）

式中 0.4 表示需纠正的体液量，包括分别占体重 20% 的细胞外液和占体重 40% 的细胞内液的 50%。因 BE 不受呼吸影响，故以此计算结果较为准确。每克碳酸氢钠含碱量约 12mmol。

轻度酸中毒（pH＞7.2），一般不需补碱，或仅予口服碳酸氢钠 1～2g，1 日 3 次即可。对严重消化性溃疡患者要注意观察病情变化。重度酸中毒者，多需用碳酸氢钠将血 pH 提高至 7.20 左右，可先给予计算量的 1/3～1/2，再依据临床表现及所查的血气分析结果进一步调整；不宜过快将血 PH 纠正至正常，纠正过快，易使代偿性呼吸加快机制受抑，$PaCO_2$ 增加，因 $CO_2$ 透过血脑屏障

能力较 $HCO_3^-$ 快，因此可加重中枢神经系统症状；pH 升高过快，使血氧解离曲线左移，组织供氧减少，加重机体缺氧；过多补碱，还可使 $Na^+$ 潴留，心脏负荷过重，可致肺水肿；此外，高浓度碳酸氢钠可导致高渗血症，加重中枢神经系统症状。

（2）氨丁三醇（三羟甲基氨基甲烷，THAM） 在临用前要加等量 5%～10% 葡萄糖液稀释（每克 THAM 含碱量相当于 8mmol）。THAM 能与 $H^+$ 结合，使 $HCO_3^-$ 在血中增加从而纠正呼吸及代谢性酸中毒，质子化的 THAM 可以从肾脏排泄。所需 THAM 量（mmol）＝（要求纠正的 $CO_2CP$－实测 $CO_2CP$）（mmol）×0.6×Wt（kg），或所需 0.3mol/LTHAM 量（mL）＝Wt（kg）×BE（mmol/L）。

在一般情况下，当 pH＜7.2 时，可考虑应用 THAM 来纠正酸中毒，但慢性呼吸性酸中毒及肾性酸中毒忌用本药。用于急性呼吸性酸中毒时，必须同时给予氧气，因其可使肺泡通气量明显减少。一般成人每日最大剂量为 15mmol/kg，例如 50kg 者约需 0.3mol/L THAM2.5L。大剂量输注 THAM 可引起呼吸抑制、低血压、恶心、呕吐及低血糖。因本品对外周静脉血管及周围组织有刺激作用，可致血管炎及局部坏死，故用 7.28% 溶液静脉滴注时需特别慎重，一般仅用 3.64% 的溶液滴注。

# 第八章
# 免疫性疾病

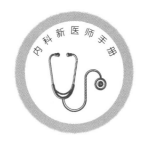

## 第一节　类风湿关节炎

类风湿关节炎（RA）是一种以侵蚀性、对称性多关节炎为主要临床表现的慢性、全身性自身免疫性疾病。流行病学资料显示，RA 可发生于任何年龄，80% 发病于 35～50 岁，女性发病率 2～3 倍于男性。

## 一、问诊要点

（1）询问关节疼痛的部位、性质，有无晨起时骨关节或关节周围的僵硬感。

（2）询问病程长短，询问有无伴有胸闷、气急、咳嗽或手足麻木。

（3）以往有类似症状或明确诊断者，应询问其诊断治疗过程、所使用的药物、效果如何。

## 二、查体要点

检查关节有无软组织肿大、压痛、畸形。检查关节周围有无皮下结节和触痛。检查关节活动有无受限。

## 三、实验室检查和辅助检查

关节 X 线、CT 及 MRI 检查，类风湿因子（RF），抗环瓜氨酸多肽抗体、抗角蛋白抗体、抗核周因子、抗 Sa 抗体测定有助于本病的诊断。同时做血常规、肝肾功能、C 反应蛋白、血沉等检查。

## 四、诊断和鉴别诊断

### 1. 诊断

（1）常以手部或腕部疼痛及肿胀（特别是腕背部的肿胀）为首发症状，症状持续不缓解。

（2）查体　关节软组织肿大、压痛，伴有关节畸形。有肺间质病变时，肺部语颤音可减弱（一侧或两侧），可闻及细小干湿啰音；并发心脏病变如类风湿心包炎或心肌炎时，心脏听诊可闻及心包摩擦音、心律不齐。

（3）关节 X 线、CT 及 MRI 检查，类风湿因子（RF），抗核周因子、抗瓜氨酸环肽抗体、抗 Sa 抗体、抗角蛋白抗体、抗 RA-33 抗体测定有助于本病的诊断。

（4）诊断标准　ACR/EULAR2010 年的类风湿关节炎分类标准分 4 个部分（表 8-1），4 个部分得分的总分 6 分以上可确诊类风湿关节炎。

表 8-1　ACR/EULAR2010 年的类风湿关节炎分类标准

| 受累关节数 / 个 | 受累关节情况 | 得分（0～5 分） |
| --- | --- | --- |
| 1 | 中大关节 | 0 |
| 2～10 | 中大关节 | 1 |
| 1～3 | 小关节 | 2 |
| 4～10 | 小关节 | 3 |
| ＞10 | 至少 1 个为小关节 | 5 |

续表

| 血清学 | 得分（0～3分） |
|---|---|
| RF 或抗 CCP 抗体均阴性 | 0 |
| RF 或抗 CCP 抗体至少 1 项低滴度阳性 | 2 |
| RF 或抗 CCP 抗体至少 1 项高滴度阳性 | 3 |
| 滑膜炎持续时间 | 得分（0～1分） |
| ＜6 周 | 0 |
| ＞6 周 | 1 |
| 急性时相反应物 | 得分（0～1分） |
| CRP 或 ESR 均正常 | 0 |
| CRP 或 ESR 增高 | 1 |

**2. 鉴别诊断**

（1）血清阴性脊柱关节病 血清阴性脊柱关节病包括强直性脊柱炎、炎性肠病性关节炎、赖特综合征和反应性关节炎。强直性脊柱炎多见于男性青壮年，以非对称的下肢大关节炎为主，小关节很少受累。骶髂关节炎最典型的 X 线改变是形成"竹节样改变"。有家族史，90% 以上患者 HLA-B27 阳性，血清类风湿因子阴性。

（2）骨关节炎 本病多发于 50 岁以上患者，年龄越大发病越多，女性患者居多，是一种软骨退行性改变同时伴有新骨形成的疾病。关节痛较轻，以累及负重关节如膝关节、髋关节为主。手指则以远端指间关节出现骨性增生和结节为特点。患者症状早期较轻，活动后加重。血清类风湿因子阴性。

（3）系统性红斑狼疮 有部分患者因手指关节肿痛以及出现类似于"尺侧偏斜"的畸形而被误诊为类风湿关节炎。然而本病关节外的系统性症状如蝶形红斑、脱发、蛋白尿等较突出。血清抗核抗体、抗 Sm 抗体、抗双链 DNA 抗体多阳性。

（4）痛风　这是一种由于嘌呤代谢紊乱产生的疾病。痛风与类风湿关节炎表现相似，如也有全身关节受累、对称性分布、关节区肿胀以及皮下结节等。患者血尿酸水平高。

（5）风湿性关节炎　这是风湿热的临床表现之一。多见于青少年。可见四肢大关节游走性关节肿痛。常见的关节外症状包括发热、咽痛、心肌炎、皮下结节、环形红斑等。本病通常有明显的链球菌感染史。血清 ASO 滴度升高，血清类风湿因子阴性。

（6）银屑病关节炎　多于银屑病若干年后发生，部分病人表现为对称性多关节炎，与 RA 相似。但本病累及远端指关节处更明显，且表现为该关节的附着端炎和手指炎。同时可有骶髂关节炎和脊柱炎，血清 RF 多阴性，HLA-B27 可为阳性。

**3. 病情判断**

判断 RA 的活动性指标包括疲劳的程度、晨僵持续时间、关节疼痛和肿胀的数目和程度以及炎性指标（如 ESR、CRP 等）。临床上可采用 DAS28 等标准评判病情活动度。此外，RA 病人就诊时应对影响其预后的因素进行分析，这些因素包括病程、躯体功能障碍（如 HAO 评分）、关节外表现、血清中自身抗体是否阳性，以及早期出现 X 线提示的骨破坏等。

# 五、治疗

**1. 一般治疗**

急性期卧床休息，急性期过后可以适当活动和锻炼，饮食应给予充足的营养。

**2. 药物治疗**

药物治疗的策略是：早期诊断、早期治疗，联合用药，长期观察。目的是缓解关节炎引起的关节肿痛、晨僵等症状，控制疾病发展，防止关节骨的破坏，降低致残率并改善其功能。

（1）非甾体抗炎药

处方一　布洛芬 400～600mg　po　tid

【说明】丙酸衍生物，有消炎、镇痛、解热作用；常见恶心、呕吐、胃痛等不良反应，偶见胃肠出血、皮疹、头晕、头痛、精神紧张、转氨酶升高。

处方二　洛索洛芬 60mg　po　tid

【说明】丙酸衍生物，作用同布洛芬；不良反应小，消化系统不适较多见，如腹痛、胃部不适、恶心、呕吐、食欲缺乏、便秘、烧心等，有时会出现皮疹、瘙痒、水肿、困倦、头痛、心悸等，偶见休克、急性肾功能不全、肾病综合征、间质性肺炎以及贫血、白细胞减少、血小板减少、嗜酸性粒细胞增多以及 AST、ALT、ALP 升高等。

处方三　美洛昔康 7.5～15mg　po　qd

【说明】烯醇酸类，选择性 COX-2 抑制剂；不良反应同其他非甾体抗炎药。

处方四　尼美舒利 100～200mg　po　bid

【说明】磺酰苯胺类，高度选择性抑制 COX-2；不良反应有恶心、烧心感及偶有胃痛；皮疹、头痛及眩晕少见；活动的消化性溃疡、中重度肝功能不全、重度肾功能障碍、孕妇及对本品过敏者禁用。

处方五　塞来昔布 100～200mg　po　qd 或　bid

【说明】昔布类，特异性 COX-2 抑制剂；可有头痛、失眠、眩晕等不良反应；消化道反应比其他非甾体抗炎药轻且少。

（2）改变病情药

处方一　甲氨蝶呤 7.5～15mg　im 或 po　每周 1 次

【说明】口服可以连服 1～5 年，肌注连续用 3～6 个月，不良反应有胃肠道症状、口腔炎、皮疹、脱发，偶有骨髓抑制、肝脏毒性、肺间质变（罕见但严重并可能危及生命）。

处方二　柳氮磺吡啶 0.5g　po　bid～tid

【说明】第1周，0.5g，bid；第2周，0.5g，tid；第3周，1.0g，bid。可以维持1～3年。不良反应有皮疹，偶有骨髓抑制、胃肠道不耐受。对磺胺过敏者不宜服用。

处方三　硫唑嘌呤 50～150mg　po　qd

【说明】饭后或进餐时口服，连服3～12个月，一般不少于3个月。不良反应为骨髓抑制，偶有肝毒性、早期流感样症状（如发热、胃肠道症状、肝功能异常）。

处方四　磷酸氯喹 250mg　po　qd

　　　　硫酸羟氯喹 200mg　po　bid

【说明】磷酸氯喹4～6周后减量至125mg，qd；硫酸羟氯喹4～6周后减量至200mg，qd；抗疟药服用后3～4个月疗效达到高峰，若连用半年仍无效时，应更换另一类抗风湿药。常见不良反应有恶心、呕吐、血细胞减少、神经肌肉症状、心脏毒性，长期使用可造成角膜蓄积，致角膜损害、视网膜炎，严重者可引起视力减退甚至失明；窦房结功能不全、心动过缓及传导阻滞等患者禁用。

处方五　青霉胺 125～375mg　po　qd

【说明】第1周，125mg，qd；第2周，250mg，qd；第3周，375mg，qd，用此量维持1～3年，用药后1～2周即可以生效。不良反应有皮疹、口腔炎、味觉障碍、蛋白尿、骨髓抑制，偶有严重自身免疫病。

处方六　环孢素 2.5～4mg/kg　po　qd

【说明】用药后6～8周起效，对晨僵、疼痛、肿胀均有改善，不良反应为肝肾功能损害、高血压、多毛症等。

处方七　来氟米特 10～20mg　po　qd

【说明】噁唑类衍生物，用药后3～6周起效，主要不良反应有腹泻、瘙痒、高血压、肝酶增高、皮疹、脱发和一过性白细胞下降等。

（3）皮质激素

处方一　泼尼松 10mg　po　bid 或　tid

处方二　地塞米松 0.75mg　po　qd 或　bid

处方三　复方倍他米松 7mg/mL　im

【说明】肾上腺皮质激素对关节肿痛可控制炎症，消炎镇痛作用迅速，但效果不持久，对病因和发病机制毫无影响。一旦停药短期内即复发。对 RF、血沉和贫血也无改善。长期应用可导致严重不良反应，因此不作为常规治疗，仅限于严重血管炎引起关节外损害而影响重要器官功能者，如眼部并发症有引起失明危险者、中枢神经系统病变者、心脏传导阻滞、关节有持续性活动性滑膜炎者等患者可短期应用，或经非甾体抗炎药、青霉胺等治疗效果不好，症状重，影响日常生活，可在原有药物的基础上加用小剂量皮质激素。如效果不显著可酌情增加，症状控制后应逐步减量至最小维持量。

（4）雷公藤多苷

处方　雷公藤多苷 10～20mg　po　tid

【说明】雷公藤多苷多年临床应用和实验研究有良好疗效。有抗炎作用，又有免疫抑制或细胞毒作用，可以改善症状，使血沉和 RF 效价降低，1～4 周可出现临床效果。不良反应有女性月经不调及停经、男性精子数量减少、皮疹、白细胞和血小板减少、腹痛、腹泻等。停药后可消失。

（5）青风藤制剂

处方　正清风痛宁 40～60mg　po　tid

【说明】青风藤制剂。不良反应有皮肤潮红、灼热、瘙痒、皮疹；偶见胃肠不适、恶心、食欲减退、头昏、头痛、多汗；少数患者发生白细胞减少和血小板减少。

（6）生物制剂

处方一　依那西普 25mg　ih　biw/50mg　ih　qw

处方二　英夫利西单抗 3～10mg/kg　ih　第 0、2、6 周各 1
　　　　次，之后每 4～8 周 1 次，剂量为 3mg/kg

处方三　阿达木单抗 40mg　ih　q2w

处方四　托珠单抗 4～8mg/kg　静脉输注　q4w

处方五　阿那白滞素 100mg　ih　qd

【说明】生物制剂可有注射部位反应或输液反应，有增加感染和肿瘤的风险，偶有药物诱导的狼疮样综合征以及脱髓鞘病变等。用药前应进行结核筛查，以除外活动性感染和肿瘤。

**3. 其他治疗**

其确切疗效和不良反应还待更多病例的长期观察随诊。血浆置换术，主要是清除血液中高分子化合物的病理成分，从而提高药物治疗效果并缩短治疗过程；外科矫形治疗，主要有早期滑膜切除术、负重关节融合术等。

# 第二节　系统性红斑狼疮

系统性红斑狼疮（SLE）是一种以致病性自身抗体和免疫复合物形成并介导器官、自身免疫病，以免疫性炎症为突出表现的弥漫性结缔组织病。血清中出现以抗核抗体为代表的多种自身抗体和多系统受累是 SLE 的两个主要临床特征。

## 一、问诊要点

（1）如有发热，应仔细询问其病程、发热的热型，有无伴全身乏力、肌肉酸痛，对抗生素治疗是否有效，对解热药是否过敏等。

（2）询问有无皮疹、瘙痒、脱发、口腔溃疡、双手遇冷变色。

（3）有关节和肌肉酸痛者，应注意询问关节疼痛的部位，是否为游走性、对称性。肌肉疼痛的范围。

（4）注意询问有无心悸、双下肢水肿，有无咳嗽、胸痛等症状。

（5）对以头痛就诊者，应询问头痛的时间、性质，有无突然呕吐、抽搐。

（6）询问有无对光过敏史（即日光照射后出现面部皮疹），有无药物过敏史，有无头痛史。

## 二、实验室检查和辅助检查

自身抗体的检查，如抗核抗体、抗双链 DNA 抗体等，血常规、尿常规、肝肾功能、血沉、补体、C 反应蛋白、免疫球蛋白测定等。

## 三、诊断

### 1. 诊断要点

（1）颧部红斑　固定红斑，扁平或高起，在两颧突出部位。

（2）盘状红斑　片状高起于皮肤的红斑，黏附有角质脱屑和毛囊栓；陈旧病变可发生萎缩性瘢痕。

（3）光过敏　对日光有明显的反应，引起皮疹，从病史中得知或医生观察到。

（4）口腔溃疡　经医生观察到的口腔或鼻咽部溃疡，一般为无痛性。

（5）关节炎　非侵蚀性关节炎，累及 2 个或更多的外周关节，有压痛、肿胀或积液。

（6）浆膜炎　胸膜炎或心包炎。

（7）肾病变　尿蛋白＞0.5g/24h 或 +++，或管型（红细胞、血红蛋白、颗粒管型或混合管型）。

（8）神经病变　癫痫发作或精神病，除外药物或已知的代谢紊乱。

（9）血液病　溶血性贫血或白细胞减少，或淋巴细胞减少，或血小板减少。

（10）免疫学异常　抗 dsDNA 抗体阳性，或抗 Sm 抗体阳性，或抗磷脂抗体阳性（包括抗心磷脂抗体或狼疮抗凝物或至少持续 6 个月的梅毒血清试验假阳性三者中具备一项阳性）。

（11）抗核抗体　在任何时候和未用药物诱发"药物性狼疮"的情况下，抗核抗体滴度异常。

在上述 11 项中，如果有 4 项及以上阳性（包括在病程中任何时候发生的），则可诊断为 SLE。

**2. 病情评估**

SIE 的各种临床症状，特别是新近出现的症状，与疾病活动相关。此外，多数与 SLE 相关的实验室指标也可提示病情活动。SLE 病情活动的主要表现有：中枢神经系统受累、肾脏受累、血管炎、关节炎、肌炎、发热、皮肤黏膜表现、胸膜炎、心包炎、低补体血症、DNA 抗体滴度增高、血三系减少及血沉增快等。目前国际上通用的几个用于评估 SLE 病情活动性的标准包括 BILAG、SLEDAI 和 SLAM 等，其中 SLEDAI 最为常用（表 8-2）：0～4 分，基本无活动；5～9 分，轻度活动；10～14 分，中度活动；>15 分，重度活动。

表 8-2　SLEDAI-2000

| 计分/分 | 临床表现 | 定义 |
| --- | --- | --- |
| 8 | 癫痫样发作 | 近期发作，除外代谢、感染及药物因素 |
| 8 | 精神症状 | 严重的认知障碍，因而正常活动能力改变，包括幻觉、思维无连贯性、不合理、思维内容缺乏、无衔接、行为紧张、怪异、缺乏条理。除外尿毒症及药物引起 |

续表

| 计分/分 | 临床表现 | 定义 |
|---|---|---|
| 8 | 器质性脑病综合征 | 大脑功能异常，定向力、记忆力及其他智力障碍，临床表现突出并有波动性，包括意识模糊、对周围环境注意力不集中，加上以下至少2项：认知障碍、语言不连贯、嗜睡或睡眠倒错、精神运动增加或减少。需除外代谢性、感染性及药物因素 |
| 8 | 视力受损 | SLE的视网膜病变，包括絮状渗出、视网膜出血、严重的脉络膜渗出或出血及视神经炎。需除外高血压、感染及药物因素 |
| 8 | 脑神经异常 | 新发的包括脑神经在内的感觉或运动神经病 |
| 8 | 狼疮性头痛 | 严重持续的头痛，可以为偏头痛，但必须对镇痛药无效 |
| 8 | 脑血管意外 | 新发的脑血管意外，除外动脉硬化 |
| 8 | 血管炎 | 溃疡、坏疽、痛性指端结节，甲周梗死。片状出血、活检或血管造影证实存在血管炎 |
| 4 | 关节炎 | 2个以上关节疼痛及炎症表现，如压痛、肿胀及积液 |
| 4 | 肌炎 | 近端肌肉疼痛或无力，合并肌酸磷酸激酶（CPK）或醛缩酶升高，肌电图或肌活检存在肌炎 |
| 4 | 管型尿 | 出现颗粒管型或红细胞管型 |
| 4 | 血尿 | 尿中红细胞＞5个/HP。除外结石、感染或其他因素 |
| 4 | 蛋白尿 | ＞0.5g/24h |
| 4 | 脓尿 | 尿中白细胞＞5个/HP。除外感染 |
| 2 | 皮疹 | 炎性皮疹 |
| 2 | 脱发 | 异常片状或弥漫性脱发 |
| 2 | 黏膜溃疡 | 口、鼻溃疡 |
| 2 | 胸膜炎 | 出现胸膜炎性疼痛，有胸膜摩擦音或胸腔积液或胸膜增厚 |
| 2 | 心包炎 | 心包疼痛，加上以下至少一项：心包摩擦音、心包积液或心电图或心脏彩超证实 |
| 2 | 低补体 | CH50、C3、C4低于正常值 |
| 2 | 抗dsDNA抗体增加 | ＞25%（Farr法）或高于检测范围 |
| 1 | 发热 | ＞38℃。需除外感染 |
| 1 | 血小板降低 | ＜$100 \times 10^9$/L |
| 1 | 白细胞减少 | 小于$3 \times 10^9$/L，需除外药物因素 |

### 3. 鉴别诊断

（1）类风湿关节炎　SLE 较类风湿关节炎发病年龄为早，多为青年女性，关节病变的表现如疼痛、肿胀、晨僵等均较类风湿关节炎患者轻且持续时间短；免疫学检查发现抗 ds-DNA 抗体、抗 Sm 抗体则高度提示 SLE 的诊断。

（2）多发性肌炎或皮肌炎　一些 SLE 患者可出现类似多发性肌炎或皮肌炎的症状，易与之相混淆，但 SLE 患者的肌痛多较轻，肌酶谱多为正常，肌电图也无特异性的改变。另外，多发性肌炎或皮肌炎患者肾脏病变和神经系统表现较少见，抗 ds-DNA 抗体和抗 Sm 抗体均为阴性，可将二者区别开来。

（3）混合性结缔组织病（MCTD）　MCTD 临床表现有雷诺现象、关节痛或关节炎、肌痛，肾脏、心、肺、神经系统均可受累，ANA 呈现高滴度斑点型，但与 SLE 相比，MCTD 双手肿胀、肌炎、食管运动障碍和肺受累更为多见。

（4）系统性硬化（SSc）　系统性硬化可累及全身多个系统，尤以雷诺现象、皮肤、肺部、消化道和肾脏表现突出，ANA 阳性率很高，但其皮肤表现特异，肺部受累多见，可有抗 Scl-70 抗体阳性，而血液系统受累极少见，一般无抗 Sm 抗体阳性，可与SLE 鉴别。

## 四、治疗

### 1. 一般治疗

急性活动期以卧床休息为主，慢性期或病情稳定者可从事适当的社会活动和参加适度的锻炼。避免暴露于强烈阳光下，夏天户外活动要戴帽子和穿长袖衣服。避免应用能加重或诱发本病的药物。

### 2. 药物治疗

（1）轻症患者药物治疗

处方一　泼尼松 10mg　po　tid（4～6 周后缓慢减量）

处方二　磷酸氯喹 0.25g　po　qd（用 4 周以后减量）

处方三　双氯芬酸（扶他林）25mg　po　tid

处方四　洛索洛芬 60mg　po　tid

处方五　美洛昔康 7.5mg　po　qd

（2）较重患者药物治疗

处方一　泼尼松 30～60mg　po　qd（6～8 周以后每周递减 5mg）

处方二　环磷酰胺（CTX）0.4g　iv drip　1 次 / 周（累积用量达到 6～8g 后视病情可改用其他口服免疫抑制药）

处方三　硫唑嘌呤每日 1～2.5mg/kg，常用剂量 50～100 mg/d

【说明】控制肾脏和神经系统病变效果不及环磷酰胺冲击疗法，常作为糖皮质激素 + 环磷酰胺诱导缓解后的维持治疗用药。不良反应包括骨髓抑制、胃肠道反应、肝功能损害等。

处方四　甲氨蝶呤 10～15mg　每周 1 次

【说明】主要用于关节炎、肌炎、浆膜炎和皮肤损害为主的 SLE，长期用药耐受性较佳。主要不良反应有胃肠道反应、口腔黏膜糜烂、肝功能损害、骨髓抑制，偶见甲氨蝶呤肺炎。

处方五　环孢素每日剂量 3～5mg/kg　分两次口服

【说明】对狼疮性肾炎有效，用药期间注意肝肾功能及高血压、高尿酸血症、高钾血症等。

（3）危重型患者治疗　如狼疮脑病、急进性肾炎、严重的自身免疫性溶血性贫血。

处方　甲泼尼龙 0.5～1.0g　iv drip　qd（连续 3～5d）

　　　或　环磷酰胺 0.4g　iv drip　1 次 / 周

　　　或　丙种球蛋白（IVIG）200～400mg/（kg・d）　iv drip　qd（连续 5 天以后每 3～4 周 1 次，维持治疗 5～6 个月）

【说明】非甾体抗炎药适用于有发热、关节炎和浆膜炎的轻型病例，有肾损害的患者应慎用。氯喹衍生物排泄缓慢，长期应用易在体内蓄积，引起视网膜退行性病变，为预防眼部病变，应定期检查眼底。肾上腺皮质激素适用于急性暴发性狼疮，或有肾、心、肺、中枢神经系统等重要脏器受累者。剂量应随病情加减，病情明显好转后开始逐渐减量，多数患者需长期用小剂量（10～15mg/d）维持。

**3. 其他方法**

血浆置换疗法，一般在多脏器损害、激素效果不明显、器质性脑病综合征、全血细胞减少及活动性肾炎等重症病例中进行；透析疗法与肾移植，适用于晚期肾损害伴肾功能衰竭者；造血干细胞移植，选择对象为难治性患者，入选有严格标准。

# 第三节　干燥综合征

干燥综合征（SS）是一种侵犯泪腺、唾液腺等外分泌腺体的慢性炎症性自身免疫病，临床除有涎腺和泪腺受损、功能下降而出现口干、眼干外，尚有其他外分泌腺及腺体外其他器官受累，血清中可出现多种自身抗体和高免疫球蛋白血症。

## 一、问诊要点

（1）询问患者关节肿胀是否为一过性，有无口干、频频饮水。

（2）有无眼干涩、异物感、泪少等症状。

（3）有无咳嗽、餐后腹胀、四肢无力、四肢末端麻木、皮肤干燥等，女性有无阴道干涩的现象。

（4）询问有无反复腮腺肿大。

（5）有无伴发热，有无牙齿片状脱落（猖獗齿）史，有无过敏性皮疹史。以往有无肝炎、肝大、肝功能损害史。

## 二、查体要点

（1）皮肤黏膜　干燥如鱼鳞病样，有结节性红斑、紫癜、雷诺现象和皮肤溃疡；阴道黏膜亦可干燥和萎缩。

（2）淋巴结　局部或全身淋巴结可肿大。

（3）口腔　舌红、干裂或溃疡，活动不便，舌系带底部无唾液积聚，咀嚼和吞咽困难。龋齿和齿龈炎常见，牙齿呈粉末状或小块破碎掉落，唇和口角干燥皲裂，有口臭。约半数患者反复发生腮腺肿大，重度时形成松鼠样脸，颌下腺亦可肿大。

（4）眼　呈干燥性角结膜炎，眼部干燥、痒痛、视力模糊，似有幕状物，畏光，角膜可浑浊，有糜烂或溃疡，小血管增生，严重时可穿孔。可合并虹膜脉络膜炎；结膜发炎；球结膜血管扩张；泪液少，少数泪腺肿大，易并发细菌、真菌和病毒感染。

（5）呼吸道　鼻黏膜腺体受侵引起鼻腔干燥，鼻痂形成，常有鼻衄和鼻中隔炎，欧氏管堵塞可发生浆液性中耳炎，传导性耳聋；咽喉干燥，有声音嘶哑，痰液稠黏，并发气管炎、支气管炎、胸膜炎、间质性肺炎和肺不张。

（6）消化道　偶见环状软骨后食管狭窄，胃、肝、脾大病例占 1/5。

（7）神经系统　各水平的神经组织可受损，中枢神经累及为 25%、周围神经为 10%～43%。前者从脑膜到脑实质和各个部位的脊髓都可受累，周围神经的部位广泛，包括神经根、轴索、髓鞘、感觉和运动支均可累及；临床表现多样，包括精神障碍、抽搐、偏盲、失语、偏瘫、截瘫、共济失调等。

（8）肌肉　表现为肌痛、肌无力，也可出现继发于肾小管酸中毒、低钾血症造成的周期性麻痹。

（9）关节　约 10% 病例累及关节，呈现肿痛，常为非侵犯性关节炎。

## 三、实验室检查和辅助检查

血常规，血沉，类风湿因子，抗核抗体，抗甲状腺球蛋白和抗胃壁细胞抗体，抗人球蛋白试验和抗线粒体抗体，泪腺功能、唾液腺检测以及组织病理检查等。

## 四、诊断和鉴别诊断

### 1. 诊断要点

（1）口腔干燥症　每日口干持续 3 个月以上，吞咽干性食物时需用水帮助，有皲裂，舌乳头萎缩，腮腺或颌下腺肿大，有压痛、发热等。下唇腺病理示淋巴细胞灶≥1 个（每 $4mm^2$ 组织）。

（2）干燥性角膜炎　眼干涩、异物感、泪少、怕光、视力下降。滤纸试验 5min 滤纸湿润长度≤5mm，泪膜破碎时间小于10s，角膜染色异常，结膜活检有灶性淋巴细胞浸润。

（3）并发症　患者常伴乏力、关节肿痛，或紫癜样皮疹，或肾小管酸中毒、周期性低血钾瘫痪、夜尿增多，或萎缩性胃炎，或中枢、周围神经病变，或慢性活动性肝炎、原发性胆汁性肝硬化，或肺间质病变，或慢性腹泻、慢性胰腺炎等。

（4）实验室检查　血清中抗 SSA 阳性，抗 SSB 阳性，抗SSB 阳性具有特异性诊断意义；RF 阳性，ESR 和 γ- 球蛋白增高较常见。

（5）唾液腺受损　唾液流率≤1.5mL/15min，或腮腺造影（+），或唾液腺放射性核素检查（+）。

（6）有下列情况要考虑 SS：不典型的关节痛，尤其是老年妇女，不符合 RA 诊断标准；近几个月或几年迅速出现龋齿或牙齿脱落；成年人反复出现化脓性感染；不明原因的高球蛋白血症；远端肾小球酸中毒，低钾软瘫；不明原因的肺间质纤维化；不明原因的肝、胆损害；慢性胰腺炎。

**2. 鉴别诊断**

与系统性红斑狼疮、类风湿关节炎、非自身免疫病的口干鉴别。

# 五、治疗

**1. 局部治疗**

（1）口腔干燥的治疗　少量多次饮水，保持口腔清洁，减少龋齿和口腔继发感染。匹罗卡品可以刺激唾液腺中尚未破坏的腺体分泌，改善口干症状。避免服用引起口干的药物（如阿托品等）。

（2）干燥性角结膜炎治疗

处方一　人工泪液　点眼　bid

处方二　0.5% 四环素眼膏　点眼　bid

【说明】可以减轻眼干症状并预防角膜损伤及感染。

**2. 全身药物治疗**

（1）激素治疗

处方　泼尼松 40～60mg　po　qd

【说明】有肺、肾、中枢神经系统累及或症状比较重的患者及病情较严重者可用激素治疗，疗程 4～6 周后渐减量，每周减 10%，至 10mg　qd 或 qod 维持。

（2）免疫抑制治疗

处方一　硫唑嘌呤 25～50mg　po　tid（疗程 3～6 个月）

处方二　甲氨蝶呤 7.5～15mg　po 或 iv qw（疗程 6～12 个月）

处方三　来氟米特 10～20mg　po　qd

处方四　环磷酰胺 0.4g　iv drip　1 次 / 周

【说明】免疫抑制药常用于器官损害病情进展迅速者，或用于糖皮质激素无效或用于减少激素用量时。硫唑嘌呤可引起血液系统不良反应，出现白细胞、血小板下降、贫血；甲氨蝶呤过量可引起皮肤、黏膜损害，长期使用产生肝损害；环磷酰胺持续用药可能致癌。

（3）肾小管酸中毒的治疗

处方一　碳酸氢钠 0.5～1.0g　po　tid

处方二　10% 枸橼酸钾 20mL　po　tid

处方三　枸橼酸合剂 20mL　po　tid

【说明】急性期纠正低钾血症的麻痹发作可静脉补钾，待病情平稳后改口服枸橼酸合剂。定期复查静脉血气和电解质，以调整药物的剂量。

（4）呼吸道干燥的治疗

处方　溴己新（必嗽平）16mg　po　tid

【说明】长期服用溴己新（必嗽平）和氨溴索（沐舒坦）等药物可以使呼吸道分泌物容易排出，避免呼吸道感染。

# 第四节　强直性脊柱炎

强直性脊柱炎（AS）是一种慢性进行性疾病，主要侵犯骶髂关节、脊柱骨突、脊柱旁软组织及外周关节，并可伴发关节外表现。严重者可发生脊柱畸形和关节强直。

## 一、问诊要点

（1）以腰背痛就诊者，应仔细询问其病程，有无反复发作的特点，疼痛部位是否以骶髂关节或臀部为主，有无半夜痛醒、翻身困难，是否有清晨腰背部发僵、活动后明显减轻，是否伴有足跟痛、胸痛，有无非对称性小关节或单关节的下肢大关节疼痛、活动障碍，是否伴有红眼症状。

（2）询问有无低热、乏力、消瘦等表现。

（3）询问家庭中有无类似病史，其父母、直系亲属中有无驼背、腰背颈强直的病史。

## 二、查体要点

骶髂关节和椎旁肌肉压痛为早期阳性体征，脊柱前屈、后伸、侧弯和转动受限，胸廓活动度降低，指地距离增加，枕墙距离＞0，单侧或双侧"4"字试验阳性。外周关节受累时有关节肿痛、活动障碍。

## 三、辅助检查或实验室检查

骶髂关节 X 线、CT 或 MRI 检查，HLA-B27 有助于本病诊断，同时做血常规、生化、血沉、C 反应蛋白、RF、免疫球蛋白等检查。

## 四、诊断和鉴别诊断

### 1. 诊断要点

① 下腰背痛的病程至少持续 3 个月，疼痛随活动改善，但休息不减轻；② 腰椎在前后和侧屈方向活动受限；③ 胸廓扩展范围小于同年龄和性别的正常值；④ 双侧骶髂关节炎 II～IV 级，或单侧骶髂关节炎 III～IV 级。如果患者具备④ 并分别附加① ～③ 条中的任何一条可确诊为强直性脊柱炎。

### 2. 鉴别诊断

（1）类风湿关节炎（RA） 类风湿关节炎则很少有骶髂关节病变；类风湿关节炎为多关节、对称性和四肢大小关节均可发病。

（2）腰椎间盘突出 腰椎间盘突出是引起腰背痛的常见原因之一。该病限于脊柱，无疲劳感、消瘦、发热等全身表现，通过

CT、MRI 或椎管造影检查可得到确诊。

（3）弥漫性特发性骨肥厚（DISH）综合征　该病发病多在50 岁以上男性，患者也有脊椎痛、僵硬感以及逐渐加重的脊柱运动受限。其临床表现和 X 线所见常与 AS 相似。但是，该病 X 线可见韧带钙化，常累及颈椎和低位胸椎，经常可见连接至少四节椎体前外侧的流注形钙化与骨化，而骶髂关节和脊椎骨突关节无侵蚀，晨起僵硬感不加重，血沉正常及 HLA-B27 阴性。

（4）骨结核　对于单侧骶髂关节病变要注意同结核或其他感染性关节炎相鉴别。

# 五、治疗

## 1. 一般治疗

AS 的治疗目的在于控制症状，防止脊柱畸形，提高生活质量。约 20% 患者在病程中发生眼色素层炎，应注意该并发症的出现。坚持运动锻炼，运动和锻炼是目前防止脊柱强直和畸形最为有效的方法。患者应每日坚持做脊柱各部分的屈伸展运动，以及扩胸运动，运动强度根据患者情况而定，应循序渐进。应保持良好的生活习惯，睡硬板床，用低枕头。

## 2. 药物治疗

（1）非甾体抗炎药

处方一　吲哚美辛 25mg　po　tid

【说明】吲哚美辛是一种吲哚醋酸衍生物，具有抗炎、解热和镇痛作用，每天 100mg 以上时易产生不良反应。不良反应有恶心、呕吐、腹泻、胃溃疡、头痛、眩晕、精神抑郁等。

处方二　布洛芬 400～600mg　po　tid

【说明】丙酸衍生物，有消炎、镇痛、解热作用；常见恶心、呕吐、胃痛等不良反应，偶见胃肠出血、皮疹、头晕、头痛、精神紧张、转氨酶升高。

处方三　洛索洛芬 60mg　po　tid

【说明】丙酸衍生物，作用同布洛芬；不良反应小，消化系统不适较多见，如腹痛、胃部不适、恶心、呕吐、食欲缺乏、便秘、烧心等，有时会出现皮疹、瘙痒、水肿、困倦、头痛、心悸等，偶见休克、急性肾功能不全、肾病综合征、间质性肺炎以及贫血、白细胞减少、血小板减少、嗜酸性粒细胞增多以及 AST、ALT、ALP 升高等。

处方四　美洛昔康 7.5～15mg　po　qd

【说明】烯醇酸类，选择性 COX-2 抑制剂；不良反应同其他非甾体抗炎药。

处方五　尼美舒利 100～200mg　po　bid

【说明】磺酰苯胺类，高度选择性抑制 COX-2；不良反应有恶心、烧心感及偶有胃痛；皮疹、头痛及眩晕少见；活动的消化性溃疡、中重度肝功能不全、重度肾功能障碍、孕妇及对本品过敏者禁用。

处方六　塞来昔布 100～200mg　po　qd 或 bid

【说明】昔布类，特异性 COX-2 抑制剂；可有头痛、失眠、眩晕等不良反应；消化道反应较其他非甾体抗炎药轻且少。

（2）改变病情药

处方一　柳氮磺吡啶 0.5g　po　bid～tid

【说明】第 1 周，0.5g，bid；第 2 周，0.5g，tid；第 3 周，1.0g，bid。可以维持 1～3 年。不良反应有皮疹，偶有骨髓抑制、胃肠道不耐受。对磺胺过敏者不宜服用。

处方二　甲氨蝶呤 7.5～15mg　po 或 iv drip　1 次/周

【说明】疗程 0.5～3 年不等，不良反应有胃肠道症状、口腔炎、皮疹、脱发，偶有骨髓抑制、肝脏毒性、肺间质病变。

处方三　沙利度胺 200mg　po　qd

【说明】多用于难治性 AS。初始剂量 50mg/d，每 10 天递增

50mg，至 200mg/d 维持。不良反应有嗜睡、口渴、白细胞下降、肝酶增高、镜下血尿及指端麻刺感等。育龄期妇女禁用。

处方四　来氟米特 10～20mg　po　qd

【说明】噁唑类衍生物，用药后 3～6 周起效，主要不良反应有腹泻、瘙痒、高血压、肝酶增高、皮疹、脱发和一过性白细胞下降等。

（3）皮质激素

处方一　泼尼松 10～30mg　qd，3 个月后减量

处方二　甲泼尼龙 40～120mg　iv drip　qd（连用 3～7 日）

处方三　复方倍他米松 7mg/1mL　肌注或外周关节腔注射或在荧光镜辅助下骶髂关节腔注射

【说明】适用于非甾体抗炎药疗效较差者；关节肿痛明显时配合其他药物做短期治疗；伴虹膜炎，心、肺损害明显者；单关节肿痛明显时局部注射。

（4）雷公藤多苷

处方　雷公藤多苷 20mg　bid 或 tid

【说明】不良反应有女性月经不调及停经、男性精子数量减少、皮疹、白细胞和血小板减少、腹痛、腹泻等。停药后可消除。

（5）青风藤制剂

处方　正清风痛宁 40～60mg　tid

【说明】青风藤制剂。不良反应有皮肤潮红、灼热、瘙痒、皮疹；偶见胃肠不适、恶心、食欲减退、头昏、头痛、多汗；少数患者发生白细胞减少和血小板减少。

**3. 生物制剂**

常用英夫利昔单抗和依那西普两种。英夫利昔单抗用法为 3～5mg/kg，静脉滴注，间隔 4 周重复 1 次，通常使用 3～6 次，本品的不良反应有感染，严重过敏反应及狼疮样病变等；依那西普用法为 25mg，皮下注射，每周 2 次，连用 4 个月，主要不良反

应为感染。

## 4. 外科手术治疗

　　当疾病晚期出现关节畸形、强直、功能障碍，如脊柱侧弯、驼背、颈椎严重受压、髋关节畸形、固定、坏死等，可行外科矫形手术，如髋关节成形，全髋、全膝关节置换，脊柱矫形手术等。

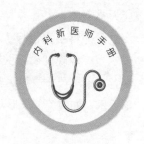

# 第九章
# 神经系统疾病

## 第一节　短暂性脑缺血发作

短暂性脑缺血发作（TIA）是指脑、脊髓或视网膜缺血所致的、未发生急性脑梗死的短暂性神经功能障碍。好发于50～70岁，男性多于女性，持续时间短暂，一般为10～15min，不超过1h，即完全恢复，不留后遗症，但可反复发作，且发生脑梗死、心肌梗死、猝死的风险很大。

### 一、问诊要点

（1）详细询问发病时缓急情况，包括局灶性脑或视网膜功能缺损症状的发病情况、持续时间以及是否完全恢复。

（2）询问有无眩晕、恶心呕吐、吞咽困难、肢体力弱、言语不利等症状。

（3）询问是否有高血压、糖尿病、冠心病等病史。

（4）询问发病后诊疗经过或反复发作情况，包括影像学检查、药物使用及疗效。

### 二、查体要点

神经系统查体注意有无神经系统定位体征。TIA通常发作持续10min至1h，症状缓解后不遗留神经功能缺损症状和体征。研究表明，缺血性症状持续 1h 的患者，只有不足 1/6 可在 24h 完全缓解。

## 三、实验室检查和辅助检查

（1）头颅 CT、MRI 检查 头颅 CT 有助于排除与 TIA 相类似的颅内病变。头颅 MRI 的阳性率更高，但是临床并不主张常规应用 MRI 进行筛查。选择性动脉导管脑血管造影是评估颅内外动脉血管病变最准确的诊断手段（金标准）。但脑血管造影价格较昂贵，且有一定的风险。

（2）超声检查 可进行颈动脉超声检查、经颅彩色多普勒超声。颈动脉超声检查应作为 TIA 患者的一个基本检查手段。常可显示动脉粥样硬化斑块。但是其对于轻中度动脉狭窄的临床价值较低，也无法辨别严重的狭窄和完全颈动脉阻塞。经颅彩色多普勒超声是发现颅内大血管狭窄的有力手段，能发现严重的颅内血管狭窄、判断侧支循环情况、进行栓子监测、在血管造影前评估血液循环的状况。

（3）常规检查 血常规、血脂、血糖、血凝试验、心电图等。检测 TIA 患者双上肢血压以除外血流动力学病因；行心电图常规检查以除外心源性原因；小于 50 岁、未发现明确病因的 TIA 患者、少见部位出现静脉血栓、有家族性血栓史的 TIA 患者应做血栓前状态的特殊检查。如发现血红蛋白、血细胞比容、血小板计数、凝血酶原时间或部分凝血酶原时间等常规检查异常，需行辅助检查或检查其他的血凝指标。

（4）颈椎检查 X 线或 CT 或 MRI 检查可发现有无颈椎病变。

（5）心脏检查 心电图、B 超、24h 动态心电图可发现有无心脏疾病如心律失常、心脏瓣膜病变等。

## 四、诊断和鉴别诊断

### 1. 诊断

（1）为短暂的、可逆的、局部的脑血液循环障碍，可反复发作，少者 1～2 次，多者数十次。

（2）可表现为颈内动脉系统或椎-基底动脉系统的症状和体征。

（3）每次发作持续时间通常在数分钟至 1h 左右，症状和体征在 24h 内完全消失。

（4）头颅影像学排除脑出血、脑梗死。

### 2. ABCD2 评分及危险分层

TIA 发病后 2～7 天内为脑卒中的高风险期，尽早启动 TIA 的评估，目前推荐以 ABCD2 评分进行危险分层（表 9-1），ABCD2 评分 0～3 分判定为低危人群；4～5 分为中危人群；6～7 分为高危人群。

表 9-1　ABCD2 评分量表

| ABCD2 评分（总分 0 ～ 7 分） | 得分 / 分 |
|---|---|
| A：年龄≥ 60 岁 | 1 |
| B：血压≥ 140/90mmHg | 1 |
| C：临床表现 | |
| 　单侧肢体无力 | 2 |
| 　有言语障碍而无肢体无力 | 1 |
| D：症状持续时间 | |
| 　≥ 60 分钟 | 2 |
| 　10 ～ 59 分钟 | 1 |
| D：糖尿病（需口服降血糖药物或应用胰岛素治疗） | 1 |
| 合计 | 7 |

**3. 鉴别诊断**

（1）局限性癫痫　是脑皮质受刺激后出现的症状，如抽搐或发麻，持续时间仅数秒至数分钟，症状常按皮质的功能区扩展。脑电图多有异常。局限性癫痫大多为症状性，辅助检查可能查到脑部局灶性病灶。

（2）梅尼埃病（Meniere disease）　表现为发作性眩晕、恶心、呕吐，与 TIA 相似，但发作时间多较长，常超过 24h，伴有耳鸣，多次发作后听力可减退。本病除有眼震外无其他神经系统体征，且发病年龄较轻。

（3）昏厥　亦为短暂性发作，但多有意识丧失而无局灶性神经功能缺失，发作时可有血压过低或心脏方面的体征。

# 五、治疗

**1. 急性期溶栓治疗**

对症状持续≥30min 者，应按急性缺血性脑卒中流程开始绿色通道评估。

**2. 非心源性 TIA 的抗栓治疗**

处方一　阿司匹林肠溶片 75～100mg　po　qd

处方二　硫酸氢氯吡格雷片 75mg　po　qd

【说明】① 发病在 24h 内，具有脑卒中高复发风险（ABCD2 评分≥4 分）的急性非心源性 TIA，应尽早给予阿司匹林联合氯吡格雷治疗 21 天。② 发病 30 天内伴有症状性颅内动脉严重狭窄（狭窄率 70%～99%）的 TIA 患者，应尽早给予阿司匹林联合氯吡格雷治疗 90 天，此后阿司匹林或氯吡格雷均可作为长期二级预防一线用药。③ 伴有主动脉弓动脉粥样硬化斑块证据的 TIA 患者，推荐抗血小板及他汀类药物治疗。

**3. 心源性栓塞性 TIA 的抗栓治疗**

处方一　低分子肝素钠 5000U　ih　q12h

处方二　华法林钠 3～6mg　po　qd

处方三　利伐沙班 15mg　po　qd

【说明】① 对伴有心房颤动（包括阵发性）的 TIA 患者，推荐使用适当剂量的华法林口服抗凝治疗，预防再发的血栓栓塞事件。华法林的目标剂量需维持 INR 在 2.0～3.0。② 新型口服抗凝剂可作为华法林的替代药物，如利伐沙班等，选择何种药物应考虑个体化因素。③ 伴有心房颤动的 TIA 患者，若不能接受口服抗凝药物治疗，推荐应用阿司匹林单药治疗。也可以选择阿司匹林联合氯吡格雷抗血小板治疗。④ 伴有急性心肌梗死的 TIA 患者，影像学检查发现左心室附壁血栓形成，推荐给予至少 3 个月的华法林口服抗凝治疗（目标 INR 值为 2.5；范围为 2.0～3.0）。⑤ 对于有风湿性二尖瓣病变但无心房颤动及其他危险因素（如颈动脉狭窄）的 TIA 患者，推荐给予华法林口服抗凝治疗（目标 INR 值为 2.5；范围为 2.0～3.0）。⑥ 对于已使用华法林抗凝治疗的风湿性二尖瓣疾病患者，发生 TIA 后，不应常规联用抗血小板治疗。但在使用足量的华法林治疗过程中仍出现缺血性脑卒中或 TIA 时，可加用阿司匹林抗血小板聚集治疗。⑦ 对于植入人工心脏瓣膜的 TIA 患者，推荐给予长期华法林口服抗凝治疗。

**4. 手术治疗**

症状性颅内动脉粥样硬化性狭窄≥70% 的 TIA，药物无效时可选择血管内介入，但选择应严格谨慎。

# 第二节　大动脉粥样硬化性脑梗死

大动脉粥样硬化性脑梗死是在脑动脉粥样硬化引起的血管壁病变的基础上，发生血栓形成、动脉 - 动脉栓塞、载体动脉病变堵塞穿支动脉或动脉远端低灌注，造成局部脑组织因血液供应中断而发生缺血、缺氧性坏死，引起相应的神经系统症状和体征。

## 一、病史采集

（1）详细询问发病时症状，如肢体麻木或活动不能、口舌歪斜、言语障碍、意识不清等。

（2）详细询问发病诱因、发病时状态及发病后病情进展或缓解情况，是突发抑或缓慢进展。

（3）询问有无高血压病、冠心病、糖尿病、血脂异常等疾病的病史或表现。

## 二、查体要点

### 1. 神经系统查体

注意高级皮质功能、十二对脑神经、肢体活动、感觉及生理、病理反射等情况。血栓形成部位不同，其临床表现为不同的神经系统局灶性功能缺失体征。

### 2. 不同动脉闭塞时的临床症状

（1）颈内动脉系统

① 颈内动脉颅外段：可完全无症状或短暂性一侧视力丧失，同侧霍纳征，对侧三偏症状（偏瘫、偏盲、偏身感觉障碍）、失语（优势半球受累）、昏迷等。

② 大脑前动脉：a. 主干闭塞发生于前交通动脉之前，因对侧代偿可无任何症状。b. 发生于前交通动脉之后可有：对侧中枢性面舌瘫及偏瘫，以面舌瘫及下肢瘫为重，可伴轻度感觉障碍；尿潴留或尿急（旁中央小叶受损）；精神障碍如淡漠、反应迟钝、欣快、始动障碍和缄默等（额极与胼胝体受累），常有强握与吸吮反射（额叶病变）；优势半球病变可见上肢失用，亦可出现 Broca 失语。c. 皮质支闭塞：对侧下肢远端为主的中枢性瘫，可伴感觉障碍（胼周和胼缘动脉闭塞）；对侧肢体短暂性共济失调、强握反射

及精神症状（眶动脉及额极动脉闭塞）。d. 深穿支闭塞：对侧中枢性面舌瘫及上肢近端轻瘫（影响内囊膝部及部分前肢）。

③ 大脑中动脉：a. 主干闭塞出现三偏症状，病灶对侧中枢性面舌瘫及偏瘫、偏身感觉障碍和偏盲或象限盲；上下肢瘫痪程度基本相等；可有不同程度的意识障碍；优势半球受累可出现失语症，非优势半球受累可见体象障碍。b. 皮质支闭塞：上分支包括至眶额部、额部、中央回、前中央回及顶前部的分支，闭塞时可出现病灶对侧偏瘫和感觉缺失，面部及上肢重于下肢，Broca 失语（优势半球）或机体象障碍（非优势半球）；下分支包括至颞极及颞枕部，颞叶前、中、后部的分支，闭塞时常出现 Wernicke 失语、命名性失语和行为障碍等，而无偏瘫。c. 深穿支闭塞：主要是豆纹动脉病变，对侧中枢性上下肢均等性偏瘫，可伴有面舌瘫，对侧偏身感觉障碍，有时可伴有对侧同向性偏盲；优势半球病变可出现皮质下失语。

（2）椎 - 基底动脉系统

① 椎动脉：主要支配延髓、小脑而出现相应的症状和体征。a. 椎动脉颅外段病变：若两侧椎动脉的粗细差别不大，一侧椎动脉病变时因其侧支循环良好，可因代偿而不引起任何症状。b. 双侧椎动脉病变约 40% 的患者呈椎动脉一过性缺血发作的表现，40% 可无严重症状，20% 左右可有严重小脑受损的症状，如共济失调、平衡障碍、肌张力减低等。c. 椎动脉主干病变常以眩晕、恶心、呕吐起病，可表现有不同程度的意识障碍，四肢弛缓性瘫痪或去大脑强直，瞳孔大小不等或为霍纳征、球麻痹等。如果双侧椎动脉完全关闭，常因生命中枢受损患者迅速死亡。d. 椎动脉颅内段上颈段脊髓前动脉闭塞出现四肢瘫。椎动脉颅内段下、中部病变主要表现为小脑后下动脉病变，即延髓背外侧综合征。临床表现为霍纳征、小脑共济失调、前庭神经、舌咽神经、迷走神经麻痹；交叉性感觉障碍等。e. 椎动脉旁正中支、脊髓前动脉病

变主要为延髓内侧综合征，或称延髓腹侧综合征，表现为病侧舌下神经周围性麻痹，对侧上下肢中枢性瘫痪。

② 基底动脉病变：a. 基底动脉主干病变即脑桥梗死，可迅速导致死亡。或闭锁综合征，是一种特殊的意识状态，主要表现为四肢瘫痪，大小便功能障碍，不能说话。患者仅能通过睁闭眼和眼球活动来表达意识。b. 中脑穿通动脉闭塞：Weber 综合征即动眼神经麻痹＋对侧瘫；Claude 综合征即同侧动眼神经麻痹＋对侧肢体共济失调（累及红核）。c. 脑桥支闭塞（旁正中动脉）即脑桥腹外侧综合征，又称 Millard-Gubler 综合征，表现为展神经、面神经麻痹＋对侧瘫；脑桥旁正中综合征又称 Foville 综合征，表现为周围性面瘫＋对侧瘫＋同侧凝视麻痹。d. 小脑前下动脉病变：病侧小脑性共济失调、神经性耳聋、周围性面神经麻痹、局部触觉障碍、霍纳征，对侧上下肢及躯干的痛温觉障碍。e. 小脑上动脉病变：小脑症状如眩晕、恶心、呕吐、眼球震颤、言语不清和共济失调，病侧霍纳征，病变对侧偏身感觉障碍，听力减退。f. 大脑后动脉病变：主干闭塞时双侧同向性偏盲，伴有黄斑回避现象（黄斑视力保存），皮质盲或失读、失用、感觉性失语症等。深支病变时出现丘脑综合征（丘脑膝状体动脉闭塞），病变对侧弛缓型一过性偏瘫或轻偏瘫、深浅感觉障碍、面部表情运动障碍、丘脑性疼痛（烧灼样痛，伴情绪反应）、舞蹈徐动症、共济失调。皮质支病变如为一侧病损，则表现为病变对侧的同向偏盲、象限盲，视动性眼球震颤，视幻觉及枕叶性癫痫发作等。如双侧枕叶受损，可出现皮质盲及各种视觉失认症，或颞叶综合征即临床表现为各种记忆障碍，如一过性遗忘综合征及精神症状等。

## 三、实验室检查和辅助检查

（1）实验室常规检查　血常规、凝血功能、血糖、血脂、肾功能、电解质、同型半胱氨酸等有利于发现脑梗死危险因素。

（2）颅脑 CT 颅脑 CT 多数脑梗死病例于发病后 24h 内 CT 不显示密度变化，24～48h 后逐渐显示与闭塞血管供血区一致的低密度梗死灶，如梗死灶体积较大则可有占位效应。出血性脑梗死呈混杂密度改变。如病灶较小，或脑干、小脑梗死 CT 检查可不显示。值得注意的是，病后 2～3 周（亚急性期）梗死区处于吸收期，此时因水肿消失及吞噬细胞的授润病灶可与脑组织等密度，导致 CT 上不能见到病灶，称"模糊效应"，需强化方可显示。

（3）头颅 MRI 脑梗死数小时内，MRI 示病灶区即有 MR 信号改变，与 CT 相比，MRI 显示病灶早，早期病灶检出率为 95%。功能性 MRI 如弥散加权 MRI 可于缺血早期发现病变，发病后半小时即可显示长 T1 长 T2 梗死灶。

（4）血管造影（DSA 或 MRA） 可发现血管狭窄和闭塞的部位，可显示动脉炎、脑底异常血管网、动脉瘤和血管畸形等。

（5）其他 彩色多普勒超声检查（TCD）可发现颈动脉及颈内动脉的狭窄、动脉粥样硬化斑或血栓形成。超声心动图检查有助于发现心脏附壁血栓、心房黏液瘤和二尖瓣脱垂。脑电图、脑电地形图、脑超声检查等已很少在脑梗死的诊断中应用。虽然 SPECT 能早期显示脑梗死的部位、程度和局部脑血流改变，PET 能显示脑梗死灶的局部脑血流、氧代谢及葡萄糖代谢，并监测缺血半暗带及对远隔部位代谢的影响，但由于费用昂贵，难以在脑梗死诊断中广泛应用。

## 四、诊断和鉴别诊断

### 1. 诊断要点

（1）中年以上的患者有高血压及动脉硬化病史。

（2）常于安静状态下发病。

（3）急性起病，多逐渐进展或呈阶段性进展。

（4）一般发病后意识清楚或轻度障碍。

（5）有颈内动脉系统和（或）椎 - 基底动脉系统中某一动脉供血区神经功能损伤的症状和体征。

（6）CT 或 MRI 检查提示梗死灶。

**2. 临床分型**

（1）完全性卒中 指起病 6h 内病情即达到高峰者，常为完全性偏瘫，病情一般较严重，甚至昏迷。

（2）进展性卒中 局限性脑缺血症状逐渐进展，呈阶梯式加重，可持续 6h 至数天。

（3）可逆性缺血性神经功能缺损（RIND） 缺血后出现的神经症状较轻，持续 24h 以上，但可于 3 周内恢复，不留后遗症。

**3. 鉴别诊断**

脑血栓形成需要与脑栓塞、脑出血、蛛网膜下腔出血相鉴别。具体见表 9-2。

表 9-2 常见脑血管病鉴别诊断

| 鉴别点 | 缺血性脑血管病 | | 出血性脑血管病 | |
| --- | --- | --- | --- | --- |
| | 大动脉粥样硬化性脑梗死 | 脑栓塞 | 脑出血 | 蛛网膜下腔出血 |
| 发病年龄 | 老年人多见（60 岁以上） | 青壮年多见 | 中老年多见（50～60 岁） | 各年龄组均见，青壮年多见 |
| 常见病因 | 动脉粥样硬化 | 各种心脏病 | 高血压及动脉硬化 | 动脉瘤、血管畸形 |
| TIA 病史 | 较多见 | 少见 | 少见 | 无 |
| 起病时状态 | 多在静态时 | 不定，多由静态到动态时 | 多在动态时 | 多在动态时 |
| 起病缓急 | 较缓（以时、日计） | 最急（以秒、分计） | 急（以分、时计） | 急骤（以分计） |
| 意识障碍 | 无或轻度 | 少见，短暂 | 多见，持续 | 少见，短暂 |
| 头痛 | 多无 | 少有 | 多有 | 剧烈 |
| 呕吐 | 少见 | 少见 | 多见 | 最多见 |

| 鉴别点 | 缺血性脑血管病 | | 出血性脑血管病 | |
|---|---|---|---|---|
| | 大动脉粥样硬化性脑梗死 | 脑栓塞 | 脑出血 | 蛛网膜下腔出血 |
| 血压 | 正常或增高 | 多正常 | 明显增高 | 正常或增高 |
| 瞳孔 | 多正常 | 多正常 | 患侧有时大 | 多正常 |
| 眼底 | 动脉硬化 | 可见动脉栓塞 | 动脉硬化，可见视网膜出血 | 可见玻璃体膜下出血 |
| 偏瘫 | 多见 | 多见 | 多见 | 无 |
| 脑膜刺激征 | 无 | 无 | 可有 | 明显 |
| 脑脊液 | 多正常 | 多正常 | 压力增高，含血 | 压力增高、血性 |
| CT检查 | 脑内低密度灶 | 脑内低密度灶 | 脑内高密度灶 | 蛛网膜下腔高密度影 |

# 五、治疗

## 1. 急性期治疗

重视超早期（<6h）和急性期的处理，注意对患者进行整体化综合治疗和个体化治疗相结合。针对不同病情、不同发病时间及不同病因，采取有针对性的措施。总的来说，急性期治疗主要是通过两个途径实现的，即溶栓和脑保护治疗。

（1）一般治疗　注意皮肤、口腔及尿道护理，避免压疮、尿路感染；保持呼吸道通畅，对于有意识障碍的患者，应给予气道的支持及辅助通气；尽量增加患者活动，避免发生深静脉血栓和肺栓塞；急性期尤其注意血压、血糖、电解质、应激性溃疡等问题的处理。

① 血压管理：取决于血压升高的程度及患者的整体情况。如收缩压小于180mmHg或舒张压小于110mmHg，不需要降压治疗，以免加重脑缺血。如收缩压大于220mmHg或舒张压大于120mmHg，则应给予缓慢降压治疗，并严密观察血压变化，防止

血压降得过低。

② 血糖管理：脑卒中急性期血糖升高可能是原有糖尿病的表现或是应激反应。高血糖和低血糖都能加重缺血性脑损伤，导致患者预后不良。当血糖高于 11.1mmol/L，应立即给予胰岛素治疗，将血糖控制在 7.8～10.0mmol/L。

③ 注意水、电解质平衡：积极纠正水电解质紊乱。主要有低钾血症、低钠血症和高钠血症。对患者进行常规水、电解质监测，进行脱水治疗或有意识障碍的患者，尤其应注意水盐平衡。

（2）溶栓治疗

处方一　阿替普酶 0.9mg/kg　先静推 10%，剩余的 90% 在 1h 内泵完

处方二　生理盐水注射液 100mL　尿激酶 50 万～150 万 U ｜ iv drip（1h 内滴完）

【说明】急性脑梗死溶栓治疗的目的是挽救缺血半暗带，通过溶解血栓，使闭塞的脑动脉再通，恢复梗死区的血液供应，防止缺血脑组织发生不可逆性损伤。溶栓治疗的时机是影响疗效的关键，并应严格掌握适应证和禁忌证。

适应证：① 年龄 18～80 岁；② 发病 4.5h 内（rt-PA）或 6h 内（尿激酶）以内；③ 脑功能损害的体征持续存在超过 1h，且比较严重；④ 脑 CT 已排除颅内出血，且无早期大面积脑梗死影像学改变；⑤ 患者或家属签署知情同意书。

禁忌证：① 既往有颅内出血，包括可疑蛛网膜下腔出血；近 3 个月有头颅外伤史；近 3 周内有胃肠或泌尿系统出血；近 2 周内进行过大的外科手术；近 1 周内有不可压迫部位的动脉穿刺；② 近 3 个月有脑梗死或心肌梗死史，但不包括陈旧小腔梗而未遗留神经功能体征；③ 严重心、肾、肝功能不全或严重糖尿病者；④ 体检发现有活动性出血或外伤（如骨折）的证据；⑤ 已口服抗凝血药，且 INR＞1.5；48h 内接受过肝素治疗（APTT 超出正常

范围）；⑥ 血小板计数＜$100\times10^{9}$/L，血糖＜2.7mmol/L；⑦ 血压，收缩压＞180mmHg 或舒张压＞100mmHg；⑧ 妊娠；⑨ 不合作。

尿激酶为酶类溶血栓药，其本身不与纤维蛋白原结合，而是直接作用于血块表面的纤溶酶原，从而使纤维蛋白凝块中凝血因子Ⅰ、Ⅴ和Ⅷ降解，并分解与凝血有关的纤维蛋白堆积物。本品对新鲜血栓疗效较好。

（3）抗血小板聚集

处方一　阿司匹林肠溶片 75～300mg　po　qd

处方二　硫酸氢氯吡格雷片 75mg　po　qd

（4）抗凝治疗

处方一　低分子肝素钠 5000U　ih　q12h

处方二　华法林钠 3～6mg　po　qd

处方三　利伐沙班 15～20mg　qd

（5）脑保护治疗

处方一　丁苯酞氯化钠注射液 25mg　bid

处方二　生理盐水注射液 100mL<br>胞磷胆碱 0.5g　iv drip　qd

处方三　生理盐水注射液 250mL<br>依达拉奉 30mg　iv drip　qd

**【说明】**依达拉奉对肾功能不全、大于 80 岁者慎用。

（6）降颅压治疗

处方一　20% 甘露醇 125mL　iv drip　q6～8h

处方二　10% 甘油果糖 250mL　iv drip　q8～12h

处方三　呋塞米注射液 20mg　iv q6～8h

处方四　10% 人血白蛋白 50mL　iv drip　qd

**【说明】**大面积脑梗死时有明显的颅内压升高，应进行脱水降颅内压治疗。脑水肿发生在脑梗死最初的 24～48h 内，水肿高峰期为发病后 3～5 天，甘露醇是最常使用的脱水药，其渗透压约为血浆的 4 倍，用药后血浆渗透压明显增高，使脑组织的水分迅速进入血液中，经肾脏排出，大约 8g 甘露醇带出 100mL 水分，可以快速降低颅内压，一般用药后 10min 开始利尿，2～3h 作用达高峰，维持 4～6h，有反跳现象。可用 20% 甘露醇 125～250mL 快速静脉滴注，6～8h 1 次。一般情况应用 5～7 天为宜。颅内压增高明显或有脑疝形成时，可加大剂量，快速静推，使用时间也可延长；呋塞米与甘露醇交替使用可减轻二者的不良反应，但不能用在长期治疗中，并应监测电解质。

甘油果糖是高渗脱水药，其渗透压约相当于血浆的 7 倍，起效时间较慢，约 30min，但持续时间较长，为 6～12h。脱水作用温和，一般无反跳现象，并可提供一定的热量，肾功能不全者也可考虑使用。应注意脱水药物使用量过大、持续时间过长，易出现严重不良反应，如肾损害、水电解质紊乱。

呋塞米为强效髓袢利尿药，能增加水电解质的排泄。主要通过抑制肾小管髓袢对 NaCl 的主动重吸收，使管腔液 $Na^+$、$Cl^-$ 浓度升高，而髓质间液 $Na^+$、$Cl^-$ 浓度降低，从而渗透压梯度差降低，肾小管浓缩功能下降，导致水、$Na^+$、$Cl^-$ 排泄增多。由于 $Na^+$ 重吸收减少，远端小管 $Na^+$ 浓度升高，促进 $Na^+$-$K^+$、$Na^+$-$H^+$ 交换增加，$K^+$-$H^+$ 排出增多。本品常见不良反应为水电解质紊乱、直立性低血压、休克、食欲减退、恶心、呕吐等。

白蛋白分子量较高，透过血管内膜的速度较慢，因此使白蛋白的胶体渗透压与毛细血管的静水压相抗衡，以此来维持正常与恒定的血浆容量。在血液循环中，1g 白蛋白可增加 18mL 水分，故每 5g 白蛋白增加循环内水分的能力约相当于 100mL 血浆或 200mL 全血的功能。本品使用中需注意滴速不宜过快，防止因过快的增加血容量会导致急性循环负荷增加或导致肺水肿。

（7）中药治疗

处方一　生理盐水注射液 250mL ｜ iv drip　qd
　　　　血栓通注射液 0.5g

处方二　　生理盐水注射液 250mL

　　　　　　丹红注射液 20mL

iv drip　qd

【说明】中医中药在辨证论治指导下施治于缺血性卒中患者，对于治疗患者中枢性高热、便秘、应激性溃疡等有确切疗效。治疗原则主要是活血化瘀、通经活络。血栓通注射液是三七制剂，丹红注射液是丹参、红花复合制剂。

（8）介入治疗　颈动脉内膜切除术对颈动脉狭窄超过 70% 的患者治疗有效。介入性治疗包括颅内外血管经皮腔内血管成形术及血管内支架置入等，其与溶栓治疗的结合已经越来越受到重视。

（9）绿色通道和卒中单元（SU）　脑卒中绿色通道包括医院 24h 内均能进行头部 CT、MRI 检查，与凝血化验有关的检查可在 30min 内完成并回报结果及诊疗费用的保证等，尽量为急性期溶栓、神经保护治疗赢得时间。卒中单元是一种脑血管病的管理模式，指在卒中病房内，由神经专科医生、物理治疗师、语言康复师、心理治疗师及专业护理人员等组成，对患者进行药物治疗、肢体康复、语言训练、心理康复和健康教育等全面治疗。

**2. 手术及血管内介入治疗**

（1）根据患者脑血管造影后的具体情况选择手术方式，如颈动脉内膜切除术、颅内外动脉吻合术对急性脑梗死患者有一定的疗效。开颅减压术对大面积脑梗死和小脑梗死者出现脑疝时的抢救有一定价值。

（2）对无症状性颈动脉狭窄患者一般不推荐手术治疗或血管内介入治疗，首选阿司匹林等抗血小板药和他汀类药物治疗。中重度血管狭窄 >70% 者，可行血管内介入治疗，也可采用 DSA 监视下介入动脉溶栓，这是根除病因、防止复发的有效方法，其与溶栓治疗的结合已经越来越受到重视。

**3. 恢复期治疗**

（1）康复治疗　应尽早进行康复治疗。只要患者意识清楚，生命体征平稳，病情不再进展，48h 后即可进行康复。康复的目标是减轻脑卒中引起的功能缺损，提高患者的生活质量。

（2）脑血管病的二级预防　积极处理各项可进行干预的脑卒中危险因素，应用抗血小板聚集药物可降低脑卒中复发的危险性。

# 第三节　脑出血

脑出血（ICH）是指原发性非外伤性脑实质内出血，也称自发性脑出血。本病发病率为 60~80 人/（10 万·年），占急性脑血管病的 20%～30%。急性期病死率为 30%～40%，是急性脑血管病中死亡率最高的。脑出血中，大脑半球出血约占 80%，脑干和小脑出血约占 20%。

## 一、问诊要点

（1）详细询问起病时的情况，是否为活动或情绪激动时突然发病；有无用力、激动紧张、不规律服用抗高血压药物、天气变化等诱发因素。

（2）有无头痛、恶心、呕吐、肢体瘫痪、意识障碍和大小便失禁等典型症状，发病后症状在数分钟至数小时内达到高峰。

（3）询问以往有无高血压史，治疗用药及效果如何，发病时血压水平如何。

（4）询问有无脑动静脉畸形、血液病（包括白血病、血小板减少性紫癜、血友病、镰状细胞贫血）、梗死后出血、脑淀粉样血管病、烟雾病、脑动脉炎、抗凝或溶栓治疗、原发性或转移性脑肿瘤破坏血管等。

（5）询问有无中毒（包括 CO 中毒、酒精中毒、镇静催眠药中毒等）情况和某些系统性疾病（糖尿病、肝硬化、尿毒症等）

病史。

## 二、体格检查

（1）神经系统查体 注意意识状态、瞳孔反应、语言以及肢体活动、感觉及生理、病理反射等情况。可进行神经功能缺损评分，见表 9-3。

表 9-3　Glasgow Coma Scale（GCS）

| 项目 | 评分 / 分 | | | | | |
|---|---|---|---|---|---|---|
| | 6 | 5 | 4 | 3 | 2 | 1 |
| 睁眼（E） | | | 自己睁眼 | 呼叫时睁眼 | 疼痛刺激时睁眼 | 任何刺激不睁眼 |
| 言语反应（V） | | 正常 | 有错语 | 词不达意 | 不能理解 | 无语言 |
| 非偏瘫侧运动反应（M） | 正常（服从命令） | 疼痛时能拨开医生的手 | 疼痛时逃避反应 | 疼痛时呈屈曲状态 | 疼痛时呈伸展状态 | 无运动 |

注：评定时间2min。≥13分为轻度损伤，9～12分为中度损伤，≤8分为严重损伤。

（2）常规检查 血压、心率、心律、体温等。

## 三、实验室检查和辅助检查

（1）头颅 CT 是确诊脑出血的首选检查方法。早期血肿在 CT 上表现为圆形或椭圆形的高密度影，边界清楚。CT 可准确显示出血的部位、大小、脑水肿情况及是否破入脑室等，有助于指导治疗和判断预后。

（2）头颅磁共振 对于幕上出血的诊断价值不如 CT，对幕下出血的检出率优于 CT。MRI 的表现主要取决于血肿所含血红蛋白量的变化，MRI 更易发现脑血管畸形、肿瘤及血管瘤等病变。

（3）脑血管造影 MRA、CTA、DSA 等可显示脑血管的位置、形态及分布等，并易于发现脑动脉瘤、脑血管畸形及烟雾病等脑出血病因。

（4）脑脊液检查　无条件进行头颅 CT 等影像学检查时，对病情不十分严重，无明显颅内压增高的患者可进行腰穿。脑出血时脑脊液压力常增高，呈均匀血性。但是，如病情危重，有脑疝形成或小脑出血时，应禁忌行腰穿检查。

（5）进行血常规、尿常规、血凝试验、血糖、血脂、电解质及心电图等，有助于了解患者全身状况。

## 四、诊断和鉴别诊断

### 1. 诊断要点

（1）常于体力活动或情绪激动时发病。

（2）发作时常有反复呕吐、头痛和血压升高。

（3）病情进展迅速，常出现意识障碍、偏瘫和其他神经系统局灶症状。

（4）多有高血压病史。

（5）CT 表现为高密度影。

（6）腰穿脑脊液多含血和压力增高（其中 20% 左右可不含血）。

### 2. 各部位出血的临床诊断要点

（1）壳核出血　是最常见的脑出血，占 50%～60%，出血经常波及内囊。主要诊断要点为：对侧肢体偏瘫，优势半球出血常出现失语；对侧肢体感觉障碍，主要是痛觉、温觉减退；对侧偏盲；凝视麻痹，呈双眼持续性向出血侧凝视；尚可出现失用、体像障碍、记忆力和计算力障碍、意识障碍等。

（2）丘脑出血　约占 20%。主要诊断要点为：丘脑性感觉障碍，对侧半身深感觉、浅感觉减退，感觉过敏或自发性疼痛；运动障碍，出血侵及内囊可出现对侧肢体瘫痪，多为下肢重于上肢；丘脑性失语，言语缓慢而不清、重复言语、发音困难、复述差，朗读正常；丘脑性痴呆，记忆力减退、计算力下降、情感障碍、人格改变；眼球运动障碍，眼球向上注视麻痹，常向内下方凝视。

（3）脑干出血　约占 10%，绝大多数为脑桥出血，偶见中脑出血，延髓出血极为罕见。

① 中脑出血：突然出现复视、眼睑下垂；一侧或两侧瞳孔扩大、眼球不同轴、水平或垂直眼震、同侧肢体共济失调，也可表现 Weber 综合征或 Benedikt 综合征；严重者很快出现意识障碍、去大脑强直。

② 脑桥出血：突然头痛、呕吐、眩晕、复视、眼球不同轴、交叉性瘫痪或偏瘫、四肢瘫等。出血量较大时，患者很快进入意识障碍、针尖样瞳孔、去大脑强直、呼吸障碍，多迅速死亡，并可伴有高热、大汗、应激性溃疡等；出血量较少时可表现为一些典型的综合征，如 Foville、Millard-Gubler 和闭锁综合征等。

③ 延髓出血：突然意识障碍，血压下降，呼吸节律不规则，心律失常，继而死亡；轻者可表现为不典型的 Wallenberg 综合征。

（4）小脑出血　约占 10%。主要诊断要点为：突发眩晕、呕吐、后头部疼痛，无偏瘫；眼震、站立和步态不稳、肢体共济失调、肌张力降低及颈项强直；头颅 CT 示小脑半球或蚓部高密度影及第四脑室、脑干受压。

（5）脑叶出血　占 5%～10%。

① 额叶出血：前额痛、呕吐、痫性发作较多见；对侧偏瘫、精神障碍；优势半球出血时可出现运动性失语。

② 顶叶出血：偏瘫较轻，偏侧感觉障碍显著；对侧下象限盲；优势半球出血时可出现混合性失语。

③ 颞叶出血：表现为对侧中枢性面舌瘫及上肢为主的瘫痪；对侧上象限盲；优势半球出血时可出现感觉性失语或混合性失语；可有颞叶癫痫、幻嗅、幻视。

④ 枕叶出血：对侧同向性偏盲，并有黄斑回避现象，可有一

过性黑矇和视物变形；多无肢体瘫痪。

（6）脑室出血　占3%～5%。主要诊断要点为：突然头痛、呕吐，迅速进入昏迷或昏迷逐渐加深；双侧瞳孔缩小，四肢肌张力增高，病理反射阳性，早期出现去大脑强直，脑膜刺激征阳性；常出现丘脑下部受损的症状及体征，如上消化道出血、中枢性高热、大汗、应激性溃疡、急性肺水肿、血糖增高、尿崩症等；脑脊液压力增高，呈血性；轻者仅表现头痛、呕吐、脑膜刺激征阳性，无局限性神经体征。临床上易误诊为蛛网膜下腔出血，需通过头颅CT扫描来确定诊断。

**3. 血量的估算**

临床可采用简便易行的多田氏公式，根据CT影像估算出血量。方法如下。

$$出血量 = 0.5 \times 最大面积长轴（cm）\times$$
$$最大面积短轴（cm）\times 层面数$$

**4. 鉴别诊断**

（1）与其他脑血管病鉴别　如脑梗死、蛛网膜下腔出血，根据发病过程、症状、体征及影像学检查确诊。脑梗死的原因是由于脑组织缺血造成，常见病因是脑动脉粥样硬化，起病一般较缓，出现轻度的意识障碍，血压稍有升高，可见CT出现脑内低密度病灶。老年人脑叶出血若无高血压及其他原因，多为淀粉样脑血管病变所致；动脉瘤、动静脉畸形等引起者，头颅CT、MRI、MRA及DSA检查常有相应发现。

（2）颅内占位病变、颅脑外伤、脑膜炎等疾病　根据发病急缓程度，外伤史、发烧等其他临床表现以及CT、MRI、脑脊液等检查做出诊断。脑内原发性肿瘤可出现脑出血相类似的症状，常表现在慢性病程中出现急性加重，如头痛、呕吐及肢体症状等，增强的影像学检查可有助于诊断。

（3）其他原因　昏迷患者应与一氧化碳中毒、肝昏迷、尿毒症、低血糖等引起的意识障碍相鉴别。主要详细询问病史、体征以及 CT、脑脊液等检查。血液系统疾病如白血病、血小板减少性紫癜、再生障碍性贫血等，可以出现颅内出血，当怀疑有这些原因的时候需要仔细检查，排除其他原因引起的类似症状。

## 五、治疗

### 1. 急性期治疗

（1）一般治疗　安静休息，一般应卧床休息 2～4 周。进行体温、血压、呼吸和心电监护，注意维持水、电解质平衡，加强营养。保持呼吸道通畅，昏迷患者应将头歪向一侧，以利于口腔、气道分泌物及呕吐物流出，并可防止舌根后坠阻塞气道，随时吸出口腔分泌物和呕吐物，必要时行气管切开。昏迷或有吞咽困难者在发病后 2～3 天应鼻饲饮食。过度烦躁者可适量应用镇静药，便秘患者可选用缓泻剂。留置导尿患者应进行膀胱冲洗。加强皮肤护理，定期翻身，预防压疮。

（2）降低颅内压

处方一　20% 甘露醇 125mL　iv drip　q4～6h

处方二　10% 甘油果糖 250mL　iv drip　q8～12h

处方三　呋塞米注射液 20mg　iv q6～8h

处方四　10% 人血白蛋白 50mL　iv drip　qd

【说明】脑出血水肿高峰期为发病后的 3～5 天，应用上述药物的主要目的是减轻脑水肿，降低颅内压，防止脑疝形成。

（3）调控血压

处方一　缬沙坦胶囊 80mg　po　qd

处方二　硝苯地平缓释片 10mg　po　bid

【说明】应在脱水、降颅压治疗的基础上，根据血压水平进行调控。若收缩压≥200mmHg 和（或）舒张压≥110mmHg，应降压治疗，若收缩压<180mmHg 和（或）舒张压<105mmHg，不

必使用抗高血压药。使血压维持在略高于发病前水平，并且降压幅度不宜过大，防止因血压下降过快而造成脑的低灌注，加重脑损害，并应避免使用强抗高血压药，如利血平等。血压过低患者应使用升压药，以保持脑灌注压。缬沙坦胶囊常见不良反应有头痛、头晕、水肿、无力等。硝苯地平缓释片常见不良反应有面部潮红、心悸、踝部水肿等。

（4）亚低温治疗　是辅助治疗脑出血的一种方法，能够减轻脑水肿，减少自由基产生，促进神经功能缺损恢复，改善患者预后，且无不良反应，安全有效。局部亚低温治疗实施越早，效果越好，建议在脑出血发病 6h 内给予低温治疗，治疗时间应至少持续 48～72h。

（5）并发症防治

处方一　雷尼替丁 150mg　po　qd～bid

处方二　奥美拉唑 20～40mg　po 或 iv qd

处方三　氢氧化铝凝胶 10～15mL　po　qid

处方四　去甲肾上腺素 4～8mg 加冷生理盐水 80～100mL
　　　　　po　qid

处方五　地西泮 10～20mg 或苯妥英钠 15～20mg/kg　po

【说明】合并意识障碍的老年患者易并发肺部感染，或因尿潴留或导尿等易合并尿路感染，可给予预防性抗生素治疗，可根据经验或痰培养、尿培养及药物敏感试验结果选用抗生素。消化道出血预防可用 $H_2$ 受体拮抗药，如西咪替丁、雷尼替丁、奥美拉唑；并可用氢氧化铝凝胶口服；一旦出血应按上消化道出血的常规进行治疗，可应用止血药，如去甲肾上腺素加冷盐水中口服、云南白药口服；若内科保守治疗无效可在内镜直视下止血；应防止呕血时引起窒息，同时应补液或输血以维持血容量。痫性发作以全面性发作为主，频繁发作者可静脉缓慢推注地西泮或苯妥英钠控制发作，不需长期治疗；中枢性高热宜先行物理降温，效果不佳者可用多巴胺能受体激动药如溴隐亭，也可用硝苯呋海因等。下肢深静脉血栓形成表现为肢体进行性水肿及发硬，勤翻身、被动活动或抬高瘫痪肢体可预防。一旦发生，应进行肢体静脉血流图检查，并给予肝素静脉滴注或低分子肝素皮下注射。

**2. 外科治疗**

脑出血的外科治疗对挽救重症患者的生命及促进神经功能恢复有益。应根据出血部位、病因、出血量及患者年龄、意识状态、全身状况决定。

（1）颅内压监测　目标颅内压 <20mmHg，脑灌注压 50～70mmHg。

（2）脑室穿刺外引流　挽救因脑积水出现意识变化患者的生命。

（3）血肿清除术

① 幕上出血：早期血肿清除术没有明确的优势。对于病情恶化的患者可考虑幕上血肿清除术以挽救生命。

② 幕下出血（小脑或脑干）：如伴神经功能进行性恶化／脑干受压，应尽快行血肿清除术。

（4）个体化综合考虑脑出血与原发病关系　危及生命的继发性脑出血，可考虑手术治疗。手术清除血肿的同时，应根据挽救患者生命和去除原发病因的相对风险和获益对治疗策略进行权衡。

（5）去骨瓣减压　联合／不联合血肿清除术可能降低患者的死亡率。

（6）影像引导血肿抽吸及内镜下血肿清除　影像引导下血肿抽吸联合 rt-PA 可能是安全和有效的。影像引导的内镜血肿清除术可能是安全和有效的。不同等级的医疗单位可根据本单位具备的医疗设施和经验选择手术方式。对单纯性基底节出血，使用微侵袭抽吸引流术可能是有效的。微创治疗应尽可能清除血肿，使治疗结束时残余血肿体积≤15mL。

**3. 康复治疗**

只要患者的生命体征平稳、病情稳定、停止进展，康复治疗宜尽早进行。早期康复治疗对恢复患者的神经功能，提高生活质量会大有裨益。并应针对患者可能发生的抑郁情绪，及时给予药物治疗和心理支持，如氟西汀 10～20mg 口服，每日 1 次。

# 第四节　蛛网膜下腔出血

蛛网膜下腔出血（SAH）是指脑底部或脑表面血管破裂后，血液流入蛛网膜下腔引起相应临床症状的一种脑卒中。蛛网膜下腔出血占所有脑卒中的 5%～10%，发病率为 6～20 人 /（10万·年）。可见于各年龄段，青壮年更常见，男女均可发病，女性多于男性。约 10% 患者在接受治疗前死亡，30 天内病死率约为 25% 或更高。再出血病死率约为 50%，2 周内再出血率为 20%～25%，6 个月后的年复发率为 2%～4%。动脉瘤性 SAH 较非动脉瘤性 SAH 预后差。

## 一、问诊要点

（1）详细询问起病情况，是否为活动或情绪激动时突然发病。

（2）询问有无剧烈头痛、呕吐、意识障碍、抽搐发作、精神症状等表现。

（3）询问既往有无动脉瘤、血管畸形、血管炎、血液病、颅内肿瘤、凝血障碍性疾病等病史，有无使用抗凝血药物史。

## 二、查体要点

（1）神经系统查体　脑膜刺激征阳性，表现为颈项强直，Kernig 征和 Brudzinski 征阳性；局灶性神经功能缺损的表现，如脑神经麻痹、偏瘫、偏身感觉障碍，甚至四肢瘫痪。

（2）眼底检查　15%可见玻璃体后片状出血，10%～20%可见视盘水肿。

## 三、实验室检查和辅助检查

（1）头颅CT　是诊断SAH的首选方法，CT对于SAH诊断的敏感性在24h内为90%～95%，3天为80%，1周为50%。如位于颈内动脉段常是鞍上池不对称积血；大脑中动脉段多见外侧裂积血；前交通动脉段则是前间裂基底部积血；而出血在脚间池和环池，一般无动脉瘤。动态CT检查有助于了解出血的吸收情况、有无再出血、继发脑梗死、脑积水及其程度等。

（2）头颅MRI　当病后1～2周，CT不能提供SAH的证据时，MRI可作为诊断SAH和了解破裂动脉瘤部位的一种重要方法。

（3）脑脊液（CSF）检查　通常CT检查已确诊者，腰穿不作为临床常规检查。若出血量少或者起病时间较长，CT检查无阳性发现，但临床可疑下腔出血则需要进行腰穿检查CSF。SAH的特征性表现是，脑脊液呈均匀一致血性，压力增高。镜检可见大量红细胞及皱缩红细胞，约1周后破坏消失，脑脊液黄变，发病数小时后非炎症性白细胞出现；生化检查蛋白偏高，糖及氯化物正常。以上改变均于3～4周后恢复正常。

（4）脑血管影像学检查　① 脑血管造影（DSA）：是诊断颅内动脉瘤最有价值的方法，可以清楚显示动脉瘤的位置、大小、与载瘤动脉的关系、有无血管痉挛等，以及血管畸形和烟雾病。条件具备、病情许可时应争取尽早行全脑DSA检查以确定出血原因和决定治疗方法、判断预后。造影时机宜避开脑血管痉挛和再出血的高峰期，一般以出血3天内或3～4周后进行为宜。② CT血管成像（CTA）和MR血管成像（MRA）：主要用于动脉瘤患者的随访以及急性期不能耐受DSA检查的患者。

（5）经颅超声多普勒（TCD） 是动态检测颅内主要动脉流速，是及时发现脑血管痉挛（CVS）倾向和痉挛程度的方法。

（6）实验室检查 血常规、凝血功能、肝功能、免疫学检查、血生化检查等可能正常。

## 四、诊断和鉴别诊断

### 1. 诊断

SAH 的临床表现主要取决于出血量、积血部位、脑脊液循环受损程度等。

（1）诊断要点

① 起病形式：多在情绪激动或用力等情况下急骤发病。

② 主要症状：突然发生的剧烈头痛，持续不能缓解或进行性加重，恶心、呕吐，可有短暂的意识障碍及烦躁、谵妄等精神症状，少数出现癫痫发作。

③ 主要体征：脑膜刺激征明显，眼底可见玻璃体积血，少数可有局灶性神经功能缺损的征象，如轻偏瘫、失语、动眼神经麻痹等。

（2）临床分级

① 一般采用 Hunt 和 Hess 分级法对动脉瘤性 SAH 的临床状态进行分级及选择手术时机判断预后，见表 9-4。

表 9-4 Hunt 和 Hess 分级法

| 分级 | 标准 |
|---|---|
| 0 级 | 未破裂动脉瘤 |
| I 级 | 无症状或轻微头痛 |
| II 级 | 中重度头痛、脑膜刺激征、脑神经麻痹 |
| III 级 | 嗜睡、意识混浊、轻度局灶神经体征 |
| IV 级 | 昏迷、中或重度偏瘫、有早期去脑强直或自主神经功能紊乱 |
| V 级 | 深昏迷、去大脑强直、濒死状态 |

② 根据格拉斯哥昏迷评分（GSC）和有无运动障碍制定的世界神经外科联盟（WFNS）分级也广泛应用于临床，见表 9-5。

表 9-5　WFNS 分级法

| 分级 | GCS 评分 / 分 | 有无运动障碍 |
|---|---|---|
| Ⅰ级 | 15 | 无 |
| Ⅱ级 | 14 ～ 13 | 无 |
| Ⅲ级 | 14 ～ 13 | 有局灶症状 |
| Ⅳ级 | 12 ～ 7 | 有或无 |
| Ⅴ级 | 6 ～ 3 | 有或无 |

**2. 鉴别诊断**

（1）其他急性脑血管病　发病多为有高血压病史的中老年人；有明显的脑实质神经损害局灶体征；头颅 CT 或 MRI 证实为脑实质梗死或出血。

（2）脑膜炎　可有头痛、呕吐、脑膜刺激征。多呈亚急性起病；有发热、血象白细胞及中性粒细胞明显增高的感染征象；脑脊液以炎症性改变为主。

（3）脑外伤　有头部外伤史；腰穿时硬膜外血肿脑脊液多不含血或含少量血；硬膜下血肿脑脊液可含血较多；头颅 CT 可以证实。

（4）偏头痛　既往有类似症状反复发作史；无脑膜刺激征；腰穿正常。

# 五、治疗

治疗的目的是防止再出血、血管痉挛及脑积水等并发症，降低病死率和致残率。

**1. 一般治疗及对症治疗**

包括镇静、止痛、保持气道通畅、维持稳定的呼吸及循环系统功能、保持大便通畅、注意纠正水电解质紊乱等。常用脱水药有甘露醇、甘油果糖、呋塞米等，也可选用白蛋白等。

**2. 降低颅内压、止痛**

处方一　20% 甘露醇注射液 125mL　2～4 次 / 日　快速 iv
　　　　drip，必要时交替使用呋塞米 20～40mg　iv qd 或
　　　　bid

处方二　甘油果糖 250mL　iv drip　qd 或 bid

【说明】降低颅内压，减轻脑水肿。

处方三　尼莫地平 40mg　po　tid

处方四　尼莫地平 10mg　｜缓慢 iv drip　7～14 天为 1 疗程
　　　　生理盐水 100mL｜

【说明】可减少动脉瘤破裂后迟发性血管痉挛导致缺血合
并症。

处方五　罗痛定片 60mg　po　tid

处方六　布洛芬片 0.6g　po　tid

【说明】止痛。

**3. 防止再出血**

安静休息，绝对卧床休息 4～6 周，避免用力和情绪刺激。

（1）抗纤溶药物

处方一　生理盐水注射液 250mL　｜iv drip　qd
　　　　6- 氨基己酸 6～12g　　　　｜

处方二　生理盐水注射液 100mL　｜iv drip　bid
　　　　氨甲苯酸 0.1～0.3g　　　　｜

【说明】为防止动脉瘤周围的血块溶解引起再度出血，可用
抗纤维蛋白溶解剂，以抑制纤维蛋白溶解原的形成。抗纤溶治疗
可降低再出血的发生率，但同时也增加脑缺血性病变或脑梗死的
可能性，一般与尼莫地平联合应用。6- 氨基己酸抑制纤维蛋白的
溶解，产生止血作用。常见不良反应为恶心、呕吐、腹泻、头晕、
耳鸣、皮疹、瘙痒等。大剂量或长期给药后，可出现肌痛、软弱、

疲劳、肌红蛋白尿等。氨甲苯酸止血作用较 6- 氨基己酸强 4～5倍，且排泄慢、毒性较低，不易形成血栓。不良反应极少，长期应用未见血栓形成。

（2）调控血压

处方一　缬沙坦胶囊 80mg　po　qd

处方二　硝苯地平缓释片 10mg　po　bid

**4. 外科手术**

动脉瘤的消除是防止动脉瘤性 SAH 再出血的最好方法。可选择手术夹闭动脉瘤或介入栓塞动脉瘤。目前多主张早期手术。

**5. 其他治疗**

（1）腰穿放 CSF 或 CSF 置换术　早期使用此方法可能利于预防脑血管痉挛，减轻后遗症状，注意有诱发颅内感染、再出血、脑疝等风险。

（2）脑室穿刺 CSF 外引流术　CSF 外引流术适用于 SAH 后脑室积血扩张或形成铸型，出现急性脑积水经内科治疗后症状仍进行性加剧，有意识障碍者；或患者年老，心、肺、肾等内脏严重功能障碍，不能耐受开颅手术者。紧急脑室穿刺外引流术可以降低颅内压、改善脑脊液循环，减少梗阻性脑积水和脑血管痉挛的发生，可使 50%～80% 的患者临床症状改善，引流术后尽快夹闭动脉瘤。CSF 外引流术可与 CSF 置换术联合应用。

（3）CSF 分流术　慢性脑积水多数经内科治疗可逆转，如内科治疗无效或脑室 CSF 外引流效果不佳，CT 或 MRI 见脑室明显扩大者，要及时行脑室 - 心房或脑室 - 腹腔分流术，以防加重脑损害。

# 第五节　癫痫

癫痫（epilepsy）的共同机制就是大脑神经元高度同步化异常

放电。概括性的临床特征包括发作性、短暂性、重复性和刻板性。因放电神经元部位及范围不一。发作表现为感觉、运动、意识、精神、行为、自主神经功能障碍或兼有之。可单独或组合出现。而由特定症状和体征组成的特定癫痫现象称为癫痫综合征。我国每年新增癫痫患者 65 万～70 万，目前总患病者大于 600 万。

## 一、问诊要点

（1）详细询问发病时缓急情况、持续时间、缓解方式等，是否有意识障碍，是否能自行复述发病的前后经历。

（2）是否具有癫痫的共性特征即发作性、短暂性、重复性及刻板性。

（3）询问是否有动脉粥样硬化、高血压、糖尿病、冠心病等病史。

（4）询问发病后诊疗经过或反复发作情况，包括脑电图检查、药物使用及疗效。

## 二、查体要点

（1）神经系统查体注意有无局灶性神经系统阳性体征。

（2）检查呼吸、心率、血压等。

## 三、实验室检查和辅助检查

（1）脑电图　EEG 有助于明确诊断及分型。由于癫痫类型及发作情况差异，并不能每次记录到异常，多次采集和采用过度换气、闪光等诱导方法可提高脑电图的阳性率及区分不同类型。正常人也可有痫样放电，EEG 不能为诊断唯一依据。使用动态脑电图和视频脑电图（video-EEG）可进一步提高检出率。后者还可以观察发作时情况。

（2）神经影像学检查　包括 CT、MRI、SPECT、PET。这些检查的目的如下：① 查病因；② 病变进程观察；③ 手术治疗时精确定位。国际抗癫痫联盟神经影像学委员会于 1997 年提出以下情况应做神经影像学检查：① 提示为部分性发作；② 在 1 岁以内或成人未能分型的发作或明显的全面性发作；③ 神经或神经心理证明有局限性损害；④ 一线抗癫痫药物无法控制发作；⑤ 抗癫痫药不能控制发作或发作类型有变化以及可能有进行性病变者。

## 四、诊断和鉴别诊断

### 1. 诊断

癫痫诊断需遵循三步原则。

（1）确定是否为癫痫　癫痫的两个特征是癫痫的临床发作症状和脑电图上的痫样放电，病史是诊断癫痫的主要依据。

① 发作是否具有癫痫发作的共性。

② 发作表现是否具有不同发作类型的特征，如全身强直-阵挛性发作的特征是意识丧失、全身抽搐，如仅有全身抽搐而无意识丧失则需考虑假性发作或低钙性抽搐，不支持癫痫的诊断；失神发作的特征是突然发生、突然终止的意识丧失，一般不出现跌倒，如意识丧失时伴有跌倒，则晕厥的可能性比失神发作的可能性大；自动症的特征是伴有意识障碍的、看似有目的而实际无目的的异常行为，如发作后能复述发作的细节也不支持自动症的诊断。

③ 当患者的发作具有癫痫的共性和不同类型发作的特征时，需进行脑电图检查以寻找诊断的佐证，同时尚需除外其他非癫痫性发作性疾病。

（2）明确癫痫发作的类型或癫痫综合征　在肯定是癫痫后还需仔细区别癫痫发作的类型及明确是否为癫痫综合征。癫痫发作类型是一种由独特病理、生理机制和解剖基础所决定的发作性事件，不同类型的癫痫治疗方法亦不同，发作类型诊断错误，可能导致药物治疗的失败。如将失神发作诊断为自动症选用卡马西平治疗就可能加重病情。癫痫综合征则是由一组体征和症状组成的特定癫痫现象，它所涉及的不仅仅是发作类型，还包含着特殊的病因、病理、预后、转归，选择药物时也与其他癫痫不同，需仔细鉴别。

（3）确定癫痫的病因　如继发性癫痫，尚需确定癫痫的病因。为探讨脑部疾病的性质，可考虑进行头颅 CT、MRI、理化检验、同位素脑扫描或脑血管造影等检查。由于 MRI 或 CT 更敏感，因而高度怀疑是继发性癫痫者，尤其是有局灶性神经系统定位体征的难治性癫痫应该首先考虑进行 MRI 检查。

**2. 鉴别诊断**

临床上类似癫痫发作类疾病见表 9-6，结合病史、症状、体征和检查结果大多可以相鉴别。一些主要疾病鉴别诊断如下。

表 9-6　临床上类似癫痫发作类疾病

| 晕厥 | 短暂性脑缺血发作 |
| --- | --- |
| 血管迷走神经性晕厥 | 基底动脉型短暂性脑缺血发作 |
| 心律失常 | 睡眠障碍 |
| 瓣膜性心脏病 | 发作性睡病 / 猝倒症 |
| 心脏衰竭 | 良性睡眠肌阵挛 |
| 直立性低血压 | 运动障碍 |
| 心理障碍 | 抽搐 |
| 精神性发作 | 非癫痫性肌阵挛 |
| 过度换气 | 发作性舞蹈手足徐动症 |
| 恐慌发作 | 儿童出现的特别情况 |
| 代谢紊乱 | 屏气发作 |
| 酒精性黑矇 | 偏头痛伴发的反复发作的腹痛和周期性呕吐 |
| 震颤性谵妄 | 良性发作性眩晕 |
| 低血糖 | 窒息 |
| 低氧 | 夜惊 |
| 精神活性药物（例如致幻剂等） | 梦游症 |
| 偏头痛 | |
| 意识混乱型偏头痛 | |
| 基底动脉型偏头痛 | |

（1）晕厥（syncope） 全面强直 - 阵挛发作通常与晕厥难以鉴别，鉴别要点见表 9-7。痫性发作通常有先兆、发绀、意识不清、运动症状持续＞30s，发作后失定向可能，可有肌肉疼痛。晕厥多有明显的诱因，如久站、剧痛、见血、情绪激动和严寒等，胸腔内压力急剧增高，如咳嗽、哭泣、大笑、用力、憋气、排便和排尿等也可诱发。常有恶心、头晕、无力、震颤、腹部沉重感或眼前发黑等先兆。与痫性发作不同，晕厥后的强直 - 阵挛状态多发生于意识丧失 10s 以后，且持续时间短，强度较弱。晕厥引起的意识丧失极少超过 15s。

表 9-7　全面强直 - 阵挛发作与晕厥的鉴别要点

| 特点 | 痫性发作 | 晕厥 |
|---|---|---|
| 促发因素 | 通常没有 | 情绪紧张，屏气，直立性低血压、心源性 |
| 预兆症状 | 无或先兆（如奇怪的气味） | 疲劳、恶心、出汗、管状视野 |
| 发病时体位 | 不定 | 通常直立位 |
| 意识丧失 | 很迅速 | 数秒逐渐出现（除一些心律失常可快速导致外） |
| 意识丧失持续时间 | 数分 | 数秒 |
| 强直或阵挛的持续时间 | 30 ～ 60s | 不超过 15s |
| 发作时面部表情 | 发绀、口吐白沫 | 苍白 |
| 发作后定向障碍和昏睡 | 数分钟到数小时 | ＜ 5min |
| 发作后肌肉疼痛 | 经常 | 有时候 |
| 舌咬伤 | 有时 | 少见 |
| 尿失禁 | 有时 | 有时 |
| 头痛 | 有时 | 少见 |

（2）心因性发作　类似行为发作，是郁闷的转换性反应，常见某些行为，如不断摇头、不对称大幅度的肢体晃动、不伴意识

丧失的四肢抽动、扭动臀部等。通常比痫性发作时间长。病史不能明确诊断时，考虑视频 EEG。对怀疑起源于颞叶的复杂部分性发作，在标准头皮电极外应用特殊电极（如蝶骨电极）可辨明起源。血清泌乳素水平测定有助于分清器质性和心因性发作。绝大多数全面强直 - 阵挛发作和复杂部分性发作均伴血清泌乳素增高（发作结束后 30min 内）。另外，两者可能同时并存。

（3）发作性睡病（narcolepsy）　具备四联征：突然发作的不可抑制的睡眠、睡眠瘫痪、入睡前幻觉及猝倒征。比较容易鉴别。

（4）短暂性脑缺血发作（TIA）　TIA 多见于老年人，常有动脉硬化、冠心病、高血压、糖尿病等病史，一过性神经功能缺损症状，一般不超过 30min，脑电图无明显痫性放电。而癫痫见于任何年龄人群，抗癫痫药物有效，EEG 大部分有异常。

（5）低血糖症　胰岛 B 细胞瘤或长期服降糖药的 2 型糖尿病患者血糖极低时可有抽搐等类似痫性发作症状，病史及辅助检查有助于诊断。

# 五、治疗

癫痫治疗可参照下列程序，见图 9-1。

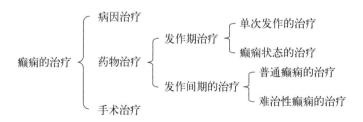

图 9-1　癫痫治疗流程

## 1. 病因治疗

有明确病因者应首先进行病因治疗，如颅内肿瘤，需用手术方法切除新生物；寄生虫感染则需用抗寄生虫的方法进行治疗。

## 2. 药物治疗

（1）癫痫发作间期的药物治疗 发作间期的药物治疗应遵循以下基本原则。

① 用药时机：39% 癫痫患者有自发性缓解倾向，故并非每个癫痫患者都需用药。一般，半年内发作 2 次以上者，一经诊断明确，就应用药；首次发作或半年以上发作 1 次者，可在告知抗癫痫药物可能出现的不良反应和不治疗的可能后果情况下，根据患者及家属的意愿，酌情选用或者不用抗癫痫药。

② 选药方法：抗癫痫药物的选择依据癫痫发作和癫痫综合征的类型、不良反应大小、药物来源、价格等来决定。其中最主要的依据是前两者。一般情况下，可参考表 9-8 选药。选药不当，不仅治疗无效，而且可能加重癫痫发作，见表 9-9。

表 9-8 按发作类型选药参考

| 发作类型 | 传统抗癫痫药 | 新型抗癫痫药 |
| --- | --- | --- |
| 部分性发作和部分性继发全身性 | 卡马西平、丙戊酸钠、苯妥英钠、苯巴比妥、 | 左乙拉西坦、拉莫三嗪、托吡酯、奥卡西平 |
| 全身强直 - 阵挛发作 | 丙戊酸、卡马西平、苯妥英钠 | 托吡酯、拉莫三嗪、奥卡西平、加巴喷丁、左乙拉西坦 |
| 强直性发作 | 丙戊酸、苯妥英钠 | 托吡酯、拉莫三嗪、唑尼沙胺、左乙拉西坦 |
| 阵挛性发作 | 卡马西平、丙戊酸 | 左乙拉西坦、托吡酯、拉莫三嗪、奥卡西平 |
| 典型失神、非典型失神发作 | 乙琥胺、丙戊酸、氯硝西泮 | 拉莫三嗪 |
| 肌阵挛发作 | 丙戊酸、氯硝西泮 | 左乙拉西坦、托吡酯 |

表 9-9　已报道能增加痫性发作的抗癫痫药

| 抗癫痫药 | 增加的痫性发作类型 |
| --- | --- |
| 卡马西平、苯妥英钠、苯巴比妥、氨己烯酸、加巴喷丁 | 失神发作 |
| 卡马西平、氨己烯酸、加巴喷丁、拉莫三嗪 | 肌阵挛发作 |
| 氨己烯酸 | 自动症 |
| 卡马西平 | 强直 - 失张力发作 |

常用抗癫痫药物如下。

处方一　卡马西平　成人 0.3~1.2g/d，儿童 10~30mg/kg
　　　　分 3 次服用

处方二　苯妥英钠　成人 0.3~0.6g/d，儿童 4~8mg/kg　分 3
　　　　次服用，成人可一次顿服

处方三　丙戊酸　成人 0.6~2.5g/d，儿童 16~60mg/kg　分
　　　　2~3 次服用

处方四　苯巴比妥　成人 30~250g/d，儿童 2~5mg/kg　分
　　　　2~3 次服用

处方五　乙琥胺　成人从 500mg/d、儿童从 250mg/d 开始
　　　　分 3 次服用

【说明】卡马西平是三环化合物，适用于强直 - 阵挛发作、部分性癫痫，在治疗范围内无镇静不良反应，可每日 2 次给药，致畸作用较小，价格相对便宜，但是治疗谱狭窄，易出现神经毒性，有微粒体酶诱导作用，无胃肠道外给药形式，可引起某些发作加重，并有潜在的认知毒性。

苯妥英钠是以酸和钠盐的形式使用，内有乙内酰脲环，适用于强直 - 阵挛发作、部分性发作和癫痫状态，在治疗范围内无镇静不良反应，半衰期长，可日给药 1 次，有胃肠道外给药剂型，价格相对便宜，易出现神经毒性，治疗谱狭窄，易出现结缔组织

异常，影响患者美观，偶有胃肠道反应，有微粒体酶诱导作用。

丙戊酸适用于原发性全身性发作、强直-阵挛发作、失神发作、肌阵挛、失张力性发作、部分性发作，是广谱抗癫痫药，少有过敏反应，能胃肠外给药，但是有体重增加、慢性认知、记忆、行为改变等不良反应，并有可能出现严重的肝毒作用，特异性不良反应相对常见，有慢性组织毒性，有致畸作用。

苯巴比妥是巴比妥酸类，适用于强直-阵挛发作、部分性发作、新生儿癫痫以及高热惊厥。有镇静不良反应，偶引起结缔组织损伤，有戒断反应，微粒体酶诱导剂，有致畸作用。

乙琥胺含环状结构的琥珀酸亚胺，适用于失神发作，耐受性好，药物相互作用小，无已知致畸作用，治疗谱狭窄，偶有胃肠道反应。

以上药物宜饭后服用以减轻胃肠道反应。并且用药前需查肝肾功能、血尿常规，用药期间需定期复查血尿常规、肝肾功能。苯妥英钠可引起恶心、呕吐、厌食、齿龈和毛发增生、体重减少，如出现严重的皮疹或肝肾功能、血液系统损伤，则需停药，换其他药物进行治疗。

③ 药物剂量调整：从小剂量开始，逐渐增加，达到既能有效控制发作，又没有明显不良反应时为止。如不能达此目的，宁可满足部分控制，也不要出现不良反应。

④ 单用或联合用药：单一用药治疗是应遵守的基本原则，如治疗无效，可换用另一种单药，但换药期间应有 5～7 天的过渡期。多数情况下联合用药并不能提高临床疗效，还可增加药物不良反应和加重患者的经济负担，一旦出现不良反应，也影响医生对不良反应来源的判断，不利于进一步的治疗。

⑤ 终止治疗的时机：一般说来，全身强直-阵挛发作、强直性发作、阵挛性发作完全控制 4～5 年后，失神发作停止半年后可考虑停药。但停药前应有一个缓慢减量的过程，一般不少于

1～1.5 年。自动症患者可能需要长期服药。

（2）难治性癫痫的治疗 用上述方法可使 80% 以上患者的发展得到有效控制，有相当部分患者停药后可终生不再发病，但仍有大约 20% 的患者用上述方法治疗无效，称为难治性癫痫。难治性癫痫往往有多种不同的病因和发作类型，其最突出的特征是对一线抗癫痫药物耐药，因而用传统的治疗方法难以奏效，对这种癫痫的治疗应更多地选用多种药物的联合应用或使用新的抗癫痫药物，如仍无效则考虑外科手术治疗，部分患者可考虑药物辅助治疗、物理疗法等，同时积极处理癫痫患者可能出现的并发症和药物不良反应。难治性癫痫的多药联合治疗具体选用见表 9-10。

（3）发作期的治疗 癫痫发作有自限性，多数单次发作患者不需特殊处理。癫痫持续状态治疗需要保持生命体征稳定、心肺功能支持、终止癫痫持续状态、减少发作对脑部神经元的损害，寻找并尽可能根除病因及诱因，处理并发症。

表 9-10 难治性癫痫的多药联合治疗

| 发作类型 | 老药 | 新药 | 新药 |
|---|---|---|---|
| 部分性发作或全面性发作 | CBZ/PHT+VPA | CBZ/PHT+GVG | GVG+LTG |
| | CBZ/PHT+PB | CBZ/PHT+GBP | GVG+GBP |
| | CBZ/PHT+PRM | CBZ/PHT+FBM | GBP+LTG |
| 失神发作或少年肌阵挛性发作 | ESM+VPA | | |
| | VPA+PRM | | |

注：CBZ—卡马西平，PHT—苯妥英钠，VPA—丙戊酸，PRM—扑米酮，PB—苯巴比妥，GVG—氨己烯酸，GBP—卡马喷丁，FBM—非氨酯，LTG—拉莫三嗪，ESM—乙琥胺。

① 强直 - 阵挛性癫痫状态、强直性癫痫状态

处方一 地西泮注射液 10～20mg iv

后 5% 葡萄糖注射液 500mL ⎤
地西泮注射液 60～100mg ⎦ iv drip（缓慢）

处方二　地西泮注射液 10～20mg　iv

　　　　后　生理盐水注射液 500mL

　　　　苯妥英钠 0.3～0.6g ｜ iv drip（缓慢）

处方三　10% 水合氯醛 20～30mL 加等量植物油　保留灌肠 q8～12h

处方四　副醛 8～10mL　加植物油稀释后　保留灌肠

【说明】地西泮可增强神经细胞突触前抑制皮质，抑制背侧丘脑和边缘系统的致痫灶引起的癫痫放电活动的扩散，但不能消除病灶的异常放电活动。可与其他抗癫痫药物合用，增强疗效。本品易透过血脑屏障和胎盘屏障。静脉注射起效时间为 1～3min，血药浓度达峰时间为 0.25h。不良反应为嗜睡、乏力、共济失调、震颤、思维迟缓、呼吸抑制等。苯妥英钠为长效巴比妥类药物，随着剂量增加，其中枢抑制作用的程度和范围逐渐加深和扩大，相继出现镇静、催眠，直至麻醉。本品通过抑制中枢神经系统单突触和多突触传递，同时增加运动皮质的电刺激阈值，从而提高了癫痫发作的阈值，抑制放电冲动从致痫灶向外扩散。对癫痫大发作、局限性发作及癫痫持续状态有效，但是对精神运动性发作及小发作疗效差。

② 难治性癫痫持续状态：指持续的癫痫发作，对初期的一线药物地西泮、氯硝西泮、苯巴比妥、苯妥英钠等无效，连续 1h 以上者。

处方一　异戊巴比妥 0.25～0.5g　iv

处方二　5% 葡萄糖注射液 500mL

　　　　咪达唑仑 0.06～0.6mg/（kg·h）｜ iv drip

处方三　5% 葡萄糖注射液 500mL

　　　　普鲁泊福 2～10mg/（kg·h）｜ iv drip

【说明】异戊巴比妥是治疗难治性癫痫持续状态的标准疗，几乎都有效。但低血压、呼吸抑制、复苏延迟是其主要的不良反应。

咪达唑仑起效快，1～5min 出现药理学效应，5～15min 出现抗癫痫作用，使用方便，对血压和呼吸抑制作用比传统药物小。普鲁泊福是一种非巴比妥类的短效静脉用麻醉剂，能明显增强 GABA 能神经递质的释放，可在几秒钟内终止癫痫发作和脑电图上的痫性放电，平均起效时间为 2.6min。突然停药可使发作加重，逐渐减量则不出现癫痫发作的反跳。普鲁泊福的不良反应包括诱导癫痫发作，但不常见，且在低于推荐剂量时出现，还可出现其他中枢神经系统的兴奋症状，如肌强直、角弓反张、舞蹈手足徐动症。

（4）手术治疗 对药物治疗无效的难治性癫痫，可考虑手术治疗。半球切除术、软脑膜下横断术、病灶切除术、胼胝体切开术都是目前常用的方法，可根据病情酌情选用。

# 第六节　病毒性脑膜炎

病毒性脑膜炎（viral meningitis）是指由各种病毒感染引起的脑膜急性炎症的一种感染性疾病。临床上以发热、头痛和脑膜刺激征为主要表现，是临床上最常见的无菌性脑膜炎。

## 一、问诊要点

（1）详细询问有无病毒感染的全身症状，如发热、周身不适等；有无以脑膜刺激征为主的临床表现，如头痛、呕吐、项强等。询问头痛及其部位、性质、程度、时间、诱发因素、缓解条件等，有无呕吐，是否为喷射状，呕吐物的颜色、量。

（2）询问起病形式，是急性还是亚急性起病。

（3）询问既往有无感冒或腹泻史，有无接触过类似患者，居住地区及居住环境。

## 二、查体要点

神经系统查体，注意有无脑膜刺激征，有无其他阳性体征。

## 三、实验室检查和辅助检查

（1）常规检查　血常规、肝肾功能、头颅 CT 或 MRI、脑电图、心电图等。

（2）脑脊液检查　脑脊液压力轻至中度增高。淋巴细胞明显增多，白细胞一般在（10～1000）×10$^6$/L，早期以多形核细胞为主，8～48h 后以淋巴细胞为主。蛋白含量轻度增高，糖和氯化物正常。病毒分离和组织培养是诊断本病唯一可靠的方法，但目前临床上尚难以广泛应用；PCR 检查脑脊液病毒具有稳定的高敏感性和特异性。

## 四、诊断和鉴别诊断

### 1. 诊断

病毒性脑膜炎的诊断依据主要为以下几点。

（1）特征性病毒感染症状。

（2）急性或亚急性起病，可有发热。

（3）以脑膜刺激征为主的临床表现，如头痛、呕吐、项强等。

（4）脑脊液炎性改变，蛋白含量轻度增高，糖和氯化物含量正常。

（5）脑脊液检查　压力轻至中度增高，淋巴细胞明显增多，白细胞数一般在（100～1000）×10$^6$/L，蛋白含量轻度增高，糖和氯化物含量正常，从脑脊液中分离出病毒。

### 2. 鉴别诊断

（1）结核性脑膜炎　缓慢起病，病程较长。脑脊液检查见外观浑浊，静置后有薄膜形成。细胞分类以白细胞增高明显，蛋白含量增高，而糖及氯化物含量明显降低。脑脊液涂片染色镜检或培养可检出结核分枝杆菌。

（2）化脓性脑膜炎　病情较重，脑脊液检查见外观浑浊，白细胞数明显增高，分类以中性粒细胞为主。脑脊液涂片镜检或细菌培养可助诊断。

（3）隐球菌性脑膜炎　本病起病缓慢，病程迁延。脑脊液涂片墨汁染色可发现隐球菌。

## 五、治疗

### 1. 抗病毒治疗

处方　生理盐水注射液 250mL ┃ iv drip　q8h
　　　阿昔洛韦 500mg

【说明】本品是治疗本病的首选药物，可透过血脑屏障，毒性较低，当临床提示病毒性脑膜炎而不能排除病毒性脑膜炎时，即应给予阿昔洛韦治疗，而不应等待病毒学结果而延误用药。一般连用 10～21 天。常见不良反应有贫血、血小板减少性紫癜、头痛、恶心、呕吐等。

### 2. 对症支持治疗

高热者，可进行物理降温，也可肌注复方氨基比林或柴胡注射液降温。头痛严重者可用止痛药，如罗通定、布洛芬等，如提示颅内压偏高者，可适当应用甘露醇。癫痫发作则首选卡马西平或苯妥英钠治疗。

## 第七节　吉兰－巴雷综合征

吉兰-巴雷综合征（GBS）是一类免疫介导的急性炎性周围神经病。临床特征为急性起病，临床症状多在 2 周左右达到高峰，表现为多发神经根及周围神经损害，常有脑脊液蛋白 - 细胞分离现象，多呈单时相自限性病程，静脉注射免疫球蛋白（IVIG）和血浆交换治疗有效。其中急性炎性脱髓鞘性多发神经根神经病（AIDP）和急性运动轴索性神经病（AMAN）是 GBS 中最为常见的两个亚型，较少见的亚型包括急性运动感觉轴索性神经病（AMSAN）、Miller-Fisher 综合征（MFS）、急性泛自主神经病和急性感觉神经病等。

## 一、问诊要点

（1）前驱事件　在发病前 4 周内常见有上呼吸道感染和腹泻，包括巨细胞病毒、空肠弯曲菌、肺炎支原体、寨卡病毒或其他病原菌感染，疫苗接种，手术，移植等。

（2）对称性肢体无力，复视，四肢远端感觉障碍，下肢疼痛或酸痛，神经干压痛和牵拉痛，眩晕和共济失调，多数伴有脑神经受累，重症者可有呼吸肌无力、呼吸衰竭。

## 二、查体要点

（1）运动障碍　肌力、肌张力正常或降低，腱反射减低或消失，眼外肌麻痹无病理反射。

（2）感觉障碍　四肢远端感觉障碍，感觉性共济失调。

## 三、实验室检查和辅助检查

（1）脑脊液检查　脑脊液蛋白 - 细胞分离是 GBS 的特征之一，多数在发病几天内蛋白含量正常，2～4 周内脑脊液蛋白不同程度升高；葡萄糖和氯化物正常；一般白细胞数 $< 10 \times 10^6$/L。

（2）神经电生理检查　诊断标准如下。

① 运动神经传导：至少有 2 根运动神经存在下述参数中的至少 1 项异常。a. 远端潜伏期较正常值上限延长 25% 以上。b. 运

动神经传导速度较正常值下限下降 20% 以上。c.F 波潜伏期较正常值上限延长 20% 以上和（或）出现率下降等，F 波异常往往是最早出现的电生理改变。d. 运动神经部分传导阻滞：周围神经常规测定节段的近端与远端比较，复合肌肉动作电位（compound muscle action potential，CMAP）负相波波幅下降 20% 以上，时限增宽小于 15%。e. 异常波形离散，周围神经常规测定节段的近端与远端比较，CMAP 负相波时限增宽 15% 以上。当 CMAP 负相波波幅不足正常值下限的 20% 时，检测传导阻滞的可靠性下降。远端刺激无法引出 CMAP 波形时，难以鉴别脱髓鞘和轴索损害。

② 感觉神经传导：感觉神经传导速度明显减慢，常伴有感觉神经动作电位波幅下降，部分患者可以见到腓肠神经感觉传导正常，而正中神经感觉传导异常的现象。

③ 针电极肌电图：单纯脱髓鞘病变肌电图通常正常，如果继发轴索损害，在发病 10d 至 2 周后肌电图可出现异常自发电位。随着神经再生则出现运动单位电位时限增宽、高波幅、多相波增多，大力收缩时运动单位募集减少。

（3）神经活体组织检查（活检）　腓肠神经活检可见有髓纤维脱髓鞘现象，少数患者可见吞噬细胞浸润，小血管周围偶有炎性细胞浸润。剥离单纤维可见节段性脱髓鞘。神经活检并非诊断 AIDP 所必需，主要用于不典型患者的鉴别诊断。急性期外周血白细胞正常或轻度增高。

（4）血清、脑脊液抗神经节苷脂抗体阳性。

## 四、诊断和鉴别诊断

### 1. 诊断标准

（1）常有前驱感染史，呈急性起病，进行性加重，多在 4 周内达高峰。

（2）对称性肢体和延髓支配肌肉、面部肌肉无力，重者有呼吸肌无力。四肢腱反射减低或消失。

（3）可伴有感觉异常和自主神经功能障碍。

（4）脑脊液出现蛋白 - 细胞分离现象。

（5）电生理检查提示运动神经传导远端潜伏期延长、传导速度减慢、F 波异常、传导阻滞、异常波形离散等周围神经脱髓鞘改变。

（6）部分患者血清、脑脊液抗神经节苷脂抗体阳性。

（7）病程有自限性。

**2. 鉴别诊断**

脊髓炎、周期性麻痹、多发性肌炎、脊髓灰质炎、重症肌无力、急性横纹肌溶解症、白喉神经病、莱姆病、卟啉病周围神经病、中毒性周围神经病（如重金属、正己烷、药物）、肉毒毒素中毒、癔症性瘫痪等。

# 五、治疗

**1. 一般治疗**

（1）有明显的自主神经功能障碍者，应给予心电监护；如果出现直立性低血压、高血压、心动过速、心动过缓、严重心脏传导阻滞、窦性停搏时，须及时采取相应措施处理。对于存在心动过缓的患者，需评估安装临时心脏起搏器的指征。

（2）由于自主神经损伤后，对药物的反应较为敏感，使用减慢心率或降压药物需慎重。有呼吸困难和延髓支配肌肉麻痹的患者应注意保持呼吸道通畅，尤其注意加强吸痰及防止误吸。

（3）对病情进展快，伴有呼吸肌受累者，应该严密观察病情，若有明显呼吸困难，肺活量明显降低，血氧分压明显降低，应尽早进行气管插管或气管切开，机械辅助通气。

（4）延髓支配肌肉麻痹者有吞咽困难和饮水呛咳，需给予鼻饲，以保证营养，防止电解质紊乱。合并有消化道出血或胃肠麻痹者，则给予静脉营养支持。

（5）患者如出现尿潴留，可留置尿管以帮助排尿。

（6）对有神经痛的患者，适当应用药物缓解疼痛。

（7）如出现肺部感染、泌尿系感染、压疮、下肢深静脉血栓形成，注意给予相应的积极处理，以防止病情加重。

（8）因语言交流困难和肢体严重无力而出现抑郁时，特别是使用气管插管呼吸机支持时，应给予心理支持治疗，必要时给予抗抑郁药物治疗。

**2. 药物治疗**

处方一　静脉注射免疫球蛋白（IVIG）治疗方案：0.4g/（kg·d）　iv drip　qd，连续 3～5d

处方二　血浆交换治疗方案：每次血浆交换量为每千克体重30～50mL，在 1～2 周内进行 3～5 次

【说明】在我国，由于各种不同因素的限制，有些患者无法接受 IVIG 或血浆交换治疗，目前许多医院仍在应用糖皮质激素治疗GBS，尤其在早期或重症患者中使用。对于糖皮质激素治疗 GBS的疗效还有待于进一步研究。

处方三　维生素 $B_1$ 100mg　im　qd

处方四　维生素 $B_{12}$ 500μg　im　qd

处方五　250mL 0.9% 氯化钠注射液＋牛痘疫苗接种家兔炎症皮肤提取物注射液 7.2 单位　静脉滴注

**3. 其他药物治疗**

包括使用抗生素预防和治疗泌尿道或呼吸道感染。血管扩张药如丹参、尼莫地平，神经营养药如 ATP、胞磷胆碱、细胞色素C 亦可选用，可能对促进恢复有益。

# 第八节　帕金森病

帕金森病（PD）又称震颤麻痹，是一种中老年人常见的运动

障碍疾病。本病起病缓慢，逐渐进展，多见于 50 岁以上，男性稍多于女性。65 岁以上的老年人群患病率为 2%。生存期 5～20 年。目前尚无根本性治疗方法，若能得到及时诊断和正确治疗，多数患者发病数年内仍能继续工作或生活质量较好，仅少数迅速致残。

## 一、问诊要点

（1）详细询问患者疾病发生、发展过程中的症状变化或加重情况。

（2）询问是否有震颤、肌强直、运动迟缓、姿势步态异常；询问震颤的部位、性质、时间、诱因和缓解情况；询问患者是否有运动障碍；询问患者平时的姿势、步态、平衡等。

（3）询问治疗经过，用药情况，疗效如何。

（4）询问既往有无类似病史，有无高血压、糖尿病、血脂异常等病史。

## 二、查体要点

神经系统查体注意检查震颤的性质、部位、持续时间、诱发与缓解因素，肌强直的性质，运动迟缓的性质，姿势步态异常情况，以及语速、声调等情况。

## 三、实验室检查和辅助检查

（1）血常规、脑脊液常规化验均无异常，CT、MRI 检查无特征性改变，主要为临床鉴别诊断常用。

（2）采用高效液相色谱（HPLC）可检测到脑脊液和尿中 HVA（高香草酸）含量降低。

（3）采用 DNA 印迹技术、PCR、DNA 序列分析等可能会发现基因突变。

（4）功能显像检测采用 PET 或 SPECT 与特定的放射性核素

检测，可显示脑内多巴胺转运体功能降低、多巴胺递质合成减少等，对早期诊断、鉴别诊断及监测病情有一定价值，但非临床诊断必需和常用。

## 四、诊断和鉴别诊断

**1. 诊断**

（1）中老年发病，缓慢进行性病程。

（2）四项主征（静止性震颤、肌强直、运动迟缓、姿势步态异常）中至少具备两项，前两项至少具备其中之一，症状不对称。

（3）左旋多巴治疗有效。

（4）患者无眼肌麻痹、小脑体征、直立性低血压、锥体系损害和肌萎缩等。

**2. 鉴别诊断**

（1）继发性帕金森综合征　均有明确的病因。① 药物性：吩噻嗪类、丁酰苯类、利血平、锂剂、甲氧氯普胺等用药史，当停用药物数周至数月后帕金森综合征的症状即可明显减轻或消失，可以鉴别。② 中毒性：以 CO 和金属中毒较为多见，CO 中毒多有急性中毒史，清醒后多半在 2 周后逐渐出现弥散性脑损害症状，可有强直及震颤。金属中毒如锰中毒，多有长期接触金属史，在锥体束征出现前常有精神异常，如情绪不稳定、记忆力下降。③ 感染性：甲型脑炎病愈后数年可发生有持久而严重的帕金森综合征，1920 年前后在世界上曾有流行，目前已很少见。乙型脑炎痊愈期亦可出现本综合征，但症状均轻微，持续时间短。④ 外伤性：颅脑外伤的后遗症可以表现为帕金森综合征。⑤ 血管性：高血压、动脉硬化患者如在脑干、基底节发生梗死灶可出现类似本病症状，但血管病患者还有其他神经系统体征，如锥体束征、假性球麻痹等症状，但震颤多不明显。

（2）伴发帕金森病表现的其他神经变性疾病　① 多系统萎

缩：病变累及基底节、脑桥、橄榄体、小脑和自主神经系统，临床上除具有帕金森病的锥体外系症状外，尚有小脑系统、椎体系统及自主神经系统损害的多种临床表现，而且大多数对左旋多巴反应不敏感。② 进行性核上性麻痹：表现为步态姿势不稳、平衡障碍、易跌倒、构音障碍、核上性眼肌麻痹、运动迟缓和肌强直，但震颤不明显。常伴有额颞痴呆、假性球麻痹肌锥体束征，对左旋多巴治疗反应差。③ 皮质-基底节变性：除表现肌强直、运动迟缓、姿势不稳、肌阵挛外，尚可表现为皮质复合感觉消失、一侧肢体失用、失语和痴呆等皮质损害症状，左旋多巴治疗无效。

（3）其他　还需与原发性震颤、脑血管病、多巴反应性肌张力障碍、抑郁症等鉴别。

# 五、治疗

## 1. 药物治疗

（1）抗胆碱药

处方一　苯海索（安坦）1～2mg　po　tid

处方二　丙环定（开马君）2.5～5mg　po　tid

【说明】本类药物适用于震颤突出且年龄较轻的患者，对运动迟缓效果差。主要不良反应有口干、唾液和汗液分泌减少、瞳孔扩大和调节功能不良、便秘和尿潴留等，也可发生幻觉、妄想、精神错乱等，停药或减少剂量即可消失。青光眼和前列腺增生症禁用。

（2）抗谷氨酸药

处方　金刚烷胺 100mg　po　bid

【说明】金刚烷胺可促进神经末梢释放多巴胺和减少多巴胺的再摄取，能改善帕金森病的震颤、肌强直和运动迟缓等症状，适用于轻症患者，可单独使用，但疗效维持不过数月。不良反应有不宁、失眠、头晕、头痛、恶心、下肢网状青斑、踝部水肿等。

癫痫患者慎用。哺乳期妇女禁用。

（3）多巴胺替代药

处方一 美多巴（多巴丝肼片）125mg po tid

处方二 息宁（卡左双多巴控释片）1/4 片 po tid

【说明】多巴胺替代药可补充黑质纹状体内多巴胺的不足，是帕金森病最重要的治疗方法。由于多巴胺不能透过血脑屏障，采用替代疗效补充其前体左旋多巴，当左旋多巴进入脑内被多巴胺能神经元摄取后脱羧转化为多巴胺而发挥作用，左旋多巴治疗可改善帕金森病患者的所有临床症状。不良反应主要有恶心、呕吐、腹部不适、肝功能变化、心律失常、直立性低血压、尿潴留、尿失禁、幻觉、妄想等。青光眼、前列腺增生症、精神分裂患者禁用。长年（5～12 年）服用左旋多巴患者，可见症状波动、运动障碍、精神障碍等并发症。

（4）多巴胺受体激动药

处方一 溴隐亭 2.5～5mg po tid

处方二 吡贝地尔控释片 50mg tid

【说明】溴隐亭为多肽麦角类生物碱，不良反应多见，现临床已少用。吡贝地尔为非麦角类，从小剂量滴定逐渐递增剂量。

（5）单胺氧化酶 B 抑制药

处方一 司来吉兰 2.5～5mg po bid

处方二 雷沙吉兰 1mg qd，早晨服用

【说明】司来吉林可阻止多巴胺降解，增加脑内多巴胺含量，与复方左旋多巴合用有协同作用，可减少 1/4 的左旋多巴的用量，能延缓"开关"现象的出现。不良反应有疲倦、口干、恶心、失眠、多梦、幻觉等。

（6）儿茶酚 - 氧位 - 甲基转移酶抑制药

处方 恩他卡朋 100～200mg po tid

【说明】本类药物通过抑制左旋多巴在外周代谢，维持左旋

多巴血浆浓度的稳定，加速通过血脑屏障，增加脑内纹状体多巴胺的含量。单独使用无效，需与美多芭或息宁合用方可增加疗效，减少症状波动。不良反应有运动障碍、恶心、呕吐、腹泻等。

**2. 外科治疗**

手术治疗适用于药物治疗无效、不能耐受药物或出现异动症的患者，并非对所有患者有效。手术治疗可改善症状，但术后仍需继续服药，故不能作为首选治疗方法。目前常用手术方法有苍白球毁损术、丘脑毁损术和脑深部电刺激术。

**3. 康复治疗**

对改善帕金森症状有一定作用，通过对患者进行语言、进食、走路及各种日常生活的训练和指导可改善患者生活质量。晚期卧床者应该加强护理，减少并发症的发生。康复治疗包括语音及语调锻炼，面部肌肉的锻炼，手部、四肢及躯干的锻炼，松弛呼吸肌的锻炼，步态平衡的锻炼及姿势恢复锻炼等。

# 第九节　偏头痛

偏头痛是一种常见的慢性发作性脑功能障碍性疾病，长期反复发作会导致严重的健康损失、生活质量下降和生产力的损耗，现已成为全球公共卫生的主要问题之一。发病率高，病程长，在神经系统疾病负担中位居第二位。目前我国偏头痛患者存在就诊率低、正确诊断率有待提高、预防治疗不足及止痛药物过度使用等问题亟待解决。

## 一、问诊要点

（1）详细询问发病时头痛性质、部位、发作次数、持续时间、缓急情况，活动是否受抑制及受抑制程度，有无先兆症状及先兆症状持续时间。

（2）询问有无恶心、呕吐、出汗、畏光和畏声等症状。

（3）询问是否有阳性家族史以及是否有抑郁、紧张、焦虑或劳累等诱因。

（4）询问发病后诊疗经过或反复发作情况，包括影像学检查、药物使用及疗效。

## 二、查体要点

除体温、血压等生命体征外，着重检查头面部、颈部和神经系统。注意查看有无皮疹，有无颅周、颈部、鼻旁窦压痛以及颞动脉、颞颌关节异常。对每个患者，特别是初诊患者，均应进行眼底检查，明确有无视盘水肿并检查脑膜刺激征。通过意识、言语、脑神经、运动、感觉和反射检查，明确是否存在神经系统受损的体征。

## 三、实验室检查和辅助检查

（1）头颅 CT、MRI、MRA 检查　有助于排除其他可能导致头痛的疾病。

（2）超声检查　可进行颈动脉超声检查、经颅彩色多普勒超声。

（3）常规检查　血常规、血脂、血糖、血凝试验、心电图等。

## 四、诊断和鉴别诊断

### 1. 诊断

2018 年国际头痛协会（IHS）发布了《国际头痛分类 - 第三版》（ICHD-3），将偏头痛分为无先兆偏头痛、有先兆偏头痛、慢性偏头痛（CM）、偏头痛并发症、很可能的偏头痛和可能与偏头痛相关的周期性综合征 6 个类型，其中最常见的是无先兆偏头痛。

另外，ICHD-3 附录中，还包括尚待进一步研究和验证的偏头痛类型，例如月经性偏头痛和前庭性偏头痛等类型。具体如下：

（1）无先兆的普通型偏头痛诊断标准

A. 符合 B～D 标准的头痛至少发作 5 次[a]。

B. 头痛发作持续 4～72h[b,c]。

C. 至少符合下列 4 项中的 2 项。

a. 单侧[d]。

b. 搏动性。

c. 中重度头痛。

d. 日常体力活动加重头痛或因头痛而避免日常活动（如：行走或上楼梯）。

D. 发作过程中，至少符合下列 2 项中的 1 项。

a. 恶心或呕吐。

b. 畏光和畏声。

E. 不能用 ICHD-3 中的其他诊断。

注：a 如果符合无先兆偏头痛的其他诊断标准，但发作次数不足 5 次，可诊断为很可能的无先兆偏头痛；b 如在发作过程中入睡，醒后头痛消失，则头痛持续时间按醒来时估算；c 对于儿童和青少年（小于 18 岁）发作时间为 2h、72h（儿童未治疗而持续时间少于 2h 则不足以诊断偏头痛）；d 偏头痛可以是单侧痛（约占 60%），也可以是双侧痛（约占 40%）。

（2）有先兆的典型偏头痛

A. 至少有 2 次发作符合 B 和 C。

B. 至少有下列中的 1 个可完全恢复的先兆症状。

a. 视觉。

b. 感觉。

c. 言语和（或）语言。

d. 运动。

e. 脑干。

f. 视网膜。

C. 至少符合下列 6 项中的 3 项。

a. 至少有 1 个先兆持续超过 5min。

b. 2 个或更多的症状连续发生。

c. 每个独立先兆症状持续 5～60min[a]。

d. 至少有 1 个先兆是单侧的[b]。

e. 至少有 1 个先兆是阳性的[c]。

f. 与先兆伴发或在先兆出现 60min 内出现头痛。

D. 不能用 ICHD-3 中的其他诊断更好地解释。

注：a. 例如，当一次先兆出现 3 种症状时，可接受的最长先兆持续时间是 3×60min，运动症状可以持续长达 72h；b. 失语被认为是单侧症状，构音障碍可以是单侧或双侧的；c. 闪光和发麻属于阳性先兆症状。

（3）慢性偏头痛的诊断标准

A. 符合 B 和 C 的头痛（偏头痛或紧张型头痛样头痛）每月发作≥15 天，持续 3 个月以上。

B. 符合无先兆偏头痛诊断 B～D 标准和（或）有先兆偏头痛 B 标准和 C 标准的头痛至少发生 5 次。

C. 头痛符合以下任何 1 项，且每月发作大于 8d，持续时间大于 3 个月。

a. 无先兆偏头痛诊断标准的 C 和 D。

b. 有先兆偏头痛诊断标准的 B 和 C。

c. 患者所认为的偏头痛发作可通过服用曲普坦类或麦角类药物缓解。

D. 不能用 ICHD-3 中的其他诊断更好地解释。

**2. 鉴别诊断**

（1）枕神经痛　枕神经痛是枕大神经痛、枕小神经痛与耳大神经痛的总称，疼痛多为一侧性或两侧性。枕大神经的疼痛部位在后颈部与枕部，向头顶放射，在枕大神经出口处有压痛。枕小神经及耳大神经的疼痛部位也在后颈部，向耳前后放散。初期，头痛多呈阵发性，以后则变为慢性波动性头痛。疼痛多为跳痛、刺痛、胀痛、烧灼痛，亦可为刀割样痛或放射样痛。

（2）紧张性头痛　也称为肌紧张性头痛或精神性头痛。是功能性头痛中较为常见的一种。该病与偏头痛的鉴别要点是：① 头痛部位，多为双侧性，在颈枕部或双颞部常见，亦可在额顶部及全头部，亦可局限于帽圈范围。② 头痛性质，多为压迫、紧缩、钝痛，区别于偏头痛的搏动性痛或跳痛。③ 疼痛程度，轻中度疼痛，一般较偏头痛为轻，而偏头痛为中重度。④ 诱因，常与疲劳、紧张等心理因素有关。⑤ 疼痛持续时间数小时或 1～2 天。⑥ 伴随症状，较少，偏头痛常伴恶心、呕吐、面色苍白等自主神经症状。

（3）丛集性头痛（cluster headache）　是一种少见的伴有一侧眼眶周围严重疼痛的发作性头痛，具有反复密集发作的特点。病因及发病机制不明，可能与下丘脑功能障碍有关。任何年龄均可发病，20～50 岁多见，男性患者居多，4～5 倍于女性。在某一段时间（通常 3～16 周）内出现一次接一次的成串的发作，故名丛集性发作，常在每年春季和（或）秋季发作 1～2 次；每次持续30～180min，每日可发作一次至数次。头痛为眼眶周围剧烈的钻痛，患者来回踱步，以拳捶打头部或以头撞墙，疼痛难忍；并常有结膜充血、流泪、流涕、面部出汗异常、眼睑水肿和霍纳征等伴发症状。采用吸氧、舒马普坦和麦角胺咖啡因等治疗有效。头痛发作时用肾上腺皮质激素最为有效，可用泼尼松 20～40mg/d，或与麦角胺并用。

（4）痛性眼肌麻痹（painful ophthalmoplegia）　又称 Tolosa-Hunt 综合征，是一种伴有头痛和眼肌麻痹的特发性眼眶和海绵窦炎性疾病。病因可能为海绵窦段颈内动脉及其附近硬脑膜的非特异性炎症或肉芽肿。可发生于任何年龄，以青壮年多见。头痛发作常表现为眼球后及眶周的顽固性胀痛、刺痛和撕裂样疼痛，常伴有恶心和呕吐，头痛数天后出现疼痛侧动眼神经、滑车神经或外展神经麻痹，病变多为单侧，表现为上睑下垂、眼球运动障碍和瞳孔对光反射消失。持续数日至数周缓解，数月至数年后又复发。皮质类固醇治疗有效。

（5）慢性每日头痛　一种慢性持续性功能性头痛，特点是每日持续长时间（大于 4h）的头痛，每月头痛累计大于 15 天，临床除外相关器质性疾病。

（6）偏头痛持续状态　偏头痛持续状态是指一次使人心力交瘁的偏头痛发作持续 72h 以上。

# 五、治疗

**1. 急性发作期特异性用药**

处方一　利扎曲普坦片 5～10mg　po　qd、bid 或 qid

处方二　佐米曲普坦鼻喷雾剂 1 揿　qd

【说明】禁忌证：偏瘫型偏头痛；脑干先兆偏头痛，血管疾病：短暂性脑缺血发作、脑卒中、心绞痛、心肌梗死、严重的外周血管疾病、缺血性肠病等；心脏副传导通路疾病，包括预激综合征；难控性高血压等；严重肝肾功能不全者。

**2. 急性发作期非特异性用药**

处方一　布洛芬 200mg　po

处方二　对乙酰氨基酚片 500mg　po

【说明】严重肝肾功能不全、活动性溃疡、过敏、出血风险、妊娠者禁用布洛芬；严重肝肾功能不全者禁用对乙酰氨基酚。

**3. 发作性偏头痛预防用药**

（1）抗抑郁药

处方一　阿米替林 12.5mg　po　bid

处方二　文拉法辛胶囊 75mg　po　qd

（2）β受体阻断剂

处方一　普萘洛尔 10mg　po　bid

处方二　美托洛尔 25mg　po　bid

（3）抗癫痫药

处方一　托吡酯 25mg　po　qd

处方二　丙戊酸钠盐 500mg　po　qd

（4）钙离子拮抗剂

处方　氟桂利嗪 5mg　po　qd

【说明】使用阿米替林，老年患者应警惕意识模糊或谵妄及抗毒蕈碱和抗肾上腺素作用，可能会增加心脏传导异常的风险。

# 第十节　三叉神经痛

三叉神经分布区内反复发作的阵发性、短暂、剧烈头痛而不伴有三叉神经功能破坏的症状，称为三叉神经痛。本病常于 40 岁后起病，女性较多。其发病右侧多于左侧。

## 一、问诊要点

（1）详细询问发病时疼痛的部位、性质、时间，触发点存在与否，发病诱因和缓解情况。

（2）询问每次发作时有无神经系统阳性症状或体征。

（3）询问既往有无类似发作病史，有无周期性，每次发作的诊治情况。

（4）询问有无糖尿病、牙痛、鼻窦炎、青光眼等病史。

## 二、体格检查

（1）神经系统查体　注意有无阳性体征，如面部感觉减退、角膜反射迟钝或消失等。

（2）注意检查口角、鼻翼、颊部及舌部有否扳机点。严重者常伴睡眠差、面色憔悴、精神抑郁和情绪低落。

## 三、实验室检查和辅助检查

（1）常规检查血糖、血脂、肝肾功能等。

（2）原发性三叉神经痛实验室检查无异常改变，对继发性三叉神经痛，鼻咽部 X 线片、头颅 CT、CTA 或 MRI、MRA、脑脊液检查、鼻咽部活检等有助于病因诊断。

## 四、诊断和鉴别诊断

### 1. 诊断

根据疼痛发作部位、性质、触发点，神经系统查体有无阳性体征，结合起病年龄，不难做出诊断。诊断要点如下。

（1）疼痛部位　常自一侧的上颌支或下颌支开始，随病程进展影响到其他分支。

（2）疼痛性质　表现为骤然发生的剧烈疼痛，但严格局限于三叉神经感觉支配区域内，每次发作仅持续数秒至 1～2min 即骤然停止，间歇期正常，发作可由每日数次至每分钟数次。发作呈周期性，持续数周、数月或更长，可自行缓解；病程初期发作较少，间歇期较长，随病程进展，间歇期逐渐缩短。

（3）触发点　患者面部某个区域可能特别敏感，易触发疼痛，如上下唇、鼻翼外侧、舌侧缘等；可在说话、进食、洗脸、剃须、刷牙、打哈欠甚至微风拂面时诱发。

（4）一般无神经系统阳性体征，亦无特殊辅助检查或实验室检查。

**2. 鉴别诊断**

（1）继发性三叉神经痛　① 表现为三叉神经麻痹（面部感觉减退、角膜反射迟钝等）并持续性疼痛。② 常合并其他脑神经麻痹。③ 辅助检查可明确具体病因，如多发性硬化、延髓空洞症、原发性或转移性颅底肿瘤等。

（2）舌咽神经痛　① 局限于舌咽神经分布区的发作性剧痛，位于扁桃体、舌根、咽部及外耳道等处，性质与三叉神经痛相似，每次持续数秒至 1min。吞咽、讲话、咳嗽常可诱发疼痛。② 检查咽喉、舌根和扁桃体窝可有疼痛触发点。③ 丁卡因涂于患侧扁桃体和咽部可暂时阻止发作。

（3）蝶腭神经痛　① 呈刀割样、烧灼样或钻样疼痛，疼痛位于颜面深部，常累及同侧眼眶部，可由牙部发出向额、颞、枕和耳部等处放射。② 发作时病侧鼻黏膜充血、鼻塞、流泪。③ 每日可发作数次至数十次，每次持续数分钟至数小时。

（4）牙痛　① 一般呈持续性钝痛，局限于牙龈部。② 可因进食冷、热食物而加剧。③ 牙床 X 线检查有助于鉴别。

（5）鼻窦炎　① 为局部持续性钝痛，可有局部压痛、发热、流脓涕、白细胞增高等炎症表现。② 鼻腔检查可发现异常。③ 鼻窦 X 线摄片可确诊。

（6）颞颌关节病　① 主要为咀嚼时疼痛。② 局部有压痛。

# 五、治疗

治疗原则以止痛为目的，药物治疗为主，无效时可用神经阻滞疗法或手术治疗。

**1. 药物治疗**

处方一　卡马西平 100mg　po　bid

处方二　苯妥英钠 100mg　po　tid

处方三　巴氯芬 5～10mg　po　tid

处方四　阿米替林 25～50mg　po　bid

【说明】卡马西平是治疗三叉神经痛首选药物。首剂 100mg，每日 2 次，以后每天增加 100mg，直到疼痛停止（最大剂量不应超过 1000mg/d），以后逐渐减少，确定最低有效剂量作为维持剂量服用。不良反应有嗜睡、口干、恶心、消化不良等，但多于数日后消失；若出现眩晕、共济失调、皮疹、白细胞减少，需停药，孕妇忌用。卡马西平最大量不能超过 600mg/d，如产生头晕、步态不稳、眼球震颤等，应立即减量到中毒症状消失为止。卡马西平或苯妥英钠单药治疗无效者两药合用。如卡马西平和苯妥英钠无效可选择巴氯芬或阿米替林。

**2. 神经阻滞疗法**

本疗法安全有效，但疗效不能持久。适用于药物治疗无效或有明显不良反应、拒绝手术或有手术禁忌者。方法：取无水乙醇或其他化学药物如甘油、维生素 $B_{12}$ 等直接注入三叉神经分支或半月神经节内，使之发生凝固性坏死，阻断神经传导，可使局部感觉丧失而获止痛效果。

**3. 半月神经节射频热凝治疗**

适用于长期用药无效或无法耐受者。射频通过机体时电磁波能转化为热能，产生热效应和热点凝。可选择性破坏三叉神经痛觉纤维，基本不损害触觉纤维达到止痛作用。疗效达 90% 以上。但可出现面部感觉异常、角膜炎、咀嚼无力、复视和带状疱疹等并发症。

**4. 手术治疗**

适用于药物和神经阻滞疗法无效者。对血管压迫所致三叉神经痛效果较好。主要的手术治疗方法有：微血管减压术、颅外三叉神经周围支切断术、颅内三叉神经周围支切断术、三叉神经感觉根部分切断术和三叉神经脊髓束切断术。

# 第十一节　特发性面神经麻痹

特发性面神经麻痹又称面神经炎或 Bell 麻痹，是因茎乳孔内面神经非特异性炎症所致的周围性麻痹。任何年龄均可发病，以 20～40 岁最为多见，男性略多。绝大多数为一侧性，双侧者甚少。发病与季节无关。通常急性起病，起病后 1～2 周开始恢复，大约 80% 患者在几周或 1～2 个月基本恢复正常。约有 1/3 患者为部分麻痹，2/3 为完全性瘫痪，其中后者有约 16% 不能恢复，常伴发瘫痪肌的挛缩、面肌痉挛或连带运动。

## 一、问诊要点

（1）详细询问患者的起病情况，发病前有无受凉、劳累史。

（2）询问有无不能皱额蹙眉、眼裂闭合不全或不能闭合等面部表情肌瘫痪的表现。有无味觉减退或消失，有无耳后、乳突区域疼痛，其程度如何。注意患者发病前有无下颌角或耳郭后疱疹表现。

（3）询问有无糖尿病、高血压病史，有无外伤、肿瘤、血管病、炎症（如中耳炎、迷路炎）等病史。

## 二、查体要点

### 1. 面部神经系统查体

患侧面部表情肌瘫痪，额纹消失、鼻唇沟平坦、口角下垂、面部被拉向健侧。病侧不能做皱额、蹙眉、闭目、露齿、鼓气和吹口哨等动作。闭目时瘫痪侧眼球转向上内方，露出白色巩膜，称 Bell 现象。

**2. 不同部位的面神经损害出现不同临床症状**

（1）膝状神经节前损害　因鼓索神经受累，出现舌前 2/3 味觉障碍；镫骨肌分支受累，出现听觉过敏，过度回响。

（2）膝状神经节病变　除表现有面神经麻痹、听觉过敏和舌前 2/3 味觉障碍外，还有耳郭和外耳道感觉迟钝、外耳道和鼓膜上出现疱疹，系带状疱疹病毒感染所致，称亨特综合征（Hunt syndrome）。

（3）茎乳孔附近病变　出现上述典型的周围性面瘫体征和耳后疼痛。

## 三、实验室检查和辅助检查

（1）常规检查　血常规、尿常规、血凝试验、血糖、心电图等检查。

（2）肌电图　肌电图的面神经传导速度测定有助于判断面神经损害是暂时性传导障碍，还是永久性的失神经支配。

（3）面神经兴奋阈值和复合肌肉动作电位检测　有助于对预后进行评估。

## 四、诊断和鉴别诊断

**1. 诊断要点**

（1）突然起病。

（2）患侧眼裂大、眼睑不能闭合，流泪，额纹消失，不能皱眉。

（3）患侧鼻唇沟变浅或平坦、口角低并向健侧牵引。

（4）根据损害部位不同而有不同临床表现：a. 茎乳突孔以上影响鼓索支时，则有舌前 2/3 味觉障碍。b. 损害在镫骨神经处，可有听觉障碍。c. 损害在膝状神经节，可有乳突处疼痛，外耳道和耳郭部的感觉障碍或出现疱疹。d. 损害在膝状神经节以上，可有泪液、唾液减少。

**2. 鉴别诊断**

（1）Guillain-Barré 综合征　① 可有周围性面瘫，多为双侧性。② 并伴有对称性肢体瘫痪和脑脊液蛋白 - 细胞分离现象。

（2）耳源性面神经麻痹　① 多有原发病病史，如继发于中耳炎、乳突炎、迷路炎，或腮腺炎、下颌化脓性淋巴结炎等。② 有原发病的特殊症状及体征。③ 实验室检查见白细胞增高。

（3）颅内疾病　① 继发于颅后窝的肿瘤或脑膜炎等，有原发病的特殊症状及体征。② 引起的周围性面瘫多起病较慢，及其他脑神经受损表现。③ 头颅 CT 或 MRI 检查、脑脊液检查有助于鉴别。

# 五、治疗

应设法促使局部炎症、水肿及早消退，并促进面神经功能恢复。

**1. 药物治疗（下列药物可一种或多种联合应用）**

（1）糖皮质激素治疗

处方一　地塞米松注射液 5～10mg　iv qd

处方二　泼尼松片 20～30mg　晨起顿服　qd

【说明】本病急性期（发病后 1～2 周内）应用糖皮质激素，可减轻神经水肿，改善局部循环，减少神经受压，故可提高面神经炎的治愈率和减少后遗症。发病初前 2 天应用糖皮质激素可防止病程进展至完全失神经支配。但应注意有无使用的禁忌证。连用 7～14 日后逐渐减量停药，突然中止治疗有反跳现象。

长程用药可引起以下不良反应：医源性库欣综合征面容和体态、体重增加、下肢水肿、紫纹等。

（2）B 族维生素治疗

处方一　维生素 $B_1$ 注射液 100mg　im　qd

处方二　维生素 $B_{12}$ 注射液 500μg　im　qd

处方三　腺苷钴胺注射液 500μg　im　qd

【说明】B 族维生素药物促进受损的面神经髓鞘恢复。腺苷钴胺为氰钴型维生素 $B_{12}$ 中的氰基由腺嘌呤核苷取代的衍生物。在体内能直接被吸收利用，活性强，与组织细胞亲和力强，作用优于维生素 $B_{12}$，排泄缓慢。

（3）抗病毒治疗

处方　生理盐水注射液 250mL ｜ iv drip　q8h
　　　阿昔洛韦注射液 0.5g ｜

【说明】对伴有带状疱疹的面神经麻痹（Hunt 综合征）可联合用抗病毒药阿昔洛韦等。本品能广泛分布至各组织与体液中，包括脑脊液及疱疹液。在肾、肝和小肠中浓度高，脑脊液中浓度约为血中浓度的一半。若注射浓度太高（10g/L）可引起静脉炎，外溢时注射部位可出现炎症。还可能引起皮肤瘙痒或荨麻疹。静脉给药时与肾毒性药物合用可加重肾毒性，特别是肾功能不全者更易发生。

**2. 物理治疗**

按摩瘫痪面肌，每日数次，每次 5～10min。并做面部表情肌运动等康复治疗。

**3. 理疗及针刺治疗**

于茎乳突孔附近给予热敷，或红外线照射或短波透热疗法。针灸宜在发病后 1 周后进行。

**4. 其他注意事项**

保护暴露的角膜及预防结膜炎，可采取眼罩、滴眼药水、涂眼药膏等方法。

**5. 手术治疗**

面神经减压术对部分患者有效。长期不愈患者可考虑行面-舌下神经、面-副神经吻合术，但疗效不肯定。

# 第十二节　重症肌无力

重症肌无力（MG）是一种神经-肌肉接头传递障碍的获得性自身免疫性疾病。病变主要累及神经-肌肉接头突触后膜上的乙酰胆碱受体。发病率为（8～20）/10万，任何年龄，小至出生后数个月、大至70～80岁均可发病。但有两个发病年龄高峰，一个是20～40岁，女性多于男性，约为3∶2；另一个是40～60岁，男性多见，多合并胸腺瘤。我国10岁以下发病者占重症肌无力患者的10%，家族性病例少见。重症肌无力不是持续性进行性加重疾病。少数病例可自然缓解，多发生于起病后2～3年内。偶有亚急性起病，进展较快者。多数患者迁延数年至数十年，靠药物维持。重症肌无力危象患者病死率高达15.4%～50%。

## 一、问诊要点

（1）详细询问受累肌肉病态疲劳情况，受累肌肉分布情况。

（2）询问发作时间、起病特点、诱发因素和缓解情况。

（3）询问既往有无类似发作史、甲状腺功能亢进、胸腺瘤病史，有无使用氨基糖苷类药物史，有无食物、药物过敏史。

## 二、查体要点

重症肌无力一般无特异性体征，注意检查肌力，合并肺部感染时可有肺实变体征，发生危象时可有呼吸肌麻痹、呼吸衰竭表现。

## 三、实验室检查和辅助检查

（1）疲劳试验（Jolly试验）　受累肌肉重复活动后症状明显加重。如嘱患者用力眨眼30次后，眼裂明显变小，或持续上视出现上睑下垂，或两臂持续平举后出现上臂下垂，休息后恢复则为阳性。

（2）抗胆碱酯酶药物试验

① 新斯的明试验：新斯的明 0.5～1.5mg 肌内注射，20min 后症状明显减轻者为阳性，可持续 2h，可同时注射阿托品 0.5mg 以对抗新斯的明的毒蕈碱样反应（瞳孔缩小、心动过缓、流涎、多汗、腹痛、腹泻、呕吐等）。

② 依酚氯铵（腾喜龙）试验：依酚氯铵 10mg 用注射用水稀释至 1mL，静脉注射 2mg，观察 20s，如无出汗、唾液增多等不良反应，再给予 8mg，1min 内症状如好转为阳性，持续 10min 后恢复原状。

（3）重复神经电刺激　具有确诊价值。典型改变为低频和高频重复刺激尺神经、面神经和腋神经等运动神经时，当出现动作电位波幅第 5 波比第 1 波递减 10%（低频刺激）以上或 30% 以上（高频刺激）时为阳性。80% 患者低频刺激时为阳性，且与病情轻重相关。

（4）单纤维肌电图　用特殊的单纤维针电极测量同一神经支配的肌纤维电位间的间隔时间是否延长，以反映神经 - 肌肉接头处的功能，重症肌无力为间隔时间延长。

（5）乙酰胆碱受体抗体滴度测定　80% 以上患者血清乙酰胆碱受体抗体浓度明显升高，但眼肌型病例的乙酰胆碱受体抗体升高不明显，且抗体滴度与临床症状的严重程度不成比例。

（6）胸腺 CT、MRI　可发现胸腺增生和肥大。

（7）甲状腺功能测定　5% 患者有甲亢，表现为 $T_3$、$T_4$ 升高，类风湿因子、抗核抗体、甲状腺抗体也常升高。

（8）血、尿、粪常规，生化、肝肾功能、心电图等检查。

## 四、诊断和鉴别诊断

### 1.诊断

根据病史、受累骨骼肌病态疲劳、症状波动、晨轻暮重的特点以及上述检查，不难诊断重症肌无力。

（1）受累骨骼肌病态疲劳　肌肉连续收缩后出现严重肌无力甚至瘫痪，经短暂休息后可见症状减轻或暂时好转，肌无力症状易波动，多于下午或傍晚劳累后加重，晨起和休息后减轻，称之为"晨轻暮重"。

（2）受累肌肉分布　脑神经支配的肌肉较脊神经支配的肌肉更易受累。常从一组肌群无力开始，逐步累及其他肌群。首发症状常为一侧或双侧眼外肌麻痹，如上睑下垂、斜视和复视，重者眼球运动明显受限，甚至眼球固定，但瞳孔括约肌不受累。若累及面部肌肉和口咽肌，则出现表情淡漠、苦笑面容，连续拒绝无力，进食时间长，说话带鼻音，饮水呛咳，吞咽困难。若胸锁乳突肌和斜方肌受累则颈软，抬头困难，转颈、耸肩无力。四肢肌肉受累以近端为重，表现为抬臂、梳头、上楼梯困难，腱反射通常不受影响，感觉正常。呼吸机受累出现咳嗽无力、呼吸困难，称为重症肌无力危象，是致死的主要原因。心肌偶可受累，可引起突然死亡。

（3）胆碱酯酶抑制药治疗有效。

（4）起病隐匿，整个病程有波动，缓解与复发交替，晚期患者休息后不能完全恢复。

### 2.临床分型

Ⅰ型：眼肌无力，可伴闭眼无力，其他肌群肌力正常。

Ⅱ型：除眼肌外的其他肌群轻度无力，可伴眼肌无力。

Ⅱa型：主要累及四肢肌和（或）躯干肌，可有较轻的咽喉肌受累。

Ⅱb型：主要累及咽喉肌和（或）呼吸肌，可有轻度或相同的四肢肌和（或）躯干肌受累。

Ⅲ型：除眼肌外的其他肌群中度无力，可伴有任何程度的眼肌无力。

Ⅲa型：主要累及四肢肌和（或）躯干肌，可有较轻的咽喉肌受累。

Ⅲb型：主要累及咽喉肌和（或）呼吸肌，可有轻度或相同的四肢肌和（或）躯干肌受累。

Ⅳ型：除眼肌外的其他肌群重度无力，可伴有任何程度的眼肌无力。

Ⅳa型：主要累及四肢肌和（或）躯干肌受累，可有较轻的肌受累。

Ⅳb型：主要累及咽喉肌和（或）呼吸肌，可有轻度或相同的四肢肌和（或）躯干肌受累。

Ⅴ型：气管插管，伴或不伴机械通气（除外术后常规使用）；仅鼻饲而不进行气管插管的病例为Ⅳb型。

注：结合重症肌无力定量量表（QMG）评分中最严重项得分定型。

**3. 鉴别诊断**

（1）Lambert-Eaton 肌无力综合征　本病是一组自身免疫性疾病，多见于小细胞肺癌或其他恶性肿瘤，可引起自身免疫反应。其自身抗体直接作用于周围神经末梢突触前膜的钙离子通道导致肌无力。临床表现为四肢近端肌无力，需与重症肌无力鉴别。此病患者虽然活动后即感疲劳，但短暂用力收缩后肌力反而增强，而持续收缩后又呈疲劳状态，脑神经支配的肌肉很少受累。肌电图作神经重复电刺激有特异性反应，其结果与 MG 表现正相反。高频（10Hz 以上）重复刺激常可出现电位波幅递增 1 倍以上，具有诊断意义。血清乙酰胆碱受体抗体水平不增高，对抗胆碱酯酶药物的反应不明显，而用盐酸胍治疗有效。本综合征可以在恶性肿瘤出现后表现出来，也可在原发肿瘤出现前数年先出现本综合征。

（2）肉毒杆菌中毒　误食肉毒杆菌污染的食物后，肉毒杆菌作用于突触前膜阻碍了神经 - 肌肉接头的传递功能，可出现全身无力，甚至呼吸肌瘫痪，酷似重症肌无力危象。但患者有食物中毒的病史，常有多人同时中毒流行病学资料，新斯的明试验或依酚氯铵（腾喜龙）试验阴性，对本病有重要的诊断价值。

（3）延髓麻痹　由延髓发出的脑神经受损而出现咽喉肌无力表现，但多伴有其他神经缺损症状，如吞咽困难，病情无波动特征，疲劳试验和新斯的明试验阴性，抗胆碱酯酶药治疗无效。

（4）多发性肌炎　表现为对称性四肢近端肌无力，伴肌肉压痛，症状无波动，病情逐渐进展，实验室检查血清肌酶明显增高，肌电图上见自发性纤颤电位和正相尖波，肌肉活组织检查见肌纤维变性、坏死、再生，炎症细胞浸润，血管内皮细胞增生等。新斯的明试验阴性，抗胆碱酯酶药治疗无效。

（5）肌营养不良症　本病是由于遗传因素引起的肌肉变性疾病，多隐匿起病，临床以进行性的肌肉萎缩无力为主要临床表现，血肌酶明显升高，新斯的明试验阴性，抗胆碱酯酶药治疗无效。

（6）药物性肌无力　影响神经 - 肌肉接头传递功能的药物，如某些抗生素（如新霉素、链霉素、多黏菌素）、青霉胺、奎宁等，主要根据用药史鉴别。

## 五、治疗

### 1. 药物治疗

（1）胆碱酯酶抑制药

处方一　溴化吡啶斯的明 60mg　po　tid

处方二　溴化新斯的明 15mg　po　qid

处方三　美斯的明 5mg　po　qid

【说明】溴化吡啶斯的明口服后 2h 达高峰，作用温和、平稳、不良反应小。溴化新斯的明可在进餐前 15～30min 服用，释放快，30～60min 达高峰，作用时间为 3～4h，不良反应为毒蕈样反应（腹痛、腹泻、恶心、呕吐、流涎、支气管分泌物增多、流泪、瞳孔缩小和出汗等），可用阿托品对抗。美斯的明口服 20～30min 起作用，维持 4～6h，不良反应为低钾血症。辅助药如氯化钾、麻黄碱可加强胆碱酯酶抑制药的作用。

（2）肾上腺皮质激素

处方一 甲泼尼龙琥珀酸钠注射液 1000mg iv qd（3～5 天减半量，直至口服后再逐渐减至维持量）

处方二 口服醋酸泼尼松以及甲泼尼龙。醋酸泼尼松按体重 0.5～1.0mg/（kg·d）清晨顿服，最大剂量不超过 100mg/d（糖皮质激素剂量换算关系为：5mg 醋酸泼尼松＝4mg 甲泼尼龙），一般 2 周内起效，6～8 周效果最为显著。75% 轻中度 MG 对 200mg 泼尼松具有很好反应，以 20mg 起始，每 5～7 天递增 10mg，至目标剂量。达到治疗目标后，维持 6～8 周后逐渐减量，每 2～4 周减 5～10mg，至 20mg 后每 4～8 周减 5mg，酌情隔日口服最低有效剂量，过快减量可致病情复发。

【说明】肾上腺皮质激素可抑制自身免疫反应，适用于各种类型的重症肌无力。它通过抑制胆碱酯酶受体抗体的生成，增加突出前膜乙酰胆碱的释放量及促使运动终板再生和修复。甲泼尼龙冲击疗法适用于住院危重病例、已用气管插管或呼吸机者。小剂量递增法可避免用药初期病情加重，长期用激素者，应注意胃溃疡出血、血糖升高、库欣综合征、股骨头坏死、骨质疏松等并发症。

（3）免疫抑制药

处方一　环磷酰胺 50mg　tid

　　　　或　200mg　iv 2～3 次 / 周

　　　　或　1000mg　iv drip　每 5 日 1 次，连用 10～20 次

处方二　他克莫司 1mg　po　bid（空腹或餐后 2 小时服用）

处方三　环孢素 6mg/（kg·d）　po

【说明】环磷酰胺不良反应有周围白细胞减少、血小板减少、脱发、胃肠道反应、出血性膀胱炎等。一旦白细胞 $<3\times10^9$/L 或血小板 $<60\times10^9$/L 应停药，同时注意肝肾功能的变化。他克莫司需空腹或餐后 2 小时服，注意监测血药浓度。环孢素对细胞免疫和体液免疫均有抑制作用，可使 AchR 抗体下降。不良反应有肾小球局部缺血坏死、恶心、心悸等。可根据免疫抑制药基因选择相应精准治疗。

**2. 胸腺治疗**

（1）胸腺切除　适应证：伴有胸腺肥大和高 AchR 抗体效价者；伴有胸腺瘤的各型重症肌无力；年轻女性全身型；对抗胆碱酯酶药治疗反应不满意者，约 70% 的患者术后症状缓解或治愈。

（2）胸腺放射治疗　对不适于做胸腺手术切除者可行胸腺深部 $^{60}$Co 放射治疗。

**3. 血浆置换**

通过正常人血浆或血浆代用品置换患者血浆，能清除血浆中 AchR 抗体及免疫复合物。起效快，近期疗效好，但不持久，疗效维持 1 周～2 个月，之后随抗体水平逐渐增高而症状复现。交换量平均每次 2 升，每周 1～2 次，连用 3～8 次，适用于危象和难治性重症肌无力。

**4. 免疫球蛋白治疗**

处方　免疫球蛋白 0.4g/（kg·d）　iv drip　5 天为 1 个疗程

【说明】外源性 IgG 可使 AchR 抗体的结合功能紊乱而干扰免疫反应，可作为辅助治疗缓解病情。

**5.危象处理**

处方一　甲泼尼龙琥珀酸钠注射液 1000mg　iv qd

处方二　生理盐水注射液 250mL  &#124;
地塞米松 20mg  &#124; iv drip　qd

【说明】一旦发生呼吸肌瘫痪，应立即气管切开，应用人工呼吸器辅助呼吸。重症肌无力危象有以下三种。① 肌无力危象：最常见，常因抗胆碱酯酶药物剂量不足诱发。如注射依酚氯铵或新斯的明后症状减轻，则应加大抗胆碱酯酶药物剂量。② 胆碱能危象：抗胆碱酯酶药物过量所致，患者肌无力症状加重，出现肌肉震颤及毒蕈碱样反应。应立即停用抗胆碱酯酶药物，可静脉注射依酚氯铵 2mg，如症状加重，则应立即停药抗胆碱酯酶药物，待药物排出后重新调整剂量。③ 反拗危象：抗胆碱酯酶药物不敏感所致，应立即停用抗胆碱酯酶药而用输液维持，可改用其他疗法。

# 第十三节　视神经脊髓炎谱系疾病

视神经脊髓炎谱系疾病（neuromyelitis opticas pectrum disorders，NMOSD）是一组自身免疫介导的以视神经和脊髓受累为主的中枢神经系统（central nervous system，CNS）炎性脱髓鞘疾病。NMOSD 的发病机制主要与水通道蛋白 4（aquaporin-4，AQP4）抗体相关，是不同于多发性硬化（multiple sclerosis，MS）的独立疾病实体。NMOSD 好发于青壮年，女性居多，临床上多以严重的视神经炎（optic neuritis，ON）和纵向延伸的长节段横贯性脊髓炎（longitudinally extensive transverse myelitis，LETM）为主要临床特征，复发率及致残率高。

## 一、问诊要点

（1）详细询问前驱感染史、发病时间、加重情况。

（2）询问有无视力下降、肢体麻木、肢体乏力、头晕、顽固性呕吐等症状。

（3）询问既往有无类似发作史及甲亢、糖尿病、癔症性瘫痪、吉兰 - 巴雷综合征等病史，有无长期使用皮质类固醇药物史等。

## 二、查体要点

视神经、眼动神经是否有损害，肢体感觉（深浅感觉、复合觉等），肢体肌力检测等。

## 三、实验室检查和辅助检查

AQP4-IgG 是具有高度特异性的诊断标志物，特异度高达 90%，敏感度约 70%。推荐使用基于细胞转染的免疫荧光技术（CBA）或流式细胞技术进行血清检测。

临床表现与影像特征见表 9-11。

表 9-11　临床表现与影像特征

| 疾病 | 临床表现 | MRI 影像特征 |
|------|----------|--------------|
| 视神经炎 | 急性起病，迅速达峰。多为双眼同时或相继发病，伴有眼痛，视功能受损，程度多严重；视野缺损，视力明显下降，严重者仅留光感甚至失明 | 眼眶 MRI：病变节段多大于 1/2 视神经长度，视交叉易受累。急性期视神经增粗、强化，可合并视神经周围组织强化。缓解期视神经萎缩、变细，形成双轨征。也可以为阴性 |
| 急性脊髓炎 | 急性起病，多出现明显感觉、运动及尿便障碍。多有根性疼痛，颈髓后索受累可出现 Lhermitte 征。严重者可表现为截瘫或四肢瘫，甚至呼吸肌麻痹。恢复期多残留较长时期痛性或非痛性痉挛、瘙痒、尿便障碍等 | 脊髓病变长度多超过 3 个椎体节段，甚至可累及全脊髓。<br>轴位多为横贯性，累及脊髓中央灰质和部分白质，呈圆形或 H 形，脊髓后索易受累。少数病变可小于 2 个椎体节段。急性期病变肿胀明显，可呈亮斑样、斑片样或线样强化，脊膜亦可强化。缓解期长节段病变可转变为间断、不连续信号，部分可有萎缩或空洞形成 |

续表

| 疾病 | 临床表现 | MRI 影像特征 |
|------|---------|-------------|
| 极后区综合征 | 不能用其他原因解释的顽固性呃逆、恶心、呕吐，亦可无临床症候 | 延髓背侧为主，轴位主要累及最后区域，矢状位呈片状或线状长 T2 信号，可与颈髓病变相连 |
| 急性脑干综合征 | 头晕、复视、面部感觉障碍、共济失调，亦可无临床症候 | 脑干背盖部、四脑室周边、桥小脑脚；病变呈弥漫性、斑片状，边界不清 |
| 急性间脑综合征 | 嗜睡、发作性睡病、体温调节异常、低钠血症等，亦可无临床症候 | 丘脑、下丘脑、三脑室周边弥漫性病变，边界不清 |
| 大脑综合征 | 意识水平下降、高级皮质功能减退、头痛等，亦可无临床症候 | 不符合经典 MS 影像特征，幕上病变多位于皮质下白质，呈弥漫云雾状。可以出现点状、泼墨状病变。胼胝体病变纵向可大于 1/2 全长，多弥漫，边界模糊。病变可沿锥体束走行，包括基底节、内囊后肢、大脑脚。少部分可为 ADEM 或 TDL 表现，有轻度占位效应等 |

## 四、诊断和鉴别诊断

### 1. 诊断

AQP4-IgG 阳性的 NMOSD 诊断标准如下。

（1）至少 1 项核心临床特征。

（2）用可靠的方法检测 AQP4-IgG 阳性（推荐 CBA 法）。

（3）排除其他诊断。

AQP4-IgG 阴性或 AQP4-IgG 未知状态的 NMOSD 诊断标准如下。

（1）在 1 次或多次临床发作中，至少 2 项核心临床特征并满足下列全部条件：① 至少 1 项临床核心特征为 ON、急性 LETM 或延髓最后区综合征；② 空间多发 T2 个或以上不同的临床核心特征；③ 满足 MRI 附加条件。

（2）用可靠的方法检测 AQP4-IgG 阴性或未检测。

（3）排除其他诊断。

核心临床特征如下。

（1）ON

（2）急性脊髓炎。

（3）极后区综合征，无其他原因能解释的发作性呃逆、恶心、呕吐。

（4）其他脑干综合征。

（5）症状性发作性睡病、间脑综合征，脑 MRI 有 NMOSD 特征性间脑病变。

（6）大脑综合征伴有 NMOSD 特征性大脑病变。

AQP4-IgG 阴性或未知状态下的 NMOSD MRI 附加条件如下。

（1）急性 ON　需脑 MRI 有下列之一表现：① 脑 MRI 正常或仅有非特异性白质病变；② 视神经长 $T_2$ 信号或 $T_1$ 增强信号≥1/2 视神经长度，或病变累及视交叉。

（2）急性脊髓炎　长脊髓病变≥3 个连续椎体节段，或有脊髓炎病史的患者相应脊髓萎缩≥3 个连续椎体节段。

（3）最后区综合征　延髓背侧/最后区病变。

（4）急性脑干综合征　脑干室管膜周围病变。

注：NMOSD 为视神经脊髓炎谱系疾病；AQP4 为水通道蛋白4；ON 为视神经炎；LETM 为纵向延伸的长节段横贯性脊髓炎。

**2. 鉴别诊断**

（1）CNS 炎性脱髓鞘病　MOGAD、MS、ADEM、TDL 等。

（2）系统性疾病　系统性红斑狼疮、白塞综合征、干燥综合征、结节病、系统性血管炎等。

（3）血管性疾病　缺血性视神经病、脑小血管病、脊髓硬脊膜动静脉瘘、脊髓血管畸形、亚急性坏死性脊髓病等。

（4）感染性疾病　结核、艾滋病、梅毒、布氏杆菌感染、热带痉挛性截瘫等。

（5）代谢中毒性疾病　中毒性视神经病、亚急性联合变性、肝性脊髓病、Wernicke 脑病、缺血缺氧性脑病等。

（6）遗传性疾病　Leber 视神经病、遗传性痉挛性截瘫、肾上腺脑白质营养不良等。

（7）肿瘤及副肿瘤相关疾病　脊髓胶质瘤、室管膜瘤、淋巴瘤、淋巴瘤样肉芽肿、脊髓副肿瘤综合征等。

（8）其他　颅底畸形、脊髓压迫症等。

# 五、治疗

## 1. 急性期治疗

处方一　生理盐水注射液 500mL $\left. \right\}$ iv drip　qd
　　　　甲泼尼松龙 1g

处方二　静脉注射人免疫球蛋白 IVIG 治疗方案：0.4g/（kg·d）　iv drip　qd，静脉滴注，连续 3～5d

处方三　血浆置换及免疫吸附，每次血浆交换量为每千克体重 30～50mL，在 1～2 周内进行 3～5 次

【说明】甲泼尼松龙 1g 静脉点滴，1 次 / 日，3～5 日；视病情减量至 500mg 静脉点滴，1 次 / 日，3 日；240mg 静脉点滴，1 次 / 日，3 日；120mg 静脉点滴，1 次 / 日，3 日；改为泼尼松 60mg 口服，1 次 / 日，5～7 日；50mg 口服，1 次 / 日，5～7 日；顺序阶梯递减至中等剂量 30～40mg/d 后，依据序贯免疫治疗药物起效时效快慢，逐步放缓减量速度，例如每 2 周递减 5mg，至 5～10mg 口服，1 次 / 日，长期维持或停用。

注意事项：在激素冲击后，需衔接序贯治疗药物。静脉激素冲击治疗应注意静滴速度，推荐持续 3～4h 缓慢静滴。推荐同时应用质子泵抑制药预防上消化道出血，对于年龄较大患者，应监测凝血功能，预防发生血栓。激素其他常见不良反应包括电解质

紊乱以及血糖、血压、血脂异常等。注意补钾、补钙、补充维生素 D，较长时间应用激素可加用双膦酸盐类药物。尽可能减少中等剂量以上激素疗程，以预防骨质疏松、股骨头坏死等并发症。

**2. 序贯治疗（预防复发治疗）**

处方一　萨特利珠单抗 120mg　皮下注射　q2w，首次先给予负荷剂量，第 0、2、4 周；以后每 4 周重复皮下注射

处方二　利妥昔单抗 100mg　iv drip　qw，连用 4 周，6～12 个月后重复应用

处方三　他克莫司 1mg　bid　po

【说明】利妥昔单抗国际方案：按体表面积 $375mg/m^2$ 静脉滴注，每周 1 次，连用 4 周；或 1000mg 静脉滴注，共用 2 次（间隔 2 周）。国内方案：单次 500～600mg 静脉滴注，或 100mg 静脉滴注，1 次/周，连用 4 周，6～12 个月后重复应用。大部分患者治疗后可维持 B 淋巴细胞耗竭 6～8 个月。推荐监测 B 淋巴细胞亚群，若 CD19 或 CD20 阳性细胞比例＞1% 或 CD27 阳性记忆性 B 淋巴细胞比例＞0.05%，则建议重复进行 RTX 注射治疗。

# 第十四节　周期性瘫痪

周期性瘫痪是以反复发作的骨骼肌迟缓性瘫痪为特征的一组肌病，发作时多伴有血清钾含量的改变。肌无力可持续数小时或数周，发作间歇可完全正常，根据血清钾浓度，可分为低钾型、高钾型和正常钾型。临床以低钾型多见。低钾型周期性瘫痪任何年龄均可发病，以 20～40 岁男性多见，随年龄增长而发作次数减少。高钾型周期性瘫痪较少见，基本上限于北欧国家，为常染色体显性遗传，多在 10 岁前发病，男性多见，多数病例在 30 岁左

右趋于好转，逐渐停止发作。正常钾型周期性瘫痪为常染色体显性遗传，较为罕见，多在 10 岁前发病。

## 一、问诊要点

（1）详细询问四肢无力发作的诱因、部位、时间、加重情况。

（2）询问有无肢体酸胀、疼痛或麻木感以及烦渴、多汗、嗜睡、恐惧等前驱症状。

（3）询问既往有无类似发作史、甲亢、糖尿病、癔症性瘫痪、吉兰 - 巴雷综合征等病史以及有无长期使用皮质类固醇药物史等。

## 二、查体要点

四肢呈对称性弛缓性瘫痪，肌张力降低、腱反射减弱或消失，发作期间部分病例可见心率缓慢、室性早搏和血压增高。

## 三、实验室检查和辅助检查

（1）散发性病例发作期　血清钾一般在 3.5mmol/L 以下，最低可达 1～2mmol/L，尿钾也减少，血钠可见升高。

（2）心电图　可呈现典型的低钾性改变，如 U 波的出现，P-R 间期、Q-T 间期延长，ST 段下降等。肌电图显示电位幅度降低或消失，严重者可见电刺激无反应。

（3）诱发试验　对诊断困难者，可在心电图监护下，结合肌电图进行以下诱发试验。事先应取得患者及家属的了解和同意，并做好应对可能发生的一切意外（如心律不齐、呼吸肌麻痹）的准备。

① 药物诱发：于 1h 内静脉滴注葡萄糖 100g 及胰岛素 20U。通常在滴注后 1h 随血糖降低而出现血钾降低。在瘫痪发生前，可见到由快速感应电刺激引起的肌肉动作电位幅度的节律性波动，继而潜伏期延长，动作电位间期增宽，波幅降低，甚至反应消失。出现瘫痪后可给氯化钾 6～10g（每小时不超过 1g）加入盐水中静

脉滴注，以终止发作。本试验对于诊断低钾型周期性麻痹有帮助。

② 肾上腺素试验：可用于鉴别单纯性低钾型周期性麻痹与甲亢性周期性麻痹。将肾上腺素 10μg 以 2μg/min 的速度由肱动脉注入，同时以表皮电极记录由电刺激尺神经诱发同侧手部小肌肉所产生的动作电位。注射后 10min 内电位下降 30% 以上者为阳性，可证实为原发性低钾型病例。甲亢性者偶在瘫痪时呈现阳性。

③ 冷水诱发试验：将患者前臂浸于 11～13℃ 水中，如为高血钾型周期性麻痹患者，在 20～30min 可以诱发肌无力；停止浸冷水 10min 后肌无力症状会消失。

## 四、诊断和鉴别诊断

**1. 诊断**

（1）低钾型周期性瘫痪　诊断要点：周期性发作的、短时期的、肢体近端迟缓性瘫痪，无意识障碍和感觉障碍，发作期间血清钾低于 3.5mmol/L，心电图呈低钾性改变，补钾后迅速好转，家族史也有助于诊断。

（2）高钾型周期性瘫痪　诊断要点：发作性无力，从下肢近端开始，然后影响到上肢、颈部肌肉和脑神经支配的肌肉，常伴有肌肉痛性痉挛，手肌、舌肌强直发作，无感觉障碍、高级神经活动异常、血钾含量升高至 7～8mmol/L，家族史及钾负荷试验、冷水诱发试验可协助诊断。

（3）正常钾型周期性瘫痪诊断要点　常在夜间或清晨醒来时发现四肢或部分肌肉瘫痪，甚至发音不清，呼吸困难等，发作持续时间多在 10 天以上，限制钠盐摄入或补充钾盐均可诱发，血清钾含量正常。

**2. 鉴别诊断**

（1）周期性瘫痪不同类型之间的鉴别　低钾、高钾、正常钾这三种血钾性周期性瘫痪区别在于血清钾浓度，此外，各自存在特殊的临床表现。

① 低钾性周期性瘫痪：起病较快，恢复亦较快，四肢呈迟缓性瘫痪，无呼吸肌瘫痪及脑神经受损，无感觉障碍及神经根刺激征，脑脊液检查正常，查血钾低，补钾治疗有效，既往有反复发作史。

② 高钾型周期性瘫痪：该型极为罕见，只发生在北欧国家，为常染色体显性遗传病，病变基因位于第 17 号染色体，迄今为止，我国报告的病例不足 10 例。发作时血钙降低，尿钾偏高；心电图可呈现高钾性改变。

③ 正常钾型周期性瘫痪：本型极为罕见，为常染色体显性遗传或遗传，方式未定。多于夜间发生或在晨起时发现发作性四肢肌无力或瘫痪，严重者可出现发音不清或呼吸困难；发作持续时间长，数日至数周，通常在 10 天以上；可有轻度的感觉障碍；限制食盐摄入量或补钾可诱发本病，血钾水平多无变化；发作时静脉滴注大量生理盐水可使瘫痪恢复。甲亢性周期性瘫痪：可通过检查甲状腺功能；还可用肾上腺素试验予以鉴别。

（2）吉兰 - 巴雷综合征　吉兰 - 巴雷综合征多有病前感染史及自身免疫反应，急性或亚急性起病，进展不超过 4 周，可有不同程度的呼吸肌瘫痪及脑神经损伤，脑脊液检查示蛋白 - 细胞分离，电生理检查早期 F 波或 H 反射延迟，血钾检查结果正常，无既往反复发作病史。

（3）与其他疾病　如原发性醛固酮增多症、肾小管酸中毒、应用皮质类固醇、噻嗪类利尿药等，还要与胃肠道疾病引起钾离子大量丧失、癔症性瘫痪。

# 五、治疗

## 1. 低钾型周期性瘫痪药物治疗
处方一　10% 氯化钾注射液 10mL　po　tid

处方二　螺内酯片 20mg　po　bid

【说明】发作时给予 10% 氯化钾注射液 40～50mL 顿服，24h 内再分次口服，1 日总量为 10g，也可静脉滴注氯化钾溶液以纠正低血钾状态。发作频繁者，低钠高钾饮食有助于减少发作。螺内酯为保钾利尿药，本品禁用于高钾血症及肾衰竭患者，有胃肠道反应如恶心、呕吐、胃痉挛、腹泻及过敏等不良反应。

**2. 高钾型周期性瘫痪药物治疗**

处方一　10% 葡萄糖注射液 500mL ｜ iv drip
　　　　胰岛素 20U ｜

处方二　呋塞米　20mg　iv

【说明】予以葡萄糖注射液中加入胰岛素静脉滴注，可使钾离子迅速由细胞外流入细胞内，从而使血清钾离子浓度迅速下降。呋塞米为强效髓袢利尿药，能增加水电解质的排泄。本品常见不良反应为水、电解质紊乱，使原有糖尿病加重，出现直立性低血压、食欲减退等。

**3. 正常钾型周期性瘫痪药物治疗**

处方一　生理盐水注射液 500mL　iv drip　qd
处方二　葡萄糖酸钙片 0.5～1g　po　tid

# 第十五节　失眠症

失眠症（insomnia）是以入睡和（或）睡眠维持困难所致的睡眠质量或数量达不到正常生理需求而影响白天社会功能的一种主观体验，是最常见的夜间睡眠障碍，又称入睡和维持睡眠障碍。临床常见的形式有：睡眠潜伏期延长，睡眠维持障碍，睡眠质量下降，总睡眠时间缩短及日间残留效应。失眠可分为入睡性、睡眠维持性和早醒性三种，临床表现为入睡困难、睡眠表浅、频繁觉醒、多梦和早醒等。

## 一、问诊要点

（1）询问是否有夜间难以入睡、睡眠表浅、睡中不宁或多梦、中途觉醒、早醒、醒后难以入睡为特点。

（2）是否有白天神疲乏力、缺乏清醒感、注意力下降、记忆力减退、倦怠思睡或心烦焦虑、抑郁甚或惊恐等继发表现。

（3）是否有其他病史。

## 二、查体要点

缺乏阳性体征。

## 三、实验室检查和辅助检查

（1）多导睡眠图检查　作为失眠的客观指标。① 显示睡眠潜伏期延长，觉醒次数和时间增多，睡眠效率下降，总睡眠时间减少；② 各种失眠症病因不同，PSG 表现的 NREM 和 REM 及多次睡眠潜伏试验（multiple sleep latency test，MSLT）的特征也各异。

（2）睡眠质量相关量表评定　各种评定睡眠质量及影响睡眠质量疾病的量表如睡眠障碍评定量表（SDRS）、匹兹堡睡眠质量指数（PSQI）、阿森斯失眠量表（AIS）、焦虑与抑郁自评量表（SAS、SDS）、汉密尔顿抑郁量表（HAMD）、汉密尔顿焦虑量表（HAMA），通过测定，可发现失眠相关评分异常。此外，睡眠信念和态度量表、睡眠卫生知识和睡眠卫生习惯量表等也可显示失眠症的依据。

（3）躯体疾病相关检查　各种影像检查、神经内分泌（递质和激素等）测定、其他脏器功能及生化检测，以显示或排除与失眠症相关的病因与病理关系。

## 四、诊断和鉴别诊断

### 1. 诊断

目前国际上对失眠症诊断有三个标准，而根据国际标准，国内制定了中国精神障碍的分类与诊断标准。各种诊断标准不尽相同，但有以下共同点。① 患者主诉有失眠：包括入睡困难（卧床 30min 还没有入睡）、易醒、频繁觉醒（每夜超过 2 次）、多梦、早醒或醒后再次入睡超过 30min，总睡眠时间不足 6h。有上述 1 项以上，同时伴有头昏、乏力等不适症状。② 社会功能受损：白天有头昏、乏力、精神不足、疲劳、昏昏欲睡及注意力不集中等症状，严重者出现认知能力下降从而影响工作和学习。③ 上述情况每周至少 3 次，持续至少 1 个月。④ 排除各种神经、精神和躯体疾病导致的继发性失眠。⑤ 多导睡眠图作为失眠的客观指标：睡眠潜伏期超过 30min；实际睡眠时间少于 6h；夜间觉醒时间超过 30min。

### 2. 临床分型

（1）根据失眠持续的时间分型　① 短暂性失眠（1 周内）；② 急性失眠（1 周至 1 个月）；③ 亚急性失眠（1～6 个月）；④ 慢性失眠（持续 6 个月以上）。一般短暂性失眠多由各种原因引起，如短暂性精神因素、环境因素及时差等原因，这些原因引起的失眠症经过一段时间的调整可以完全恢复。长期失眠多由于心理因素、长期从事夜班、生活不规律及长期饮酒等因素导致。

（2）根据夜间失眠时间分型　① 入睡性失眠症（入睡时间超过 30min）；② 易醒性失眠症（睡眠时间维持困难）；③ 早醒性失眠症（比正常睡眠早醒 2～4h）。

（3）根据失眠的原因分型　① 生理性失眠症（由于环境、条件、情感因素引起的一过性失眠）；② 病理性失眠症（躯体器官疾病引起或诱发的失眠，时间相对较长）。

（4）根据失眠的质与量分型 ① 真性失眠症（失眠每周至少发生 3 次，持续 1 个月以上，多导睡眠图可证实）；② 假性失眠症（自我感觉性失眠，睡眠质量正常，但多导睡眠图不支持）。

**3. 鉴别诊断**

睡眠时相延迟综合征、睡眠时相提前综合征及睡眠不足综合征，皆由于其临床表现而误诊为失眠症。实际上他们睡眠的质与量、24h 睡眠模式一级 PSG 监测显示均属正常改变，唯一的区别是第一种仅为 24h 昼夜周期中主睡眠出现后移、延迟（晚睡晚醒）；第二种与其相反则为前移、提前（早睡早醒）；第三种则为睡眠总时间绝对不足，其睡眠结构和基本睡眠结构无异。

# 五、治疗

**1. 总体目标**

（1）改善睡眠质量和（或）增加有效睡眠时间。

（2）防止短期失眠转化成慢性失眠。

（3）减少与失眠相关的躯体症状或与精神疾病共病的风险。

（4）恢复日间社会功能，提高生活质量。

（5）尽可能避免包括药物在内的各种干预方式带来的负面效应。

**2. 药物治疗**

（1）non-BZD/BZRA/ 新型 BZRA/ 褪黑素类

处方一 酒石酸唑吡坦 10mg po qn

处方二 阿普唑仑 0.4mg po qn

处方三 右佐匹克隆 2mg po qn

处方四 阿戈美拉汀 25mg po qn

【说明】首选 non-BZD/ 新型 BZRA，如唑吡坦、右佐匹克隆、扎来普隆、地达西尼；如首选药物无效或无法依从，更换为另一种 non-BZD 或褪黑素受体激动剂。

（2）双食欲素受体拮抗剂

处方一　苏沃雷生 10mg　po　qn

处方二　莱博雷生 5mg　po　qn

【说明】由于其非成瘾性，已成为失眠治疗的新靶点药物。

（3）具有镇静催眠作用的抗抑郁药物

处方一　曲唑酮 50mg　po　qn

处方二　米氮平 15mg　po　qn

【说明】尤其适用于伴焦虑和抑郁症状的失眠患者。

### 3. 心理治疗

失眠的心理治疗，广义上是指心理 - 认知 - 行为治疗模式，其本质是改变患者的信念系统，发挥其自我效能，进而改善失眠症状。CBT-I 是近年国内失眠相关指南推荐的一线治疗的重要方法。

### 4. 物理治疗

物理治疗相对安全无创、操作简便、可接受度高，通常包括无创神经调控治疗、生物反馈、光照治疗、声音治疗等，可作为失眠的一种治疗选择，单用或与药物治疗和（或）心理治疗联合应用，尤其适用于药物治疗受限或不能耐受药物治疗的特殊人群，如青少年、围生期妇女、合并多种慢病的老年人群。

# 第十章
# 传染性疾病

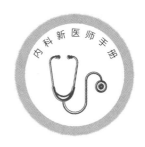

## 第一节　病毒性肝炎

　　病毒性肝炎是由多种肝炎病毒引起的以肝损害为主要病变的一组全身性传染病。根据发病缓急和临床表现不同，分为急性肝炎、慢性肝炎、重型肝炎、淤胆型肝炎和肝炎肝硬化五型。从病原学上分为甲、乙、丙、丁、戊五型。其中乙、丙和丁型部分可演变成慢性，甲、戊型只表现为急性肝炎，具有传染性强、传播途径复杂、流行面广泛，发病率较高等特点。临床上主要表现为乏力、食欲减退、恶心、呕吐、肝大及肝功能损害，部分患者可有黄疸和发热。有些患者出现荨麻疹、关节痛或上呼吸道症状。我国是肝炎大国，病毒性肝炎发病数位居法定管理传染病的第一位，仅慢性乙型肝炎病毒感染者就达 1.2 亿。慢性乙型肝炎病程迁延，如得不到及时治疗，将会发展为肝硬化甚至肝癌，严重危害人类健康。只有采取以切断传播途径为主的综合防治措施，做好易感人群的保护，才能减少疾病发生。

## 一、问诊要点

　　（1）仔细询问是否有食欲缺乏、恶心、呕吐、厌油、腹痛、腹胀、肝区隐痛、全身乏力、目黄、身黄、尿黄等症状以及这些症状的程度、出现和持续的时间。

（2）部分患者在发病初期有畏寒、发热、咳嗽、咽痛、头痛等上呼吸道症状，部分黄疸较深的患者可有一过性大便颜色变浅、皮肤瘙痒等表现，部分有牙龈出血、皮下瘀点瘀斑、双下肢水肿。

（3）既往有无类似表现，有无 HBV、HCV 病毒携带史，若有应询问诊治过程。

（4）有无外伤手术史及输血史，有无不安全性生活史，有无进食未煮熟毛蚶等不洁饮食及不洁饮水史，是否有吸毒或酗酒史，有无药物、食物过敏史。

（5）有无与急慢性肝炎患者密切接触史。家族中有无慢性乙型肝炎、丙型肝炎、肝硬化患者或 HBV 病毒携带者。

## 二、查体要点

（1）轻症者可无任何体征。

（2）中重度者可有皮肤巩膜黄染、肝掌、蜘蛛痣、胸前毛细血管扩张症，皮下出血点和出血斑。

（3）可有肝脾大、肝区叩击痛、胸腹壁静脉显露或曲张、移动性浊音、双下肢水肿等。

（4）重症患者可有神志异常、昏迷，可闻到肝臭，扑翼样震颤阳性。

## 三、实验室检查和辅助检查

（1）查血常规、尿常规、肝功能、血清蛋白电泳、肝纤三项、甲胎蛋白；重症患者需加查电解质、总胆固醇、胆固醇酯、胆碱酯酶、凝血酶原时间、凝血酶原活动度、血氨浓度等。

（2）查抗 -HAV、抗 -HAVIgM；乙肝两对半（HBsAg、HBsAb、HBeAg、HBeAg、HBcAg、HBcAb）、HBV-DNA、 抗 HBc IgM；抗 -HCV、HCV-RNA；抗 -HDV、抗 -HEV 等病毒标志物。明确为慢性乙型者要查 HBV-DNA 变异株。

（3）腹部超声（US）、电子计算机断层成像（CT）、磁共振（MRI 或 MR）有助于鉴别阻塞性黄疸、脂肪肝及肝内占位性病变。能反映肝脏表面变化，门静脉、脾静脉直径，脾脏大小，胆囊异常变化，腹水等。彩色超声尚可观察到血流变化，CT、MRI 对肝脏组织结构变化如出血坏死、脂肪变性及鉴别肝内占位病变优于 US。

（4）有条件者应行肝穿刺病理检查，对肝炎的诊断非常重要，可明确地对肝炎的类型和严重程度作出诊断。

## 四、诊断和鉴别诊断

### 1. 诊断要点

（1）急性肝炎

① 发病前有饮食不洁水或食物，或有与肝炎患者密切接触史。

② 乏力、食欲减退、厌油腻、恶心、肝区隐痛，病初可有发热、咳嗽、咽痛、头痛等上呼吸道症状。

③ 肝大、肝区叩击痛，部分可有皮肤巩膜黄染。

④ ALT 明显升高和（或）总胆红素升高，AST 也升高，但不及 ALT 明显。

⑤ 经皮穿刺肝活组织检查，肝组织病理学符合急性肝炎改变。

⑥ 抗 -HAV IgM 阳性；抗 -HAV IgG 急性期阴性，恢复期阳性；粪便中检出 HAV 颗粒或抗原或 HAV RNA 四项符合其中一项为甲型肝炎。

⑦ 急性乙型肝炎现已少见。血清 HBsAg 阳性，恢复期 HBsAg 消失而 HBsAb 阳转；抗 -HBc IgM 阳性而抗 -Hbc IgG 低水平或阴性者为乙型肝炎。

⑧ 抗 -HCV IgM 和（或）IgG 阳性，HCV RNA 阳性者为丙

型肝炎。

⑨ 有现症 HBV 感染，同时血清 HDAg 或抗 -HD IgM 或高滴度抗 -HD IgG 或 HDV RNA 阳性，或肝内 HDAg 或 HDV RNA 阳性，可诊断为丁型肝炎。

⑩ 急性肝炎患者抗 -HEV IgM 高滴度，或由阴性转为阳性，或由低滴度转为高滴度，或由高滴度转为低滴度甚至阴转，或血 HEV RNA 阳性，或粪便 HEV RNA 阳性或检出 HEV 颗粒，均可诊断为戊型肝炎。抗 -HEV IgM 阳性可作为诊断参考，但须排除假阳性。

（2）慢性肝炎

① 有输血和血制品或不洁注射史，有不安全性生活史，有吸毒史，或母亲为慢性乙肝、丙肝患者或慢性乙肝、丙肝病毒携带者。病程超过半年或发病日期不明确而有慢性肝炎症状、体征、实验室检查改变者。

② 乏力、食欲减退、厌油腻、恶心、肝区隐痛。

③ 可有肝掌、蜘蛛痣、胸前毛细血管扩张症，可有黄疸、肝脾大、肝区叩击痛。

④ 血清 ALT、AST 升高和（或）总胆红素升高，电泳丙种球蛋白升高，白蛋白可降低，凝血酶原活动度可轻度下降。

⑤ B 超检查提示肝弥漫性病变，脾轻度大。

⑥ 经皮穿刺肝活组织检查，肝组织病理学符合慢性肝炎改变。

⑦ 慢性乙型肝炎

a.HBeAg 阳性慢性乙型肝炎：血清 HBsAg、HBeAg 阳性和 HBV DNA 阳性，抗 -HBe 阴性，血清 ALT 持续或反复升高，或肝组织学检查有肝炎病变。

b.HBeAg 阴性慢性乙型肝炎：血清 HBsAg 和 HBV DNA 阳性，HBeAg 持续阴性，抗 -HBe 阳性或阴性，血清 ALT 持续或反复异常，或肝组织学检查有肝炎病变。

c. 慢性 HBV 携带者：血清 HBsAg 和 HBV DNA 阳性，HBeAg 或抗 -HBe 阳性，但 1 年内连续随访 3 次以上，血清 ALT 和 AST 均在正常范围，肝组织学检查一般无明显异常或轻度异常。

d. 低复制 HBsAg 携带者：血清 HBsAg 阳性、HBeAg 阴性、抗 -HBe 阳性或阴性，HBV DNA 检测不到（PCR 法）或低于最低检测限，1 年内连续随访 3 次以上，ALT 均在正常范围。肝组织学检查显示 Knodell 肝炎活动指数（HAI）＜4 或其他的半定量计分系统病变轻微。

e. 隐匿性慢性乙型肝炎：血清 HBsAg 阴性，但血清和（或）肝组织中 HBV DNA 阳性，并有慢性乙型肝炎的临床表现。患者可伴有血清抗 -HBs、抗 -HBe 和（或）抗 -HBc 阳性。另约 20% 隐匿性慢性乙型肝炎患者除 HBV DNA 阳性外，其余 HBV 血清学标志均为阴性。诊断需排除其他病毒及非病毒因素引起的肝损伤。

⑧ 血清抗 -HCV 和（或）HCV RNA 阳性者为丙型肝炎。

（3）重型肝炎

① 极度乏力，食欲明显减退，恶心，腹胀症状明显，可有烦躁、谵妄、定向力和计算力下降，嗜睡等。

② 重度黄疸，多有腹水和（或）胸腔积液，明显出血倾向（皮下瘀斑瘀点、牙龈出血），可闻及肝臭，引出扑翼样震颤；合并腹膜炎时有腹部压痛和反跳痛。

③ 血常规检查白细胞总数可升高。

④ 血清总胆红素（TBIL）明显升高而 ALT 升高不明显或正常（即胆酶分离现象），总胆固醇、胆固醇酯、胆碱酯酶下降，凝血酶原时间延长较正常明显延长，凝血酶原活动度低于 40%。

⑤ 甲、乙、丙、丁、戊五型肝炎病毒均可引起，相应病毒标志阳性。

⑥ 以急性肝炎起病，2 周内迅速出现上述表现者，为急性重型肝炎。

⑦ 15 天至 24 周之间出现上述表现者为亚急性重型肝炎。

⑧ 在慢性活动性肝炎或肝硬化基础上出现上述表现者为慢性重型肝炎。

（4）淤胆型肝炎

① 自觉症状轻，有较明显的皮肤瘙痒抓痕，黄疸持续 3 周以上，可有明显的肝大。

② 血清胆红素明显升高，以直接胆红素为主，γ- 谷氨酰转肽酶、碱性磷酸酶、胆固醇升高，谷丙转氨酶、谷草转氨酶轻度升高或正常，凝血酶原时间正常或轻度延长。

③ B 超、CT 或 MRI 除外其他梗阻性黄疸。

④ 甲、乙、丙、丁、戊五型肝炎病毒均可引起，相应病毒标志物阳性。

⑤ 急性淤胆型肝炎，多为甲型、戊型肝炎所致。慢性淤胆型肝炎，为慢性乙型、丙型肝炎所致。

（5）肝炎肝硬化

① 可有乏力、食欲减少、腹胀等症状。重者可有烦躁、谵妄、定向力和计算力下降、嗜睡等。

② 可有皮肤巩膜黄染、肝掌、蜘蛛痣、胸前毛细血管扩张症，皮下出血点和出血斑，早期触及肿大的肝、脾，晚期胸腹壁静脉显露或曲张，可有移动性浊音、双下肢水肿。

③ 重者可有神志异常、昏迷，闻到肝臭，扑翼样震颤阳性。

④ 血常规示白细胞、血小板减少，可有红细胞及血色素减少。

⑤ 血清 ALT、AST 轻度升高，AST/ALT 大于 1，胆红素升高，血清白蛋白降低而球蛋白升高，A/G 倒置。

⑥ 血氨可升高。

⑦ 胃镜检查见食管 - 胃底静脉曲张。

⑧ B 超示肝脾大，晚期肝脏缩小，表面可不光滑，有结节样改变，胆囊壁增厚、毛糙，可见腹水。

⑨ 乙、丙型肝炎病毒均可引起，相应病毒标志阳性。

⑩ 无食管 - 胃底静脉曲张破裂出血，无腹水和肝性脑病，肝功能属 Child-Pugh A 级者为代偿性肝硬化；出现食管 - 胃底静脉曲张破裂出血，腹水和肝性脑病者，和（或）肝功能属 Child-Pugh B、C 级为失代偿性肝硬化。有肝炎症状，血清 ALT 及胆红素升高者为活动性肝硬化；无肝炎症状，血清 ALT 及胆红素基本正常者为静止性肝硬化。

**2. 分型**

（1）临床分型　急性肝炎、慢性肝炎、重型肝炎、淤胆型肝炎、肝炎肝硬化。

（2）病原学分型　现已确定的有甲、乙、丙、丁、戊五型。

**3. 鉴别诊断**

（1）其他原因引起的黄疸

① 溶血性黄疸：常有药物或感染等诱因，表现为贫血、腰痛、发热、血红蛋白尿、网织红细胞升高，黄疸大多较轻，主要为间接胆红素升高。

② 肝外梗阻性黄疸：常见病因有胆囊炎、胆石症，胰头癌，壶腹周围癌，肝癌，胆管癌，阿米巴脓肿等。有原发病症状、体征，肝功能损害轻，以直接胆红素为主。肝内外胆管扩张。

（2）其他原因引起的肝炎

① 其他病毒所致的肝炎：巨细胞病毒感染（CMV）、传染性单核细胞增多症（EBV）等。可根据原发病的临床特点和病原学、血清学检查结果进行鉴别。

② 感染中毒性肝炎：如肾综合征出血热、恙虫病、伤寒、钩端螺旋体病、阿米巴肝病、急性血吸虫病、华支睾吸虫病等。主

要根据原发病的临床特点和实验室检查结果加以鉴别。

③ 药物性肝损害：有使用肝损害药物的历史，停药后肝功能可逐渐恢复。肝炎病毒标志物阴性。

④ 酒精性肝病：有长期大量饮酒的历史，肝炎病毒标志物阴性。

⑤ 自身免疫性肝炎：主要有原发性胆汁性肝硬化（PBC）和自身免疫性肝病（AIH）。PBC 主要累及肝内胆管，自身免疫性肝病主要破坏肝细胞。诊断主要依靠自身抗体的检测和病理组织检查。

⑥ 脂肪肝及妊娠急性脂肪肝：脂肪肝大多继发于肝炎后或身体肥胖者。血中甘油三酯多增高，B 超有较特异性表现。妊娠急性脂肪肝多以急性腹痛起病或并发急性胰腺炎，黄疸深，肝缩小，严重低血糖及低蛋白血症，尿胆红素阴性。

⑦ 肝豆状核变性（Wilson disease）：血清铜及铜蓝蛋白降低，眼角膜边沿可发现凯 - 弗环（Kayser-Fleischer ring）。

# 五、治疗

## 1. 一般治疗

【说明】急性肝炎早期应住院或就地隔离治疗，慢性肝炎活动期重者应住院治疗，重型肝炎住院绝对卧床休息，采取综合治疗措施，加强护理，进行监护，密切观察病情。甲型、戊型肝炎按肠道传染病隔离，乙型、丙型、丁型按血源性及接触传染病隔离。

## 2. 药物治疗

（1）急性肝炎　急性肝炎一般为自限性，多可完全康复。以一般治疗及对症支持治疗为主，急性期应进行隔离，症状明显及有黄疸者应卧床休息，恢复期可逐渐增加活动量，但要避免过劳。饮食宜清淡易消化，适当补充维生素，热量不足者应静脉补充葡萄糖。避免饮酒和应用损害肝脏药物，辅以药物对症及恢复肝功能，药物不宜太多，以免加重肝脏负担。

一般不采用抗病毒治疗，急性丙型肝炎则例外，只要检查 HCV RNA 阳性，尽快开始抗病毒治疗可治愈。

处方一　10% 葡萄糖注射液 250mL
　　　　甘草酸二铵注射液 30mL ｜ iv drip　qd

处方二　10% 葡萄糖注射液 250mL
　　　　门冬氨酸钾镁注射液 20mL
　　　　维生素 $B_6$ 注射液 300mg ｜ iv drip　qd
　　　　维生素 C 注射液 3.0g

处方三　生理盐水注射液 100mL
　　　　注射用还原型谷胱甘肽 1.8g ｜ iv drip　qd

处方四　10% 葡萄糖注射液 250mL
　　　　茵栀黄注射液 40mL ｜ iv drip　qd

处方五　水飞蓟宾胶囊 70～140mg　po　tid

处方六　肝泰乐 0.1g　po　tid

【说明】甘草酸二铵注射液是中药甘草有效成分的提取物，适用于伴有丙氨酸氨基转移酶（ALT）升高的急慢性病毒性肝炎，禁用于严重低钾血症、高钠血症、高血压、心衰、肾衰竭患者禁用，孕妇不宜使用。治疗过程中应定期检测血压、血清钾、钠浓度，如出现高血压、血钠潴留、低钾血症等情况应停药或适当减量。还原型谷胱甘肽（GSH）能保护肝脏的合成、解毒、灭活激素等功能，对本品有过敏反应者禁用。水飞蓟宾能够稳定肝细胞膜，保护肝细胞的酶系统，清除肝细胞内的活性氧自由基，从而提高肝脏的解毒能力，避免肝细胞在长期接触毒物、服用肝毒性药物、吸烟、饮酒等情况下受到损伤。用于急慢性肝炎，脂肪肝的肝功能异常的恢复。对本品过敏者慎用。

（2）慢性肝炎　主要是乙型和丙型，应根据患者的具体情况采取抗病毒、调整免疫、保护肝细胞、防止纤维化、改善肝功能、改善微循环等治疗措施（详见慢性乙型肝炎、丙型肝炎的治疗）。

（3）重型肝炎　采取综合治疗措施。

① 支持疗法：维持水电解质平衡，补给新鲜血、血浆、白蛋白和其他血制品等。

处方一　20% 白蛋白 50mL　iv drip　qd

处方二　新鲜血浆 200～400mL　iv drip　qd

② 抑制炎症、坏死及促进肝细胞再生的药物。

处方一　10% 葡萄糖注射液 250mL

甘草酸二铵注射液 30mL ｜ iv drip　qd

处方二　生理盐水注射液 100mL

注射用还原型谷胱甘肽 1.8g ｜ iv drip　qd

处方三　10% 葡萄糖注射液 250mL

促肝细胞生长素 100～200mg ｜ iv drip　qd

【说明】促肝细胞生长素系从新鲜乳猪肝脏中提取纯化制备而成的小分子多肽类活性物质，具备以下生物效应：a. 能明显刺激新生肝细胞的 DNA 合成，促进损伤的肝细胞线粒体、粗面内质网恢复，促进肝细胞再生，加速肝脏组织的修复，恢复肝功能。b. 改善肝脏枯否细胞的吞噬功能，防止来自肠道的毒素对肝细胞的进一步损害，抑制肿瘤坏死因子（TNF）活性和 $Na^+$-$K^+$-ATP 酶活性抑制因子活性，从而促进肝坏死后的修复。同时具有降低转氨酶、血清胆红素和缩短凝血酶原时间的作用。c. 对四氯化碳诱导的肝细胞损伤有较好的保护作用。d. 对 D- 氨基半乳糖诱致的肝衰竭有明显的提高存活力的作用，适用于各种重型病毒性肝炎（急性、亚急性、慢性重症肝炎的早期或中期）的辅助治疗。疗程视病情而定，一般为 4～6 周，慢性重型肝炎，疗程为 8～12 周。对本品过敏者禁用。

③ 改善肝脏微循环，降低内毒素血症。

处方　　0.9% 氯化钠注射液 20mL
　　　　前列地尔（前列腺素 $E_1$）10～20μg　｜　iv　qd

【说明】前列地尔具有保护肝细胞的作用，它能稳定溶酶体和细胞膜，增加肝脏血流量，抑制有害细胞因子的释放，还能抑制活性氧的产生，对于过强的免疫损伤机制具有抑制调节作用。严重心衰患者、妊娠或可能妊娠的妇女、青光眼、高血压、既往对本制剂有过敏史的患者禁用。

④ 预防和治疗各种并发症（如肝性脑病、脑水肿、大出血、肾功能不全、继发感染等）。

处方一　　60% 乳果糖浆 10～30mL　po　tid
　　　　　或　乳果糖浆 150mL 加水至 500mL　保留灌肠　qd
　　　　　或　食醋 60mL 加生理盐水 100mL　保留灌肠　bid
处方二　　支链氨基酸　250mL　iv drip　qd
处方三　　10% 葡萄糖注射液 250mL　｜　iv drip　qd
　　　　　盐酸精氨酸注射液 40mL

【说明】以上三个处方用于预防和治疗肝性脑病，可选一到三种处方。乳果糖系人工合成的不吸收性双糖，使肠道 pH 值降至 6 以下，从而可阻断氨的吸收，减少内毒素的蓄积和吸收，使患者血氨恢复正常，并由昏迷转为清醒。乳果糖还具有双糖的渗透活性，可使水、电解质保留在肠腔而产生高渗效果，故又是一种渗透性泻药，因为无肠道刺激性，亦可用于治疗慢性功能性便秘。用于治疗高血氨症及由血氨升高引起的疾病；用于治疗慢性功能性便秘。糖尿病患者慎用，对半乳糖不能耐受者不宜服用，阑尾炎、肠梗阻、不明原因的腹痛者均禁用。支链氨基酸防止因脑内芳香氨基酸浓度过高引起的肝昏迷，能促进蛋白质合成和减少蛋白质分解，有利于肝细胞的再生和修复，并可改善低蛋白血症，直接在肌肉、脂肪、心、脑等组织代谢，产生能量供肌体利用。用于急性、亚急性、慢性重症肝炎以及肝硬化、慢性活动性肝炎等；各种原因引起的肝性脑病。输注过快可致心悸、恶心、呕吐、发热等反应，故滴速不宜过快。盐酸精氨酸注射液，促进尿素的形成，使人体内产生的氨经鸟氨酸循环转变成无毒的尿素，由尿中排出，从而降低血氨浓度。适用于肝性脑病，适用于忌钠的患者，也适用于其他原因引起血氨增高所致的精神症状的治疗。高氯性酸中毒、肾功能不全及无尿患者禁用。用药期间宜进行血气监测，注意患者的酸碱平衡。

处方四　0.9% 氯化钠注射液 20mL ｜ iv drip　qd
　　　　　奥美拉唑针剂 40mg ｜

【说明】用于预防和治疗上消化道出血。奥美拉唑适用于消化性溃疡出血、吻合口溃疡出血；应激状态时并发的急性胃黏膜损害，和非甾体抗炎药引起的急性胃黏膜损伤；亦常用于预防重症疾病（如脑出血、严重创伤等），胃手术后预防再出血等；全身麻醉或大手术后以及衰弱昏迷患者防止胃酸反流合并吸入性肺炎。对本品过敏者禁用，孕妇及哺乳期妇女、严重肝肾功能不全者慎用。

处方五　10% 葡萄糖注射液 100～500mL ｜ iv drip
　　　　　奥曲肽针剂 0.2～0.6mg ｜（25～50μg/h）

【说明】用于食管 - 胃底静脉曲张破裂出血，维持静脉滴注至少48h。奥曲肽适用于门脉高压引起的食管静脉曲张出血、应激性溃疡及消化道出血等。对本品过敏者、孕妇、哺乳期妇女和儿童禁用。肾、胰腺功能异常和胆石症患者慎用。

处方六　20% 甘露醇注射液 100mL　iv drip　q6h～q12h

【说明】用于肝性脑病出现脑水肿的治疗。

（4）淤胆型肝炎

处方一　10% 葡萄糖注射液 250mL ｜ iv drip　qd
　　　　　甘草酸二铵注射液 30mL ｜

处方二　10% 葡萄糖注射液 250mL ｜ iv drip　qd
　　　　茵栀黄注射液 40mL ｜

处方三　思美泰 500～1000mg　iv qd

处方四　熊去氧胆酸（优思弗）250mg　po　tid

处方五　泼尼松片 30～60mg　顿服

【说明】思美泰（丁二磺酸腺苷蛋氨酸肠溶片）有助于防止肝内胆汁淤积。适用于治疗肝硬化前和肝硬化所致肝内胆汁淤积；治疗妊娠期肝内胆汁淤积。对本药过敏者禁用。熊去氧胆酸可增加胆汁酸分泌，并使胆汁成分改变，降低胆汁中胆固醇及胆固醇脂，禁用于急性胆系感染、胆道梗阻、孕妇及哺乳期妇女。泼尼松具有抗炎及抗过敏作用，能抑制结缔组织的增生，降低毛细血管壁和细胞膜的通透性，减少炎性渗出，并能抑制组胺及其他毒性物质的形成与释放，黄疸明显减退后逐渐减量，每 5～7 天减5mg，至 10～15mg/d 时再缓慢减量。

（5）肝炎肝硬化

① 代偿期、静止性肝炎肝硬化：密切观察病情变化。可用 γ-干扰素或中药间断抗纤维化治疗。

② 代偿期、活动性肝炎肝硬化：参照慢性乙型、丙型肝炎治疗。

③ 失代偿期肝炎肝硬化：主要是支持对症治疗，使用血浆、人血白蛋白。乙型肝炎病毒复制活跃者用核苷类似物抗病毒治疗，具体参照慢性乙型肝炎治疗。

**3. 慢性乙型肝炎的治疗**

慢性乙型肝炎治疗的总体目标是：最大限度地长期抑制或消除 HBV，减轻肝细胞炎症坏死及肝纤维化，延缓和阻止疾病进展，减少和防止肝脏失代偿、肝硬化、HCC 及其并发症的发生，从而改善生活质量和延长存活时间。

慢性乙型肝炎治疗主要包括抗病毒、免疫调节、抗炎保肝、抗纤维化和对症治疗，其中抗病毒治疗是关键，只要有适应证，且条件允许，就应进行规范的抗病毒治疗。

（1）抗病毒治疗

处方一　干扰素 α-2b 300 万 U　im qod（4 个月为一个疗程）

【说明】适用于慢性乙型肝炎 HBV-DNA≥$10^5$/mL（HBeAg 阴性者为 ≥$10^4$/mL）；ALT≥2×ULN 且 ≤10×ULN；TBiL<2×ULN；无肝硬化失代偿及甲状腺功能亢进。干扰素 α-2b 具有广谱抗病毒、抗肿瘤、抑制细胞增殖以及提高免疫功能等作用。本品常见有发热、头痛、寒战、乏力、肌痛、关节痛等症状，一旦发生过敏反应，应立即停止用药。少数患者可出现白细胞减少、血小板减少等血象异常，停药后即可恢复正常。偶见有厌食、恶心、腹泻、呕吐、脱发、血压升高或降低、神经系统功能紊乱等不良反应。禁用于对重组人干扰素 α-2b 或该制剂的任何成分有过敏史者、患有严重心脏疾病者、严重的肝肾功能或骨髓功能不正常者、癫痫及中枢神经系统功能损伤者、有其他严重疾病不能耐受本品者。

处方二　拉米夫定 0.1g　po　qd×（1～5）年

【说明】适用于年龄 16 岁以上，HBV-DNA≥$10^5$/mL（HBeAg 阴性者为≥$10^4$/mL）；ALT≥2×ULN 并持续增高至少 1 个月，或 6 个月以内反复增高。拉米夫定是核苷类似物，抗病毒药物，对病毒 DNA 链的合成和延长有竞争性抑制作用。用药前和用药后 6 个月查 HBV-DNA 变异株，因长期服用部分患者出现 YMDD 变异，停药易出现 HBV 反跳。HBeAg 血清学转换率随治疗时间延长而提高，治疗 1 年、2 年、3 年、4 年和 5 年后 HBeAg 血清转换率分别为 16%、17%、23%、28% 和 35%。常见的不良反应有上呼吸道感染样症状、头痛、恶心、身体不适、腹痛和腹泻，症状一般较轻并可自行缓解。拉米夫定可能引起肌肉骨骼系统损害，主要表现为肌痛、肌酸激酶增高、关节痛、横纹肌溶解。在治疗过程中，一旦患者出现弥漫性肌肉疼痛、肌肉触痛、肌无力、关节痛等症状，应考虑药物引起的肌肉骨骼系统损害，立即停药或采取相应的治疗措施。一旦出现严重横纹肌溶解症，可能会引起危及患者生命的代谢紊乱和急性肾功能衰竭，应立即采取积极的救治措施。

处方三　阿德福韦脂（贺维力）10mg　po　qd×（1～5）年

【说明】适应证同拉米夫定。阿德福韦酯是一种核酸类似物，它能够抑制乙型肝炎病毒DNA聚合酶的活性，因而可以抑制乙型肝炎病毒的复制与增殖。本药对拉米夫定耐药变异的代偿期和失代偿期肝硬化患者均有效。在较大剂量时有一定肾毒性，主要表现为血清肌酐的升高和血磷的下降，但每日10mg剂量对肾功能影响较小。因此，对应用阿德福韦酯治疗者，应定期监测血清肌酐和血磷。

处方四　恩替卡韦 0.5mg　qd×（1～5）年

【说明】适应证同拉米夫定。拉米夫定治疗时病毒血症或出现拉米夫定耐药突变的患者为每天一次，每次 1.0mg（0.5mg，2片）。本品应空腹服用（餐前或餐后至少 2h）。对恩替卡韦或制剂中任何成分过敏者禁用。恩替卡韦为鸟嘌呤核苷类似物，对乙肝病毒（HBV）多聚酶具有抑制作用。本品最常见的不良反应有ALT升高、疲劳、眩晕、恶心、腹痛、腹部不适、上腹痛、肝区不适、肌痛、失眠和风疹。这些不良反应多为轻到中度。

（2）免疫调节治疗

处方　胸腺素 α1 1.6mg　皮下注射　每周 2 次 ×6 个月

【说明】适应证同拉米夫定。对本品成分过敏者禁用；胸腺素α1 可增强非特异性免疫功能，不良反应小，使用安全，对于有抗病毒适应证，但不能耐受或不愿接受干扰素和核苷类似物治疗的患者，有条件可用。

（3）抗炎保肝治疗　参见急性肝炎，抗炎保肝治疗只是综合治疗的一部分，并不能取代抗病毒治疗。对于 ALT 明显升高者或肝组织学明显炎症坏死者，在抗病毒治疗的基础上可适当选用抗炎保肝药物。不宜同时应用多种抗炎保肝药物，以免加重肝脏负担及因药物间相互作用而引起不良反应。

（4）抗纤维化治疗 有研究表明，经 IFN 或核苷（酸）类似物抗病毒治疗后，肝组织病理学可见纤维化甚至肝硬化有所减轻，因此，抗病毒治疗是抗纤维化治疗的基础。

**4. 其他治疗方式的选择**

（1）重型肝炎和肝硬化晚期有条件者应考虑肝移植治疗。

（2）重型肝炎，特别是急性和亚急性重型肝炎，有条件者应做人工肝移植，提高疗效，提高生存率。

# 第二节　带状疱疹

带状疱疹是潜伏于人体感觉神经节的水痘 - 带状疱疹病毒（VZV），经再激活后引起的皮肤感染。临床表现主要为沿一侧体表神经所支配的皮肤出现呈带状的成簇疱疹，并伴有局部神经痛。水痘和带状疱疹患者是本病的传染源，通过呼吸道或直接接触传播。常年散发，发病率随年龄增大而显著上升。人群普遍易感，痊愈后仍可复发。

## 一、问诊要点

（1）询问主要皮肤病变的部位、性质、程度、时间、诱因和缓解情况。

（2）皮损出现前有无周身不适及发热症状，皮损部位有无感觉异常等。

（3）近期有无过劳、受凉、使用免疫抑制药，有无与水痘或带状疱疹患者接触史。

## 二、查体要点

注意检查有无沿神经支配的皮肤带状排列的红色斑疹、丘疹、疱疹。

## 三、实验室检查和辅助检查

疱疹刮片检查找多核巨细胞和核内嗜酸性包涵体；血清抗体检查；新鲜疱疹内液体做电镜检查。

## 四、诊断和鉴别诊断

### 1.诊断

（1）有与水痘或带状疱疹患者接触史，或幼年曾患水痘。

（2）皮疹的特点

① 发疹前数日可有低热、乏力等全身不适，局部皮肤瘙痒、感觉过敏、针刺感或灼痛。

② 皮疹分批出现，1～3 天沿周围神经分布区出现成簇的红色斑疹，数小时转为丘疹，水疱。1 周内干涸，10～12 天结痂，2～3 周后脱痂，不留瘢痕。

③ 皮疹好发部位为胸部，多限于一侧，常沿一侧肋间神经由后上方向前下方伸展；皮疹也可发生在任何感觉神经分布区。

（3）疱疹刮片检查找多核巨细胞和核内嗜酸性包涵体。

（4）血清学检查抗体效价 4 倍升高。

（5）PCR 方法检测鼻咽部分泌物 VZV DNA 阳性，能敏感和快速地早期诊断。

（6）取新鲜疱疹内液体做电镜检查，可见到疱疹病毒颗粒。能快速和天花病毒相鉴别。

**2. 鉴别诊断**

本病需与单纯性疱疹、天花、天疱疮、丘疹样荨麻疹、脓疱疮、水痘等相鉴别。

# 五、治疗

**1. 治疗原则**

本病为自限性，治疗原则为抗病毒、消炎止痛和防止继发感染。

**2. 药物治疗处方**

（1）抗病毒治疗

处方一　5% 葡萄糖注射液 250mL　｜ iv drip
　　　　阿糖腺苷 600mg　　　　　　｜ qd×（5～7）天

【说明】阿糖腺苷具有广谱抗病毒活性。对疱疹病毒及带状疱疹病毒作用最强，可以用以治疗单纯疱疹病毒性脑炎，也用于治疗免疫抑制患者的带状疱疹和水痘感染。本品不可皮下注射和肌内注射，有脑水肿及肝肾功能不良者慎用。孕妇及婴儿禁用。常见的不良反应为消化道反应，如恶心、呕吐等较常见。中枢系统反应，如震颤、眩晕、幻觉也偶见。尚有氨基转移酶升高、白细胞减少等反应。局部应用可引起刺激性疼痛。

处方二　5% 葡萄糖注射液 250mL　｜ iv drip
　　　　更昔洛韦注射液 300mg　　　｜ qd×（5～7）天

【说明】更昔洛韦会引起中性粒细胞减少、血小板减少、肾脏损害，故在用药期间应定期检测血象、肾功能。若粒细胞绝对计数持续 $<0.5\times10^9/L$，应考虑停药。

处方三　5% 葡萄糖注射液 100mL　｜ iv drip
　　　　阿昔洛韦注射液 500mg　　　｜ tid×（5～7）天
　　　　或　400～800mg　po　qid×（7～10）天

【说明】体外对单纯性疱疹病毒、水痘-带状疱疹病毒、巨细胞病毒等具抑制作用。用于治疗单纯疱疹病毒感染、带状疱疹及免疫缺陷者水痘的治疗，局部用于单纯疱疹病毒所致的早期生殖疱疹感染和免疫缺陷者自限性黏膜皮肤单纯疱疹的初治和复发病例，用其钠盐治疗急性视网膜坏死。

常见的不良反应：注射部位的炎症或静脉炎、皮肤瘙痒或荨麻疹。长程给药偶见月经紊乱。注射给药特别静脉注射时，少见有急性肾功能不全、血尿和低血压。

注意事项：对更昔洛韦过敏者也可能对本品过敏，脱水或已有肝肾功能不全者需慎用，严重免疫功能缺陷者长期或多次应用本品治疗后可能引起单纯疱疹病毒和带状疱疹病毒对本品耐药，一旦疱疹症状与体征出现，应尽早给药。

处方四　干扰素 -α 300 万 U　im　qd×（3～5）天

【说明】严重心脏病、肾病、肝病患者、癫痫患者、中枢神经功能障碍患者、骨髓抑制患者慎用，对曾有干扰素过敏患者忌用。

处方五　聚肌胞 2mg　im　qod

【说明】以上抗病毒药物均无十分肯定的疗效。

（2）对症治疗

① 止痛药

处方一　阿司匹林 0.3g　po　tid

处方二　吲哚美辛 25mg　po　tid

② 抗组胺药

处方一　氯苯那敏 4mg　po　tid

处方二　苯海拉明 25～50mg　po　tid

③ 局部用药

a. 破损局部涂 2% 龙胆紫液。

b. 含 0.25% 冰片的炉甘石洗剂涂抹；或 2%～5% 碳酸氢钠湿敷或洗拭。或用碘苷、阿昔洛韦液局部湿敷，每日 2 次。

c. 眼角膜炎或虹膜睫状体炎可用 1%～3% 阿托品滴眼。

【说明】青光眼及前列腺增生症患者禁用阿托品滴眼液。

④ 若有继发感染，可用新霉素软膏外搽。

⑤ 积极预防水痘。

# 第三节　流行性出血热

流行性出血热（EHF）亦称肾综合征出血热（HFRS），是由汉坦病毒属（Hanta viruses）的各型病毒引起的，以鼠类为主要传染源的一种自然疫源性急性传染病，流行广，病情危急，病死率高，危害极大。鼠类为其传染源和病毒贮存宿主。临床以急性起病、发热、休克、充血、出血及肾脏损害为特征。

## 一、问诊要点

（1）询问患者发病季节，居住条件、居住地情况，住处是否老鼠较多，本居住地有无同类发病者，病前两月有无进入疫区并与鼠类或其他宿主动物接触史。

（2）询问有无发热及皮肤出血表现，询问发热的程度、持续时间。有无尿量、尿色改变，有无恶心呕吐、食欲缺乏、肌肉酸痛。

## 二、查体要点

检查有无眼结膜充血、水肿和出血，皮肤有无充血、出血。主要是有无三痛（头痛、腰痛、眼眶痛）、三红（脸部、颈部、上胸部红肿充血）症状。

## 三、实验室检查和辅助检查

需做血常规、尿常规、肾功能、电解质、凝血功能和血清特异性 IgM、IgG 抗体检测。

## 四、诊断和鉴别诊断

### 1. 诊断

（1）流行病学资料 包括发病季节，病前 2 个月内进入疫区并有与鼠类或其他宿主动物接触史。

（2）临床特征 包括早期三种主要表现（发热中毒征，充血、出血、外渗征，肾损害）和病程的五期经过。畏寒、发热，伴头痛、腰痛、眼眶痛（即"三痛"征）等；食欲缺乏、呕吐、腹胀、乏力、衰竭等全身中毒症状。颜面、颈、上胸部充血潮红（即"三红"征），眼结合膜、咽部及软腭有细小出血点，腋下及胸背部等处可见散在、条索状及簇状出血点；重者可见大片瘀斑或内脏出血。眼球结膜水肿等血浆外渗表现；重者发生低血容量性休克。病初几日多数有肾脏受损的表现，甚至少尿或无尿，血尿素氮及血肌酐逐渐增高，出现急性肾功能衰竭。典型病例有发热期、低血压休克期、少尿期、多尿期和恢复期；不典型者可以越期或前三期之间重叠。

（3）实验室检查 包括血液浓缩，血红蛋白和红细胞计数增高，白细胞计数增高和血小板减少。尿蛋白大量出现和尿中排出膜状物等有助于诊断。多数患者血尿素氮于低血压期始升高，于少尿期和多尿早期达高峰，以后逐渐下降。发热期即有因子Ⅷ相关抗原减少、血小板减少及其黏附、凝聚及释放功能降低。DIC 的高凝期凝血时间缩短，低凝血期则纤维蛋白原下降，凝血酶原时间延长。血清、血细胞和尿液中检出汉坦病毒抗原和血清中检出特异性 IgM 抗体，可以确诊。特异性 IgG 抗体需双份血清效价升高 4 倍以上者有诊断意义。检测特异性抗原或用 PCR 法检测汉坦病毒核酸，有助于早期和非典型患者的诊断。

**2. 鉴别诊断**

与上呼吸道感染、败血症、急性胃肠炎、细菌性痢疾鉴别。

# 五、治疗

**1. 一般处理**

本病治疗原则，即早期发现、早期休息、早期治疗和就近治疗。早期应用抗病毒治疗，中晚期则针对病理生理进行对症治疗。

**2. 药物治疗**

（1）发热期　抗病毒，减轻外渗，改善中毒症状和预防 DIC。

处方一　　10% 葡萄糖注射液 250mL ｜ iv drip　qd
　　　　　利巴韦林 1.0g

【说明】利巴韦林早期治疗能抑制病毒、减轻病情和缩短病程。改善中毒症状：高热，以物理降温为主，忌用强烈发汗解热药。发病 4 天内可应用利巴韦林，疗程 3～5 天。有中毒症状者可短期使用氢化可的松 100～200mg/d 或地塞米松 5～10mg/d。

处方二　　5% 葡萄糖氯化钠注射液 250mL ｜ iv drip　bid
　　　　　维生素 C 2.0g

【说明】降低血管通透性，提高血浆渗透压，减轻外渗和组织水肿，维持水、电解质平衡。

处方三　右旋糖酐 40 500mL　iv drip　qd

【说明】降低血液黏滞性，预防 DIC。

（2）低血压休克期

处方一　乳酸钠林格液（平衡液）500mL　iv drip　qd

处方二　血浆 200mL　iv drip　qd

处方三　人血白蛋白 50mL　iv drip　qd

【说明】积极扩容、纠正酸中毒、改善微循环。扩容宜早期、快速、适量，液体应晶胶结合，忌单纯输葡萄糖，仍存在血液浓缩，亦不宜应用全血。根据血压、脉压、血红蛋白和末梢循环，调节补液速度和用量，液体总量每天不超过 3000mL，密切观察血压。后期血浆外渗减少，输液不宜过快、过多，以防发生肺水肿、心衰等。

处方四　5% 碳酸氢钠溶液 125mL　iv drip

【说明】代谢性酸中毒主用 5% 碳酸氢钠溶液，每次 5mL/kg，根据病情每天 1～4 次，此溶液不但能纠正酸中毒，尚有扩容作用。

处方五　5% 葡萄糖注射液 100mL
　　　　多巴胺 20mg ｜ iv drip　st

处方六　5% 葡萄糖注射液 100mL
　　　　地塞米松 10mg ｜ iv drip　st

【说明】经补液纠酸血红蛋白可恢复正常，但血压仍不稳定者可应用血管活性药物。

（3）少尿期　少尿期治疗原则为"稳、促、导、透"，即稳定机体内环境、促进利尿、导泻和透析治疗。

处方一　呋塞米（速尿）20～300mg　iv q4h

处方二　布美他尼（丁尿胺）0.5～1mg　po　tid

【说明】输入液量按前一天尿、便、呕吐量加 400mL。以输入高渗葡萄糖液为主。晚期少尿者常伴尿毒症，可用导泻疗法，给 20% 甘露醇 250～300mL 分次口服，如效果不显著，可加 50% 硫酸镁 40mL 同服，或芒硝 15g、大黄 30g 泡水后冲服；无尿 1 天经以上处理无利尿反应者，并有高钾血症、高血容量综合征等，可用腹膜透析或血液透析。

（4）多尿期　移行期和多尿早期的治疗同少尿期。多尿后期主要是维持水和电解质平衡，防治继发感染。

① 维持水与电解质平衡：给予半流质和含钾食物。水分补充以口服为主，不能进食者可以静脉注射。

② 防治继发感染：由于免疫功能下降，本期易发生呼吸道和泌尿系感染，因此需注意口腔卫生，必要时做室内空气消毒。发生感染后应及时诊断和治疗，忌用对肾脏有毒性作用的抗生素。

（5）恢复期　为补充营养，逐步恢复工作。出院后应休息1～2个月。定期复查肾功能、血压和垂体功能。如有异常应及时治疗。

（6）并发症治疗

① 消化道出血：应注意病因治疗，如为 DIC 消耗性低凝血期，宜补充凝血因子和血小板。如为 DIC 纤溶亢进期，可应用六氨基己酸或对羧基苄胺静脉滴注。肝素类物质增高所致出血，则用鱼精蛋白或甲苯胺蓝静脉注射。

② 中枢神经系统并发症：出现抽搐时应用地西泮或戊巴比妥钠静脉注射，脑水肿或颅内出血所致颅内高压应用甘露醇静脉注射。

③ ARDS：可应用大剂量肾上腺皮质激素地塞米松 20～30mg 每 8h 1 次静脉注射，此外应限制入水量和进行高频通气，或用呼吸机进行人工终末正压呼吸。

④ 心力衰竭、肺水肿：应控制输液或停止输液，并用强心药毛花苷 C、镇静药地西泮及扩张血管和利尿药物，还可进行导泻或透析治疗。

⑤ 自发性肾破裂：进行手术缝合。

# 第四节　水痘

水痘是由水痘 - 带状疱疹病毒初次感染引起的急性传染病。传染率很高。主要发生在婴幼儿，临床以皮肤黏膜分批出现周身性红色斑丘疹、水疱和痂疹，而且各期皮疹同时存在为特点。该病为自限性疾病，病后可获得终身免疫，也可在多年后复发而出现带状疱疹。

## 一、问诊要点

（1）询问主要皮肤病变的部位、性质、程度、时间、诱因和是否各期皮疹同时出现。

（2）皮损出现前有无外感发热症状，伴随症状如何。

（3）有无与水痘或带状疱疹患者接触史。

## 二、查体要点

注意检查有无向心性分布的红色斑疹、丘疹、疱疹及痂疹同时出现。

## 三、实验室检查和辅助检查

疱疹刮片检查找多核巨细胞和核内嗜酸性包涵体，PCR 方法检测鼻咽部分泌物 VZV DNA；取新鲜疱疹内液体做电镜检查；血清学抗体检查；有条件者做病毒分离。

## 四、诊断和鉴别诊断

### 1. 诊断

（1）未患过水痘，病前 2～3 周有与水痘或带状疱疹患者密切接触史。

（2）临床表现　发热当天出痘，皮疹先见于头部或者躯干，呈向心性分布。以躯干、头、腰处多见。分批出现，在身体同一部位见到不同类型皮疹、斑疹、丘疹、疱疹。1～2 天后疱疹疱浆透明变混浊，再过 1～2 天结痂。痂盖脱落后不留瘢痕。重症水痘：① 出血性水痘，血小板减少，疱疹呈血性皮肤黏膜瘀点瘀斑，严重者呕血、便血、颅内出血；② 大疱性水痘；③ 坏疽性水痘；

④ 水痘并发细菌感染、肺炎、肝炎、脑炎等；⑤ 妊娠水痘。

（3）白细胞计数正常或稍低，淋巴细胞相对增高。

（4）疱疹刮片检查找到多核巨细胞和核内嗜酸性包涵体。

（5）PCR 方法检测鼻咽部分泌物 VZV DNA 阳性。能敏感和快速地进行早期诊断。

（6）取新鲜疱疹内液体做电镜检查，可见到疱疹病毒颗粒。能快速与牛痘病毒相鉴别。

**2. 鉴别诊断**

与脓疱病、带状疱疹、丘疹样荨麻疹、疱疹性湿疹、苔藓样荨麻疹及手足口病等疾病进行鉴别。

# 五、治疗

**1. 一般治疗**

患者应隔离至全部疱疹结痂为止。发热期卧床休息，给予易消化食物和注意补充水分。加强护理，保持皮肤清洁，避免搔抓疱疹处以免导致继发感染。皮肤瘙痒者可用炉甘石洗剂涂擦，疱疹破裂后可涂甲紫或抗生素软膏。

**2. 药物治疗处方**

（1）一般处理

① 破损局部涂 2% 龙胆紫液。继发感染者可外用抗生素软膏。

② 0.25% 炉甘石洗剂涂抹；或 2%～5% 碳酸氢钠湿敷或擦拭。

③ 体温高者可予退热药，但忌用阿司匹林。

（2）抗病毒治疗

处方一　阿昔洛韦 400～800mg　po　qid×10 天

【说明】早期应用已证明有一定疗效。

处方二　5% 葡萄糖注射液 250mL　│　iv drip
　　　　　更昔洛韦注射液 300mg　│　qd×（5～7）天

【说明】更昔洛韦会引起中性粒细胞减少、血小板减少、肾脏损害，故在用药期间应定期检测血象、肾功能。若粒细胞绝对计数持续<$0.5×10^9$/L，应考虑停药。

处方三　5% 葡萄糖注射液 250mL ｜ iv drip
　　　　阿糖腺苷　600mg　　　　｜ qd×（5～7）天
处方四　α- 干扰素 300 万 U　im　qd×（3～5）天
处方五　维生素 $B_{12}$ 500～1000μg　im　qd×（3～5）天

## 六、防护

（1）局部感染者可根据菌种使用抗生素。

（2）一般忌用激素，但因其他疾病正在激素治疗过程中发生水痘者不能骤停，应逐步减量。

# 第五节　流行性腮腺炎

流行性腮腺炎简称流腮，是由腮腺炎病毒所引起的急性呼吸道传染病。主要发生在儿童和青少年。以唾液腺非化脓性肿胀疼痛为主要临床表现。除侵犯腮腺外，尚能侵犯神经系统及各种腺体组织，引起儿童脑膜炎、脑膜脑炎，青春期后可引起睾丸炎、卵巢炎和胰腺炎等。

## 一、问诊要点

（1）询问有无发热、头痛、全身乏力及食欲缺乏等症状，有无颧骨弓或耳部疼痛。

（2）询问是否有疫区逗留史，有无与类似疾病的患者接触史。

（3）询问有无脑膜炎表现，如头痛、嗜睡、脑膜刺激征等。询问男性患者有无睾丸肿胀或疼痛，女性患者有无下腹疼痛。还应询问有无恶心、呕吐及中上腹疼痛。

## 二、查体要点

体温升高可达40℃，腮腺肿大是以耳垂为中心，向前、后、下发展，使下颌骨边缘不清。有耳部压痛；局部皮肤紧张，不发红，触之坚韧有弹性，说话、咀嚼时疼痛加剧；腮腺管口早期常有红肿。虽然腮腺肿胀最具特异性，但颌下腺或舌下腺可以同时受累，有时是单独受累。颌下腺肿大时颈前下颌处明显肿胀，可触及椭圆形腺体。舌下腺肿大时，可见舌下及颈前下颌肿胀，并出现吞咽困难。

## 三、实验室检查和辅助检查

本病要行血常规、尿常规检查，血、尿淀粉酶测定，脑脊液检查，血清学检查及病毒分离等。

## 四、诊断和鉴别诊断

### 1. 诊断

（1）发病前14～25天有与流行性腮腺炎患者接触史或当地有本病流行。

（2）发热、畏寒、疲倦、食欲缺乏，以耳垂为中心的腮腺肿大特征。

（3）腮腺肿痛或其他唾液腺肿痛与压痛，吃酸性食物时胀痛更为明显，腮腺管口见可见红肿。

（4）白细胞计数正常或稍高，淋巴细胞相对增多。有并发症时白细胞计数可增高。

（5）血清和尿淀粉酶测定：90%患者的血清淀粉酶有轻度和中度增高，有助诊断。淀粉酶增高程度往往与腮腺肿胀程度成正比。

（6）血清中特异性IgM抗体阳性；恢复期血清IgG抗体滴度

比急性期升高 4 倍以上，或恢复期血清抗体阳转。

（7）唾液中分离到流行性腮腺炎病毒。

**2. 鉴别诊断**

化脓性腮腺炎、颈部及耳前淋巴结炎、症状性腮腺肿大、其他病毒所引起的腮腺炎，如已知 13 型副流感病毒、甲型流感病毒、A 型柯萨奇病毒单纯疱疹病毒、淋巴脉络膜丛脑膜炎病毒、巨细胞病毒均可引起腮腺肿大和中枢神经系统症状，需做病原学诊断。其他原因所致的腮腺肿大，如过敏性腮腺炎腮腺导管阻塞，均有反复发作史，且肿大突然、消肿迅速。单纯性腮腺肿大多见于青春期男性，系因功能性分泌增多代偿性腮腺肿大无其他症状。其他病毒所致的脑膜脑炎：腮腺炎脑膜脑炎可发生在腮腺肿大之前（有的始终无腮腺肿大）难与其他病毒所致者相鉴别，可借助于上述血清学检查、病毒分离以及流行病学调查来确诊。

# 五、治疗

**1. 一般治疗**

隔离患者使之卧床休息直至腮腺肿胀完全消退。注意口腔清洁，饮食以流质或软食为宜，避免酸性食物，保证液体摄入量。

**2. 药物治疗**

（1）外用药物

处方一　紫金锭　醋调外涂　一日数次

处方二　青黛散　醋调外涂　一日数次

（2）抗病毒治疗

处方　5% 葡萄糖注射液 250mL ⎤
　　　利巴韦林注射液 0.5g　　⎦ iv drip　qd（疗程 5～7 天）

【说明】利巴韦林为合成的核苷类抗病毒药。其体外抗病毒活性可被鸟嘌呤核苷和黄嘌呤核苷逆转的结果提示，利巴韦林可能作为这些细胞的代谢类似物而起作用。本品不良反应较少，且多为可逆性。

（3）肾上腺皮质激素

处方　5% 葡萄糖注射液 100mL

地塞米松注射液 10mg ｜ iv drip　qd（疗程 5～7 天）

【说明】对重症或并发脑膜脑炎、心肌炎患者，可使用激素治疗。

（4）颅内高压的处理

处方　20% 甘露醇注射液 125mL　iv drip　q4～6h

【说明】若出现剧烈头痛、呕吐疑为颅内高压的患者，可予脱水治疗，直至症状好转。

（5）预防睾丸炎

处方　己烯雌 1mg　po　tid

【说明】可用于男性成人患者，能预防睾丸炎的发生。有报告应用干扰素治疗成人腮腺炎合并睾丸炎患者，能使腮腺炎和睾丸炎症状较快消失。

**3. 其他治疗**

氦氖激光局部照射治疗流行性腮腺炎对止痛消肿有一定的效果。

# 六、预防

患者应按呼吸道传染病隔离至腮腺消肿后 5 天。由于症状开始前数天患者已开始排出病毒，因此预防的重点是应用疫苗对易感者进行主动免疫。

目前国内外应用腮腺炎、麻疹、风疹三联减毒活疫苗，进行皮下或者皮内接种，亦可采用喷鼻或气雾方法。95% 以上可产生抗体。潜伏期患者接种可以减轻发病症状。由于可能有致畸作用，故孕妇禁用。严重系统性免疫损害者为相对禁忌，但应用腮腺炎疫苗免疫无症状的人免疫缺陷病毒感染的儿童，是被认可的。

# 第六节 麻疹

由麻疹病毒引起的急性呼吸道传染病，在我国法定的传染病中属于乙类传染病。主要临床表现为发热、咳嗽、流涕等上呼吸道卡他症状及眼结膜炎，口腔麻疹黏膜斑及皮肤斑丘疹。我国自1965年婴幼儿广泛接种麻疹疫苗以来，特别是1978年列入计划免疫实施以后，麻疹的发病率显著降低。

## 一、问诊要点

（1）询问患者有无发热、上呼吸道卡他症状，有无畏光、流泪、咽痛。

（2）有无皮疹及皮疹部位、性质、程度、时间、诱因和发生的先后顺序，注意皮疹与发热的先后关系，病情较重者要注意有无谵妄、抽搐、嗜睡等。

（3）是否有疫区逗留史，有无与类似疾病患者接触史，有无蚊虫叮咬史。

## 二、查体要点

（1）科氏斑具有早期诊断价值，位于双侧第二磨牙对面的颊黏膜上，为0.5～1mm针尖大小的白色点状突起，周围有红晕。初起时仅数个，1～2天内迅速增多融合，扩散至整个颊黏膜，形成表浅的糜烂，似鹅口疮，2～3天后很快消失。

（2）眼结膜充血，咽部充血，皮疹首先见于耳后、发际，然后前额、面部、颈部，自上而下至胸、腹、背及四肢，2～3天遍及全身，最后达手掌与足底。皮疹初为淡红色斑丘疹，大小不等，直径2～5mm，压之退色，疹间皮肤正常。之后皮疹可融合成片，颜色转暗，部分病例可有出血性皮疹，压之不退色。

（3）皮疹高峰期还可有浅表淋巴结及肝脾轻度肿大，肺部可闻及湿性啰音等。

## 三、实验室检查和辅助检查

血常规分析，病原学检查，多核巨细胞检查，血清抗体测定等。

## 四、诊断和鉴别诊断

### 1. 诊断

（1）患者（多数为儿童）有发热、咽红等上呼吸道卡他症状，畏光、流泪、结膜红肿等急性结膜炎症状，发热 4 天左右，全身皮肤出现红斑丘疹，与麻疹患者在 14 天前有接触史。

（2）在口腔颊黏膜处见到柯氏斑。

（3）咽部或结膜分泌物中分离到麻疹病毒。

（4）1 个月内未接种过麻疹疫苗，而在血清中查到麻疹 IgM 抗体。

（5）恢复期血清中麻疹 IgG 抗体滴度比急性期 4 倍以上升高，或急性期抗体阴性而恢复期抗体阳转。

### 2. 鉴别诊断

与风疹、幼儿急疹、猩红热、药物疹等相鉴别。

### 3. 分期

（1）典型麻疹　见于未接种或初免失败者。此型分以下三期。

① 前驱期：主要表现为中度以下发热、咳嗽、流涕、畏光、流泪、结合膜充血，2～3 天后颊黏膜可见灰白色针尖大小的小点，周边有毛细血管扩张的麻疹黏膜斑。

② 出疹期（病后 3～4 天）：发热增高，从耳后发际开始出现直径为 1～3mm 大小的淡红色斑丘疹，逐渐蔓延至颈部、躯干，

直至四肢。疹间皮肤正常，压之褪色，重者皮疹密集成暗红色，此期全身中毒症状加重，可出现惊厥、抽搐、谵妄、舌尖缘乳头红肿似猩红热样舌，查体浅表淋巴结及肝脾可肿大，重者肺部可闻及湿啰音，胸片可见弥漫性肺部浸润小点。

③ 恢复期：出疹高峰后，发热渐退，病情缓解，皮疹依出疹先后顺序隐退，留有棕褐色瘢痕，1～2 周消失，整个病程约 10 天。成人麻疹较儿童发热高、皮疹多，但并发肺炎者少。

（2）非典型麻疹

① 轻型麻疹：多见于接受过疫苗免疫者。目前以轻型患者多见。发热低，上呼吸道症状轻，麻疹黏膜斑不明显，皮疹少，并发症少。

② 重型麻疹：病情重笃。高热、谵妄、抽搐者为中毒性麻疹；伴循环衰竭者为休克性麻疹；皮疹为出血性，压之不褪色者为出血性麻疹；皮疹呈疱疹样，融合成大疱为疱疹性麻疹。

③ 异型麻疹：见于接种灭活麻疹疫苗后 4～6 年再次接种者。一般认为本型是一种超敏反应，无传染性。中国用减毒活疫苗，故此型很少见。

# 五、治疗

## 1. 一般治疗

患者应单病室按照呼吸道传染病隔离至体温正常或至少出疹后 5 天；卧床休息，保持室内空气新鲜，温度适宜；眼、鼻、口腔保持清洁，多饮水。

【说明】麻疹治疗应做到早诊断、早报告、早隔离、早治疗，主要为对症治疗，预防并发症，病后应卧床休息，保持室内空气清新，温度适宜；眼、鼻、口腔保持清洁，多饮水，给易消化和营养丰富的饮食，有畏光症状时房内光线要柔和。有研究表明维生素 A 的补充可显著降低并发症和病死率。世界卫生组织推荐，在维生素 A 缺乏区的麻疹患儿应补充维生素 A，<1 岁者每日给 10 万 U，年长儿 20 万 U，共 2 日，有维生素 A 缺乏眼症状者 1～4 周后应重复。

**2. 药物治疗处方**

（1）对症治疗

【说明】高热可酌用小剂量解热药物或物理降温；咳嗽可用祛痰镇咳药；剧烈咳嗽和烦躁不安者可用少量镇静药；体弱病重患儿可早期注射免疫球蛋白；必要时可以吸氧，保证水电解质及酸碱平衡等。

（2）并发症治疗

① 支气管肺炎

处方一　生理盐水注射液 100mL　｜
　　　　青霉素 400 万 U　　　　　｜ iv drip　bid

处方二　生理盐水注射液 100mL　｜
　　　　氢化可的松注射液 50mg　｜ iv drip　qd

【说明】先用青霉素每日 3 万～5 万 U/kg 治疗，再参考痰菌药敏试验结果选用抗菌药物。高热中毒症状严重者可短期用氢化可的松每日 5～10mg/kg 静滴，2～3 天好转后即可停用。

② 心肌炎

处方一　5% 葡萄糖注射液 20mL　　　｜
　　　　毛花苷 C 注射液 0.2mg　　　　｜ iv（15～20min）
　　　　呋塞米注射液 20mg　　　　　　｜

处方二　生理盐水注射液 100mL　｜
　　　　地塞米松注射液 10mg　　｜ iv drip　qd

【说明】出现心衰者及早静注毛花苷 C，同时应用利尿药。重症者可用肾上腺皮质激素保护心肌。有循环衰竭按休克处理。注意补液和电解质平衡。

③ 脑炎

【说明】处理同乙型脑炎。

# 六、预防

## 1. 管理传染源

对麻疹患者应做到早诊断、早报告、早隔离、早治疗，患者隔离至出疹后 5 天，伴呼吸道并发症者应延长至出疹后 10 天。易感的接触者检疫期为 3 周，并使用被动免疫制剂。流行期间，儿童机构应加强检查，及时发现患者。

## 2. 切断传播途径

流行期间避免去公共场所或人多拥挤处，出入应戴口罩；无并发症者在家中隔离，病室注意通风换气，充分利用日光或紫外线照射；医护人员离开病室后应洗手更换外衣或在空气流通处停留 20min 方可接触易感者。

## 3. 保护易感人群

（1）主动免疫　主要对象为婴幼儿，但未患过麻疹的儿童和成人均可接种麻疹减毒活疫苗。目前发达国家初种麻疹疫苗的年龄大多定在 15 个月，而发展中国家由于仍常有麻疹流行，初种年龄为 8 个月。第 1 次皮下注射 0.2mL，儿童和成人剂量相同。易感者在接触患者 2 天内若接种疫苗，仍有可能预防发病或减轻病情。接种后 12 天出现 IgM 抗体，阳性率可达 95%～98%，2～6 个月后渐降；IgG 抗体仍维持一定水平，4～6 年后部分儿童已完全测不出抗体，故需复种。接种疫苗的禁忌为妊娠、过敏体质、免疫功能低下者（如肿瘤、白血病、使用免疫抑制药及放射治疗者等）；活动性结核者应治疗后再考虑接种；发热及一般急慢性疾病者应暂缓接种；凡 6 周内接受过被动免疫制剂者，应推迟 3 个月接种。

（2）被动免疫　体弱、妊娠女性及年幼的易感者接触麻疹患者后，应立即采用被动免疫。在接触患者 5 天内注射人血免疫球蛋白 3mL，可预防发病。若 5 天后注射，则只能减轻症状，免疫有效期 3～8 周。

# 第七节　艾滋病

艾滋病是获得性免疫缺陷综合征（AIDS）的简称，系由人免疫缺陷病毒（HIV）引起的慢性传染病。本病主要经性接触、血液及母婴传播。HIV 主要侵犯、破坏 $CD4^+T$ 淋巴细胞，导致机体免疫细胞功能受损乃至缺陷，最终并发各种严重机会性感染和肿瘤。具有传播迅速、发病缓慢、病死率高的特点。

## 一、问诊要点

（1）详细询问有无不洁性接触、吸毒、使用血液制品等。

（2）有无近期体重下降，发热、咳嗽或腹泻超过 1 个月或神志改变。

（3）询问肺部、皮肤黏膜、消化系统、神经系统等感染的表现。

（4）询问有无肿瘤或其他疾病。

## 二、查体要点

（1）持续广泛性全身淋巴结肿大。特别是颈部、腋窝和腹股沟淋巴结肿大更明显。淋巴结直径在 1cm 以上，质地柔韧，可活动，无压痛。

（2）检查口腔和皮肤黏膜有无疱疹或溃疡。

## 三、实验室检查和辅助检查

（1）常规检查血常规、尿常规、胸部 X 线片。

（2）免疫学检查，特异性抗原抗体检查。

## 四、诊断和鉴别诊断

### （一）诊断原则

HIV/AIDS 的诊断应注意如下原则，需结合流行病学史（包括不安全性生活史、静脉注射毒品史、输入未经抗 HIV 抗体检测的血液或血液制品、HIV 抗体阳性者所生子女或职业暴露史等）、临床表现和实验室检查等进行综合分析，慎重做出诊断。诊断 HIV/AIDS 必须是经确证试验证实 HIV 抗体阳性，HIV RNA 和 P24 抗原的检测能缩短抗体"窗口期"和帮助早期诊断新生儿的 HIV 感染。

### （二）诊断标准

（1）急性期　患者近期内有流行病学史和临床表现，结合实验室 HIV 抗体由阴性转为阳性即可诊断，或仅实验室检查 HIV 抗体由阴性转为阳性即可诊断。

（2）无症状期　有流行病学史，结合 HIV 抗体阳性即可诊断，或仅实验室检查 HIV 抗体阳性即可诊断。

（3）艾滋病期　有流行病学史，实验室检查 HIV 抗体阳性，加之以下各项中的任何一项，即可诊断为艾滋病。

① 原因不明的持续不规则发热 1 个月以上，体温高于 38℃。

② 慢性腹泻 1 个月以上，次数 >3 次 / 日。

③ 6 个月内体重下降 10% 以上。

④ 反复发作的口腔白念珠菌感染。

⑤ 反复发作的单纯疱疹病毒感染或带状疱疹感染。

⑥ 肺孢子菌肺炎。

⑦ 反复发生的细菌性肺炎。

⑧ 活动性结核或非结核分枝杆菌病。

**691**

⑨ 深部真菌感染。

⑩ 中枢神经系统病变。

⑪ 中青年人出现痴呆。

⑫ 活动性巨细胞病毒感染。

⑬ 弓形虫脑病。

⑭ 青霉菌感染。

⑮ 反复发生的败血症。

⑯ 皮肤黏膜或内脏的卡波西肉瘤、淋巴瘤。

HIV 抗体阳性，虽无上述表现或症状，但 $CD4^+T$ 淋巴细胞数 $<200\mu L$，也可诊断为艾滋病。

## （三）鉴别诊断

（1）原发性 $CD4^+$ 淋巴细胞减少症（ICL） 少数 ICL 可并发严重机会性感染与 AIDS 相似，但无 HIV 感染流行病学资料，以及 HIV-Ⅰ和 HIV-Ⅱ病原学检测阴性可与 AIDS 区别。

（2）继发性 $CD4^+$ 细胞减少 多见于肿瘤及自身免疫性疾病（autoimmune disease）经化学或免疫抑制治疗后，根据病史常可区别。

# 五、治疗

（1）核苷类反转录酶抑制药

处方一　齐多夫定（zidovudine，ZDV）200mg　po　q4h

处方二　拉米夫定（lamivudine，3TC）150mg　po　bid

处方三　阿巴卡韦（abacavir，ABC）成人 300mg　po　bid，儿童 8mg/kg bid（新生儿 / 婴幼儿不建议用本药。最大剂量 300mg，2 次 / 日。HLA-5701 阳性者，不推荐使用）

处方四　替诺福韦（tenofovir disoproxil，TDF）300mg　po　qd，与食物同服。

处方五　恩曲他滨（emtricitabine，FTC）200mg　po　qd，（可与食物同服）

（2）非核苷类反转录酶抑制药

处方一　耐韦拉平（nevirapine，NVP）　成人200mg　po bid，新生儿/婴幼儿5mg/kg　po　bid

8岁以下儿童4mg/kg，2次/日；8岁以上儿童7mg/kg，2次/日

处方二　依非韦伦（eEfavirenz，EFZ）　成人600mg　po　qd

体重15～25kg儿童200～300mg，1次/日；

体重25～40kg儿童300～400mg，1次/日；

体重40kg以上儿童600mg，1次/日，睡前服用

处方三　依曲韦林（etravirine，ETV）200mg　po　bid，饭后服用

处方四　利匹韦林（rilpvirine，RPV）25mg　qd　随餐服用

【说明】奈韦拉平有导入期，在开始治疗的最初14日，需先从治疗量的一半开始（每天1次），如果无严重的不良反应才可以增加到足量（每天2次）。奈韦拉平与HIV-1的反转录酶直接连接并且通过使此酶的催化端破裂来阻断RNA依赖和DNA依赖的DNA聚合酶活性。不良反应除皮疹和肝功异常外，最常见的疲劳、发热、头痛、嗜睡、恶心、呕吐、腹泻、腹痛和肌痛。

（3）蛋白酶抑制药

处方一　利托那韦（ritonavir，RTV）600mg　po　bid

处方二　Kaletra［洛匹那韦（lopinavir，LPV）与RTV的复合制剂，含LPV 200mg、RTV 50mg］成人2片/次，2次/日。7～15kg儿童LPV 12mg/kg和RTV 3mg/kg，每日2次；15～40kg儿童　LPV 10mg/kg和RTV 2.5mg/kg，每日1次

处方三　替拉那韦（tipranavir，TPV）500mg　po　bid，同

时服用 RTV 200mg，每日 2 次，与食物同服可提高血药浓度

处方四　阿扎那韦（atazanavir，ATV）400mg　po qd，与食物同时服用可增加生物利用度。避免与抑酸药同时服用

处方五　达茹那韦（darunavir，DRV）600mg　po bid，同时服用利托那韦 100mg bid。与食物同服可提高血药浓度

（4）整合酶抑制剂

处方　拉替拉韦（raltegravir，RAV）400mg　po　bid

## 六、预防

（1）管理传染源　本病是《传染病防治法》管理的乙类传染病。发现 HIV 感染者应尽快（城镇于 6h 内、农村于 12h 内）向当地疾病预防控制中心（CDC）报告。高危人群普查 HIV 感染有助于发现传染源。隔离治疗患者，随访无症状 HIV 感染者。加强国境检疫。

（2）切断传播途径　加强艾滋病防治知识宣传教育。高危人群用避孕套，规范治疗性病。严格筛查血液及血制品，用一次性注射器。严格消毒患者用过的医疗器械，对职业暴露及时干预，推荐方案为 TDF+FTC（3TC）+LPV/r 或 RAL。对 HIV 感染的孕妇可采用产科干预（如终止妊娠、择期剖宫产等措施）加抗病毒药物干预以及人工喂养措施阻断母婴传播。注意个人卫生，不共用牙具、剃须刀等。

（3）保护易感人群　HIV 疫苗目前仍处于试验研究阶段。

# 第八节　伤寒与副伤寒

伤寒是由伤寒杆菌引起的一种急性肠道传染病。临床特征为

持续发热、表情淡漠、相对缓脉、玫瑰皮疹、肝脾大和白细胞少等。有时可出现肠出血、肠穿孔等严重并发症。副伤寒是副伤寒甲、乙、丙杆菌引起的一组细菌性传染病。副伤寒的临床疾病过程和处理措施与伤寒大致相同。

## 一、问诊要点

（1）询问发病季节，发热及伴随症状，特别是神经系统中毒与消化道症状。

（2）询问当地卫生条件、居住环境，发病前2～3周有无进入流行区或饮用不洁食物及可疑污染水史。

（3）询问有无进行伤寒菌苗预防接种。有无伤寒病史。

## 二、查体要点

（1）稽留热，部分患者于病程7～14天可出现玫瑰疹，主要分布于胸腹部，数目多在10个以下。

（2）相对缓脉，脾大、右下腹可有压痛。

（3）神经系统中毒症状　精神恍惚，表情淡漠，反应迟钝，听力减退，重者可有谵妄、昏迷或出现脑膜刺激征。

## 三、实验室检查和辅助检查

（1）常规检查　血、尿及粪常规，血、骨髓、尿、粪便等标本做细菌培养。

（2）肥达试验及抗伤寒杆菌IgM、IgG抗体测定。

（3）从血、骨髓、尿、粪便、玫瑰疹刮取物中，任一种标本分离到伤寒杆菌。

## 四、诊断和鉴别诊断

### 1. 诊断

（1）流行地区和流行季节，与伤寒患者有接触史或在夏秋季节有进食生冷食品史。

（2）典型临床表现有持续高热、表情淡漠、腹部不适、脾肿大，部分患者有玫瑰疹和相对缓脉。

（3）外周血白细胞数低，大多为（3～4）×$10^9$/L，伴中性粒细胞减少和嗜酸性粒细胞消失。

（4）肥达试验若 "O" 抗体凝集效价≥1∶80，"H" 抗体凝集效价≥1∶160，恢复期效价有 4 倍以上增高对伤寒有辅助诊断意义。

（5）血、骨髓、尿、粪等标本做细菌培养分离到伤寒杆菌是确诊依据。

**2. 鉴别诊断**

伤寒病程第 1 周临床症状缺乏特征性，需与其他急性发热性疾病相鉴别：病毒性上呼吸道感染、细菌性痢疾、疟疾。伤寒病程 1～2 周以后，临床特征逐渐得以表现，需要与以下长期发热性疾病进行鉴别：革兰阴性杆菌败血症、血行播散性结核病。

# 五、治疗

**1. 一般治疗**

患者入院以后应按照肠道传染病常规进行消毒隔离。临床症状消失后，每隔 5～7 天送粪便进行伤寒杆菌培养，连续 2 次阴性才可解除隔离。发热期患者应卧床休息，退热后 2～3 天可在床上稍坐，退热后 1 周才由轻度活动逐渐过渡至正常活动量。观察体温、脉搏、血压和粪便性状等变化。注意口腔和皮肤清洁，定期更换体位，预防压疮和肺部感染。发热期应给予流质或无渣半流质饮食，少量多餐。退热后饮食仍应从稀粥、软质饮食逐渐过渡，退热后 2 周才能恢复正常饮食。饮食的质量应包括足量的碳水化合物、蛋白质和各种维生素，以补充发热期的消耗，促进恢复。过早进食多渣、坚硬或容易产气的食物有诱发肠出血和肠穿孔的危险。

**2. 病原治疗**

（1）喹诺酮类

处方一　左氧氟沙星 0.2～0.4g　口服　每天 2～3 次，疗程
14 天

处方二　氧氟沙星 0.2g　po　tid，疗程 14 天。对于重型或有
并发症的患者，每次 0.2g　iv bid；症状控制后改为
口服，疗程 14 天

处方三　环丙沙星 500mg　po　bid
或　环丙沙星 200mg iv drip　bid×14 天

【说明】喹诺酮类药物为首选，它的作用机制是通过抑制细菌
DNA 旋转酶而达到杀菌效果，具有抗菌谱广、抗菌活性强、生物
利用度高、组织穿透力强、细菌对其产生突变耐药的发生率低的
特点；因其影响骨骼发育，孕妇、儿童、哺乳期妇女禁用。

（2）头孢菌素类

处方一　生理盐水注射液 100mL
　　　　头孢他啶 2g　｜　iv drip　bid×14 天

处方二　生理盐水注射液 100mL
　　　　头孢哌酮 2g　｜　iv drip　bid×14 天

处方三　生理盐水注射液 100mL
　　　　头孢曲松 1～2g　｜　iv drip　bid×14 天

【说明】本类药可破坏细菌的细胞壁，并在繁殖期杀菌。对细
菌的选择作用强，而对人几乎没有毒性，具有抗菌谱广、抗菌作
用强、耐青霉素酶、过敏反应较青霉素类少见等优点。第二、三
代头孢菌素在体外对伤寒杆菌有强大抗菌活性，不良反应低，尤
其适用于孕妇、儿童、哺乳期妇女以及氯霉素耐药菌所致伤寒。

**3. 并发症的治疗**

（1）肠出血　①绝对卧床休息，密切监测血压和粪便出血

量。② 暂时禁食。③ 如果患者烦躁不安，应给予地西泮，每次10mg，肌内注射，必要时隔 6～8h 可重复 1 次；或者苯巴比妥，每次 0.1g，肌内注射，必要时隔 4～6h 可重复 1 次。④ 补充血容量，维持水、电解质和酸碱平衡。⑤ 止血药，维生素 $K_1$ 每次10mg，静脉滴注，每天 2 次。卡巴克洛（安络血），每次 10mg，肌内注射，每天 2 次。酚磺乙胺（止血敏），0.5g/ 次，静脉滴注，每天 2 次。⑥ 按照出血情况，必要时给予输血。⑦ 内科止血治疗无效，应考虑手术治疗。

（2）肠穿孔　① 局限性穿孔者应给予禁食，使用胃管进行胃肠减压；除了对原发病给予有效的抗菌药物治疗之外，应加强控制腹膜炎症，如联合氨基糖苷类、第三代头孢菌素或碳青霉烯类等抗菌药物。警惕感染性休克的发生。② 肠穿孔并发腹膜炎的患者，应及时进行手术治疗，同时加用足量有效的抗菌药物控制腹膜炎。

（3）中毒性心肌炎　① 严格卧床休息；② 保护心肌药物；高渗葡萄糖、维生素 $B_1$、三磷酸腺苷和 1,6- 二磷酸果糖等；③ 必要时加用肾上腺皮质激素；④ 如果出现心力衰竭，应给予洋地黄和利尿剂维持至症状消失。

（4）溶血性尿毒综合征　① 足量有效的抗菌药物控制伤寒杆菌的原发感染；② 肾上腺皮质激素，如地塞米松或泼尼松龙；③ 输血，碱化尿液；④ 小剂量肝素或（和）低分子右旋糖酐进行抗凝；⑤ 必要时进行血液透析，促进肾功能的恢复。

（5）肺炎、中毒性肝炎、胆囊炎和 DIC　采取相应的内科治疗措施进行治疗。

# 六、预防

患者按肠道传染病隔离，体温正常后的第 15 天解除隔离。切断传播途径是预防和控制伤寒的主要措施，应做好水源管理、饮食管理、粪便管理和消灭苍蝇等卫生工作。对易感人群进行伤寒、副伤寒甲、乙三联菌苗预防接种，皮下注射 3 次，间隔 7～10 天，各 0.5mL、1.0mL、1.0mL。每年可加强 1 次，皮下注射 1.0mL。

# 第九节　细菌性痢疾

细菌性痢疾是志贺菌属（痢疾杆菌）引起的肠道传染病。痢疾杆菌通过消化道途径传播，经污染的手、食品、水等感染，是我国夏秋常见的传染病，临床表现主要有发热、腹痛、腹泻、里急后重、排黏液脓血样大便，严重者可出现休克和中毒性脑病。本病使用有效的抗菌药治疗，治愈率高，但可多次感染发病。

## 一、问诊要点

（1）询问发病季节，有无不洁饮食史或与菌痢患者接触史。

（2）腹痛的部位、性质与程度，腹泻的次数和量，大便的性状，有无脓血、黏液、里急后重、发热等。

## 二、查体要点

（1）注意检查腹部有无压痛及压痛部位。

（2）注意监测生命体征，观察患者神志，检查脑膜刺激征。

## 三、实验室检查和辅助检查

查血常规，粪便镜检，粪便细菌培养，检测粪便中的痢疾杆菌核酸，乙状结肠镜检查主要适用于慢性菌痢。

## 四、诊断和鉴别诊断

### 1. 诊断要点

（1）夏秋季节发病，当地有本病流行，近周内有不洁的饮食史或与菌痢患者密切接触史。

（2）急性腹泻伴有发热、腹痛、腹泻、里急后重，排黏液脓血便，左下腹有压痛。急性中毒型菌痢迅速发生循环衰竭和呼吸衰竭，肠道症状轻或缺如。

（3）外周血白细胞总数和中性粒细胞增多。

（4）黏液脓血便镜检有大量脓细胞、红细胞与巨噬细胞；粪便细菌培养分离到痢疾杆菌；粪便免疫检测痢疾杆菌抗原阳性。

（5）乙状结肠镜检查，急性期肠黏膜呈弥漫性炎症，有大量渗出物和多发性浅表溃疡，溃疡直径一般为 3～7mm。慢性期肠黏膜呈弥漫性充血、水肿及颗粒状，可见有溃疡、瘢痕及息肉。

**2. 鉴别诊断**

与阿米巴痢疾、细菌性食物中毒、急性出血坏死性胃肠炎、流行性乙型脑炎、慢性非特异性溃疡性结肠炎、结肠癌及直肠癌等鉴别。

**3. 分型**

（1）急性菌痢

① 普通型：起病急，有畏寒、发热，体温可达 39℃以上，伴头痛、乏力、食欲减退，并出现腹痛、腹泻，多先为稀水样便，1～2 天后转为黏液脓血便，每天排便 10 余次至数十次，便量少，有时为脓血便，此时里急后重明显。常伴肠鸣音亢进，左下腹压痛。自然病程为 1～2 周，多数可自行恢复，少数转为慢性。

② 轻型：全身毒血症状轻微，可无发热或仅低热。表现为急性腹泻，每天排便 10 次以内，稀便有黏液但无脓血。有轻微腹痛及左下腹压痛，里急后重较轻或缺如。1 周左右可自愈，少数转为慢性。

③ 重型：多见于老年、体弱、营养不良患者，急性发热，腹泻每天 30 次以上，为稀水脓血便，偶尔排出片状假膜，甚至大便失禁，腹痛、里急后重明显。后期可出现严重腹胀及中毒性肠麻

痹，常伴呕吐，严重失水可引起外周循环衰竭。部分病例以中毒性休克为突出表现，则体温不升，常有酸中毒和水、电解质平衡失调，少数患者可出现心、肾功能不全。

④ 中毒性菌痢：以 2~7 岁儿童为多见，成人偶有发生。起病急骤，突起畏寒、高热，病势凶险，全身中毒症状严重，可有嗜睡、昏迷及抽搐，迅速发生循环和呼吸衰竭。临床以严重毒血症状、休克和（或）中毒性脑病为主，而局部肠道症状很轻或缺如。开始时可无腹痛及腹泻症状，但发病 24h 内可出现痢疾样粪便。按临床表现可分为以下三型。

a. 休克型（周围循环衰竭型）：较为常见，以感染性休克为主要表现。表现为面色苍白、四肢厥冷、皮肤出现花斑、发绀、心率加快、脉细速甚至不能触及，血压逐渐下降甚至测不出，并可出现心、肾功能不全及意识障碍等症状。重型病例不易逆转，可致多脏器功能损伤与衰竭，危及生命。

b. 脑型（呼吸衰竭型）：中枢神经系统症状为主要临床表现。由于脑血管痉挛，引起脑缺血、缺氧，导致脑水肿、颅内压增高，甚至脑疝。患者可出现剧烈头痛、频繁呕吐、烦躁、惊厥、昏迷、瞳孔不等大、对光反射消失等，严重者可出现中枢性呼吸衰竭等临床表现。此型较为严重，病死率高。

c. 混合型：此型兼有上两型的表现，病情最为凶险，病死率很高（90% 以上）。该型实质上包括循环系统、呼吸系统及中枢神经系统等多脏器功能损害与衰竭。

（2）慢性菌痢　菌痢患者反复发作或迁延不愈达 2 个月以上者。

① 慢性隐匿型：患者有菌痢史，但无临床症状，大便病原菌培养阳性，做乙状结肠镜检查可见菌痢的表现。

② 慢性迁延型：患者有急性菌痢史，长期迁延不愈，腹胀或长期腹泻，黏液脓血便，长期间歇排菌。为重要的传染源。

③ 慢性型菌痢急性发作：患者有急性菌痢史，急性期后症状已不明显，受凉、饮食不当等诱因致使症状再现，但较急性期轻。

## 五、治疗

### 1. 一般治疗

卧床休息、患者均应进行肠道隔离，至临床症状消失，2次粪便培养阴性后，方可解除隔离。给予易消化、高热量、高维生素饮食。对于高热、腹痛、失水者给予退热、止痉、口服含盐米汤或给予口服补液盐（ORS），呕吐者需静脉补液，每日 1500～3000mL。饮食以流食为主，忌食生冷、油腻及刺激性食物。

### 2. 药物治疗

（1）抗菌治疗

处方一　诺氟沙星 0.3g　po　bid×（5～7）天

处方二　洛美沙星 0.2g　iv drip　bid×（5～7）天

处方三　生理盐水 100mL
头孢他啶 1g ｝iv drip　bid×（5～7）天

处方四　生理盐水 100mL
头孢曲松钠注射液 2g ｝iv drip　bid×（5～7）天

【说明】首选喹诺酮类，也可单独或联合使用第三代头孢菌素类。不建议使用氨基糖苷类抗生素和复方磺胺甲噁唑。

（2）中毒型菌痢的治疗

① 抗菌治疗药物选择与急性菌痢相同，应首选静脉给药和联合使用抗生素。

② 抗休克治疗

处方一　右旋糖酐 40 500mL　iv drip　qd

【说明】早期应快速输液，以迅速扩充血容量。

处方二　山莨菪碱（654-2）10mg　iv prn

【说明】可对抗乙酰胆碱并具有扩张血管的作用。每 5～15min

1次，至面色转红、四肢转暖及血压回升后，改为每4～6h 1次，维持24h。应用血管活性药物必须在补充血容量的前提下使用。

处方三　5%碳酸氢钠注射液 150mL　iv drip　qd

【说明】纠正酸中毒，用量根据二氧化碳结合力计算。

处方四　20%甘露醇 125～250mL　iv drip　bid～tid

【说明】脑水肿与呼吸衰竭的治疗，甘露醇需快速静脉注入，需要时每6～8h可重复1次，并应注意保持呼吸通畅，根据需要时可加用呼吸兴奋药以及做气管内插管或切开，使用辅助人工呼吸器。

处方五　氯丙嗪 50mg　im
　　　　　或　异丙嗪 50mg　im

【说明】冬眠疗法适用于有高热合并抽搐的患者，一般每4～6h 1次，用药3～4次，时间一般不超过24h或有必要时作适当调整。

处方六　5%葡萄糖氯化钠注射液 500mL
　　　　　氢化可的松注射液 300mg　｜iv drip　qd
　　　　　10%氯化钾注射液 15mL

【说明】激素的治疗可较快缓解高热和中毒症状，对控制脑水肿有一定作用。

（3）慢性菌痢的治疗

处方一　诺氟沙星 0.2g　po　qid（连用10～14天）

处方二　氨苄西林胶囊 0.5g　po　qid（连用10～14天）

【说明】抗菌治疗仅适用于粪便培养阳性者或慢性发作型者，疗程宜长于急性菌痢。

处方三　灌肠液 200mL
　　　　　0.5%卡那霉素注射液 2mL
　　　　　25%普鲁卡因 2mL　｜灌肠　prn
　　　　　泼尼松 20mg

【说明】此法适用于大便中经常有脓血，乙状结肠镜检示肠黏膜病变持久不愈者。

## 六、预防

对急慢性患者及带菌者应隔离、消毒和彻底治疗，养成良好的卫生习惯，可采用口服活菌苗以保护易感人群。

# 第十节　霍乱

霍乱是由霍乱弧菌引起的烈性肠道传染病，为我国甲类传染病，也是国际检疫传染病。通过污染的水或食物传染，在亚洲、非洲、拉丁美洲等地区为高发的感染性腹泻病因之一。霍乱患者典型的临床表现为：起病急，腹泻剧烈，多伴呕吐，并由此所致的脱水、肌肉痉挛，严重者可发生循环衰竭和急性肾衰竭。

## 一、问诊要点

（1）询问患者居住地有无霍乱流行，有无去过疫区或流行病区。

（2）询问患者有无腹泻、呕吐，呕吐物的性状及呕吐的次数。

（3）细询问有无不洁饮食史，大小便的性状、次数和量。

## 二、查体要点

（1）检查患者的生命指征并注意有无脱水，循环衰竭体征。

（2）有无肌肉痉挛。

## 三、实验室检查和辅助检查

需做血常规、尿常规、肾功能及血电解质、血气分析、粪便镜检及粪便或呕吐物培养，血清免疫学检查。

## 四、诊断和鉴别诊断

### 1. 诊断

具有下列之一者，可诊断为霍乱。

① 有腹泻症状，粪便培养霍乱弧菌阳性。

② 霍乱流行期间，在疫区内发现典型的霍乱腹泻和呕吐症状，并迅速出现严重脱水、循环衰竭和肌肉痉挛者。虽然粪便培养未发现霍乱弧菌，但无其他原因可查者。如有条件可做双份血清凝集试验，滴度 4 倍上升者可诊断。

③ 疫源检索中发现粪便培养阳性前 5 天内，有腹泻症状者，可诊断为轻型霍乱。

疑似标准如下。

① 具有典型霍乱症状的首发病例，病原学检查尚未肯定前。

② 霍乱流行期间与霍乱患者有明确接触史，并发生泻、吐症状，而无其他原因可查者。

疑似患者应进行隔离、消毒，并每日做粪便培养，若连续 2 次粪便培养阴性，可作否定诊断，并作疫情订正报告。

### 2. 鉴别诊断

与急性细菌性痢疾、急性食物中毒、大肠埃希菌性肠炎、病毒性肠炎等相鉴别。

## 五、治疗

### 1. 一般治疗

患者应按甲类传染病进行严格隔离，及时上报疫情。确诊患者和疑似病例应分别隔离，患者排泄物应彻底消毒。患者症状消失后，隔天粪便培养一次，连续两次粪便培养阴性方可解除隔离。

### 2. 药物治疗

（1）补液疗法

处方一　配方溶液 750mL　po　q1h（成人）

【说明】口服补液适用于病情允许的轻中度脱水患者，并根据腹泻量和尿量及患者的全身状况适当增减服用次数。其配方为每1000mL 水中含葡萄糖 20g、氯化钠 3.5g、碳酸氢钠 2.5g、氯化钾1.5g。

处方二　5∶4∶1 液，即每升含 NaCl 5g、$NaHCO_3$ 4g、KCl 1g，另加葡萄糖防止低血糖

【说明】补液治疗原则：早期，迅速，适量，先盐后糖，先快后慢，纠酸补钙，见尿补钾。静脉补液适用于重度脱水或对口服补液不能耐受的轻中度脱水患者，重症脱水者输液应快速，于20～30min 内可推注 1000～2000mL，以便及早使血压回升至接近正常。快速输液中应防止急性心功能不全及肺水肿的发生。

（2）抗菌治疗

处方一　多西环素 0.2g　po　bid（连用 3～5 天）

处方二　环丙沙星 0.5g　po　bid（连用 3～5 天）

处方三　复方磺胺甲噁唑 2 片　po　bid（连用 3～5 天）

处方四　诺氟沙星 0.2g　po　tid

（3）对症治疗　对代谢性酸中毒、低钾血症、休克、心肾功能衰竭等可参照内科治疗。

## 六、预防

（1）管理传染源　设置肠道门诊，及时发现、隔离患者，做到早诊断、早隔离、早治疗、早报告，对接触者需留观 5 天，待连续 3 次大便阴性方可解除隔离。

（2）切断传播途径　加强卫生宣传，积极开展群众性的爱国卫生运动，管理好水源、饮食，处理好粪便，消灭苍蝇，养成良

好的卫生习惯。

（3）保护易感人群　积极锻炼身体，提高抗病能力，可进行霍乱疫苗预防接种，或口服新型的重组 B 亚单位 / 菌体霍乱疫苗。

# 第十一节　梅毒

梅毒是由梅毒螺旋体引起的一种慢性传染病，主要通过性接触传播。临床表现多种多样，病程较长。早期主要侵犯皮肤黏膜，晚期可侵犯血管、中枢神经系统及全身各器官，是一种复杂的全身性疾病。主要通过性接触传染，孕妇可通过胎盘传染胎儿，亦可因输入患者血液而受感染。

## 一、问诊要点

（1）询问有无非婚性接触史，有无发生过一期、二期或三期梅毒及其他性传播疾病史，配偶、性伴侣有无梅毒史，妇女应询问妊娠史及生育史。

（2）询问外生殖器有无皮肤溃疡，如考虑胎传梅毒应了解生母梅毒病史。

## 二、查体要点

应做全面体格检查，注意全身皮肤、黏膜、骨骼、口腔、外阴、肛门及表浅淋巴结等部位，必要时进行心血管系统、神经系统及其他系统检查和妇科检查等。

## 三、实验室检查和辅助检查

需做梅毒螺旋体检查、梅毒血清试验、胸片，必要时行皮肤黏膜组织病理检查及脑脊液检查。

## 四、诊断和鉴别诊断

### 1. 诊断

（1）流行病学资料　主要包括不洁性交史，婚姻配偶或性伴侣有无梅毒。已婚妇女有无早产、流产、死产史，父母兄弟姐妹有无性病。

（2）临床表现　皮肤、黏膜、外阴、肛门、口腔等处皮疹或硬下疳，梅毒不同分期，表现有各自的特点，对感染时间较长的患者除检查其皮肤黏膜外应注意检查心血管、神经系统、眼、骨骼等。潜伏梅毒患者缺乏临床表现，主要依靠梅毒血清学检查。

（3）单凭临床表现不能对本病确诊，应及时做血清学检测，梅毒螺旋体检查找到病原体，非梅毒螺旋体抗原血清试验及梅毒螺旋体抗原血清试验阳性。

### 2. 鉴别诊断

（1）梅毒硬下疳同软下疳的鉴别　见表 10-1。

表 10-1　硬下疳与软下疳的鉴别

| 项目 | 硬下疳 | 软下疳 |
|---|---|---|
| 潜伏期 | 平均 2～4 周 | 2～5 天 |
| 下疳数 | 单发多 | 多发 |
| 边界 | 清 | 穿凿潜行 |
| 基底 | 浅，光滑，苔藓样 | 较深，不平，颗粒状 |
| 脓汁 | 浆液性，量少 | 脓性，量多，自体接种 |
| 硬度 | 软骨样 | 柔软 |
| 感觉 | 无痛，无痒 | 痛 |
| 周围淋巴结 | 肿大不硬，不化脓 | 肿大硬，化脓 |
| 愈后 | 无瘢痕 | 有瘢痕 |
| 病原体 | 螺旋螺旋体 | 杜克莱嗜血杆菌 |
| 梅毒血清学反应 | 阳性 | 阴性 |

（2）硬下疳同固定性药疹的鉴别　固定性药疹多有服用磺胺类等药物史，既往可能有生殖器部位局限性溃疡史。局限性溃疡边界欠清，附近组织水肿，有渗出、痒，停药及抗过敏可速愈。

（3）硬下疳同生殖器疱疹并发局部感染相鉴别　生殖器疱疹的基本临床过程是局部出现红斑，伴感觉异常，继之形成水疱，数天后破溃，并发细菌感染者溃疡有脓性分泌物，多有既往发病史等。

二期梅毒，皮疹多种多样，可模拟多种皮肤病的皮疹。其中玫瑰疹应与玫瑰糠疹鉴别；扁平湿疣应与尖锐湿疣鉴别；其他梅毒疹应与白癜风、药疹、银屑病、扁平苔藓、毛囊炎、脓疱疮、鹅口疮鉴别；三期梅毒，结节性梅毒疹应与寻常狼疮、瘤型麻风鉴别；树胶肿应与寻常狼疮、瘤型麻风、硬结性红斑、溃疡、癌肿鉴别。梅毒血清学试验应作为常规检查，必要时组织病理及脑脊液检查以鉴别。

**3. 分期**

（1）一期梅毒　主要表现为硬下疳，发生于不洁性交后2～4周，典型的硬下疳初为单个无痛性丘疹，迅速发展为糜烂，形成具有特征性的溃疡，上有少量渗出物，触之边缘及基底软骨样硬度。好发于龟头、冠状沟和包皮及女性阴唇、阴唇系带、尿道和会阴。硬下疳出现1周内，大部分患者还可有腹股沟或患部近处淋巴结肿大，无痛，相互孤立而不粘连，质硬，不化脓破溃，表面皮肤无红肿，称为硬化性淋巴结炎。疳疮不经治疗，可在3～8周内自然消失，而淋巴结肿大持续较久。

（2）二期梅毒　硬下疳如不治疗或治疗不彻底，梅毒螺旋体由淋巴系统进入血液循环形成菌血症播散全身，引起皮疹、骨关节病变、眼部病变、神经系统病变及其他脏器病变等多系统表现，称二期梅毒。大约25%的患者在初次感染4～10周后就会出现二期梅毒征象，通常发生在感染后3个月。

① 皮疹：大约有 90% 的患者出现皮疹，最常见的为斑疹和斑丘疹。皮疹泛发，80% 累及躯干，约半数的患者有掌跖受累，皮疹不痒、铜红色和对称分布是其特征。可同时伴有脱发，多为虫蚀状脱发，多是暂时性的，也可以是二期梅毒的唯一表现。在肛周、阴唇、腹股沟、阴茎、大腿内侧等潮湿部位，常可见到扁平湿疣，其中还有大量梅毒螺旋体，极具传染性。此外，在口腔、鼻腔和生殖器黏膜等部位，可出现表浅的糜烂斑，有较强的传染性。上述各种二期梅毒表现常重叠出现。不管治疗与否，一般在 2～10 周消退，不留瘢痕。

② 骨关节病变：骨膜炎最为常见，关节炎次之，亦可见骨炎、骨髓炎、腱鞘炎或滑膜炎。

③ 眼部病变：表现为虹膜炎、虹膜睫状体炎、脉络炎、视神经视网膜炎、视神经炎等，眼房水中可找到梅毒螺旋体。

④ 神经系统病变：多无明显症状，但至少 25% 二期梅毒患者的脑脊液异常，脑脊液快速血浆反应素环状卡片试验（RPR）阳性。

⑤ 其他：肾小球肾炎、肌炎、肝炎、脾大、胃肠疾病等表现。

二期梅毒症状一般在 3～12 周内自行消失，之后进入无症状潜伏期。

（3）三期梅毒　发生在感染梅毒后 2 年，大约 1/3 的患者会出现三期梅毒表现。此期梅毒主要表现为皮肤黏膜的溃疡性损害或内脏器官的肉芽肿病变。

① 梅毒性树胶肿：树胶肿是晚期梅毒发生的非特异性肉芽肿样损害。皮肤树胶肿表现为结节或结节溃疡。结节损害表现为豌豆大或更小的深在硬结，棕红色，好发于面部、肩胛和四肢，皮疹可以持续数周或数月，不破溃而愈合，可留瘢痕。如结节破溃则成结节溃疡型，需数年才会愈合，形成萎缩性瘢痕，结节—溃疡—愈合病变过程，最后可见大片瘢痕形成。皮肤树胶肿治疗后

可吸收很快，可以痊愈。骨骼树胶肿 X 线表现有骨膜炎、骨膜增厚成层、密度增高；骨炎、结构或骨髓破坏；硬化性骨炎。临床症状包括疼痛、压痛、肿胀、骨肿块、僵直和活动受限。上颚及鼻中隔黏膜树胶肿可导致上颚及鼻中隔穿孔和马鞍鼻。

② 晚期心血管梅毒：好发于升主动脉，引起主动脉瓣关闭不全和冠状动脉狭窄，其次为主动脉弓横部，肾动脉水平以下的腹主动脉很少受累。

③ 晚期神经梅毒：发生率约为 10%，神经梅毒分为 5 种主要类型，即无症状神经梅毒、脑膜梅毒、脑膜血管梅毒、脑实质梅毒和树胶肿性神经梅毒。

（4）潜伏梅毒（隐性梅毒）　感染梅毒后经过一定的活动期，由于机体免疫力增强或不规则治疗的影响，症状暂时消退，但未完全治愈，梅毒血清反应仍阳性，且脑脊液检查正常，此阶段称为潜伏梅毒，感染 2 年以内者称早期潜伏梅毒，感染 2 年以上者称晚期潜伏梅毒。先天性梅毒未经治疗，无临床症状，而血清反应呈阳性，为先天潜伏梅毒。

（5）先天梅毒　分为早期（2 岁内诊断）和晚期（2 岁之后）。

① 早期先天梅毒：多在生后 2～10 周发病，病变类似于成人的严重二期梅毒，有传染性。皮肤黏膜损害如皮肤干燥、皱纹、斑疹、丘疹、水疱或大疱、脓疱、表皮脱屑、瘀点、黏膜斑和扁平湿疣等。

② 晚期先天梅毒：2 岁后发病，无传染性，骨骼、感觉器官（眼、耳）受累多见。

a.Hutchinson 三联症：包括间质性角膜炎、Hutchinson 齿和神经性耳聋。

b. 无症状神经梅毒。

c. 其他病变：包括前额圆凸、上颌骨短小、马鞍鼻、下颌骨突出、高弓腭、桑葚齿、Higoumenakis 征（锁骨内 1/3 增厚）、佩刀胫、舟形肩胛、Clutton关节、腔口周围裂纹、皮肤黏膜树胶肿、智力发育迟缓和脑积水。

# 五、治疗

## 1. 一般治疗

强调诊断必须明确，治疗越早效果越好。药物剂量必须足够，疗程必须规则。治疗后要追踪观察，对传染源及性接触者应同时检查和治疗。

## 2. 药物治疗处方

（1）早期梅毒（包括一期、二期及早期潜伏梅毒）

处方一　苄星青霉素（长效青霉素）240万U　分两侧臀部肌注　qw（连续3次）

处方二　普鲁卡因青霉素80万U　肌注　qd（连续10～15天）

【说明】梅毒患者在初次注射青霉素或其他高效抗梅毒药后4h内，部分患者出现程度不同的发热、寒战、头痛、乏力，并伴有梅毒症状和体征的加剧，这种现象称为吉-海反应。约在8h达高峰，24h内发热等症状可不治而退，加重的皮疹也可好转。当再次注射这种抗梅毒药物时，症状不会再现。一期梅毒50%、二期梅毒75%以及早期先天梅毒均可出现此种反应。晚期梅毒吉-海反应少见，但一旦出现，可引起严重的继发性反应，如心脏梅毒者可出现冠状动脉阻塞，神经系统梅毒者可出现癫痫发作及假性脑膜炎，有视神经炎者视力可急剧减弱。为预防吉-海反应的发生，过去多用铋剂进行准备治疗，对心血管梅毒患者尤其重要。为此世界卫生组织（WHO）主张口服泼尼松5mg治疗，每天4次，连续4天。抗组胺药对吉-海反应无效。

处方三　头孢曲松钠1g　静脉滴注　qd，连续10～14天

处方四　多西环素100mg　bid，连服15天

处方五　米诺环素 100mg　bid，连服 15 天

【说明】青霉素是各期梅毒的首选治疗药物，青霉素过敏者可以选用口服大环内酯类。

（2）晚期梅毒（包括三期皮肤、黏膜、骨骼梅毒、晚期潜伏梅毒）及二期复发梅毒

处方一　苄星青霉素（长效青霉素）240 万 U　分两侧臀部肌注　qw（3～4 次）

处方二　普鲁卡因青霉素 80 万 U　肌注　qd（连续 20 天，也可考虑给第 2 个疗程，疗程间停药 2 周）

处方三　盐酸四环素 500mg　qid（连服 30 天）

处方四　多西环素 100mg　bid（连服 30 天）

（3）心血管梅毒

处方一　首选水剂青霉素，剂量第 1 天 10 万 U；第 2 天 20 万 U（分 2 次）；第 3 天 40 万 U（分 2 次）；第 4 天起肌内注射普鲁卡因青霉素 G 80 万 U/d，连续 15 天为 1 个疗程，共 2 个疗程（或更多），疗程间停药 2 周

处方二　（青霉素过敏者）四环素 500mg　qid（连服 30 天）

【说明】心血管梅毒应住院治疗，如有心衰，待心功能代偿后开始治疗。为避免吉 - 海反应，从小剂量开始注射青霉素，如水剂青霉素，首日 10 万 U，1 次 / 日，次日 10 万 U，2 次 / 日，第 3 日 20 万 U，2 次 / 日，肌注。自第 4 日起按上述方案治疗。连续 15 天为一疗程，共两疗程，疗程间休药 2 周。并在青霉素注射前一天口服泼尼松每次 10mg，2 次 / 日，连服 3 天。

（4）神经梅毒

处方一　生理盐水 100mL

　　　　青霉素 320 万 U ｜ iv drip　tid（连续 14 天）

处方二　普鲁卡因青霉素 120 万 U　im　qd（连续 14 天）

处方三　丙磺舒 0.5g　po　qid（连续 10～14 天）

处方四　苄星青霉素 240 万 U　qw　im（共 3 周）

【说明】神经梅毒应住院治疗，为避免治疗中产生吉 - 海反应，在注射青霉素前一天口服泼尼松，每次 10mg，2 次 / 日，连服 3 天。

（5）妊娠期梅毒

处方一　普鲁卡因青霉素 80 万 U　qd　肌注（连续 10 天一疗程）

处方二　（对青霉素过敏者）红霉素 500mg　po　qid

【说明】使用普鲁卡因青霉素者，在妊娠初 3 个月内，注射一疗程，妊娠末 3 个月注射一疗程。使用红霉素者，早期梅毒连服 15 天，二期复发及晚期梅毒连服 30 天。妊娠初 3 个月与妊娠末 3 个月各进行一疗程（禁用四环素及多西环素），但所生婴儿应用青霉素补治。

## 六、预防

早期发现并治愈患者是消除传染源的根本方法。应有良好的性道德观，注意个人卫生洁身自爱等，加强婚前、产前检查，坚持做梅毒血清试验；严格挑选血源，供血者一律做梅毒血清试验。

# 第十二节　疟疾

疟疾是由人类疟原虫感染引起的寄生虫病，主要由雌性按蚊叮咬传播。疟原虫先侵入肝细胞发育繁殖，再侵入红细胞繁殖，引起红细胞成批破裂而发病。临床上以反复发作的间歇性寒战、高热、继之出大汗后缓解为特点。间日疟及卵形疟可出现复发，恶性疟发热常不规则，病情较重，并可引起脑型疟等凶险发作。

## 一、问诊要点

（1）询问发热过程、特点，有无疲倦、乏力、头痛、肌肉酸痛、食欲减退等伴随症状。有无烦躁、谵妄、昏迷和抽搐、肌肉痉挛、大小便失禁等症状。

（2）询问患者职业、居住地。有无到过疟疾流行地区，有无蚊虫叮咬史。有无疟疾发作史、输血史。

## 二、查体要点

注意检查有无脾大、肝大、贫血体征。

## 三、实验室检查和辅助检查

要做血常规，外周血疟原虫检查，必要时骨髓涂片疟原虫检查，诊断困难时做血清循环抗原及血清抗体检查。

## 四、诊断和鉴别诊断

### 1. 诊断要点

（1）有在疟疾流行区居住或旅行史，有蚊虫叮咬史。近年有或近期曾接受过输血。

（2）典型的周期性定时的寒战、发热、出汗可初步诊断。不规律发热，伴脾、肝大及贫血，应想到疟疾的可能。

（3）外周血中或骨髓涂片找到疟原虫。或血清循环抗原阳性，或血清抗体阳性。

### 2. 鉴别诊断

疟疾应与多种发热性疾病相鉴别，如败血症、伤寒、钩端螺旋体病、肾综合征出血热、恙虫病、胆道感染和尿路感染等。脑型疟应与乙型脑炎、中毒型菌痢、散发病毒性脑炎等相鉴别。

### 3. 临床分型

（1）普通型疟疾　临床发作过程为发冷、寒战，继之发热，伴头痛、肌肉酸痛、乏力。随发作次数增多，肝、脾逐渐增大，同时出现贫血。

（2）重型疟疾　有脑型、高热型及胃肠型等。

① 脑型：高热、谵妄和昏迷为主要症状，可伴剧烈头痛、抽搐及精神失常。严重者因脑水肿，呼吸衰竭而死亡。2/3 的患者在出现昏迷时肝、脾已增大；贫血、黄疸、皮肤出血点均可见；脑膜刺激征阳性，可出现病理反射；血涂片可查见疟原虫。腰椎穿刺脑脊液压力增高，细胞数常在 50 个 /μm 以下，以淋巴细胞为主；生化检查正常。

② 胃肠型：除发冷发热外，尚有恶心呕吐、腹痛腹泻，水样便或血便，可似痢疾伴里急后重。有的仅有剧烈腹痛，而无腹泻，常被误为急腹症。吐泻重者可发生休克、肾衰而死。

③ 高热型：急起持续高热，体温达 42℃或更高。伴谵妄、抽搐，昏迷，常于数小时后死亡。

## 五、治疗

### 1. 杀灭红细胞内裂体增殖疟原虫的药物

处方一　磷酸氯喹 1g（基质 0.6g）　po（6～8h 后再服 0.5g，第 2、第 3 天各服 0.5g，总量 2.5g）

【说明】具有高效、耐受性好、不良反应轻的优点。

处方二　青蒿素首剂 1g　po（6～8h 后 0.5g，第 2、第 3 天各 0.5g，总量 2.5g）

处方三　蒿甲醚首剂 0.3g　im（第 2、第 3 天各肌注 0.15g）

处方四　青蒿琥酯第一天 0.1g　po　bid，第 2～5 天 0.05g　po bid，总剂量为 0.6g

处方五　磷酸咯啶每片 0.1g，首剂 0.3g，以后 0.2g，每日 2

次，疗程 2 日

【说明】孕妇及心脏病患者忌用。

处方六　盐酸甲氟喹（该药的血液半衰期较长，约为 14 天）
　　　　成人顿服 750mg

处方七　磷酸咯萘啶第 1 天 0.4g　po　bid［第 2、第 3 天各
　　　　0.4g，口服，总剂量 1.2g（基质）］

【说明】用于耐氯喹的疟疾发作病例。

处方八　磷酸萘酚喹 0.4～0.6g　bid

【说明】未见明显不良反应，但杀虫速度和控制临床症状较慢，不宜用于治疗脑型疟疾。

**2. 杀灭红细胞内疟原虫配子体和肝细胞内迟发型子孢子的药物**

处方一　磷酸伯氨喹 13.2mg（含基质 7.5mg）　po　tid（成
　　　　人，连用 8 天）

【说明】防止复发和传播的药物。能杀灭肝细胞内的疟原虫裂殖体"休眠子"及配子体，主要防止疟疾的传播与复发。极少特异体质者出现溶血反应，一旦发生，应立即停药，给予适当处理。

处方二　特芬喹 300mg　po　tid（成人，连用 7 天）

**3. 对症及支持治疗**

脑型疟常出现脑水肿与昏迷，应及时给予脱水治疗。监测血糖，以及时发现和纠正低血糖。应用右旋糖酐 40，有利于改善微血管堵塞或加用血管扩张药己酮可可碱治疗，可提高脑型疟疾患者的疗效。高热者可加醋氨酚、布洛芬等解热镇痛药治疗可加快退热速度。对超高热患者可短期应用肾上腺皮质激素。

# 六、预防

管理传染源，健全疫情报告制度，根治疟疾现症患者及带疟原虫者。切断传播途径，主要是消灭按蚊，防止被按蚊叮咬。清

除按蚊幼虫滋生场所及广泛使用杀虫药物。个人防护可应用驱避剂或蚊帐等，避免被蚊虫叮咬。保护易感人群，疟疾疫苗接种与药物干预相结合将有望大大降低疟疾的发病率和病死率。

# 第十三节　血吸虫病

血吸虫病是由血吸虫成虫寄生于人体门脉-肠系膜静脉系统所引起的寄生虫病。我国仅有日本血吸虫病，血吸虫病的虫卵主要是沉着在宿主的肝及结肠肠壁等组织，所引起的肉芽肿和纤维化是血吸虫病的主要病变。含有血吸虫虫卵的粪便污染水源、钉螺的存在以及群众接触疫水是传播途径中三个重要的环节。

## 一、问诊要点

（1）询问有无疫区居住史、接触疫水史，既往有无类似发作史。

（2）询问有无发热、咳嗽、皮疹、腹痛、腹泻、便血、脓血便、肝脾大等。

## 二、查体要点

（1）检查有无荨麻疹、血管神经性水肿、全身淋巴结肿大。

（2）检查有无腹部膨隆、肝脾大、肝压痛及下肢水肿。

## 三、实验室检查和辅助检查

查外周血常规、肝功能、肝脏B超、粪便常规找虫卵、血清学抗体抗原检测、乙状结肠镜检查。

## 四、诊断和鉴别诊断

### 1.诊断要点

（1）在血吸虫病感染季节有疫水接触史。

（2）具有急性或慢性、晚期血吸虫病的症状和体征，如发热、皮炎、荨麻疹、腹痛、腹泻、肝脾大等。

（3）患者急性期以嗜酸性粒细胞显著增多为主要特点。慢性患者嗜酸性粒细胞一般轻度增多，在20%以内，而极重型急性血吸虫病患者常不增多，甚至消失。晚期患者常因脾功能亢进引起红细胞、白细胞及血小板减少。

（4）晚期血吸虫病患者肝包膜与肝内门静脉区常有钙化现象，CT扫描可显示肝包膜增厚、钙化等特异图像。重度肝纤维化可表现为龟背样图像。

（5）粪便检出活卵或孵出毛蚴即可确诊。

（6）血清学抗体抗原检测敏感性、特异性较高。

（7）用乙状结肠镜对病变部位黏膜活检，提高检出虫卵的阳性率。

### 2.鉴别诊断

急性血吸虫病需要与伤寒、阿米巴肝脓肿、粟粒性结核等相鉴别。慢性血吸虫病肝脾大应与无黄疸型病毒性肝炎鉴别。血吸虫病患者有腹泻、便血、粪便毛蚴孵化阳性，而且毛蚴数较多，易与阿米巴痢疾、慢性菌痢鉴别。晚期血吸虫病与门脉性及坏死后肝硬化鉴别。

## 五、治疗

### 1.病原治疗

处方　吡喹酮60～120mg/kg（总剂量）　po（分次服）

【说明】① 急性血吸虫病：总量按 120mg/kg，6 天分次服，其中 50% 必须在前 2 天服，体重超过 60kg 者仍按 60kg 计；② 慢性血吸虫病：成人总量按 60mg/kg，2 天内分 4 次服，儿童体重低于 30kg 者总量可按 70mg/kg 计算，体重 30kg 以上者与成人剂量相同；③ 晚期血吸虫病：如患者一般情况较好，肝功能代偿，总量可按 40～60mg/kg，2 天内分次服。年老、体弱、有其他并发症者可按总量 60mg/kg，3 天内分次服。感染严重者可按总量 90mg/kg，6 天内分次服。

动物实验及临床试验证明吡喹酮的毒性小、疗效好、给药方便、适应证广，可用于各期各型血吸虫病患者，是目前用于治疗日本血吸虫病最有效的药物。吡喹酮毒性较低，治疗量对人心血管、神经、造血系统及肝肾功能无明显影响，无致畸、致癌作用。少数患者出现心脏期前收缩，偶有室上性心动过速、房颤等，心电图可见短暂的 T 波改变，ST 段压低等。神经肌肉反应以头晕、头痛、乏力较常见。消化道反应轻微，可有轻度腹痛与恶心，偶有食欲减退、呕吐等。少数患者可见胸闷、心悸、黄疸。主要不良反应一般于用药后 0.5～1h 出现，不需处理，数小时内消失。

**2. 对症治疗**

（1）急性期血吸虫病　高热、中毒症状严重者给予补液、保证水和电解质平衡，加强营养及全身支持疗法。合并其他寄生虫者应先驱虫治疗，合并伤寒、痢疾、败血症、脑膜炎者均应先抗感染，后用吡喹酮治疗。

（2）慢性和晚期血吸虫病　除一般治疗外，应及时治疗并发症，改善体质，加强营养。巨脾、门脉高压、上消化道出血等患者可选择适当时机考虑手术治疗。有侏儒症时可短期、间歇、小剂量给予性激素和甲状腺素制剂。

## 六、预防

（1）控制传染源。在流行区每年对患者、病畜进行普查普治。

（2）切断传播途径。消灭钉螺是预防本病的关键；粪便须经无害处理后方可使用，保护水源，改善用水条件。

（3）保护易感人群。严禁在疫水中游泳、戏水。接触疫水时应穿着防护衣裤和使用防尾蚴剂等。

# 第十四节　蛔虫病

蛔虫病是似蚓蛔线虫寄生于人体小肠或其他器官所致的寄生虫病。该病是经消化道传染的疾病。仅限于肠道者称肠蛔虫病，可有不同程度消化道表现。蛔虫成虫钻入胆管、胰腺、阑尾及肝脏等脏器，或幼虫移行至肺、眼、脑及脊髓等器官，可引起相应的异位病变，并可导致严重并发症。

## 一、问诊要点

（1）询问有无反复发作的上腹及脐周疼痛，有无发热、荨麻疹、干咳、哮喘样发作、痰带血丝、乏力等症状。

（2）有无恶心、呕吐、腹泻等消化系统症状。有无磨牙、烦躁易怒、失眠等神经系统症状；有无体重减轻、发育障碍等营养不良表现。

（3）有无呕吐蛔虫及排出蛔虫史，有无生食未洗干净的瓜果蔬菜等农作物及吸吮污染虫卵的手指等不良卫生习惯。

## 二、查体要点

（1）检查腹部有无压痛、反跳痛、腹肌紧张。仔细腹部触诊可能触到索状蛔虫性包块。

（2）检查肺部炎症及过敏的表现。

# 三、实验室检查和辅助检查

（1）血常规　幼虫移行、异位蛔虫病及并发感染时血白细胞和嗜酸性粒细胞增多。

（2）病原学检查　粪涂片或饱和盐水漂浮法可查到虫卵。改良加藤法（Kato-katz）虫卵查出率较高。超声检查及逆行胰胆管造影有助于胆、胰、阑尾蛔虫病的诊断。

（3）影像学检查　胆道蛔虫病腹部彩超可显示蛔虫位于扩张的胆总管内或胆总管内见一至数条 2～5mm 宽的双线状强回声带。蛔虫病胃 X 线钡餐检查，可见胃内有可变性圆条状阴影。十二指肠蛔虫病 X 线检查可见弧形、环形、弹簧形或 8 字形影像等。CT或 MRI 检查主要对胰管内微小蛔虫诊断有一定帮助。

# 四、诊断和鉴别诊断

## 1. 诊断要点

（1）流行病学史　有吐虫、排虫史或生食未洗净的瓜果蔬菜及吸吮手指等不良卫生习惯。

（2）成虫所致征象　腹痛最常见，位于脐周，反复发作，不伴有腹肌紧张和压痛。可伴有纳差、恶心、呕吐等消化道症状。

（3）幼虫所致的征象　由幼虫移行致肺所引起。可出现乏力、咳嗽或哮喘样发作。

（4）实验室检查　粪便中查到蛔虫卵即可明确诊断。

（5）并发症　胆道蛔虫病、肠梗阻、肠穿孔，结合腹部彩超、放射学检查可有助于诊断。

## 2. 鉴别诊断

出现胆绞痛、胆管炎、胰腺炎时应注意异位蛔虫病的可能，超声及逆行胰胆管造影有助于诊断。蛔虫性肠梗阻者腹部有条索状肿块，影像学发现蛔虫阴影即可诊断。

## 五、治疗

### 1. 治疗原则

治则是驱虫治疗及并发症处理，根本是驱虫治疗。

### 2. 药物治疗

（1）驱虫治疗

处方一 阿苯达唑 0.4g（2 周岁以上小儿 0.2g） 顿服

【说明】苯咪唑类药物广谱、高效、低毒，一次顿服，虫卵阴转率达 90%。在体内代谢为亚砜类或砜类后，抑制寄生虫对葡萄糖的吸收，导致虫体糖原耗竭，或抑制延胡索酸还原酶系统，阻碍 ATP 的产生，使寄生虫无法存活和繁殖。2 岁以下小儿及孕妇禁用。急性病、蛋白尿、化脓性或弥漫性皮炎、癫痫等患者以及授乳妇女不宜应用。有严重肝、肾、心脏功能不全及活动性溃疡病患者慎用。严重感染者需多个疗程。治疗中偶可出现蛔虫躁动甚至发生胆道蛔虫病。

处方二 广谱驱虫药伊维霉素（ivemectin） 每天服 100μg/kg，连续 2 天

（2）异位蛔虫病及并发症的治疗 胆道蛔虫病以解痉止痛、驱虫、抗炎治疗为主；蛔虫性肠梗阻可服豆油或花生油，蛔虫团松解后再驱虫治疗，如无效应及时手术治疗。凡蛔虫所致阑尾炎、急性化脓胆管炎、肝脓肿、出血性坏死性胰腺炎均需及早外科治疗。

处方一 阿托品 0.5mg im

处方二 山莨菪碱（654-2）10mg im 或 iv drip（稀释后）

处方三 哌替啶 50mg im

处方四 曲马多 50mg po 或 im

【说明】阿托品、山莨菪碱可有口干、面红、瞳孔散大、视物

模糊、心率增快、排尿困难等不良反应；青光眼、前列腺增生症者忌用。因诱发胆道痉挛，不宜使用吗啡镇痛。内科治疗无效者则需手术治疗。

## 六、预防

加强宣传教育，普及卫生知识，培养良好的个人卫生习惯，做到饭前、便后洗手，不生食未洗净的瓜果蔬菜，不饮生水，对粪便进行无害化处理。

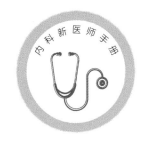

# 参考文献

[1] 中华医学会呼吸病学分会感染学组.成人抗感染药物下呼吸道局部应用专家共识[J].中华结核和呼吸杂志,2021,44(4):322-339.

[2] 中华医学会,中华医学会杂志社,中华医学会全科医学分会,等.急性气管-支气管炎基层诊疗指南(2018年)[J].中华全科医师杂志,2019,(4):314-317.

[3] 中华医学会呼吸病学分会.中国成人社区获得性肺炎诊断和治疗指南(2016年版)[J].中华结核和呼吸杂志,2016,39(4):253-279.

[4] 中华医学会急诊医学分会.中国老年社区获得性肺炎急诊诊疗专家共识[J].中华急诊医学杂志,2023,32(10):1319-1327.

[5] 中华医学会呼吸病学分会.中国成人社区获得性肺炎诊断和治疗指南(2016年版)[J].中华结核和呼吸杂志,2016,39(4):253-279.

[6] 国家卫生计生委合理用药专家委员会儿童用药专业组.中国儿童肺炎支原体感染实验室诊断规范和临床实践专家共识(2019年)[J].中华儿科杂志,2020,58(05):366-373.

[7] 葛均波,徐永健,王辰.内科学[M].9版.北京:人民卫生出版社,2018.

[8] 中华医学会呼吸病学分会.中国成人社区获得性肺炎诊断和治疗指南(2016年版)[J].中华结核和呼吸杂志,2016,39(4):253-279.

[9] 中华人民共和国国家卫生健康委员会办公厅,中华人民共和国国家中医药管理局综合司.新型冠状病毒感染诊疗方案(试行第十版)[J].中国医药,2023,18(2):161-166.

[10] 国家卫生健康委员会,国家中医药管理局.流行性感冒诊疗方案

（2020 年版）[J]. 传染病信息，2020，33（5）：385-390.

[11] 支气管扩张症专家共识撰写协作组，中华医学会呼吸病学分会感染学组。中国成人支气管扩张症诊断与治疗专家共识[J]. 中华结核和呼吸杂志 . 2021. 44（4）：311-321.

[12] 中华医学会，中华医学会杂志社，中华医学会全科医学分会，等．咳嗽基层诊疗指南（2018 年）[J]. 中华全科医师杂志，2019，18（3）：207-219.

[13] 中华医学会呼吸病学分会哮喘学组 . 咳嗽的诊断与治疗指南（2015）[J]. 中华结核和呼吸杂志，2016，39（5）：323-354.

[14] 中华中医药学会内科分会肺系病专业委员会 . 咳嗽中医诊疗专家共识意见（2011 版）[J]. 中医杂志，2011，52（10）：896-899.

[15] 中华医学会呼吸病学分会哮喘学组 . 支气管哮喘患者自我管理中国专家共识[J]. 中华结核和呼吸杂志，2018，41（3）：171-178.

[16] 中华医学会，中华医学会杂志社，中华医学会全科医学分会，等 . 支气管哮喘基层诊疗指南（2018 年）[J]. 中华全科医师杂志，2018，17（10）：751-762.

[17] 中华医学会呼吸病学分会哮喘学组 . 支气管哮喘防治指南（2016 年版）[J]. 中华结核和呼吸杂志，2016，39（9）：675-697.

[18] 中华医学会，中华医学会杂志社，中华医学会全科医学分会，等 . 慢性阻塞性肺疾病基层诊疗指南（2018 年）[J]. 中华全科医师杂志，2018，17（11）：856-870.

[19] 中华医学会呼吸病学分会慢性阻塞性肺疾病学组，中国医师协会呼吸医师分会慢性阻塞性肺疾病工作委员会 . 慢性阻塞性肺疾病诊治指南（2021 年修订版）[J]. 中华结核和呼吸杂志，2021，44（3）：170-205.

[20] 慢性阻塞性肺疾病急性加重抗感染治疗中国专家共识编写组 . 慢性阻塞性肺疾病急性加重抗感染治疗中国专家共识[J]. 国际呼吸杂志，2019，39（17）：1281-1296.

[21] 中华医学会呼吸病学分会介入呼吸病学学组 . 选择性支气管封堵术治疗难治性气胸专家共识[J]. 中华结核和呼吸杂志，2021，44（5）：

417-426.

[22] 中华医学会肿瘤学分会，中华医学会杂志社 . 中华医学会肺癌临床诊疗指南（2024 版）[J]. 中华肿瘤杂志，2024，46（00）：1-39.

[23] 中国临床肿瘤学会指南工作委员会 . 中国临床肿瘤学会（CSCO）小细胞肺癌诊疗指南 2024[M]. 北京：人民卫生出版社，2024.

[24] 国家心血管病中心 . 中国心血管健康与疾病报告 2022[M]. 北京：中国协和医科大学出版社，2023.

[25] 中国高血压防治指南修订委员会 . 中国高血压防治指南（2024 年修订版）[J]. 中国心血管杂志，2024，32（7）：603-700.

[26] 中华急诊医学教育学院 . 中国高血压急症诊治规范 [J]. 中国急救医学，2020，40（9）：795-803.

[27] 国家心血管病中心 . 中国高血压临床实践指南 [J]. 中华心血管病杂志，2022，50（11）：1050-1095.

[28] 国家卫生计生委合理用药专家委员会 . 高血压合理用药指南 [J]. 2 版 . 中国医学前沿杂志（电子版），2017，9（7）：28-126.

[29] 中国医药教育协会心血管内科专业委员会 . 中国继发性高血压临床筛查多学科专家共识 [J]. 心脑血管病防治，2023，23（1）：1-24.

[30] 国家卫生健康委高血压诊疗研究重点实验室学术委员会 . 高血压患者中原发性醛固酮增多症检出、诊断和治疗的指导意见 [J]. 中华高血压杂志，2021，29（6）：508-518.

[31] 中华医学会内分泌分会 . 嗜铬细胞瘤和副神经节瘤诊断治疗专家共识（2020 版）[J]. 中华内分泌代谢杂志，2020，36（9）：737-750.

[32] 中华医学会 . 血脂异常基层指南 [J]. 中华全科医师杂志，2019，18（5）：406-416.

[33] 中华医学会心血管病学分会动脉粥样硬化与冠心病学组 . 超高危动脉粥样硬化性心血管疾病患者血脂管理专家共识 [J]. 中华心血管病杂志，2020，48（4）：280-286.

[34] 中国血脂管理指南修订联合专家委员会 . 中国血脂管理指南（2023 年）[J]. 中国循环杂志，2023，38（3）：237-271.

[35] 国家心血管病中心 . 中国心血管健康与疾病报告 2022[M]. 北京：中

国协和医科大学出版社，2023：9-10.

[36] 中华医学会心血管病学分会介入心脏病学组．稳定性冠心病诊断和治疗指南 [J]．中华心血管病杂志，2018，46（9）：680-694.

[37] 中华中医药学会心血管病分会．冠心病稳定型心绞痛中医诊疗指南 [J]．中医杂志，2019，60（21）：1880-1890.

[38] 中国老年学学会心脑血管病专业委员会．稳定性冠心病口服抗血小板药物治疗中国专家共识 [J]．中华心血管病杂志，2016，44（02）：104-111.

[39] 中华医学会心血管病学分会动脉粥样硬化与冠心病学组．冠心病双联抗血小板治疗中国专家共识 [J]．中华心血管病杂志，2021，49（5）：432-454.

[40] 中华医学会心血管病学分会．冠心病合并心房颤动患者抗栓管理中国专家共识 [J]．中华心血管病杂志，2020，48（7）：552-464.

[41] 中华医学会心血管病学分会．缺血伴非阻塞性冠状动脉疾病诊断及管理中国专家共识 [J]．中华心血管病杂志，2022，50（12）：1148-1160.

[42] 中华医学会心血管病学分会．非 ST 段抬高型急性冠状动脉综合征诊断和治疗指南（2016）[J]．中华心血管病杂志，2017，45（5）：359-376.

[43] 中华医学会心血管病分会．急性冠状动脉综合征患者检测心肌肌钙蛋白的专家共识 [J]．中华医学杂志，2017，97（16）：1212-1213.

[44] 国家卫生计生委合理用药专家委员会．冠心病合理用药指南 [J]．2 版．中国医学前沿杂志（电子版），2018，10（6）：1-130.

[45] 中华医学会心血管病学分会．急性 ST 段抬高型心肌梗死诊断和治疗指南（2019）[J]．中华心血管病杂志，2019，47（10）：766-783.

[46] 中国医师协会急诊医师分会．急性冠脉综合征急诊快速诊治指南（2019）[J]．临床急诊杂志，2019，20（4）：253-261.

[47] 国家卫生计生委合理用药专家委员会．急性 ST 段抬高型心肌梗死溶栓治疗的合理用药指南 [J]．2 版．中国医学前沿杂志（电子版），2019，11（1）：40-65.

[48] 中华医学会心血管病学分会 . 非 ST 段抬高型急性冠脉综合征诊断和治疗指南（2024）[J]. 中华心血管病杂志，2024，52（06）：615-646.

[49] 中华心血管病杂志（网络版）编辑委员会 . 急性冠状动脉综合征患者早期抗栓治疗及院间转运专家共识 [J]. 中华心血管病杂志（网络版），2019，2（1）：1-9.

[50] 中国医师协会胸痛专业委员会 . 急性心肌梗死后心室重构防治专家共识 [J]. 中华心血管病杂志（网络版），2020，3：1-7.

[51] 中华医学会心血管病学分会心力衰竭学组 . 中国心力衰竭诊断和治疗指南 2018[J]. 中华心血管病杂志，2018，46（10）：760-789.

[52] 中华医学会 . 慢性心力衰竭基层诊疗指南（2019 年）[J]. 中华全科医师杂志，2019，18（10）：936-947.

[53] 国家心血管病中心 . 国家心力衰竭指南 2023[J]. 中华心力衰竭和心肌病杂志，2023，7（4）：215-311.

[54] 中华医学会心血管病学分会 . 中国心力衰竭诊断和治疗指南 2024[J]. 中华心血管病杂志，2024，52（03）：235-275.

[55] 国家卫生计生委合理用药专家委员会 . 心力衰竭合理用药指南 [J]. 2 版 . 中国医学前沿杂志（电子版），2019，11（7）：1-78.

[56] 中国医师协会心血管内科医师分会心力衰竭学组 . 中国心力衰竭诊断与治疗质量评价和控制指标专家共识 [J]. 中国医学前沿杂志（电子版），2021，13（3）：52-62.

[57] 射血分数保留的心力衰竭诊断与治疗中国专家共识制定工作组 . 射血分数保留的心力衰竭诊断与治疗中国专家共识 2023[J]. 中国循环杂志，2023，38（4）：375-393.

[58] 中国医疗保健国际交流促进会急诊医学分会 . 急性心力衰竭中国急诊管理指南（2022）[J]. 中国急救医学，2022，42（8）：648-670.

[59] 中华医学会心血管病学分会 . 心律失常紧急处理专家共识 [J]. 中华心血管病杂志，2013，41（5）：363-376.

[60] 中华医学会心血管病学分会 . 抗心律失常药物临床应用中国专家共识 [J]. 中华心血管病杂志，2023，51（3）：256-269.

[61] 中华医学会心电生理和起搏分会 . 心动过缓和传导异常患者的评估

与管理中国专家共识 2020[J]. 中华心律失常学杂志，2021，25（3）：185-211.

[62] 中华医学会心电生理和起搏分会. 室上性心动过速诊断及治疗中国专家共识（2021）[J]. 中华心律失常学杂志，2022，26（3）：202-262.

[63] 中华医学会. 室上性心动过速基层诊疗指南（2019 年）[J]. 中华全科医师杂志，2020，19（8）：667-671.

[64] 中华医学会心血管病学分会. 心房颤动诊断和治疗中国指南 [J]. 中华心血管病杂志，2023，51（6）：572-618.

[65] 中华医学会心电生理和起搏分会. 2020 室性心律失常中国专家共识[J]. 中国心脏起搏与心电生理杂志，2020，34（3）：189-253.

[66] 中华医学会. 室性心动过速基层诊疗指南（2019 年）[J]. 中华全科医师杂志，2019，18（11）：1047-1056.

[67] 中华医学会心电生理和起搏分会. 植入型心律转复除颤器临床应用中国专家共识（2021）[J]. 中华心律失常学杂志，2021，25（4）：280-299.

[68] 中华医学会急诊医学分会复苏学组. 成人体外心肺复苏专家共识更新（2023 版）[J]. 中华急诊医学杂志，2023，32（3）：298-304.

[69] 中华医学会心血管病分会结构性心脏病学组. 中国经皮球囊二尖瓣成形术指南 2016[J]. 中华医学杂志，2016，96（36）：2854-2863.

[70] 中华医学会心血管病学分会. 经导管二尖瓣缘对缘修复术的中国专家共识 [J]. 中华心血管病杂志，2022，50（9）：853-863.

[71] 中华医学会胸心血管外科分会瓣膜病外科学组. 风湿性二尖瓣病变外科治疗指征中国专家共识 [J]. 中华胸心血管外科杂志，2022，38（3）：132-137.

[72] 中华医学会胸心血管外科分会瓣膜病外科学组. 功能性二尖瓣关闭不全外科治疗中国专家共识 [J]. 中华胸心血管外科杂志，2022，38（3）：156-163.

[73] 国家心血管病中心. 经导管主动脉瓣置换术临床实践指南 [J]. 中华医学杂志，2023，103（12）：886-900.

[74] 中华医学会心血管病分会. 成人暴发性心肌炎诊断与治疗中国专家共识 [J]. 中华心血管病杂志，2024，52（01）：10-33.

[75] 国家老年医学中心. 新型冠状病毒感染相关心肌损伤、心肌炎和感染后状态管理专家共识 [J]. 2 版. 中国循环杂志，2023，38（2）：105-115.

[76] 国家心血管病中心心肌病专科联盟. 中国成人心肌炎临床诊断与治疗指南 2024[J]. 中国循环杂志，2024，39（06）：521-536.

[77] 中华医学会心血管病学分会. 中国扩张型心肌病诊断和治疗指南 [J]. 临床心血管病杂志，2018，34（5）：421-434.

[78] 中华医学会超声医学分会超声心动图学组. 超声心动图诊断心肌病临床应用指南 [J]. 中华超声影像学杂志，2020，29（10）：829-845.

[79] 中国医师协会心力衰竭专业委员会. 围生期心肌病诊断和治疗中国专家共识 2021[J]. 中华心力衰竭和心肌病杂志，2021，5（1）：3-16.

[80] 中华医学会心电生理和起搏分会. 植入型心律转复除颤器临床应用中国专家共识（2021）[J]. 中华心律失常学杂志，2021，25（4）：280-299.

[81] 国家心血管病中心心肌病专科联盟. 中国成人肥厚型心肌病诊断与治疗指南 2023[J]. 中国循环杂志，2023，38（1）：1-33.

[82] 中华医学会心血管病学分会. 成人感染性心内膜炎预防、诊断和治疗专家共识 [J]. 中华心血管杂志. 2014，42（10）：806-816.

[83] 中华医学会胸心血管外科分会瓣膜病外科学组. 感染性心内膜炎外科治疗中国专家共识 [J]. 中华胸心血管外科杂志. 2022，38（3）：146-155.

[84] 中华医学会. 慢性肺源性心脏病基层诊疗指南（实践版·2018）[J]. 中华全科医学杂志. 2018，17（12）：966-969.

[85] 中华医学会. 慢性肺源性心脏病基层合理用药指南 [J]. 中华全科医学杂志. 2020，19（9）：792-798.

[86] 中华医学会外科学分会血管外科学组. 深静脉血栓形成的诊断和治疗指南 [J]. 3 版. 中国血管外科杂志（电子版），2017，9（4）：250-257.

[87] 中华医学会呼吸病学分会肺栓塞与肺血管病学组 . 肺血栓栓塞症诊治与预防指南 [J]. 中华医学杂志，2018，98（14）：1060-1087.

[88] 中华医学会心血管病学分会 . 急性肺栓塞多学科团队救治中国专家共识 [J]. 中华心血管病杂志，2022，50（1）：25-35.

[89] 王立祥，吕传柱，余涛 . 中国公众心肺复苏卫生健康指南 [J]. 实用休克杂志，2018，2（6）：367-269.

[90] 中国研究型医院协会心肺复苏专业委员会 . 中国心肺复苏培训专家共识 [J]. 中华危重病急救医学，2018，30（5）：385-400.

[91] 中华医学会急诊医学分会复苏学组 . 成人体外心肺复苏专家共识 [J]. 中华急诊医学杂志，2018，27（1）：22-29.

[92] 中华医学会急诊分会院前急救学组 . 电话指导的心肺复苏专家共识 [J]. 中华急诊医学杂志，2019，28（8）：951-955.

[93] 中华医学会 . 心脏骤停基层诊疗指南 2019[J]. 中华全科医学杂志，2019，18（11）：1034-1041.

[94] 中华医学会 . 心脏骤停基层合理用药指南 [J]. 中华全科医学杂志，2021，20（3）：307-310.

[95] 中华医学会急诊医学分会复苏学组 . 成人体外心肺复苏专家共识更新（2023 版）[J]. 中华急诊医学杂志，2023，32（3）：298-304.

[96] 中华人民共和国国家卫生健康委员会医政医管局 . 食管癌诊疗指南（2022 年版）[J]. 中华消化外科杂志，2022，21（10）：1247-1268.

[97] 中国医师协会放射肿瘤治疗医师分会，中华医学会放射肿瘤治疗学分会，中国抗癌协会肿瘤放射治疗专业委员会 . 中国食管癌放射治疗指南（2023 年版）[J]. 国际肿瘤学杂志，2024，51（01）：1-20.

[98] 中华医学会肿瘤学分会早诊早治学组，田子强，徐忠法，等 . 中国食管癌早诊早治专家共识 [J]. 中华肿瘤杂志，2022，44（10）：1066-1075.

[99] 国家癌症中心，中国医师协会胸外科医师分会，中华医学会胸心血管外科学分会，等 . 中国可切除食管癌围手术期诊疗实践指南（2023 版）[J]. 中华医学杂志，2023，103（33）：2552-2570.

[100] 中华人民共和国国家卫生健康委员会医政医管局，委加乎 . 胃癌

诊疗指南（2022 年版）[J]. 中华消化外科杂志，2022，21（9）：1137-1164.

[101] 中华医学会消化病学分会炎症性肠病学组，中国炎症性肠病诊疗质量控制评估中心，吴开春，等. 中国溃疡性结肠炎诊治指南（2023 年·西安）[J]. 中华炎性肠病杂志（中英文），2024，8（1）：33-58.

[102] 田欣鑫，刘海燕，王立俊. 溃疡性结肠炎新型靶向治疗药物的研究进展 [J]. 中国小儿急救医学，2024，31（04）：276-281.

[103] 中华医学会外科学分会结直肠外科学组，中国医师协会肛肠医师分会炎症性肠病专业委员会，崔龙，等. 中国溃疡性结肠炎外科治疗指南 [J]. 中华炎性肠病杂志（中英文），2022，6（01）：7-16.

[104] 《原发性肝癌诊疗指南（2024 年版）》编写专家委员会，周俭. 原发性肝癌诊疗指南（2024 年版）[J]. 中国临床医学，2024，31（02）：277-334.

[105] 赫捷，陈万青，沈洪兵，等. 中国人群肝癌筛查指南（2022，北京）[J]. 中国肿瘤，2022，31（08）：587-631.

[106] 上海市医师协会肾脏内科医师分会局灶节段性肾小球硬化专家协作组. 成人局灶节段性肾小球硬化诊治专家共识 [J]. 中华内科杂志，2021（09）：791-796.

[107] 上海市肾内科临床质量控制中心专家组. 慢性肾脏病早期筛查、诊断及防治指南（2022 年版）[J]. 中华肾脏病杂志，2022（05）：453-464.

[108] 中国抗癌协会血液肿瘤专业委员会，中华医学会血液学分会白血病淋巴瘤学组. 中国成人急性淋巴细胞白血病诊断与治疗指南（2024 年版）[J]. 中华血液学杂志，2024，45（05）：417-429.

[109] 中国临床肿瘤学会指南工作委员会. 中国临床肿瘤学会（CSCO）恶性血液病诊疗指南 2024[M]. 北京：人民卫生出版社，2024.

[110] 中华医学会血液学分会白血病淋巴瘤学组. 成人急性髓系白血病（非急性早幼粒细胞白血病）中国诊疗指南（2023 年版）[J]. 中华血液学杂志，2023，44（9）：705-712.

[111]　中华医学会血液学分会，中国医师协会血液科医师分会．中国总性早幼粒细胞白血病诊疗指南（2018 年版）[J]．中华血液学杂志，2018．39（03）：179-183．

[112]　中国抗癌协会血液肿瘤专业委员会，等．中国慢性淋巴细胞白血病 / 小淋巴细胞淋巴瘤的诊断与治疗指南（2022 年版）[J]．中华血液学杂志．2022，43（05）：353-358．

[113]　中华医学会血液学分会白血病淋巴瘤学组，中国抗癌协会血液肿瘤专业委员会，中国慢性淋巴细胞白血病工作组．B 细胞慢性淋巴增殖性疾病诊断与鉴别诊断中国专家共识（2018 年版）[J]．中华血液学杂志，2018．39（05）：359-365．

[114]　中国临床肿瘤学会指南工作委员会．中国临床肿瘤学会（CSCO）恶性血液病诊疗指南 2024[M]．北京：人民卫生出版社，2024．

[115]　中华医学会血液学分会．慢性髓性白血病中国诊断与治疗指南（2020 年版）[J]．中华血液学杂志，2020，41（5）：353-364．

[116]　中国临床肿瘤学会指南工作委员会．中国临床肿瘤学会（CSCO）恶性血液病诊疗指南 2024[M]．北京：人民卫生出版社，2024．

[117]　中国医师协会血液科医师分会，中华医学会血液学分会．中国多发性骨髓瘤诊治指南（2022 年修订）[J]．中华内科杂志，2022，61（05）：480-487．

[118]　中华医学会血液学分会红细胞疾病（贫血）学组．再生障碍性贫血诊断与治疗中国指南（2022 年版）[J]．中华血液学杂志，2022，43（11）：881-888．

[119]　付蓉．再生障碍性贫血诊断与治疗中国专家共识（2017 年版）[J]．中华血液学杂志，2017，38（01）：5．

[120]　2015 中医药行业科研专项再生障碍性贫血项目专家组．成人重型和输血依赖的非重型再生障碍性贫血中西医结合诊疗专家共识 [J]．中华中医药杂志，2021，36（03）：1513-1521．

[121]　中国临床肿瘤学会指南工作委员会．异基因造血干细胞移植治疗血液系统疾病指南 2022[M]．北京：人民卫生出版社，2022．

[122]　中华医学会血液学分会红细胞疾病（贫血）学组．铁缺乏症和缺铁

性贫血诊治和预防的多学科专家共识（2022 年版）[J]. 中华医学杂志，2022，102（41）：3246-3256.

[123] 中华医学会血液学分会红细胞疾病（贫血）学组 . 静脉铁剂应用中国专家共识（2019 年版）[J]. 中华血液学杂志，2019，40（05）358-362.

[124] 中国临床肿瘤学会指南工作委员会 . 中国临床肿瘤学会（CSCO）淋巴瘤诊疗指南 2024[M]. 北京：人民卫生出版社，2024.

[125] 中华医学会儿科学分会免疫学组，中华儿科杂志编辑委员会，中国儿童风湿免疫病联盟 . 中国儿童 IgA 血管炎诊断与治疗指南（2023）[J]. 中华儿科杂志，2023，61（12）：1067-1076.

[126] 中华医学会儿科学分会免疫学组 . 儿童过敏性紫癜循证诊治建议[J]. 中华儿科杂志，2013，51（07）：502-507.

[127] 中华医学会血液学分会血栓与止血学组 . 成人原发免疫性血小板减少症诊断与治疗中国指南（2020 年版）[J]. 中华血液学杂志，2020，41（08）：617-623.

[128] 中华医学会血液学分会血栓与止血学组 . 原发免疫性血小板减少症合并血栓 / 栓塞诊断与防治中国专家共识（2023 年版）[J]. 中华血液学杂志，2023，44（01）：6-11.

[129] 中华医学会血液学分会血栓与止血学组 . 弥散性血管内凝血诊断中国专家共识（2017 年版）[J]. 中华血液学杂志，2017，38（05）：361-363.

[130] 中华医学会血液学分会，中国医师协会血液科医师分会 . 中国中性粒细胞缺乏伴发热患者抗菌药物临床应用指南（2020 年版）[J]. 中华血液学杂志，2020，41（12）：969-978.

[131] 中华医学会血液学分会红细胞疾病（贫血）学组 . 中性粒细胞减少症诊治中国专家共识 [J]. 中华医学杂志，2022，102（40）：3167-3173.

[132] 中国抗癌协会肿瘤临床化疗专业委员会，中国抗癌协会肿瘤支持治疗专业委员会 . 肿瘤化疗导致的中性粒细胞减少诊治中国专家共识（2023 版）[J]. 中华肿瘤杂志，2023，45（07）：575-583.

[133] 中华医学会内分泌学分会，中国医师协会内分泌代谢科医师分会，中华医学会核医学分会，等．中国甲状腺功能亢进症和其他原因所致甲状腺毒症诊治指南 [J]．中华内分泌代谢杂志，2022，38（08）：700-748.

[134] 中华医学会老年医学分会老年内分泌代谢疾病学组，中华医学会内分泌学分会甲状腺学组．中国老年人甲状腺疾病诊疗专家共识（2021）[J]．中华内分泌代谢杂志，2021（05）：529-549.

[135] 中华医学会内分泌学分会．成人甲状腺功能减退症诊治指南 [J]．中华内分泌代谢杂志，2017，33（02）：167-180.

[136] 中华医学会内分泌学分会．嗜铬细胞瘤和副神经节瘤诊断治疗专家共识（2020版）[J]．中华内分泌代谢杂志，2020，36（09）：737-750.

[137] 国家老年医学中心，中华医学会老年医学分会，中国老年保健协会糖尿病专业委员会．中国老年糖尿病诊疗指南（2024版）[J]．协和医学杂志，2024，15（04）：771-800.

[138] 郭立新，王正珍，纪立农，等．中国2型糖尿病运动治疗指南（2024版）[J]．中国全科医学，2024，27（30）：3709-3738.

[139] 方海琴，姜萍，王永俊，等．成人高尿酸血症与痛风食养指南（2024年版）[J]．卫生研究，2024，53（03）：352-356.

[140] 任国伟，耿林丹，任栋，等．《原发性骨质疏松症诊疗指南（2022）》解读 [J]．河北医科大学学报，2024，45（04）：373-377.

[141] 陈牧雷，李萍，孙志军，等．心力衰竭药物治疗相关高钾血症防治专家共识 [J]．中国循环杂志，2024，39（06）：537-546.

[142] 王涛，李志军．类风湿关节炎的诊断与治疗 [J]．中华全科医学，2020（02）：170-171.

[143] 中华医学会神经病学分会脑血管病学组．中国缺血性卒中和短暂性脑缺血发作二级预防指南2022[J]．中华神经科杂志，2022，55（10）：1071-1110.

[144] 中华医学会神经病学分会，中华医学会神经病学分会脑血管病学组．中国脑血管病影像应用指南2019[J]．中华神经科杂志，2020，53（04）：250268.

[145] 中华医学会神经病学分会，中华医学会神经病学分会脑血管病学组．中国急性缺血性卒中诊治指南 2023[J].中华神经科杂志，2024，57（06）：523-553.

[146] 中华医学会神经病学分会，中华医学会神经病学分会脑电图与癫痫学组．中国成人局灶性癫痫规范化诊治指南 [J].中华神经科杂志，2022，55（12）：1341-1352.

[147] 中华医学会神经病学分会，中华医学会神经病学分会脑电图与癫痫学组．抗癫痫发作药物联合使用中国专家共识 [J].中华神经科杂志，2024，57（02）：108-117.

[148] 中国初级卫生保健基金会病原检测专业委员会，中国医疗保健国际交流促进会分子诊断学分会，中国研究型医院学会神经科学专委会脑炎协作组．病毒性脑（膜）炎病原体诊断技术应用专家共识 [J].中华医学杂志，2023，103（09）：648-657.

[149] 中华医学会神经病学分会帕金森病及运动障碍学组．中国帕金森病治疗指南 [J].4 版．中华神经科杂志，2020，53（12）：973-986.

[150] 中华医学会神经外科学分会功能神经外科学组，中华医学会神经病学分会帕金森病及运动障碍学组，中国医师协会神经内科医师分会帕金森病及运动障碍学组，等．中国帕金森病脑深部电刺激疗法专家共识 [J].2 版．中华神经外科杂志，2020，36（04）：325-337.

[151] 中华医学会神经病学分会，中华医学会神经病学分会头痛协作组．中国偏头痛诊断与治疗指南（中华医学会神经病学分会第一版）[J].中华神经科杂志，2023，56（06）：591-613

[152] 董钊，王晓琳，何绵旺，等．中国偏头痛诊治指南（2022 版）[J].中国疼痛医学杂志，2022，28（12）：881-898.

[153] 中华医学会神经病学分会，中华医学会神经病学分会神经肌肉病学组，中华医学会神经病学分会肌电图与临床神经电生理学组．中国特发性面神经麻痹诊治指南2016[J].中华神经科杂志，2016，49（02）：84-86.

[154] 中国免疫学会神经免疫分会 . 中国重症肌无力诊断与治疗指南（2020 版）[J]. 中国神经免疫学和神经病学杂志，2021，28（01）：1-12.

[155] 中华医学会神经病学分会睡眠障碍学组 . 中国成人失眠诊断与治疗指南（2023 版）[J]. 中华神经科杂志，2024，57（06）：560-584.

[156] 尤红，王福生，李太生，等 . 慢性乙型肝炎防治指南（2022 年版）[J]. 实用肝脏病杂志，2023，26（03）：457-478.

[157] 中华医学会肝病学分会，中华医学会感染病学分会 . 丙型肝炎防治指南（2022 年版）[J]. 中华临床感染病杂志，2022，15（06）：428-447.

[158] 李兰娟，任红 . 传染病学 [M]. 9 版 . 北京：人民卫生出版社，2018.

[159] 中华医学会感染病学分会艾滋病丙型肝炎学组，中国疾病预防控制中心 . 中国艾滋病诊疗指南（2021 年版）[J]. 协和医学杂志，2022，13（02）：203-226.

[160] 国家传染病医学中心撰写组，李兰娟，张文宏，等 . 疟疾诊疗指南 [J]. 中国寄生虫学与寄生虫病杂志，2022，40（04）：419-427.